母婴护理

樊雅静 王玉蓉 沈莺 主编

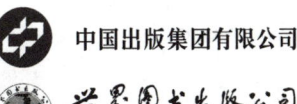

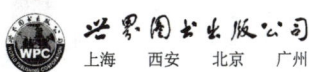

中国出版集团有限公司

世界图书出版公司
上海 西安 北京 广州

图书在版编目（CIP）数据

母婴护理 / 樊雅静，王玉蓉，沈莺主编. — 上海：
上海世界图书出版公司，2024.8. —ISBN 978-7-5232-1356-8

Ⅰ. R473.71；R174
中国国家版本馆CIP数据核字第2024K496S7号

书　　名	母婴护理
	Muying Huli
主　　编	樊雅静　王玉蓉　沈　莺
责任编辑	芮晴舟
特约编辑	马　坤
装帧设计	汤　梅　郁　悦
插图绘制	彭　亮
出版发行	上海世界图书出版公司
地　　址	上海市广中路88号9－10楼
邮　　编	200083
网　　址	http://www.wpcsh.com
经　　销	新华书店
印　　刷	江阴金马印刷有限公司
开　　本	787mm×1092mm　1/16
印　　张	30.75
字　　数	650千字
版　　次	2024年8月第1版　2024年8月第1次印刷
书　　号	ISBN 978-7-5232-1356-8/R·739
定　　价	79.80元

版权所有　侵权必究

如发现印装质量问题，请与印刷厂联系

（质检科电话：021-52715559）

护理专业"互联网+"融合型教材系列丛书编委会

主任/总主编：沈小平
　　上海市海外名师、国家外国专家局科教文卫类专家、全国医学高职高专教育研究会护理教育分会副会长、上海市高职高专医药健康类专业教学指导委员会副主任/医药分专业委员会主任、上海思博职业技术学院董事副校长兼卫生技术与护理学院院长

主审：章雅青
　　教育部护理学专业认证工作委员会副主任委员、教育部高等学校护理学类专业教学指导委员会委员、上海市护理学会护理教育专委会主任、《上海交通大学学报（医学版）》编辑部主任/常务副主编

副主任：
叶　萌　上海思博职业技术学院
杨　蕾　上海城建职业学院
蒋　颖　上海健康医学院

秘书长：
叶　萌　上海思博职业技术学院

编委（以姓氏拼音为序）：

白姣姣	复旦大学附属华东医院	王婷婷	上海立达学院
蔡　敏	上海中医药大学附属中西医结合医院	王　挺	上海城建职业学院
常嘉琪	吉林职工医科大学	王　莹	上海市第一康复医院
程　云	复旦大学附属华东医院	吴景芳	上海震旦职业技术学院
董　萍	上海交通大学医学院附属精神卫生中心	许方蕾	同济大学附属同济医院
顾妙娟	复旦大学附属华山医院	杨　雅	上海大华医院
郭智慧	上海国际医学中心	姚　淳	上海济光职业技术学院
侯黎莉	上海交通大学医学院附属第九人民医院	俞海萍	同济大学附属东方医院
胡三莲	上海交通大学医学院附属第六人民医院	张　捷	上海中侨职业技术大学
李　红	上海交通大学医学院附属国际和平妇幼保健院	张　林	复旦大学附属上海公共卫生临床中心
李晓静	上海市浦南医院	张伟英	同济大学附属东方医院
李玉梅	同济大学附属肺科医院	张晓宇	上海东海职业技术学院
林　斌	无锡卫生高等职业技术学院	张雅丽	上海思博职业技术学院
刘晓芯	上海交通大学医学院附属胸科医院	张　颖	复旦大学附属华东医院
卢敏芳	甘肃省武威职业学院	张玉侠	复旦大学附属中山医院
陆群峰	上海交通大学医学院附属儿童医院	周花仙	复旦大学附属浦东医院
栾　伟	上海中医药大学附属曙光医院	周文琴	上海中医药大学附属龙华医院
马志华	上海思博职业技术学院	周　璇	昆明卫生职业学院
毛燕君	同济大学附属肺科医院	周一峰	上海南湖职业技术学院
彭　飞	海军军医大学附属长征医院	朱凌燕	上海交通大学医学院附属第六人民医院
阮春凤	上海交通大学医学院附属仁济医院	朱唯一	上海交通大学医学院附属瑞金医院
孙　敏	上海市第四康复医院	朱晓萍	同济大学附属第十人民医院
王　蕾	同济大学附属皮肤病医院		

《母婴护理》编写委员会

主　编： 樊雅静　王玉蓉　沈　莺
副主编： 黄翠琴　瞿伟莉　张　燕　徐峥嵘
编　者：

樊雅静　上海市第六人民医院
王玉蓉　合肥职业技术学院
沈　莺　中福会国际和平妇幼保健院
黄翠琴　上海市第六人民医院
瞿伟莉　上海市第七人民医院
张　燕　上海思博职业技术学院
徐峥嵘　合肥职业技术学院
陆群峰　上海市儿童医院
潘玲琳　中福会国际和平妇幼保健院
朱芸芸　中福会国际和平妇幼保健院
谢佩敏　中福会国际和平妇幼保健院
郑　翾　上海思博职业技术学院
蓝花红　广州市第一人民医院
张伊倩　上海震旦职业技术学院
刘　莹　中福会国际和平妇幼保健院
孟　雪　山东省临沂市妇幼保健院

上智云图 使用说明

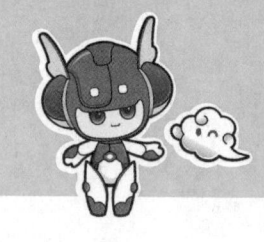

一册教材 ＝ 丰富的教学资源 ＝ 开放式学堂

微课视频
知识要点
名师示范
扫码即看
备课无忧

教学课件
教学课件
精美呈现
下载编辑
预习复习

在线案例
具体案例
实践分析
加深理解
拓展应用

拓展学习
课外拓展
知识延伸
强化认知
激发创造

素材文件
多样化素材
深度学习
共建共享

"上智云图"为学生个性化定制课程，让教学更简单。

PC端登录方式：www.szytu.com

详细使用说明请参见网站首页
《教师指南》《学生指南》

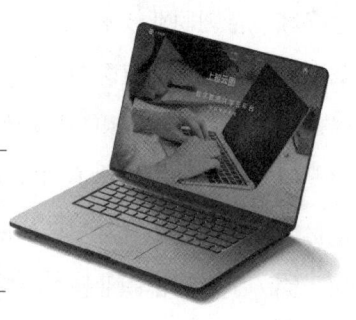

　　本教材是基于移动信息技术开发的智能化教材的一种探索。为了给师生提供更多增值服务，由"上智云图"提供本系列教材的所有配套资源及信息化教学相关的技术服务支持。如果您在使用过程中有任何建议或疑问，请与我们联系。

教材课件获取方式：
1. 课件下载 www.hedubook.com；
2. 上智云图 www.szytu.com；
3. 编辑邮箱 1626182826@qq.com；
4. 电话（021）52718669。

课程兑换码

微信二维码

总序
Prologue

医学教育是卫生健康事业发展的重要基石，作为我国医学教育的重要组成部分，护理高职高专教育为我国医疗卫生行业输送了大批实用技能型人才。本人在国内外医学教育领域学习工作50年，从事护理高职高专教育20年，深感当前编写一套适应现代化、国际化人才培养需求的教材的重要性和迫切性。

2020年9月，国务院办公厅印发《关于加快医学教育创新发展的指导意见》，提出以新理念谋划医学发展、以新定位推进医学教育发展、以新内涵强化医学生培养、以新医科统领医学教育创新，同时强调要"大力发展高职护理专业教育，加大护理专业人才供给"。

为更好地适应新时期医学教育改革发展的要求，培养更多能够满足人民健康需求的高素质、实用型护理人才，上海市高职高专医药健康类专业教学指导委员会规划了护理专业"互联网+"融合型教材共26个品种，旨在更好地为护理教育事业服务，向各级医疗机构输送更多的护理专业人才。

护理专业"互联网+"融合型教材的开发背景及其特色主要表现在以下几个方面：

一、社会对护理人员素质的要求日益提高，护理专业课程备受关注。随着医疗行业的不断发展和升级，对护理人员素质的要求也越来越高，要求具备丰富的专业知识和实践技能，同时具备更高的职业素养。因此，护理专业"互联网+"融合型教材的开发是顺应时代要求的必然选择。

二、护理课程的理论与实际操作相结合，重视实践技能培养。传统的护理教育注重护理知识的掌握，但往往在实践技能培养手段方面有所不足。而护理专业"互联网+"融合型教材强调理论与实践同步，重视实践技能的培养，且教材融入了丰富的"互联网+"教学手段，使学生能够获得更加全面的护理知识和技能。

三、护理课程的国际化发展趋势，力求与国际接轨。随着国际化进程的不断推进，护理课程的国际化发展趋势也越来越明显。护理专业"互联网+"融合型教材融入了国际化教育理念，使学生的知识和技能具有更加广阔的国际视野和竞争力。

四、护理课程的多元化发展趋势，需要满足不同角色和层次的需求。新型护理类高校教材针对不同层次的学生需求，设置了不同难度和深度的知识点，更能满足学生的不同需求。

综上所述，新型护理类高校教材具备理论联系实践、国际化、多元化等特点，对于适应时代要求、提高护理人员素质、满足社会发展需求具有重要意义和价值。

总主编 沈小平

2023年6月于上海

前言
Foreword

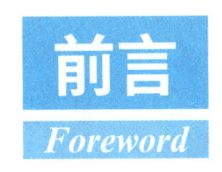

母婴、儿童保健水平是衡量一个国家卫生发展状况的重要指标，围产期医疗保健工作的质量可从孕产妇死亡率、围产儿死亡率及出生缺陷发生率三方面来衡量。这三方面也是国际卫生发展与人群健康的主要指标。

《"健康中国2030"规划纲要》对母婴保健中婴儿死亡率及孕产妇死亡率等各项指标做了明确的要求。围产医学是近年发展起来的介于儿科学与产科学的交叉学科，一般研究胎龄28周至出生后不满1周的胎儿和新生儿问题。由于此期胎婴儿受环境因素影响颇大，发病率和死亡率最高，而且同产科工作有密切关系，因此需要多学科的积极合作来共同研究处理这一时期的问题。编写团队查阅了相关领域大量的中外书籍，采纳了产科学、围产医学、生殖医学、儿科学、新生儿学、助产学、妇产科护理学等教科书的概念、理论和知识点，并借鉴最新的医学实践指南或专家共识编写而成。全书从围产期母婴护理的范围、任务、特点、护理模式的探索与发展开始，到围产期母婴护理常规和操作规程，包括妇女从孕前期到孕期、分娩期、产褥期，孩子从胎儿期到新生儿期的各种正常状态和疾病状态下的临床观察、日常护理和疾病护理，以及产前咨询技术、产科检查技术、助产接生技术、孕产妇护理技术、新生儿日常护理技术和疾病护理技术、母乳喂养技术、辅助生殖技术的护理配合等，还收集了围产期母婴各种监测评估的实验室检查及辅助检查与诊断的参考值，对围产期母婴这一特定时期的特定人群给予了最特别的关注与关怀。

工欲善其事，必先利其器。一套好的教材在培养专业人才的过程中有着不可估量的作用。好的教材能激发学生学习的热情，便于获取，利于习得，界面友好。基于此，"上智云图"组织全国高等院校护理专业骨干教师编写了具有权威性、引领性、指导性、符合时代要求的新型护理专业精品教材——"互联网+"融合型教材，本书即是其中的专业核心课程教材。

本教材综合围产医学及围产期保健的概念，涵盖了妊娠前期、妊娠期、分娩期、产褥期妇女的护理，以章前引言开启每一章的内容，注重与护理专业的关联度及对学生系统思维的培养，具有很强的实操性。此外，每章均通过二维码链接丰富、多元的数字资源，实时更新新技能、新知识，适合高职、高专护理专业学生使用。

  本教材在编写的过程中得到了各方的支持与帮助，特别感谢各位编写老师的认真努力。本书的参编人员均为临床一线的护理专家及护理学院的资深教师，具有丰富的临床与教学经验。在编写过程中，各位专家共同讨论、互审稿件、多次修改，保证了教材内容的正确和完整。另外，在编写本教材的过程中，编者参考、引用和借鉴了国内外出版物中的相关资料及网络资源，在此对相关著作权人表示深深的谢意。敬请相关著作权人与我们联系，我们将及时支付稿酬并寄赠样书。联系方式：021-52718669。

  由于编写时间有限，本教材难免有疏漏和不当之处，敬请各位读者和同行不吝指正，提出宝贵意见，以帮助我们提高教材的质量。

樊雅静

2023年11月

目录 Contents

1 第一章 绪论

5 第二章 女性生殖系统解剖与生理
第一节 女性生殖系统解剖 / 6
第二节 女性生殖系统生理 / 13

21 第三章 产科安全管理相关问题
第一节 病史采集与检查 / 22
第二节 围产期护理实践中的伦理学 / 29
第三节 产科安全管理 / 31
第四节 产科感染与控制 / 32

35 第四章 妊娠期妇女的护理
第一节 妊娠生理 / 36
第二节 妊娠期母体变化 / 43
第三节 妊娠诊断 / 49
第四节 妊娠期管理 / 53
第五节 分娩的准备 / 61

68
第五章
分娩期妇女的护理

第一节　影响分娩的因素 / 69
第二节　正常分娩妇女的护理 / 75
第三节　分娩期焦虑与疼痛妇女的护理 / 85

90
第六章
产褥期妇女和新生儿的护理

第一节　正常产褥 / 91
第二节　产褥期妇女的生理护理 / 96
第三节　产褥期常见心理问题及护理 / 99
第四节　母乳喂养健康教育 / 102
第五节　正常新生儿的护理 / 107
第六节　异常新生儿的护理 / 113

134
第七章
高危妊娠的管理

第一节　高危妊娠妇女的监护 / 135
第二节　高危妊娠妇女的护理 / 138

146
第八章
妊娠期并发症妇女的护理

第一节　自然流产 / 147
第二节　异位妊娠 / 151
第三节　早产 / 157
第四节　妊娠期高血压疾病 / 159
第五节　妊娠期肝内胆汁淤积症 / 166

170
第九章
胎儿及其附属物异常

第一节　双胎妊娠 / 171
第二节　胎儿窘迫和新生儿窒息 / 174
第三节　胎盘早剥 / 180
第四节　前置胎盘 / 183
第五节　羊水量异常 / 187
第六节　胎膜早破 / 192

195
第十章
妊娠合并症妇女的护理

第一节　心脏病 / 196
第二节　糖尿病 / 202
第三节　病毒性肝炎 / 210
第四节　缺铁性贫血 / 214

218
第十一章
异常分娩女性的护理

第一节　产力异常 / 219
第二节　产道异常 / 227
第三节　胎儿异常 / 232

240
第十二章
分娩期并发症妇女的护理

第一节　产后出血 / 241
第二节　子宫破裂 / 248
第三节　羊水栓塞 / 251

257
第十三章
女性生殖系统炎症
患者的护理

第一节　概述 / 258
第二节　外阴部炎症 / 265
第三节　阴道炎症 / 267
第四节　子宫颈炎症 / 273
第五节　盆腔炎性疾病 / 276
第六节　性传播疾病 / 279

286
第十四章
女性生殖内分泌疾病
患者的护理

第一节　异常子宫出血 / 287
第二节　闭经 / 293
第三节　痛经 / 295
第四节　经前期综合征 / 297
第五节　围绝经期综合征 / 298

301
第十五章
妊娠滋养细胞疾病
患者的护理

第一节　葡萄胎 / 302
第二节　妊娠滋养细胞肿瘤 / 306
第三节　化疗患者的护理 / 311

316
第十六章
腹部手术患者的护理

第一节　腹部手术患者的一般护理 / 317
第二节　子宫颈肿瘤 / 325
第三节　子宫肌瘤 / 335
第四节　子宫内膜癌 / 339
第五节　卵巢肿瘤 / 344

354 第十七章 会阴部手术患者的护理

第一节　会阴部手术患者的一般护理 / 355
第二节　外阴、阴道创伤 / 358
第三节　外阴鳞状细胞癌 / 361
第四节　处女膜闭锁 / 365
第五节　阴道发育异常 / 368
第六节　尿瘘 / 372
第七节　子宫脱垂 / 376

380 第十八章 妇女保健

第一节　概述 / 381
第二节　妇女保健工作内容 / 383

400 第十九章 不孕症妇女的护理

第一节　不孕症 / 401
第二节　辅助生殖技术及护理 / 409

421 第二十章 计划生育妇女的护理

第一节　计划生育妇女的一般护理 / 422
第二节　常用避孕方法及护理 / 424
第三节　女性绝育方法及护理 / 426
第四节　避孕失败的补救措施及护理 / 430

433 第二十一章 妇产科常用护理技术

第一节　妇科常用护理操作技术 / 434
第二节　围产期常用护理操作技术 / 449
第三节　产科常见手术的护理配合 / 458
第四节　新生儿护理操作技术 / 465

477 参考文献

第一章 绪 论

章前引言

本章主要介绍母婴护理的发展简史，母婴护理的发展趋势，母婴护理的内容、学习目的及方法。通过对母婴护理发展简史及发展趋势的介绍，希望学生了解国内外母婴护理的发展历程和发展方向，这其中凝聚了自古至今无数医护者的心血，从而激发学生传承和创新发展的热情。本章同时介绍了母婴护理的理论知识及实践工作的方法，希望学生能发挥护理的特有职能，关爱母婴，既为患者提供缓解痛苦、促进康复的有效护理，帮助护理对象尽快获得生活自理能力，也为健康妇女提供自我保健知识，使其增强保健意识、预防疾病并维持健康状态。

学习目标

1. 识记母婴护理的发展简史及发展趋势。
2. 识记母婴护理的研究内容。
3. 理解母婴护理对象的特殊性和临床护理实践的特点。
4. 理解母婴护理的学习目的。
5. 运用母婴护理的方法，主动为母婴提供优质护理。

思政目标

培养爱心、同情心和责任心，理解母婴护理对象的特殊性，在护理患者的过程中做到认真、细致，多给予患者关心和爱护。

案例导入

李同学是护理专业二年级的学生，本学期学校开设了"母婴护理"课程。该同学在高中阶段因为痛经曾多次到医院妇科就诊，对医院妇科的就诊环境和就诊程序有所了解，痛经在治疗期间有所好转，停药后仍然发作。她希望通过学习"母婴护理"进一步了解痛经的原因和治疗、护理方法，解除自身的困扰，提高自己的生活质量；她更希望学好"母婴护理"，为更多女性解除身心的痛苦，维持良好的健康状态。

思考题

1. 母婴护理在临床护理方面有何新进展？
2. 母婴护理的服务对象有哪些特殊性？李同学目前存在哪些护理问题？应提供哪些护理措施？
3. 如何学好"母婴护理"并提高妇产科护理临床实际工作能力？

一、妇产科学及母婴护理发展简史

妇产科护理历史悠久，最早源于产科护理，人类参与妇女的生育过程是早期产科护理的雏形，后来逐渐发展为一门独立的学科。

西方最早记述有妇产科及母婴护理知识的是古埃及Ebers古书，追溯了公元前2200年古埃及民间对缓解产科阵痛的处理、对胎儿性别的判断及妊娠诊断的方法，也有关于分娩、流产、月经及一些妇科疾病的处理方法。古希腊著名的"医学之父"希波克拉底创立了"希氏医学"，他在医学专著中描述了古希腊妇产科学及他反对堕胎的誓言。古君士坦丁堡妇产科学记载，Rubbonla主教于公元400年在Edssa创立了第一家妇科医院。此后，医学逐渐摆脱了宗教和神学，患病妇女开始求助医疗机构。

我国传统医学历史悠久，公元前1300—前1200年，用甲骨文撰写的卜辞中就有王妃分娩染疾的记载。2 000多年前，中医巨著《黄帝内经·素问》中有对女子的成长、发育、月经疾患、妊娠的诊断及相关疾病治疗的认识和解释。至隋朝巢元方的《诸病源候论》、唐朝孙思邈的《千金要方》、宋朝陈子明的《妇人大全良方》等，都分别对妊娠和女性疾病做了不同深度的分析和论述，反映了我国古代中医妇产科的发展水平。

晚清至近代，我国引进了西方科学包括西医。1901年，英国医生到福州开展工作，打破了家庭分娩传统，住院分娩增多；1906年，开始护理学教育；1929年，北平成立第一助产学校，使分娩场所及产科护理人员的结构和性质发生了根本的变化。从最初由有经验的女性参与生育过程，接生技术手口相传，到由在医院接受过专业训练、具备特殊技能的护理人员参与产科护理，这一学科有了较大的发展。

现代，随着医学模式的转变和社会发展过程中人们对生育、健康及医疗保健需求的变化，妇产科护理从单纯的"疾病护理"发展为"保障人类健康的护理"；护理人员的工作场所逐渐由医院扩大到家庭、社区；工作内容从被动地执行医嘱、完成常规技术操作分工和对患者的躯体护理，扩大到提供整体化护理。护理人员开始应用护理理论指导临床护理实践，增加了护理工作中的科学性和主动性，同时护理人员的整体素质得到了很大提高，推动了妇产科护理的快速发展。

二、母婴护理发展趋势

"以家庭为中心的产科护理"是现代母婴护理中最具典型意义的整体化护理，代表了现代妇产科护理的发展趋势。"以家庭为中心的产科护理"是指：确定并针对个案、家庭、新生儿在生理、心理、社会等方面的需求，向他们提供具有安全性和高质量的健康照顾，尤其强调提供促进家庭成员间的凝聚力和维护身体安全的母婴照顾。当前在全国各地开展的"爱婴医院""温馨待产""无痛分娩""母婴同室""新生儿抚触"，以及欧美一些国家采用的家庭成员陪伴分娩，分娩时体位按需调整等，都是"以家庭为中心的产科护理"的具体体现。

此外，"试管婴儿"等一系列辅助生殖技术（assisted reproductive techniques，ART）的开展，再次拓宽了妇产科护理的知识领域。辅助生殖技术涉及人的生理、心理、社会、伦理道德等多方面内容，对护理人员的综合素质提出了更高的要求。

三、母婴护理的内容及学习目的

母婴护理的研究内容主要包括：女性生殖系统解剖、生理，正常孕产妇的护理，异常孕产妇的护理，新生儿的护理，妇科疾病患者的护理，计划生育指导和妇女保健等。

学习母婴护理的目的在于掌握现代妇产科护理理论和技术，发挥护理的特有职能，为患者提供缓解痛苦、促进康复的有效护理，帮助护理对象尽快获得生活自理能力；为健康妇女提供自我保健知识，使其增强保健意识、预防疾病并维持健康状态。

四、母婴护理实践的特点及学习方法

母婴护理的对象是不同阶段的妇女和新生儿，因而有其特殊性，具有以下特点：①母婴护理涉及女性隐私和医学伦理问题，如未婚先孕、代孕。②母婴护理涉及母婴的生命安危，责任重大。③妇产科疾病与年龄之间关系密切，如子宫内膜癌多见于老年妇女。④产科疾病和妇科

疾病往往有因果关系，如产后感染导致急慢性输卵管炎，慢性输卵管炎影响妊娠等。⑤妇产科护理与基础医学、内外科护理及人文社会学等关系密切，如妊娠合并心脏病、产后抑郁、围绝经期综合征等。⑥随着现代医学新知识、新理论、新技术的不断涌现，临床妇产科护理工作范畴有了进一步扩展，护理人员不仅需要给护理对象提供生理护理，还需要提供心理护理、社会护理。

　　因此，要求学生在学习过程中培养良好的综合素质。学会充分尊重护理对象，要富有爱心、同情心，有强烈的责任感。病例分析应在充分了解护理对象的基础上，对收集的资料进行准确的评估、分析和诊断，然后制订护理计划并予以实施，如在产褥期妇女的护理过程中，既要做好产褥期母婴保健，预防产妇生殖道感染以防将来不孕，又要做好计划生育的指导。此外，由于母婴护理是与基础医学、相关临床护理学及人文社会学关系密切的实践性很强的学科，这就要求学生在学习期间不仅要掌握医学、护理学基础和相关临床护理学知识，还要具备一定的文化基础知识、人文社会学知识和专业实践能力，而且要综合运用到护理实践中，针对护理对象展开个性化的整体护理。

本章小结

　　母婴护理是对妇女现存和潜在健康问题及新生儿进行评估、诊断与护理，为母婴健康提供服务的一门学科，是现代护理学的重要组成部分。其研究内容主要包括：女性生殖系统解剖、生理，正常孕产妇的护理，异常孕产妇的护理，新生儿的护理，妇科疾病患者的护理，计划生育指导和妇女保健等。学习母婴护理的目的在于掌握现代妇产科、儿科护理理论和技术，发挥护理的特有职能，为患者提供缓解痛苦、促进健康的有效护理，帮助护理对象尽快获得生活自理能力；为健康妇女提供自我保健知识，使其增强保健意识、预防疾病并维持健康状态。由于母婴护理对象的特殊性，因此对学习者提出了更高的要求。

第二章
女性生殖系统
解剖与生理

章前引言

女性生殖系统包括内、外生殖器及相关组织。内生殖器位于骨盆内，骨盆的结构和形态与分娩密切相关。女性生殖系统既有其独特的生理功能，又与其他系统的功能相互联系、互相影响。

学习目标

1. 了解女性内、外生殖器的构成及解剖特点。
2. 了解女性生殖系统的邻近器官及其临床意义。
3. 了解女性骨盆及骨盆底的解剖特点及其临床意义。
4. 识记卵巢的功能及周期性变化。
5. 了解子宫内膜的周期性变化特点。
6. 识记月经的临床表现，并能根据临床表现提出月经期的健康问题。

思政目标

1. 提高对女性生殖系统与机体其他器官、系统密不可分的整体认识。
2. 树立生命全周期护理的理念。

案例导入

王女士，27岁，因"婚后正常性生活，3年未孕"，于2021年6月4日就诊。自述结婚3年未避孕。平素月经规律，$13\frac{8\sim9}{35}$，末次月经为2021年5月27日，G0P0。既往身体健康，无手术史、家族遗传病史及过敏史。查体：神志清晰，体温36.3℃，脉搏70次/分，呼吸频率18次/分，血压120/70mmHg；乳房等第二性征发育正常，心、肺听诊无异常，腹部检查无异常。妇科检查：外阴发育正常，已婚未产型，阴毛分布正常；阴道通畅，分泌物不多，白色，无异味；宫颈正常大小、光滑，无宫颈抬举痛及摇摆痛；宫体前倾前屈位，正常大小，质中，活动度良好，无压痛；双侧附件区未触及异常。

思考题

1. 根据王女士的妇科检查结果，分析其不孕原因可能与哪些生殖器官有关？
2. 王女士的月经初潮年龄、月经周期及经期分别是？
3. 若王女士想知道自己是否处于排卵期，最简便快捷的方法是什么？

第一节 女性生殖系统解剖

一、外生殖器

女性外生殖器（external genitalia）是女性生殖器官的外露部分，前为耻骨联合，后为会阴，包括阴阜、大阴唇、小阴唇、阴蒂和阴道前庭，统称为外阴（vulva）（图2-1）。

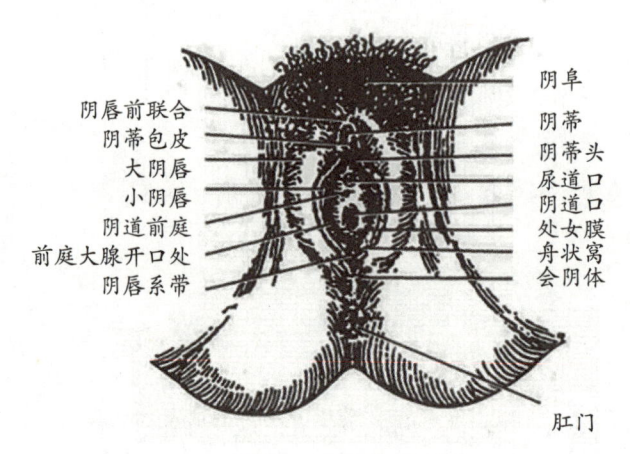

图2-1 女性外生殖器

（一）阴阜

阴阜（mons pubis）为耻骨联合前面隆起的脂肪垫。青春期该部皮肤开始生长阴毛，分布呈倒置的三角形。阴毛为女性第二性征之一，其疏密、粗细、色泽可因人或种族而异。

（二）大阴唇

大阴唇（labium majus）为靠近两股内侧的一对隆起的皮肤皱襞，起自阴阜，止于会阴。两侧大阴唇前端左右两侧相互联合形成大阴唇前联合，后端在会阴体前相融合，称为阴唇后联合。外侧面为皮肤，多有色素沉着，皮层内有皮脂腺和汗腺；内侧面皮肤湿润似黏膜。大阴唇皮下为疏松结缔组织和脂肪组织，内含丰富的血管、淋巴管和神经，当局部受伤时，易发生出血，可形成大阴唇血肿，疼痛明显。

（三）小阴唇

小阴唇（labium minus）为位于大阴唇内侧的一对薄皱襞。两侧小阴唇前端相互融合，再分为两叶包绕阴蒂，前叶形成阴蒂包皮，后端与大阴唇的后端会合，在正中线形成一条横皱襞，称为阴唇系带（frenulum labium pudendal）。小阴唇表面湿润，微红、无阴毛，富含皮脂腺，极少汗腺，神经末梢丰富，故极敏感。

（四）阴蒂

阴蒂（clitoris）位于小阴唇顶端的联合处，类似男性的阴茎海绵体组织，有勃起性。它分为三部分，前端为阴蒂头，中为阴蒂体，后为两个阴蒂脚。仅阴蒂头暴露于外阴，直径6~8mm，神经末梢丰富，为性反应器官。

（五）阴道前庭

阴道前庭（vaginal vestibule）为两侧小阴唇之间的菱形区，前为阴蒂，后为阴唇系带。在此区域内，前方有尿道外口，后方有阴道口。阴道口与阴唇系带之间有一浅窝，称舟状窝（fossa navicularis），又称阴道前庭窝，经产妇受分娩影响，此窝消失。在此区内有以下各部位。

1.前庭球（vestibular bulb） 又称球海绵体，位于前庭两侧，由具勃起性的静脉丛组成，表面被球海绵体肌覆盖。

2.前庭大腺（major vestibular gland） 又称巴多林腺（Bartholin glands），位于大阴唇后部，大小如黄豆，左右各一。腺管细长（1~2cm），向内侧开口于前庭后方小阴唇与处女膜之间的沟内。在性刺激下，腺体分泌黏液，起滑润作用。正常情况下不能触及此腺，若腺管口闭塞，可形成脓肿或囊肿。

3.尿道口（urethral orifice） 位于阴蒂头的下方及前庭的前部，圆形，边缘折叠而合拢。尿道口后壁有一对尿道旁腺，其分泌物有滑润尿道口的作用，但此腺常为细菌潜伏之处。

4.阴道口（vaginal orifice）和处女膜（hymen） 阴道口位于尿道口下、前庭的后部，其形状、大小常不规则。阴道口覆盖一层较薄的黏膜，称为处女膜。膜中央有一小孔，孔的形状、大小及膜的厚薄因人而异。处女膜多在初次性交时破裂，受分娩影响而进一步破损，经阴道分娩后仅留有处女膜痕。

二、内生殖器

女性内生殖器（internal genitalia）包括阴道、子宫、输卵管及卵巢，后两者合称为子宫附件（uterine adnexa）。

（一）阴道

阴道（vagina）为性交器官，也是排出月经血和娩出胎儿的通道。

1.位置和形态　阴道位于真骨盆下部中央，为一上宽下窄的管道；前壁长7~9cm，与膀胱和尿道相邻；后壁长10~12cm，与直肠贴近。上端包绕子宫颈，下端开口于阴道前庭后部。环绕子宫颈周围的组织称为阴道穹隆（vaginal fornix），按其位置分为前、后、左、右四部分，其中后穹隆最深，与子宫直肠陷凹紧密相邻，为盆腹腔最低部位，临床上可经此处进行穿刺或引流。

2.组织结构　阴道壁由黏膜层、肌层和纤维层构成。阴道黏膜为复层鳞状上皮，无腺体，其上端1/3在性激素的作用下发生周期性变化，因此，临床上阴道涂片检测女性卵巢或胎盘功能时在此采集标本。阴道壁有很多横纹皱襞及弹力纤维，具有较大伸展性。平时阴道前后壁贴合，自然分娩时皱襞展平，阴道扩张，以利胎儿通过。幼女及绝经后妇女的阴道黏膜上皮甚薄，皱襞少，伸展性小，容易受创伤及感染。阴道壁富有静脉丛，受创伤后易出血或形成血肿。

（二）子宫

子宫（uterus）是产生月经、孕育胚胎及胎儿的空腔器官。

1.位置和形态　子宫位于骨盆腔中央，呈倒置的梨形。成人子宫重50~70g，长7~8cm，宽4~5cm，厚2~3cm；宫腔的容积约5mL。子宫上部较宽，称为子宫体（corpus uteri），简称宫体；其上端隆突部分，称为子宫底（fundus uteri）。子宫底两侧为子宫角（cornua uteri），与输卵管相通。子宫的下部较窄，呈圆柱状，称为子宫颈（cervix uteri），简称宫颈。成人子宫体与子宫颈的比例为2∶1，婴儿期的比例为1∶2。子宫体与子宫颈之间最狭窄的部分称为子宫峡部（isthmus uteri），在非孕期长约1cm。子宫峡部的上端因解剖上较狭窄，称为解剖学内口；下端宫腔内膜开始转变为宫颈黏膜，称为组织学内口。宫颈下端伸入阴道内的部分称为宫颈阴道部，在阴道以上的部分称为宫颈阴道上部（图2-2）。

2.组织结构

（1）宫体：由内向外分为子宫内膜层、肌层和浆膜层。子宫内膜层与肌层直接相贴，其间没有内膜下层组织。内膜层可分为致密层、海绵层和基底层。致密层和海绵层在卵巢激素的影响下发生周期性变化，又称为功能层。基底层紧贴肌层，对卵巢激素不敏感，无周期性变化。子宫肌层位于内膜层和浆膜层之间，是子宫壁最厚的一层，在非孕期厚约0.8cm，由大量平滑肌组织、少量弹力纤维与胶原纤维组成，大致分为三层；外层多纵行，内层环行，中层多围绕血管交织排列如网（图2-3），有利于子宫收缩时止血。浆膜层最薄，为覆盖在子宫底及子宫前后面的盆腔腹膜,与肌层紧贴。在子宫后面,浆膜层向下延伸,覆盖宫颈后方及阴道后穹隆再折向直肠,形成直肠子宫陷凹(rectouterine pouch),亦称道格拉斯陷凹(Douglas pouch)。

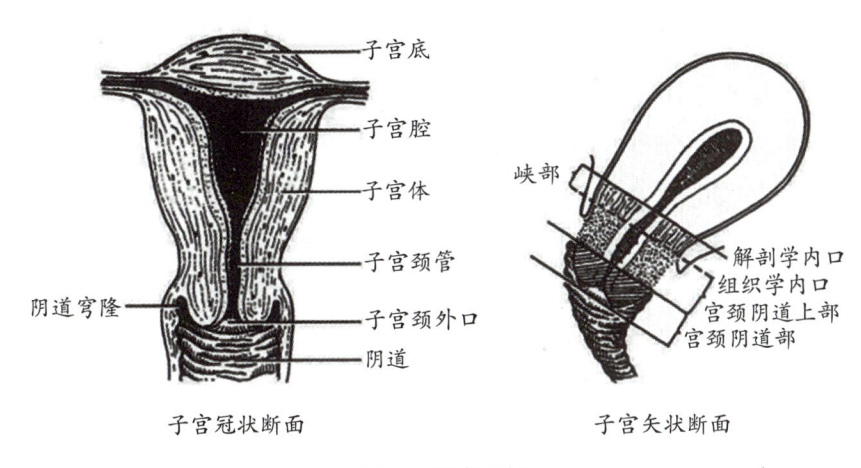

图2-2 子宫各部

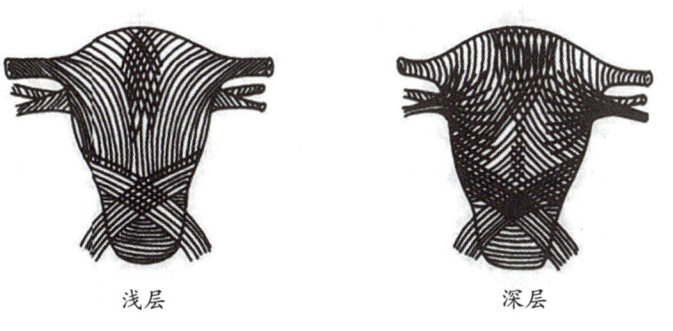

图2-3 子宫肌层肌束排列

(2)宫颈:主要由结缔组织构成,亦含有平滑肌纤维、血管及弹力纤维。子宫颈内腔呈梭形,称为子宫颈管(cervical canal),成年未生育女性的子宫颈管长2.5~3cm,其下端称为子宫颈外口,开口于阴道。未经阴道分娩的妇女子宫颈外口呈圆形;经阴道分娩的妇女子宫颈外口受分娩的影响形成横裂,分为宫颈前唇和宫颈后唇。子宫颈管内黏膜呈纵行皱襞,黏膜为高柱状单层上皮细胞,受性激素影响有周期性变化。黏膜层腺体分泌碱性黏液,形成宫颈管内黏液栓并堵于宫颈外口,子宫颈外口柱状上皮与鳞状上皮交界处,是子宫颈癌的好发部位。

3.子宫韧带 共有四对,以维持子宫的正常位置。①阔韧带(broad ligament):为一对翼形的腹膜皱襞,由子宫两侧至骨盆壁将骨盆分为前、后两部分,维持子宫在盆腔的正中位置。子宫动、静脉和输尿管均从阔韧带基底部穿过。②圆韧带(round ligament):呈圆索状,起于两侧子宫角的前面,穿行于阔韧带与腹股沟内,止于大阴唇前端,有维持子宫前倾位置的作用。③主韧带(cardinal ligament):又称宫颈横韧带,位于阔韧带下部,横行于宫颈阴道上部与宫体下部两侧和骨盆侧壁之间，与子宫颈紧密相连，是固定子宫颈正常位置的重要组织，子宫血管与输尿管下段穿越此韧带。④宫骶韧带（utero-sacral ligament）：从子宫颈后面上部两侧起（相当于子宫峡部水平），绕过直肠而终于第2~3骶椎前面的筋膜内，将宫颈向后、向上牵引，间接保持子宫于前倾的位置。

（三）输卵管

输卵管（fallopian tube or oviduct）为卵子与精子的结合场所，也是运送受精卵的管道。

1. 位置和形态　为一对细长而弯曲的管道，内侧与子宫角相连，外端游离，全长8~14cm。输卵管由内向外可分为四部分：①间质部（interstitial portion）：为通入子宫壁内的部分，长约1cm。②峡部（isthmic portion）：间质部外侧一段管腔，较狭窄，长2~3cm。③壶腹部（ampulla）：在峡部外侧，管腔较宽大，长5~8cm，是正常情况下的受精部位。④伞部（fimbria）：输卵管的末端，管口为许多须状组织，呈伞状，长1~1.5cm，开口于腹腔，有"拾卵"作用。

2. 组织结构　输卵管壁分三层：外层为浆膜层，是腹膜的一部分；中层为平滑肌层，可有节奏收缩而引起输卵管由远端向近端蠕动；内层为黏膜层，由单层高柱状上皮组成，其中有分泌细胞及纤毛细胞，纤毛向宫腔方向摆动，协助受精卵的运行。输卵管黏膜受性激素的影响有周期性变化。

（四）卵巢

卵巢（ovary）是产生与排出卵子，并分泌甾体激素的性器官。

1. 位置和形态　为一对扁椭圆形腺体，位于输卵管的后下方。其大小因个体不同及处于月经周期的不同阶段而不同，左右两侧卵巢的重量也不相同。成年女子的卵巢大小约为4cm×3cm×1cm，重5~6g，呈灰白色，青春期开始排卵，卵巢表面逐渐变得凹凸不平；绝经后卵巢萎缩，变小、变硬。

2. 组织结构　卵巢表面无腹膜，表层为单层立方上皮即表面上皮，其下为致密纤维组织，称为卵巢白膜。白膜下的卵巢组织分为皮质与髓质两部分，皮质在外侧，其中含有数以万计的原始卵泡和发育程度不同的卵泡及间质组织；髓质位于卵巢的中心，内无卵泡，含有疏松的结缔组织，丰富的血管、神经、淋巴管及少量的平滑肌纤维（图2-4）。

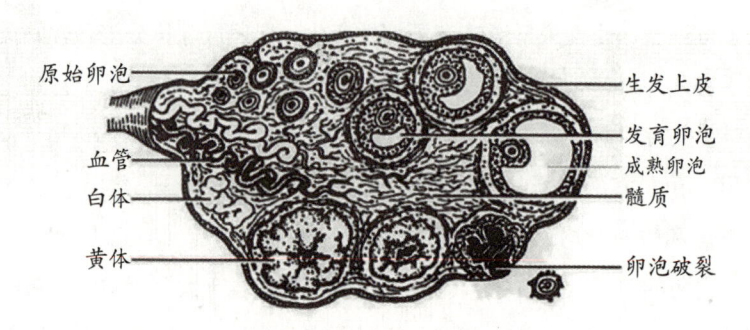

图2-4　卵巢的切面结构

三、血管、淋巴及神经

（一）血管

女性内外生殖器官的血液供应主要来自卵巢动脉、子宫动脉、阴道动脉及阴部内动脉。各部位的静脉均与同名动脉伴行，但在数量上较动脉多，并在相应器官及其周围形成静脉丛，且互相吻合，故盆腔感染易于蔓延。

（二）淋巴

女性生殖器官有丰富的淋巴管及淋巴结，均伴随相应的血管而行。淋巴液首先汇集进入沿髂动脉的各淋巴结，然后注入沿腹主动脉周围的腰淋巴结，最后汇入于第2腰椎前方的乳糜池。女性生殖器官淋巴主要分为外生殖器淋巴与盆腔淋巴。当内、外生殖器发生感染或出现肿瘤时，往往沿各部回流的淋巴管扩散或转移，导致相应部位的淋巴结肿大。

（三）神经

支配外生殖器的神经主要为阴部神经，系躯体神经（包括运动神经与感觉神经），由第Ⅱ、Ⅲ、Ⅳ骶神经的分支组成，与阴部内动脉途径相同，在坐骨结节内侧下方分为三支，分布于会阴、阴唇和肛门周围。内生殖器主要由交感神经和副交感神经支配，交感神经纤维自腹主动脉前神经丛分出，下行入盆腔分为卵巢神经丛及骶前神经丛，其分支分布于卵巢、输卵管、子宫、膀胱等部。子宫平滑肌有自主节律活动，完全切除其神经后仍能有节律收缩，还能完成分娩活动。临床上可见低位截瘫的孕妇顺利完成自然分娩。

四、骨盆

骨盆（pelvis）为生殖器官所在，也是胎儿娩出的通道。女性骨盆除了支持上部躯体的重量使之均匀分布于下肢外，还具有支持和保护骨盆内器官的作用。其大小、形态对分娩有直接影响。

（一）骨盆的组成

骨盆由左右2块髋骨、1块骶骨和1块尾骨组成。每块髋骨又由髂骨、坐骨和耻骨融合而成；坐骨后缘中点的突起称为坐骨棘（ischial spine），位于真骨盆腔中部，是分娩过程中衡量胎先露下降程度的重要标志，肛门指诊和阴道内诊可触及；耻骨两降支前部相连构成耻骨弓（pubic arch），所形成的角度正常为90°~100°。骶骨由5~6块骶椎融合而成，形似三角，其上缘向前突出，称为骶岬（promontory），是妇科腹腔镜手术的重要标志之一，也是产科骨盆内测量对角径的指示点。尾骨由4~5块尾椎组成。

骨与骨之间有耻骨联合（pubic symphysis）、骶髂关节（sacroiliac joint）及骶尾关节（sacrococcygeal joint）。以上关节和耻骨联合周围均有韧带附着，以骶骨、尾骨和坐骨结节之间的骶结节韧带（sacrotuberous ligament）与骶骨、尾骨和坐骨棘之间的骶棘韧带（sacrospinous ligament）较为重要。妊娠期受激素的影响，韧带松弛，各关节的活动略有增加，尤其是骶尾关节，分娩时尾骨后翘，有利于胎儿的娩出。

（二）骨盆的分界

以耻骨联合上缘、髂耻缘、骶岬上缘的连线为界，将骨盆分为假骨盆和真骨盆两部分。分界线以上部分为假骨盆，又称为大骨盆；分界线以下部分为真骨盆，又称为小骨盆。假骨盆与产道无直接关系，但假骨盆某些径线的长短可作为了解真骨盆大小的参考。真骨盆是胎儿娩出的骨产道，可分为骨盆入口、骨盆腔及骨盆出口三部分。骨盆腔为一前壁短、后壁长的弯曲管道：前壁是耻骨联合，两侧壁为坐骨、坐骨棘与骶棘韧带，后壁是骶骨和尾骨。

（三）骨盆的类型

骨盆的形态、大小因人而异，受遗传、营养、生长发育、疾病等因素的影响。通常按Callwell与Moloy的骨盆分类法，分为四种类型：女性型、男性型、类人猿型和扁平型。女性型骨盆入口呈横椭圆形，骨盆腔浅，结构薄且平滑，坐骨棘间径≥10cm，有利于胎儿的娩出，是女性正常骨盆。女性型骨盆在我国妇女骨盆类型中占52%～58.9%。

五、骨盆底

骨盆底（pelvic floor）由多层肌肉和筋膜组成，封闭骨盆出口，承载和支持盆腔脏器，使之保持正常的位置，有尿道、阴道和直肠穿过。骨盆底的前面为耻骨联合下缘，后面为尾骨尖，两侧为耻骨降支、坐骨升支及坐骨结节。骨盆底有三层组织。

（一）外层

位于外生殖器、会阴皮肤及皮下组织的下面，由会阴浅筋膜及其深部的三对肌肉（球海绵体肌、坐骨海绵体肌及会阴浅横肌）和肛门外括约肌组成。这层肌肉的肌腱会合于阴道外口与肛门之间，形成中心腱（central tendon）。

（二）中层

即泌尿生殖膈（urogenital diaphragm）。由上、下两层坚韧的筋膜及其间的一对会阴深横肌（自坐骨结节的内侧面伸展至中心腱处）和尿道括约肌组成。

（三）内层

即盆膈（pelvic diaphragm）。为骨盆底的最内层，由肛提肌及其筋膜组成，自前向后依次有尿道、阴道及直肠穿过。每侧肛提肌由耻尾肌、髂尾肌和坐尾肌组成，两侧肌肉互相对称，合成漏斗形。肛提肌的主要作用是加强盆底的托力，其中一部分纤维与阴道及直肠周围密切交织，加强肛门与阴道括约肌的作用。

会阴（perineum）又称会阴体（perineal body），指阴道口与肛门之间的楔形软组织，厚3～4cm，由表及里分别为皮肤、皮下脂肪、筋膜、部分肛提肌和会阴中心腱。妊娠期会阴组织变软，伸展性很大，有利于分娩。分娩时要注意保护，以免造成会阴裂伤。

六、邻近器官

女性生殖器官与盆腔各邻近器官不仅位置相邻，而且血管、神经、淋巴系统也相互联系，在疾病的发生、诊断和治疗方面互相影响。当生殖器官有病变时，如创伤、感染、肿瘤等，易累及邻近器官；反之亦然。

（一）尿道

尿道（urethra）位于阴道前、耻骨联合后，从膀胱三角尖端开始，穿过泌尿生殖膈，止于阴道前庭的尿道外口。女性尿道长4～5cm，短而直，开口于阴蒂下方，邻近阴道，易发生泌尿系统感染。

（二）膀胱

膀胱（urinary bladder）为一空腔器官，位于子宫与耻骨联合之间。膀胱壁由浆膜层、肌层及黏膜层构成，膀胱后壁与宫颈及阴道前壁相邻。因覆盖膀胱顶的腹膜与子宫体浆膜层相连，充盈的膀胱可影响子宫的位置，在手术中易遭误伤，并妨碍盆腔检查，故妇科检查及手术前必须排空膀胱。

（三）输尿管

输尿管（ureter）为一对肌性圆索状长管，长约30cm，最细部分的直径仅3～4mm，最粗可达7～8mm。输尿管在腹膜后，从肾盂开始，沿腰大肌前面偏中线侧下降，在骶髂关节处，经过髂外动脉起点的前方进入骨盆腔继续下行，至阔韧带底部向前内方行，于宫颈旁约2cm处行于子宫动脉下方，然后再经阴道侧穹隆绕向前方进入膀胱。在施行附件切除或结扎子宫动脉时，应避免损伤输尿管。

（四）直肠

直肠（rectum）上接乙状结肠，下接肛管，全长15～20cm。前为子宫及阴道，后为骶骨，肛管长2～3cm，在其周围有肛门内、外括约肌和肛提肌。肛门外括约肌为骨盆底浅层肌肉的一部分。妇科手术及会阴切开缝合时应注意避免损伤肛管、直肠。

（五）阑尾

阑尾（vermiform appendix）上接盲肠，长7～9cm，通常位于右髂窝内。有的阑尾下端可达右侧输卵管及卵巢部位，因此，妇女患阑尾炎时可能累及子宫附件。妊娠时阑尾的位置可随妊娠月份增加而逐渐向上外方移位。

第二节　女性生殖系统生理

女性从胚胎形成到衰老是一个渐进的生理过程，体现了下丘脑-垂体-卵巢轴功能发育、成熟和衰退的变化过程。根据年龄和生理特点，可将女性的一生分为胎儿期、新生儿期、儿童期、青春期、性成熟期、绝经过渡期和绝经后期七个阶段。

一、女性一生各时期的生理特点

（一）胎儿期

胎儿期（fetal period）是指从受精卵形成至胎儿娩出，共有266日（从末次月经算起为280日）。受精卵是由父系和母系来源的23对（46条）染色体组成的新个体，其中一对染色体在性发育中起决定作用，称为性染色体（sex chromosome）。性染色体X与Y决定胎儿的性别，即XY合子发育为男性，XX合子发育为女性。

（二）新生儿期

新生儿期（neonatal period）是指出生后4周内。女性胎儿在子宫内受到母体性腺和胎盘产生的性激素影响，其子宫内膜和乳房均有一定程度的发育，外阴较丰满。出生后数日内，由于性激素水平下降，阴道可有少量血性分泌物排出，即假月经；乳房可稍肿大，甚至分泌少量乳汁。这些都是正常的生理现象，短期内会自行消失。

（三）儿童期

儿童期（childhood）是指从出生4周至12岁左右。此期儿童体格生长发育很快，但生殖器官发育仍不成熟。儿童早期（8岁以前）下丘脑-垂体-卵巢轴功能处于抑制状态，生殖器为幼稚型，子宫、卵巢及输卵管均位于腹腔内；儿童后期（8~12岁），下丘脑促性腺激素释放激素（gonadotropin releasing hormone，GnRH）抑制状态解除，卵巢有少量卵泡发育，但不成熟也不排卵；子宫、卵巢及输卵管降至盆腔；乳房和内生殖器开始发育增大，脂肪分布开始出现女性特征，其他性征也开始出现。

（四）青春期

青春期（adolescence or puberty）是指由儿童期向性成熟期过渡的一段快速生长时期，是女性内分泌、生殖、体格、心理等逐渐发育成熟的过程。世界卫生组织（WHO）提出青春期为10~19岁。青春期的发动时间主要取决于遗传因素，也与所处地理环境、个人体质、营养状况及心理因素有关；青春期的发动通常在8~10岁。此期的生理特点如下。

1. 第一性征变化　在促性腺激素作用下，卵巢增大，卵泡开始发育和分泌雌激素，阴阜隆起，大、小阴唇变肥厚并有色素沉着；阴道长度及宽度增加，阴道黏膜变厚并出现皱襞；子宫增大，宫体和宫颈比例变为2∶1；输卵管变粗，弯曲度减小，黏膜出现许多皱襞与纤毛；卵巢增大，皮质内有不同发育阶段的卵泡，致使卵巢表面稍呈凹凸不平。此时已初步具有生育能力。

2. 第二性征出现　除生殖器官外，其他女性特有的性征为第二性征。乳房发育是女性第二性征的最初特征。随着肾上腺雄激素分泌增加，阴毛和腋毛开始出现；其他包括声调变高、骨盆宽大、胸和肩部皮下脂肪增多等。

3. 生长加速　由于雌激素、生长激素和胰岛素样生长因子-Ⅰ分泌增加，11~12岁青春期少女体格生长呈直线加速，平均每年长高9cm，月经初潮后生长减缓。

4. 月经初潮　女性第一次月经来潮称为月经初潮（menarche），为青春期的重要标志。月经来潮表明卵巢产生的雌激素已经达到一定水平，能引起子宫内膜变化而产生月经。但此时由于中枢对雌激素的正反馈机制尚未成熟，月经周期常不规律。

5.其他　青春期女性的判断力与想象力增强，心理变化也十分明显，对异性有好奇心，关注自我形象，情绪易出现波动，容易出现行为偏差问题。

（五）性成熟期

性成熟期（sexual maturity）是指卵巢功能成熟并有周期性性激素分泌及排卵的时期，约从18岁开始，持续30年左右。在这一时期，生殖器官及乳房在性激素作用下发生周期性变化，此阶段是女性生育能力最旺盛的时期，故亦称生育期。

（六）绝经过渡期

绝经过渡期（menopausal transition period）是指卵巢功能开始衰退至最后一次月经的时期。可始于40岁，历时短至1~2年，长至10余年。此期卵巢功能逐渐减退，卵泡不能发育成熟及排卵，因而月经不规则，常为无排卵性月经。最终由于卵巢内卵泡自然消耗，对垂体促性腺激素丧失反应，导致卵巢功能衰竭，月经永久性停止，即绝经（menopause）。1994年，WHO将卵巢功能开始衰退至绝经后1年内这段时期定义为围绝经期（perimenopausal period）。围绝经期妇女由于卵巢功能逐渐减退，雌激素水平降低，容易出现潮热、出汗、失眠、抑郁或烦躁等，称为绝经综合征（menopausal syndrome，MPS）。

（七）绝经后期

绝经后期（postmenopausal period）是指绝经后的生命时期。女性60岁以后进入老年期（senility）。此阶段卵巢功能完全衰退，生殖器官进一步萎缩退化，主要表现为雌激素水平低落，不能维持女性第二性征，容易感染而发生老年性阴道炎，骨代谢异常而引起骨质疏松等，其他各脏器也容易发生疾病。

二、月经及其临床表现

月经（menstruation）是指伴随卵巢周期性变化而出现的子宫内膜周期性脱落及出血。规律月经的建立是生殖功能成熟的重要标志。月经初潮年龄多在13~15岁，可以早至11~12岁，或迟至15~16岁；若16岁以后月经尚未来潮，应及时就医。月经初潮年龄受遗传、营养、气候、环境等因素的影响。

1.月经血的特征　月经血呈暗红色，除血液外，尚含有子宫内膜碎片、炎性细胞、宫颈黏液及脱落的阴道上皮细胞。来自子宫内膜的大量纤维蛋白溶酶可溶解纤维蛋白，因此，月经血通常不凝，若出血速度过快，也可形成血块。

2.正常月经的临床表现　正常月经具有周期性。出血第1日为月经周期的开始，两次月经第1日的间隔时间称为月经周期（menstrual cycle），一般为21~35日，平均28日。每次月经的持续时间称为经期，一般为2~8日，平均4~6日。每次月经的总失血量称为经量，正常为20~60mL，超过80mL为月经过多。

月经属于生理现象，多数女性无特殊不适，但盆腔充血可引起腰骶部酸胀等不适，个别女性可有膀胱刺激症状（如尿频）、轻度神经系统不稳定症状（如头痛、失眠、精神抑郁、易于激动）、胃肠功能紊乱（如食欲缺乏、恶心、呕吐、便秘或腹泻），以及鼻黏膜出血、皮肤痤疮等，一般不影响妇女的正常工作和学习。

三、卵巢功能及其周期性变化

卵巢具有产生卵子并排卵的生殖功能和产生女性激素的内分泌功能。

（一）卵泡发育及排卵的周期性变化

从青春期开始到绝经前，卵巢在形态和功能上发生周期性变化，称为卵巢周期（ovarian cycle）。新生儿出生时卵巢内有100万～200万个卵泡，至青春期只剩下30万～40万个。女性一生中仅400～500个卵泡发育成熟并排卵，其余卵泡发育到一定程度即通过细胞凋亡机制自行退化，称为卵泡闭锁。

进入青春期后，卵泡由自主发育推进至发育成熟的过程依赖于促性腺激素的刺激。生育期每个月经周期一般有3～11个卵泡发育，经过募集、选择，一般只有一个优势卵泡达到完全成熟，称为成熟卵泡或格拉夫卵泡（Graafian follicle），直径可达18～23mm。随着卵泡的发育成熟，其逐渐向卵巢表面移行并向外突出，当接近卵巢表面时，该处表面细胞变薄，最后破裂，出现排卵（ovulation）。排卵多发生在两次月经中间，一般在下次月经来潮之前14日左右；卵子可由两侧卵巢轮流排出，也可由一侧卵巢连续排出。

排卵后卵泡液流出，卵泡腔内压力下降，卵泡壁塌陷，形成许多皱襞，卵泡壁的卵泡颗粒细胞和卵泡内膜细胞向内侵入，周围由卵泡外膜包围，形成黄体（corpus luteum）。排卵后7～8日，黄体体积和功能达到高峰。

排出的卵子被输卵管伞部捡拾，在输卵管蠕动及输卵管黏膜纤毛摆动等作用下进入输卵管壶腹部与峡部连接处等待受精，卵子在排出后12～24小时即失去受精能力。若卵子未受精，排卵后9～10日黄体开始萎缩变小，功能逐渐衰退，周围的结缔组织及成纤维细胞侵入黄体，逐渐由结缔组织所代替，组织纤维化，外观色白，称为白体（corpus albicans）。若卵子受精，则黄体在胚胎滋养细胞分泌的绒毛膜促性腺激素作用下增大，转变为妊娠黄体，至妊娠3个月末退化。

排卵日至月经来潮为黄体期，一般为14日。黄体功能衰退后月经来潮，此时卵巢中又有新的卵泡发育，开始新的周期。

（二）卵巢分泌的性激素及其周期性变化

雌激素和孕激素是卵巢合成并分泌的主要性激素，此外还有少量雄激素，三种激素均为甾体激素。

1. **雌激素（estrogen）** 卵巢主要合成雌二醇（E_2）及雌酮（E_1）。体内尚有雌三醇（E_3）和2-羟雌酮，系E_2的降解产物。E_2是女性体内生物活性最强的雌激素。

在卵泡早期，雌激素分泌量很少，随卵泡的发育，雌激素分泌量逐渐增高，至排卵前达到高峰，排卵后稍减少。排卵后1～2日，黄体开始分泌雌激素，血液中雌激素水平又逐渐升高。排卵后7～8日黄体成熟时，血液中雌激素水平达第二高峰。此后，黄体萎缩，雌激素水平急剧下降，于月经期前降至最低水平。

雌激素的主要生理功能：①对生殖系统的作用：促进和维持子宫发育，增加子宫平滑肌对缩宫素的敏感性；促进子宫内膜增生和修复；使子宫颈口松弛，宫颈黏液分泌增加、性状变稀薄，有利于精子通过；协同促性腺激素促使卵泡发育；促进输卵管上皮细胞的分泌活动，增强输卵管节律性收缩的振幅；促进阴道上皮细胞的增生、分化、成熟及角化，使细胞内糖原增加；促进外生殖器发育。②对第二性征的作用：促进乳腺管增生，乳头、乳晕着色；促进其他第二性征发育。③代谢作用：促进体内水钠潴留，降低血循环中胆固醇水平，维持和促进骨基质代谢，促进钙、磷的重吸收及其在骨质中的沉积等。④调节作用：通过对下丘脑和垂体的正负反馈调节，控制促性腺激素的分泌。

2.孕激素（progesterone） 黄体酮是卵巢分泌的具有生物活性的主要孕激素。卵泡期卵泡不分泌黄体酮；排卵前，成熟卵泡分泌少量黄体酮；排卵后，卵巢黄体分泌黄体酮，随着黄体的发育其分泌量显著增加，排卵后7~8日黄体成熟时黄体酮分泌量达高峰；以后逐渐下降，到月经来潮时达最低水平。

孕激素常在雌激素作用基础上发挥作用。主要生理功能：①对生殖系统的作用：使增生期子宫内膜转化为分泌期内膜，有利于受精卵着床；可降低子宫平滑肌兴奋性及其对缩宫素的敏感性，从而抑制子宫收缩，有利于受精卵与胎儿在子宫腔内生长发育；使子宫颈口闭合，黏液变黏稠，阻止精子及微生物进入；抑制输卵管节律性收缩；促进阴道上皮细胞脱落。②对乳腺的作用：促进乳腺腺泡发育。③代谢作用：促进体内水与钠的排泄。④调节作用：参与下丘脑、垂体的正负反馈调节；对体温调节中枢有兴奋作用，正常女性在排卵后基础体温常升高0.3~0.5℃，可作为判断是否排卵、排卵日期及黄体功能的指标之一。

3.雄激素（androgen） 女性雄激素主要来自肾上腺，卵巢分泌少量雄激素，主要是睾酮。排卵前血液中雄激素水平升高，可促进非优势卵泡闭锁，并可提高性欲。

雄激素的主要生理功能：①对生殖系统的作用：促进阴蒂、阴唇和阴阜的发育，促进阴毛、腋毛的生长；雄激素过多会对雌激素产生拮抗作用，可减缓子宫及其内膜的生长和增殖，抑制阴道上皮的增生和角化；长期使用雄激素可出现男性化表现。此外，雄激素还与性欲有关。②代谢作用：促进蛋白质合成和肌肉生长，刺激骨髓中红细胞的增生。在性成熟期，促使长骨骨基质生长和钙的沉积；性成熟后可导致骨髓关闭，使生长停止。可促使肾远曲小管对水、钠的重吸收并保留钙。

四、其他生殖器官的周期性变化

（一）子宫内膜的周期性变化

卵巢激素的周期性变化导致生殖器官发生相应的变化，其中子宫内膜的变化最为明显。现以一个正常月经周期28日为例，将子宫内膜的连续性变化分期说明如下。

1.增殖期（proliferative phase） 月经周期的第5~14日。在雌激素影响下，内膜上皮、腺体、间质及血管增殖，内膜逐渐生长变厚，由0.5mm增生至3~5mm。子宫内膜的增生与修复在月经周期第2~3日即已开始。

2. 分泌期（secretory phase） 月经周期的第15~28日，与卵巢周期中的黄体期对应。排卵后，卵巢内形成黄体，分泌雌激素与孕激素，使子宫内膜在增殖期的基础上继续增厚，血管迅速增加，更加弯曲，间质疏松、水肿，腺体增大，出现分泌现象，腺体内的分泌上皮细胞分泌糖原，为孕卵着床做准备。在排卵后的第6~10日，即月经周期的第20~24日，分泌期的子宫内膜由非接受状态发展到接受状态，允许胚胎植入，即子宫内膜的容受性，这一时期也称为"种植窗"。至月经周期的第24~28日，子宫内膜可厚达10mm，呈海绵状。

3. 月经期 月经周期的第1~4日。由于卵子未受精，黄体功能衰退，雌、孕激素水平骤然下降。子宫内膜螺旋小动脉开始节律性和阵发性收缩、痉挛，血管远端的管壁及所供应的组织缺血、缺氧，继而发生缺血性局灶性坏死，坏死的子宫内膜功能层从基底层崩解剥落，与血液一起排出，表现为月经来潮。

（二）宫颈黏液的周期性变化

子宫颈内膜腺细胞的分泌活动受雌、孕激素的影响，有明显的周期性变化。宫颈黏液检查可了解卵巢的功能状态。月经过后，由于体内雌激素水平低，子宫颈黏液的分泌量少。随激素水平不断增高，宫颈黏液分泌量也逐渐增多，并变得稀薄透明，有利于精子通行。至排卵前黏液拉丝可长达10cm以上。取黏液涂于玻片，干燥后显微镜下可见羊齿植物叶状结晶。这种结晶于月经周期的第6~7日即可出现，至排卵前最为典型，月经周期的第22日左右完全消失。排卵后，受孕激素影响，黏液分泌量减少，变浑浊黏稠，拉丝易断，涂片干燥后，镜下可见成行排列的椭圆体。

（三）输卵管的周期性变化

在雌、孕激素的影响下，输卵管也发生周期性变化。在雌激素的作用下，输卵管黏膜上皮纤毛细胞生长，体积增大，非纤毛细胞分泌增加，为卵子提供运输和种植前的营养物质；输卵管发育，输卵管肌层节律性收缩的振幅增强。孕激素则能抑制输卵管收缩的振幅，并抑制输卵管黏膜上皮纤毛细胞的生长，分泌细胞分泌黏液减少。在雌、孕激素的协同作用下，受精卵才能通过输卵管正常到达子宫腔。

（四）阴道黏膜的周期性变化

随着体内雌、孕激素的变化，阴道黏膜也发生周期性改变，其中阴道上段黏膜改变更为明显。排卵前，受雌激素影响，黏膜上皮增生，表层细胞角化，以排卵期最为显著。细胞内有丰富的糖原，糖原被阴道杆菌分解为乳酸，使阴道保持酸性环境，可以抑制致病菌的繁殖。排卵后，受孕激素影响，阴道黏膜表层上皮大量脱落，脱落细胞多为中层细胞或角化前细胞。临床上常根据阴道脱落细胞的变化间接了解雌激素水平和排卵情况。

五、月经周期的调节

月经是女性生殖系统周期性变化的重要标志。月经周期的调节主要涉及下丘脑、垂体和卵巢，三者之间相互调节、相互影响，形成一个完整而协调的神经内分泌系统，称为下丘脑-垂体-卵巢轴（hypothalamus-pituitary-ovary axis, HPOA）（图2-5）。此轴还受中枢神经系统影响。

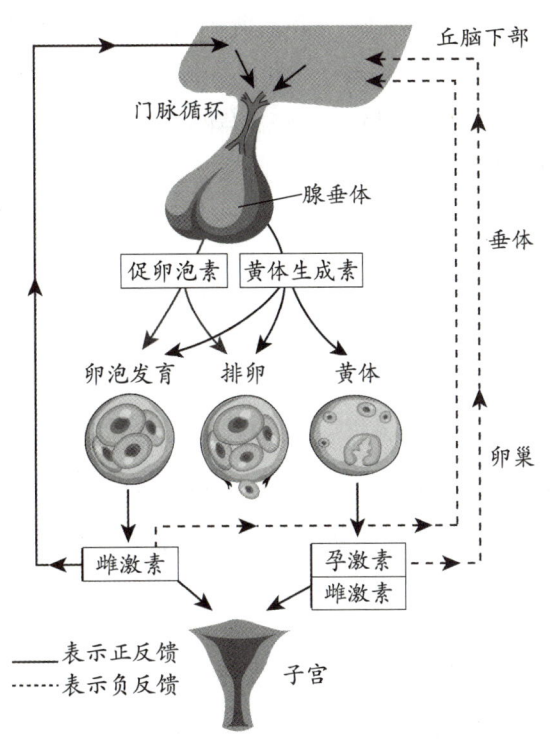

图2-5 下丘脑-垂体-卵巢轴之间的相互关系示意图

（一）下丘脑分泌的调节激素及其功能

GnRH为下丘脑调节月经的主要激素，其生理功能是调节垂体促性腺激素的合成和分泌，其分泌特征是脉冲式释放。

（二）垂体分泌的调节激素及其功能

腺垂体分泌的与生殖直接相关的激素有促性腺激素和催乳激素。

1. 促性腺激素　腺垂体的促性腺激素细胞分泌促卵泡激素（follicle-stimulating hormone, FSH）和黄体生成素（luteinizing hormone, LH）。FSH和LH均为糖蛋白激素，共同促进卵泡发育及成熟、促进排卵并形成黄体。

2. 催乳激素　催乳激素（prolactin, PRL）是由腺垂体的催乳细胞分泌的多肽激素，具有促进乳汁合成的功能。

（三）下丘脑-垂体-卵巢轴之间的相互调节

月经周期的调节是一个复杂的过程。月经周期中黄体萎缩后，体内雌、孕激素水平降至最低，对下丘脑和垂体的抑制解除，下丘脑的神经细胞分泌GnRH，通过下丘脑与垂体之间的门静脉系统进入垂体前叶，垂体在其作用下分泌并释放FSH，促进卵泡发育，分泌雌激素，子宫内膜发生增殖期变化。随着雌激素水平增高，其对下丘脑的负反馈作用增强，抑制下丘脑分泌GnRH，垂体分泌并释放FSH也相应减少。随着卵泡发育，成熟卵泡分泌雌激素达200pg/mL，并持续48小时以上，其对下丘脑和垂体产生正反馈，形成FSH与LH高峰，促使成熟卵泡排卵。

排卵后，FSH与LH水平急剧下降，黄体逐渐发育成熟，主要分泌孕激素及少量雌二醇，子宫内膜转化为分泌期内膜。排卵后第7～8日，孕激素水平达到高峰，雌激素也达到又一高峰，雌、孕激素的共同负反馈作用促使垂体FSH与LH的分泌减少，黄体逐渐萎缩，雌、孕激素分泌减少，子宫内膜功能层发生剥脱而出现月经来潮。之后，雌、孕激素水平降至最低水平，对下丘脑和垂体的负反馈抑制解除，开始下一个月经周期，如此周而复始。

本章小结

女性外生殖器包括阴阜、大阴唇、小阴唇、阴蒂和阴道前庭，统称为外阴。内生殖器包括阴道、子宫、输卵管和卵巢。内生殖器正常位置的维持主要依靠四对韧带。子宫体分为子宫内膜层、肌层和浆膜层。子宫直肠陷凹为盆腹腔最低部位，临床上可经阴道后穹隆穿刺或引流。宫颈外口柱状上皮与鳞状上皮交界处是子宫颈癌的好发部位。输卵管为卵子与精子结合场所及运送受精卵的管道，分为间质部、峡部、壶腹部和伞部，壶腹部是正常的受精部位。

月经初潮的年龄不应晚于16岁。规律月经的建立是生殖功能成熟的重要标志。经期、经量、月经周期和经血特征是临床问诊的重要内容。

卵巢具有产生卵子并排卵的生殖功能和产生甾体激素的内分泌功能。从青春期开始到绝经前，卵巢在形态和功能上发生周期性变化。排卵多发生在两次月经中间，一般在下次月经来潮之前14日左右，通常卵子排出后1日内具有受精能力；黄体体积和功能在排卵后7～8日达高峰；若未受精，9～10日开始退化，黄体功能可维持14日。卵巢主要分泌雌激素和孕激素，两者作用于子宫内膜、宫颈黏液、输卵管及阴道黏膜等器官，使其产生周期性变化。

下丘脑-垂体-卵巢轴对女性月经周期的调节发挥着重要的作用。下丘脑分泌GnRH到垂体，刺激垂体分泌FSH和LH并作用于卵巢，使卵巢分泌雌、孕激素，后两者又通过正负反馈作用影响下丘脑及垂体的分泌功能。

第三章
产科安全管理相关问题

章前引言

女性出生后经历新生儿期、儿童期、青春期、性成熟期、绝经过渡期和绝经后期六个阶段，每一阶段女性生殖生理、生殖内分泌功能和心理-社会状况发生的变化均有可能导致异常，同时也会因外界环境影响而出现妊娠/分娩和产褥异常、女性生殖器官肿瘤、感染性疾病或生殖内分泌疾病等。每一次接诊患者，护士都应依据护理程序，认真进行护理评估、确定护理诊断、制订护理目标和护理措施、做出结果评价，必要时进行随访。采集健康史与检查是为护理对象提供护理的主要依据，也是妇产科护理临床实践的基本技能。

学习目标

1. 识记妇产科健康史采集方法和内容。
2. 识记妇产科身体-心理-社会评估的内容和方法。
3. 根据有关资料正确确定妇产科常见的护理诊断。
4. 运用所学知识为孕产妇制订合理规范的妇产科就诊计划。

思政目标

具有良好的职业素养，尊重关心护理对象，保护护理对象的隐私。

> **案例导入**
>
> 王女士，32岁，婚后3年未孕。在家中老人的催促下，与丈夫一起来医院就诊。丈夫就诊后相关不育检查结果皆正常。妻子就诊不孕症专科。
>
> **思考题**
> 1. 需要对该女性进行哪些方面的护理评估？
> 2. 从哪几个方面可以确定该女性的护理诊断？
> 3. 从哪些方面为该女性制订护理目标和护理措施？

第一节 病史采集与检查

一、健康史采集方法

护理评估是护理程序的基础，是指全面收集有关护理对象的资料，并加以整理、综合、判断的过程。妇产科护理评估可以通过观察、会谈，对护理对象进行身体检查、心理测试等方法，获得护理对象生理、心理、社会、精神和文化等各方面的资料。由于女性生殖系统疾病常常涉及患者的隐私和与性生活有关的内容，收集资料时会使患者感到害羞和不适，甚至不愿说出真情，所以，妇产科护理的护患沟通十分重要。在护理评估的过程中，要做到态度和蔼、语言亲切并通俗易懂，关心体贴和尊重患者，耐心细致地询问和进行体格检查，给患者以责任感、安全感，并给予保守秘密的承诺。在可能的情况下要避免第三者在场，这样才能收集到护理对象真实的健康史、生理、心理和社会资料。

二、健康史采集内容

包括一般项目、主诉、现病史、月经史、婚育史、既往史、个人史和家族史八个方面。

1. **一般项目** 询问护理对象的姓名、年龄、婚姻、籍贯、职业、民族、教育程度、宗教信仰、家庭住址等，记录入院日期，观察患者的入院方式。护理对象的年龄、婚姻、信仰、职业等均可能影响疾病的发生与发展。例如，孕妇年龄过小容易发生难产，35岁以上初孕妇容易在妊娠期间发生妊娠期高血压疾病、产力异常等；妇女的婚姻状况、性伴侣与妇科疾病有关。

2. **主诉** 了解患者就医的主要问题、主要症状（或体征）、出现时间、持续时间和患者的应对方式。产科常见的就诊问题有停经、停经后阴道流血和（或）下腹疼痛不适、见红、产后发热伴下腹痛等。妇科常见的症状有外阴瘙痒、阴道流血、白带异常、闭经、下腹痛、下腹部包块及不孕等。也有本人无任何不适，通过妇科常见病普查或健康体检而发现疾病。主诉通常不超过20字，一般采用症状学名称，如"停经×日，阴道流血×日"，或者"普查发现子宫肌瘤×日"，避免使用病名。若非本人陈述内容，应注明陈述者与患者的关系。

3. 现病史 围绕主诉了解发病的时间、发病的原因及可能的诱因、病情发展经过、就医经过、采取的护理措施及效果。可按照时间顺序进行询问。注意询问患者的发病性质、部位、严重程度、持续时间等，还需了解患者有无伴随症状及其出现的时间、特点和演变过程，特别是与主要症状的关系。此外，详细询问患者相应的一般情况变化及心理反应，询问食欲、大小便、体重变化、活动能力、睡眠、自我感觉、角色关系、应激能力的变化；还应询问既往有无发病及诊治情况。

4. 月经史 询问患者初潮年龄、月经周期、经期持续时间。例如，13岁初潮，月经周期28～30日，经期持续4日，可简写为$13\frac{4}{28\sim30}$。了解经量（询问每日更换卫生巾次数），有无血块，经前期有无不适（如乳房胀痛、水肿、精神抑郁或易激动等），有无痛经，疼痛部位、性质、程度、起始时间和消失时间，常规询问末次月经时间（last menstrual period, LMP）及经量和持续时间。若末次月经流血情况不同于以往正常月经时，还应询问再前次月经（previous menstrual period, PMP）起始日期。绝经后患者应询问绝经年龄、绝经后有无阴道出血、分泌物情况或其他不适。

5. 婚育史 包括结婚年龄、婚次、男方健康情况、是否近亲结婚（直系血亲及三代旁系）、同居情况、双方性功能、性病史。生育情况包括足月产、早产、流产次数及现存子女数，以四个阿拉伯数字按顺序表示，可简写为"足-早-流-存"，如足月产1次、无早产、流产1次、现存子女1人，可记录为1-0-1-1。也可以用孕次+产次的方式表示，可记录为孕2产1（G2P1）。同时询问分娩方式、有无难产史、新生儿出生情况、有无产后大量出血或产褥感染史、末次分娩或流产的时间、采用的计划生育措施及效果。

6. 既往史 询问既往健康状况，曾患过何种疾病，特别是妇科疾病及与妇产科疾病密切相关的病史，如生殖系统炎症、肿瘤、损伤、畸形等，是否肥胖，有无肺结核、肠结核、结核性腹膜炎、肝炎、心血管疾病及腹部手术史等。为防止遗漏，可按全身各系统依次询问。若患者曾患有某种疾病，应记录疾病名称、患病时间及诊疗转归。同时应询问食物过敏史、药物过敏史，并记录对何种药物过敏。

7. 个人史 询问患者的生活和居住情况、出生地和曾居住地区、个人特殊嗜好、自理程度、生活方式、睡眠、饮食、营养、卫生习惯等。了解患者与他人、家人的关系，对待职业、工作、退休的满意度，有无烟酒嗜好，有无吸毒史。

8. 家族史 了解患者的家庭成员包括父母、兄弟、姊妹及子女的健康状况，询问家族成员有无遗传性疾病（如血友病、白化病等）或可能与遗传有关的疾病（如糖尿病、高血压、肿瘤等），以及有无传染病（如结核等）。

三、身体评估内容及方法

身体评估常常在采集健康史后进行，主要包括全身检查、腹部检查和盆腔检查。孕妇的身体评估还应包括产道检查和肛门指诊检查。产科检查包括全身体格检查和产科特殊检查，内容详见第四章妊娠期妇女的护理。盆腔检查为妇科检查所特有。除患者病情危急外，应按下列先后顺序进行。不仅要记录与疾病有关的主要体征，还要记录有鉴别意义的阴性体征。

（一）全身检查

测量体温、脉搏、呼吸、血压、身高、体重；观察精神状态、全身发育、毛发分布、皮肤、淋巴结（特别是左锁骨上淋巴结和腹股沟淋巴结）、头部、颈部、乳房（检查其发育情况，有无皮肤凹陷及有无包块或分泌物）、心、肺、脊柱及四肢。

（二）腹部检查

腹部检查是妇产科体格检查的重要组成部分，应在盆腔检查前进行。视诊观察腹部形状和大小，有无隆起或呈蛙腹状，腹壁有无瘢痕、静脉曲张、妊娠纹、腹壁疝、腹直肌分离等。扪诊腹壁厚度，肝、脾、肾有无增大及压痛，腹部其他部位有无压痛、反跳痛及肌紧张。腹部若扪及包块，应描述包块的部位、大小（以cm为单位表示或相当于妊娠月份表示，如包块相当于妊娠3个月大）、形状、质地、活动度、表面光滑或高低不平、隆起及有无压痛。叩诊时注意鼓音和浊音分布区，有无移动性浊音存在。必要时听诊了解肠鸣音情况。若为孕妇，应进行四步触诊和胎心率听诊检查，详见第四章。

（三）骨盆测量

骨盆大小及形状对分娩有直接影响，是决定胎儿能否顺利经阴道分娩的重要因素。产前检查时必须做骨盆测量。骨盆测量分内测量和外测量两种，详见第四章。

（四）肛门指诊检查

一方面，肛门指诊检查可以了解宫颈消退及宫口扩张、胎先露部及其下降程度、胎方位、骶骨前面弯曲度、坐骨棘间径、坐骨切迹宽度及骶尾关节活动度，并测量后矢状径（详见第四章），目前临床上在第一产程观察时较少采用；另一方面，在会阴阴道损伤及缝合术后采用肛门指诊检查，可了解阴道是否有血肿、直肠是否有损伤等。

（五）盆腔检查

盆腔检查为妇科特有的检查，又称为妇科检查，包括外阴、阴道、宫颈、宫体及双侧附件的检查。检查用物包括无菌手套、阴道窥器、鼠齿钳、长镊、子宫探针、宫颈刮板、玻片、棉拭子、消毒液、液状石蜡或肥皂水、生理盐水等。

1. 基本要求

（1）检查者关心体贴患者，做到态度严肃、语言亲切。检查前向患者做好解释工作，检查时仔细认真，动作轻柔。同时，检查室温度要适中，环境要安静，若有其他患者在场，应注意遮挡。

（2）除尿失禁患者外，检查前嘱咐患者排空膀胱，必要时先导尿排空膀胱。大便充盈者应在排便或灌肠后进行检查。

（3）每检查一人，应更换置于臀部下面的垫单（或塑料布、纸单）、无菌手套和检查器械，一人一换，以避免感染或交叉感染。

（4）除尿瘘患者有时需取膝胸位外，一般妇科检查均取膀胱截石位，患者臀部置于检查台缘，头部略抬高，两手平放于身旁，使腹肌松弛。检查者一般面向患者，立在患者两腿间。不宜搬动的危重患者如不能上检查台，可在病床上检查。

（5）正常月经期应避免检查，若为阴道异常出血，则必须检查。检查前应先消毒外阴，以防发生感染。

（6）无性生活患者禁做阴道窥器检查、双合诊或三合诊检查，一般行直肠-腹部诊。若确有检查必要，应先征得患者及其家属同意后，方可用示指放入阴道行扪诊，或行阴道窥器或双合诊检查。

（7）怀疑有盆腔内病变而腹壁肥厚、高度紧张不合作或无性生活史患者，若妇科检查不满意，可行B超检查。必要时可在麻醉下进行盆腔检查，以便做出正确的判断。

（8）男性护士对患者进行妇科检查时，应有一名女性医护人员在场，以减轻患者紧张心理，并可避免发生不必要的误会。

2.检查方法　一般按下列步骤进行。

（1）外阴部检查：观察外阴发育、阴毛多少和分布情况（女性型或男性型），有无畸形、水肿、炎症、溃疡、赘生物或肿块，注意皮肤和黏膜色泽或色素减退及质地变化，有无增生、变薄或萎缩。然后分开小阴唇，暴露阴道前庭、尿道口和阴道口，观察尿道口周围黏膜色泽及有无赘生物。无性生活的患者处女膜一般完整未破，其阴道口勉强可容示指；有性生活的患者阴道口能容两指通过；经产妇的处女膜仅余残痕或可见会阴后侧切瘢痕。检查时还应让患者用力向下屏气，观察有无阴道前壁或后壁膨出、子宫脱垂或尿失禁等情况。

（2）阴道窥器检查：根据患者阴道大小和阴道壁松弛情况，选用适当大小的阴道窥器。无性生活者未经本人同意，禁用阴道窥器检查。使用阴道窥器检查阴道和宫颈时，要注意阴道窥器的结构特点，以免漏诊。临床常见的阴道窥器为鸭嘴形，可以固定，便于阴道内治疗操作。

放置阴道窥器前，将阴道窥器两叶合拢，表面涂润滑剂（生理盐水或肥皂液）润滑两叶前端，以利插入阴道，避免阴道损伤。冬天气温较低时，可将阴道窥器前端置于40～45℃肥皂液中预先加温，防止因阴道窥器的温度过低而影响检查效果。拟做宫颈细胞学检查或取阴道分泌物涂片时，则不宜用润滑剂，以免影响涂片质量和检查结果。放置阴道窥器时，检查者左手拇指和示指将两侧小阴唇分开，暴露阴道口，右手持阴道窥器避开敏感的尿道周围区，斜行沿阴道侧后壁缓慢插入阴道内，边推进边旋转，将阴道窥器两叶转正并逐渐张开两叶，直至完全暴露宫颈、阴道壁及穹隆部，然后旋转阴道窥器，充分暴露阴道各壁。取出阴道窥器时应将两叶合拢后退出，以免小阴唇和阴道壁黏膜被夹入两叶侧壁间而引起患者不适或剧痛。

阴道窥器检查内容包括阴道、宫颈的视诊。①阴道视诊：观察阴道前后壁和侧壁及穹隆黏膜颜色、皱襞，是否有阴道隔或双阴道等先天畸形，有无溃疡、赘生物或囊肿等。并注意观察阴道分泌物的量、性状、色泽，有无臭味。阴道分泌物异常者应进行滴虫、假丝酵母菌、淋球菌及线索细胞等检查。②宫颈视诊：暴露宫颈后，观察宫颈大小、颜色、外口形状，有无出血、肥大、糜烂样改变、撕裂、外翻、腺囊肿、损伤、息肉、赘生物、畸形等，宫颈管内有无出血或分泌物。可于此时采集宫颈外口鳞-柱状上皮交界部脱落细胞或宫颈分泌物标本做宫颈细胞学检查和人乳头瘤病毒（human papilloma virus, HPV）检测。

(3) 双合诊：是盆腔检查中最重要的项目。检查者一手的两指（多为示指和中指）或一指放入阴道内，另一手放在腹部配合检查，称为双合诊检查。目的在于检查阴道、宫颈、宫体、输卵管、卵巢、宫旁结缔组织和韧带及盆腔内壁情况。

检查者戴无菌手套，右手（或左手）示指和中指蘸润滑剂，顺阴道后壁轻轻插入，检查阴道通畅度、深度、弹性及阴道穹隆情况，有无先天畸形、瘢痕、结节、肿块等。触诊宫颈的大小、形状、硬度及宫颈外口情况，有无接触性出血和宫颈举痛。当扪及宫颈外口方向朝后时，宫体为前倾；宫颈外口方向朝前时，宫体为后倾。宫颈外口朝前且阴道内手指伸达后穹隆顶部可触及子宫体时，子宫为后屈。随后将阴道内两指放在宫颈后方，另一手掌心朝下手指平放在患者下腹部，当阴道内手指向上向前抬举宫颈时，腹部手指往下往后按压腹壁，并逐渐向耻骨联合部位移动，通过内、外手指同时抬举和按压，相互协调，扪诊子宫体位置、大小、形状、软硬度、活动度及有无压痛。正常子宫位置一般是前倾略前屈。"倾"指宫体纵轴与身体纵轴的关系。当宫体朝向耻骨，称为前倾（anteversion）；当宫体朝向骶骨，称为后倾（retroversion）。"屈"指宫体与宫颈间的关系。若两者间纵轴形成的角度朝向前方，称为前屈（anteflexion）；形成的角度朝向后方，称为后屈（retroflexion）。扪清子宫后，再行双侧附件检查。将阴道内两指由宫颈后方移至一侧穹隆部，尽可能往上向盆腔深部扪触。与此同时，另一手从同侧下腹壁髂嵴水平开始，由上往下按压腹壁，与阴道内手指相互对合，以触摸该侧子宫附件区有无肿块、增厚或压痛。若扪及肿块，应查清其位置、大小、形状、软硬度、活动度、与子宫的关系及有无压痛等。正常卵巢偶可扪及，触后稍有酸胀感。正常输卵管不能扪及。

(4) 三合诊：经直肠、阴道、腹部联合检查，称为三合诊。方法是双合诊结束后，一手示指放入阴道，中指插入直肠，其余检查步骤与双合诊相同。三合诊是对双合诊检查不足的重要补充。通过三合诊能扪清后倾或后屈子宫的大小，发现子宫后壁、宫颈旁、直肠子宫凹陷、子宫骶韧带及双侧盆腔后壁的病变；估计盆腔内病变范围及其与子宫或直肠的关系，特别是癌肿与盆壁间的关系；扪诊阴道直肠隔、骶骨前方或直肠内有无病变。三合诊对于生殖器官肿瘤、结核、内膜异位症、炎症的检查尤为重要。

(5) 直肠-腹部诊：检查者一手示指伸入直肠，另一手在腹部配合检查，称为直肠-腹部诊。一般适用于无性生活史、阴道闭锁、经期不宜做双合诊检查者或有其他原因不宜行双合诊检查的患者。

行双合诊、三合诊或直肠-腹部诊时，除按常规操作进行，掌握下述各点有利于检查的顺利进行：①当两手指放入阴道后，患者感疼痛不适时，可单用示指替代双指进行检查。②三合诊时，将中指伸入肛门后，嘱患者像解大便一样同时用力向下屏气，使肛门括约肌自动放松，可减轻患者的疼痛和不适感。③若患者腹肌紧张，可边检查边与患者交谈，使其张口呼吸而使腹肌放松。④当检查者无法查明盆腔内解剖关系时，强行继续扪诊不但患者难以耐受，且往往徒劳无益，此时应停止检查，待下次检查，多能获得满意结果。

3.记录　产科记录通常以表格形式完成，妇科记录需通过盆腔检查，按照解剖部位的先后顺序记录检查结果。

（1）外阴：发育情况、阴毛分布形态、婚产类型（未婚、已婚未产或经产），有异常发现时应详加描述。

（2）阴道：是否通畅，黏膜情况，分泌物的量、色、性状及有无臭味。

（3）子宫颈：大小、硬度，有无糜烂样改变、撕裂、息肉、腺囊肿，有无接触性出血、举痛及摇摆痛等。

（4）子宫：位置、大小、硬度、活动度、有无压痛等。

（5）附件：有无肿块、增厚、压痛。若扪及肿块，记录其位置、大小、硬度、表面光滑与否、活动度、有无压痛，与子宫及盆壁关系。左右两侧情况分别记录。

（六）辅助检查

包括血、尿、粪三大常规检查，相关的实验室检查项目及相应的物理学诊断，如超声检查、X线检查、内镜检查等。

四、心理-社会评估

1.患者对健康问题及医院环境的感知　了解患者对健康问题的感受，对自己所患疾病的认识和态度，对住院、治疗和护理的期望和感受，对患者角色的接受。例如有的患者担心住院检查发现更严重的疾病（如癌症），不知道如何面对未来的压力，所以不愿就医。也有的患者因为经济问题、工作忙碌或知识不足等延误就医。

2.患者对疾病的反应　应用量化评估量表评估患者患病前及患病后的应激反应，面对压力时的解决方式，处理问题过程中遭遇的困难。可以明确导致患者疾病的社会心理原因，以采取心理护理措施，帮助患者预防、减轻或消除心理方面对健康的影响。常用的量化评估量表有拉斯如斯（Lazarus）与弗克曼（Folkman）于1984年编制的应对量表。

3.患者的精神心理状态　发病后患者的定向力、意识水平、注意力、仪表、举止、情绪、沟通交流能力、思维、记忆和判断能力有无改变。患病后患者有无焦虑、恐惧、否认、绝望、自责、沮丧、愤怒、悲哀等情绪变化。例如妇科检查中的暴露常常使患者感到害羞、困扰，或将检查与性联想起来产生罪恶感。也可能因为以往不愉快的经历使患者对护理评估产生畏惧，拖延或拒绝接受妇科检查。

五、常见护理诊断/问题

护理诊断/问题是对患者生命历程中所遇到的生理、心理、精神、社会和文化等方面问题的阐述，这些问题可以通过护理措施解决。当妇产科护士全面收集有关护理对象的资料，并加以综合整理、分析后，应根据护理对象的问题确定护理诊断。护理诊断应包括护理对象潜在性与现存性问题、自我护理的能力及妇女群体健康改变的趋势。护理诊断可以按照马斯洛（Maslow）的基本需要层次分类，也可以按照戈登（Gordon）的11个功能性健康型态分类。我国目前多使用北美护理诊断协会（North American Nursing Diagnosis Association，NANDA）认可的护理诊断。确认相应的护理诊断后，按照其重要性和紧迫性排列先后顺序，使护士能够根据病情轻重缓急采取先后行动。

六、护理目标

护理目标是指通过护理干预，护士期望护理对象达到的健康状态或在行为上的改变，也是护理效果的标准。制订护理目标可以明确护理工作的方向，指导护士为达到目标中期望的结果去制订护理措施，并在护理程序的最后一步对护理工作进行效果评价。

选择护理目标是妇产科护士和护理对象双方合作的结果，可使护理对象提高自我护理的能力和适应环境的能力。根据达到目标所需时间的长短，可将护理目标分为长期目标和短期目标。

1. 长期目标　又称为远期目标，是指在较长时间内（数周或数月）能够达到的目标。长期目标有利于妇产科护士针对护理对象长期存在的问题采取连续护理行动，常常用于妇科出院患者、慢性炎症患者和手术后康复者。

2. 短期目标　又称为近期目标，是指在较短的时间内（1周或数日甚至更短的时间）能够达到的目标。常常用于病情变化较快或短期住院的妇科患者的护理计划。

有时长期目标中期望的结果往往需要一系列短期目标才能更好实现，或者长期目标包括一系列渐进性的短期目标，这样可以使护士分清各个护理阶段的工作任务，也可因短期目标的逐步实现而增加患者达到长期目标的信心。长期目标和短期目标在时间上没有绝对的分界，有些护理计划只有短期目标，有些护理计划则可能具有长期和短期目标。

七、护理措施

护理措施是指护士为帮助护理对象达到预定目标所采取的具体护理活动。包括执行医嘱、缓解症状、促进舒适的护理措施，预防、减轻和消除病变反应的措施，用药指导和健康教育等。护理措施的内容可分为三类。

1. 依赖性护理措施　是指护士执行医生、营养师或药剂师等开出的医嘱。受过专业训练的注册护士，既应执行医嘱完成护理活动，又应对给予患者的治疗和护理负有责任。

2. 协作性护理措施　是指护士与其他医务人员协同完成的护理活动。

3. 独立性护理措施　是指护士运用自己的专业知识和能力，自行或授权其他护士进行的护理活动，包括生活护理、住院评估、患者教育、对患者住院环境的管理，以及对患者病情和心理-社会反应的监测等，都属于护士独立提出和采取的措施。

制订护理措施时应注意措施必须具有科学性、能实现护理目标、针对患者的具体情况、有充足的资源、能保证患者的安全和保证健康服务活动的协调。

八、结果评价

结果评价是对整个护理效果的鉴定，可以判断执行护理措施后患者的反应，是评价预期目的是否达到的过程。将患者目前的健康状况与护理计划中的护理目标进行比较，判断目标是否达到，现实与目标之间可能会存在目标完全实现、目标部分实现和目标未实现等几种结果。若目标未能完全实现，应寻找原因，并重新收集资料，调整护理诊断和护理计划。

1. 停止　对于目标已全部实现即已解决的护理问题，相应的护理措施可以同时停止。
2. 修订　对护理目标部分实现和未实现的情形进行分析，然后对护理诊断、护理目标、护理措施中不恰当的地方进行修改。
3. 排除　经过分析和实践，排除已经不存在的护理问题。
4. 增加　评价也是一个再评估的过程，对所获得的资料进行判断可发现新的护理诊断，应将这些诊断及目标和措施加入护理计划中。

在评价过程中应注意总结经验教训，不断改进和提高护理质量，以争取患者早日康复。

第二节　围产期护理实践中的伦理学

围产期母婴护理，是以妊娠妇女及其胎婴儿为主体关注对象的临床护理，涉及孕妇、产妇、胎儿、新生儿这一彼此密切关联又各不相同的生命周期中个体的预防保健和疾病康复。在临床护理实践中，为了保护孕妇的健康和生命，提高人口素质，维护围产期女性的权益，会面临医学伦理相关问题，助产士需掌握相关知识，配合医疗团队做好相关护理工作。

一、产前诊断的伦理问题

1. 胚胎性别诊断可以预防伴性遗传性疾病新生儿的出生。
2. 产前诊断可预知先天性畸形的风险。
3. 恪守医疗保密原则在产前诊断中具有特定的内容。

二、人工授精的伦理难题

1. 传统的"亲子观念"强调父母与子女之间的生物学联系，给供精人工授精（AID）技术的应用造成不可低估的阻力。这种阻力影响了人工授精的开展。
2. 由于AID使用的是婚外第三者的精子，所以遭到持传统贞操观念者的强烈谴责。

三、体外授精的伦理难题

1.对胚胎的认识问题　人工操纵生殖过程是否道德,处理卵细胞、胚胎是否亵渎生命,这些涉及如何认定胚胎地位的问题。

2.孩子归属的认识问题　体外授精及胚胎移植技术最多可能产生五位父母,分别为"遗传母亲""孕育母亲""养育母亲"和三结合母亲,也叫"完全母亲",以及"遗传父亲""养育父亲"和两者合一的"完全父亲"。对完全父母很少有争议,容易有争议的是其他类型的父母。决定谁是孩子父母的问题,可遵循抚养-教育的原则,确认养育父母是孩子的真正父母。

3.代理母亲的道德疑问　代理母亲是指代人妊娠的妇女,她们用自己的卵子经人工授精后妊娠,分娩后交给别人抚养,或用他人的受精卵植入自己的子宫,分娩后交给别人抚养。代理母亲的伦理问题之一是出租子宫的行为是否道德,问题之二是亲子感情问题。

四、有缺陷新生儿救治的伦理问题

1.有缺陷新生儿的概念　指由遗传、先天或外伤等原因造成的一出生就有缺陷的新生儿。

2.有缺陷新生儿救治的价值冲突

（1）个体价值与群体价值的冲突：医学追求的是全人类的健康,是群体价值,医生追求的是某一位患者的健康,是个体价值。通常情况下,群体价值和个体价值是一致的。但在对有缺陷新生儿的救治中,这两者产生了矛盾。医生如果保证个体价值、使个体存活的话,这一个体的存活可能会成为社会和家庭的负担,使人口整体素质的提高受到影响,最终影响到群体价值的实现。

（2）自身价值和效用价值的冲突：有缺陷新生儿的自身价值是指生命的存活能力,效用价值是指其对家庭、对社会的贡献。医学挽救了有缺陷新生儿的生命,保证了其自身价值,但大多数有缺陷新生儿的效用价值可能并不高,且因没有自理能力而需要家人的照顾。

（3）快乐原则与尊生原则的冲突：快乐原则是指医学应当给患者带来快乐,患者得到的快乐越多,医学的道德价值就越大。尊生原则是指医学应当尊重人的生命,患者的寿命越长,医学的道德价值就越大。对正常人来说,这两种原则是一致的。但在对有缺陷新生儿的救治中,这两者常常是矛盾的。

3.有缺陷新生儿救治的伦理标准

（1）生命质量标准：智力标准是指缺陷对患儿智力的影响,体力标准是指缺陷对患儿未来劳动能力的影响。

（2）代价标准：代价标准是对家长、医院和社会而言,可以治疗的有缺陷新生儿,如果对其救治付出的代价太大,且会损害社会及后代的利益,放弃救治在伦理上是可以考虑的。

第三节 产科安全管理

一、孕产期系统管理内容

（一）产前检查和产后访视

1. 孕早期（13周内）　建立"孕产妇保健册"。妊娠小于16周者进行产科检查1次。

2. 孕中、晚期　产前检查一般从孕16周开始，孕28周前每月产检1次，孕28~36周每半月产检1次，孕36周后每7~10天产检1次。整个孕期产检次数：城市不少于8次、农村不少于5次，高危孕妇增加产前检查次数。

3. 产后　出院后3天内、产后14天、产后28天左右各访视：1次，共3次，高危产妇根据需要适当增加访视次数。如产妇需额外增加访视次数，可参照社区卫生服务有关标准收费。

（二）保健服务内容

1. 孕早期　做到在孕13周内建立"孕产妇保健册"，进行体格检查（包括妇科检查），测量基础血压；确定妊娠大小；进行血尿常规、血型、血糖、白带常规、肝功能（包括HBsAg）、梅毒筛查、HIV检测等辅助检查。进行高危因素的初筛选及登记，发现妊娠禁忌证和严重合并症者及时处理。开展孕早期的卫生宣教及指导，如妊娠反应、先兆流产症状的识别和预防，如何避免孕早期接触致畸物质、避免病毒感染等。

2. 孕中、晚期　按"孕产妇保健册"规定内容进行产前检查、高危筛选及评定，及时处理妊娠期的合并症及并发症，重度高危孕妇及时转诊，并落实专人追踪、随访。产前检查复诊要求：测量孕妇体重、血压、尿蛋白；询问前次产前检查后孕妇的特殊情况（孕30周后询问胎动计数）；检查胎位、听胎心；了解胎先露入盆等情况；测量宫高及腹围，绘制妊娠图，判断胎儿生长发育情况；检查下肢水肿情况等。孕中晚期常规进行血常规、肝功能化验各1次，必要时进行B超、胎儿心电监护等检查。

孕15~19周者建议参加产前筛查，并签署知情同意书，对筛查高风险的孕妇进行产前诊断，并做好追踪及随访。具有下列情况的孕妇建议直接进行产前诊断，减少出生缺陷儿的发生率。①35周岁以上高龄孕妇。②羊水过多或过少者。③孕早期接触过可能导致胎儿先天缺陷的物质。④胎儿发育异常或者胎儿可疑畸形。⑤有遗传病家族史或者曾经分娩过先天严重缺陷婴儿。

开展孕期的卫生、营养指导，家庭自我监护指导，妊娠期常见并发症的识别及预防；宣教阴道分娩的好处、临产前的准备与临产症状的识别、母乳喂养知识等。

3. 分娩期　积极预防产时并发症的发生；实行母婴同室，开展产后半小时内早吸吮、肌肤接触工作；鼓励按需喂养。依法进行出生医学证明的管理，开展孕产妇死亡、围产儿死亡、出生缺陷监测，在孕产期保健服务过程中发现孕产妇、围产儿死亡和分娩出生缺陷儿应按规定上报各类监测报表和个案表等资料。

4. 分娩后　产后1个月内由社区卫生服务中心的保健医生上门进行产后访视。访视内容应包括产妇的血压、乳房、子宫复旧、会阴或腹部伤口等情况；新生儿测体重、检查皮肤黄疸及脐部、臀部情况等，并进行异常情况的处理。开展产后营养、母乳喂养、新生儿沐浴方法及婴儿抚触等指导，进行产妇心理疏导。

5. 产后42天　产妇及婴儿应到妇幼保健机构或居住地的社区卫生服务中心进行健康检查，产妇化验血常规、测量血压，评价产妇康复及婴儿生长发育情况，给予产妇避孕知情选择指导。

二、产科安全指标质量控制

1. 门诊　设有与就诊区相邻的候诊区，配置有宣传栏、健康教育资料架或多媒体宣教设施等。门诊设有独立的接诊室和检查室二室（面积＞20m²），配有咨询、产科检查、室温控制及消毒隔离等设施。产前检查人员必须具有助理执业医生以上资格，可进行孕期检查及一般情况的处置工作。高危门诊必须由具有中级职称以上的人员负责诊治，严格实施首诊负责制。从事围产保健工作的相关人员必须每3年接受一次知识更新。

2. 产后访视人员　应由掌握妇幼保健基本知识与业务指导技能并具有一定交流技巧的医护人员承担。人员相对固定，并经区（县）级以上妇幼保健机构的专业培训，每2～3年复训一次。

3. 产科病房和分娩室　按有关要求执行，助产技术服务人员必须取得卫生行政部门颁发的《母婴保健技术合格证书》，合格证书有效期为3年。

第四节　产科感染与控制

医院感染目前已经成为影响医疗质量、患者安全及增加医疗成本的重要原因。在医院较易感染的科室中，产科是高危科室之一。孕产妇由孕期、分娩期向产褥期过渡，其机体的内分泌和生理等产生一系列的变化，在此期间最容易受到多种感染。

一、产科医院感染的定义及分类

（一）定义

医院感染是指即将出院的患者在医院内获得的感染，包括经医院批准正式出院后发生的感染和在医院内就医时发生的感染，这类感染不包括在就医时或在入院前发生或已存在的感染。医务工作者在医院工作时获得的感染也属于医院感染。

（二）分类

根据患者感染的实际情况，可分为医院感染和非医院感染。

1. 医院感染　①在原有感染的基础上又有其他新的部分感染，或是在已知的感染病原体上重新分离出新的感染体，属于医院感染。②在治疗过程中由用药等措施激活潜在性的感染，如结核杆菌、疱疹病毒等感染。③入院48小时后发生的感染。④新生儿在分娩后或分娩过程中获得的感染。⑤具有潜伏期的感染在入院时已超过了平均的感染潜伏期，发生的感染为医院感染。

2.非医院感染　①新生儿经过胎盘所获得的感染，如弓形体病、单纯疱疹等。②由于创伤等引起的炎症表现。③患者原有的慢性感染在医院内突发或者急性发作。④皮肤的开放性伤口只有细菌而无炎症的表现。

二、产科医院感染发生的相关因素及诊断标准

（一）易感染因素

1.产妇方面　妇女在妊娠的晚期和临产后，内环境和生殖道被破坏，失血和手术创伤等极大地削弱了机体的抵抗力，而此时细菌很容易上行感染宫腔，创面和手术切口的感染概率最大。

2.环境条件方面　在产科病房内，又是母婴同室，住院人员以及探视者众多，很容易引起交叉感染，其中上呼吸道感染的感染率最高。

3.留置导尿管因素　导尿管一般在剖宫产术和阴道助产后留置，由于侵袭性的操作，很容易导致尿道黏膜的污染与损伤，这也是造成泌尿系统感染的主要原因。导尿管留置的时间越长，感染的概率就越高。

4.分娩方式、产程　相对于阴道分娩，剖宫产的手术创伤是很大的，而且失血较多，手术时间也较长，加上剖宫产去除胎儿时很容易使阴道的分泌物反流，污染腹腔、宫腔以及腹壁切口。剖宫切口感染的因素很多，其中较为高危的有：手术前色素偏低、手术前没有使用抗菌药物、手术时间较长、胎膜早破、入院以后过多的阴道和肛门检查等。而且产程时间越长，对阴道的检查次数就会越多，破膜的时间也会延长，有较多的机会导致感染。

5.妊娠合并症与并发症　例如由于低蛋白血症引起的重度妊高征患者的切口渗液；体型肥胖者或者糖尿病患者的脂肪组织较多很容易引起液化；剖宫产再孕者的瘢痕组织容易影响微循环，导致血供减少；若是纵式腹部切口，在切口张力的作用下，缝针之间的间隙很容易造成出血，从而影响切口的愈合。

6.抗菌药物的应用　预防宫腔及手术后感染极为重要的一个因素就是应用抗菌药物的合理时机。在生产时使用抗菌药物可以预防和避免因宫腔感染所导致的新生儿脑瘫、死产及感染等并发症，在手术前使用抗菌药物的感染率要低于术后使用抗菌药物的感染率。

（二）常见诊断标准

1.外阴切口感染　患者阴道分娩并外阴切口感染发生的2周内，若有如下现象，即可诊断：一种是外阴口红、热、肿、痛或有脓性的分泌物；另一种是外阴切口有脓肿。符合上述两项之一即可被确诊为外阴切口感染。

2.子宫内膜炎　孕妇入院时无羊水感染，羊膜破裂不超过48小时。同时符合以下三项，即早孕流产、中孕引产、分娩后1周内，并伴有下腹痛、压痛，或者发热、阴道流血等现象，即可被诊断。

三、产科医院感染管理

（一）孕产妇的易感染性

产房感染的特点是容易发生自身感染，或是阴道内存有细菌；在分娩时造成阴道、子宫、会阴及宫颈等损伤；由胎盘剥离造成的创面或者剖宫产引起的创伤。

（二）主要病原体

病原体来自孕产妇自身或是医护人员、未消毒或是未完全消毒的医疗器械以及血制品等。病原体包括溶血性链球菌、厌氧性链球菌、大肠埃希菌、葡萄球菌、淋球菌，以及丙肝病毒、HIV、乙肝病毒、柯萨奇病毒等。

（三）产房的感染控制

1.产房布局　产房要独立，内部区域要将污染区、清洁区、无菌区区分开来，并要有明显的标志标注。其中污染区有车辆转换处、污物间、卫生间、产妇接收区及更衣室；清洁区包括办公室、隔离带产区、待产室、器械室及刷手间；无菌区包括无菌物品存放间、隔离分娩室及正常分娩室等。

2.产房的消毒隔离管理　主要是人员管理和环境的消毒管理。人员管理方面，要严格控制人员的出入管理，并且要限流；进入产房前要及时洗手、消毒，并按照产房的规定换无菌衣帽、专用鞋、口罩等；在接生时要严格按照无菌的操作流程执行。环境消毒方面，每天要进行紫外线空气消毒1~2次；地面要进行擦拭，以清洁为主；待产床要每天更换一切物品，并用消毒剂擦拭床位，其他物品定期消毒处理。

3.接生中的预防控制　对于无菌布单的使用，已经打开的必须重新灭菌；各种器具每次使用后要经消毒液浸泡后处置。新生儿分娩后，应与母亲皮肤接触获得正常菌群。

4.隔离孕妇的感染控制　一切物品和器械要单独固定使用；对于需要手术的孕妇，要注明感染疾病和隔离类别的诊断。

本章小结

出生后女性经历六个阶段，接诊任一阶段的女性，妇产科护士都要具备将医学基础知识转化为临床护理实践应用、解决患者问题的能力。临床护理实践是理论知识转化必不可少的过程，是将所学知识运用于临床的过程。妇产科护理实践中，每一次接诊患者，均包括护理评估、护理诊断、护理目标、护理措施和结果评价，这一过程周而复始，医学基础知识就能够不断转化，临床护理实践就能够不断验证。通过本章内容的学习，相信学习者应该能应用护理程序，正确采集健康史，进行体格检查，评估并分析护理对象的心理-社会状态，根据不同护理对象的需要制订相应的护理计划并实施。

第四章
妊娠期妇女的护理

章前引言

妊娠是女性一生中可能经历的一段特殊生理时期。女性的角色发生了重要转变，成为一名准妈妈，经历着生理和心理方面的变化；孕妇和家庭成员都将随着妊娠的进展而进行心理和社会调适，迎接新生命的到来。护士应运用所学知识和技能，进行孕期健康教育，帮助孕妇及其家庭做好分娩前准备，促进母婴健康。

学习目标

1. 识记妊娠、着床、仰卧位低血压综合征、胎产式、胎先露、胎方位、围产医学的定义。
2. 识记胎盘、胎膜、脐带、羊水的功能及早期妊娠诊断的依据。
3. 理解产前检查的目的和方法。
4. 理解妊娠期母体生理变化的原因及心理社会变化的特点，运用所学知识为孕妇制订孕期健康教育计划。
5. 能准确推算预产期，判断先兆临产。

思政目标

1. 具有优生优育、母胎同等重要的观念。
2. 做孕期检查时动作轻柔，指导孕妇心理调适时具备同理心。

> **案例导入**
>
> 李女士，28岁，已婚，因妊娠28周，在门诊常规产检。查体：体温36.8℃，血压135/85mmHg，脉搏82次/分，呼吸频率20次/分，体重62kg，身高156cm，腹围88cm，宫高26cm，胎方位LOA，胎心140次/分，双下肢脚踝有轻微水肿。实验室检查：血常规显示血红蛋白98g/L，OGTT结果正常。李女士既往健康，有高血压家族史，孕前体重50kg，基础血压120/75mmHg。

> **思考题**
>
> 1. 李女士可自我监测胎儿发育但本次检查未显示的指标是什么？
> 2. 如何指导李女士休息时的卧位？
> 3. 如何指导李女士合理饮食？

第一节 妊娠生理

妊娠（pregnancy）是胚胎和胎儿在母体内发育成长的过程。成熟卵子受精是妊娠的开始，胎儿及其附属物自母体排出是妊娠的终止。从末次月经第1日算起，妊娠期约为40周，即280日。妊娠是一个变化非常复杂而又极其协调的生理过程。

一、受精与受精卵着床

（一）受精

精液射入阴道后，精子离开精液经宫颈管进入子宫腔及输卵管腔，受生殖道分泌物中的α与β淀粉酶作用，解除了精子顶体酶上的"去获能因子"，此时精子具有受精的能力，此过程称为精子获能。成熟卵子从卵巢排出后，经输卵管伞端的"拾卵"作用进入输卵管内，停留在输卵管壶腹部与峡部连接处等待受精。

精子与卵子的结合过程称为受精（utilization）。通常受精发生在排卵后12小时内，整个受精过程约为24小时。当精子与卵子相遇后，精子顶体外膜破裂，释放出顶体酶，在酶的作用下，精子穿过放射冠、透明带，与卵子的表面接触，开始受精。精子进入卵子后，卵子透明带结构改变，阻止其他精子进入透明带，称为透明带反应。逐渐地精原核与卵原核融合，核膜消失，染色体相互混合，形成二倍体的受精卵（zygote），完成受精过程。

（二）受精卵的输送与发育

受精卵进行有丝分裂的同时，借助输卵管蠕动和输卵管上皮纤毛摆动，向宫腔方向移动，约在受精后第3日，分裂成16个细胞的实心细胞团，称为桑葚胚，随后早期囊胚形成。约在受精后第4日，早期囊胚进入宫腔。受精后第5~6日，早期囊胚的透明带消失，在子宫腔内继续分裂发育成晚期囊胚。

（三）受精卵着床

晚期囊胚侵入子宫内膜的过程，称为孕卵植入，又称受精卵着床（implantation），在受精后第6~7日开始，11~12日结束。着床需经过定位、黏附和侵入三个阶段。完成着床的条件是：①透明带消失。②囊胚滋养层分化出合体滋养层细胞。③囊胚和子宫内膜同步发育并相互配合。④孕妇体内有足够量的黄体酮，子宫有一个极短的窗口期，允许受精卵着床。

（四）蜕膜的形成

受精卵着床后，在孕激素、雌激素的作用下，子宫内膜腺体增大，腺上皮细胞内糖原增加，结缔组织细胞肥大，血管充血，此时的子宫内膜称为蜕膜（decidua）。按照蜕膜与囊胚的位置关系，可将蜕膜分为三个部分。

1. 底蜕膜（decidua basalis） 与囊胚及滋养层接触的蜕膜。将来发育成胎盘的母体部分。

2. 包蜕膜（decidua capsularis） 覆盖在胚泡上面的蜕膜。随着囊胚的发育成长逐渐凸向宫腔，在妊娠12周左右与壁蜕膜贴近并融合，子宫腔消失，包蜕膜与壁蜕膜逐渐融合，分娩时这两层已无法分开。

3. 壁蜕膜（decidua parietalis） 除底蜕膜、包蜕膜以外，覆盖子宫腔表面的蜕膜。

二、胎儿附属物的形成与功能

胎儿附属物是指胎儿以外的妊娠产物，包括胎盘、胎膜、脐带和羊水，它们对维持胎儿在宫内的生命及生长发育起着重要作用。

（一）胎盘

1. 胎盘的结构 胎盘（placenta）由羊膜、叶状绒毛膜及底蜕膜构成，是母体与胎儿间进行物质交换的重要器官。

（1）羊膜：胎盘的最内层是附着在胎盘胎儿面的半透明薄膜。光滑，无血管、神经或淋巴管，有一定弹性。

（2）叶状绒毛膜：构成胎盘的胎儿部分，是胎盘的主要部分。在受精卵着床后，着床部位的滋养层细胞迅速增殖，内层为细胞滋养细胞，外层为合体滋养细胞，在滋养层内面有一层细胞称为胚外中胚层，与滋养层共同组成绒毛膜。胚胎发育至13~21日，是绒毛膜分化发育最旺盛的时期，此时绒毛逐渐形成。绒毛的形成经历三个阶段：①一级绒毛：绒毛膜周围长出不规则突起的合体滋养细胞小梁，呈放射状排列，绒毛膜深部增生活跃的细胞滋养细胞也伸入进去，形成合体滋养细胞小梁的细胞中心索，初具绒毛形态，也称初级绒毛。②二级绒毛：一级绒毛继续生长，细胞中心索伸至合体滋养细胞内面，且胚外中胚层也长入细胞中心索，形成间质中心索。③三级绒毛：胚胎血管长入间质中心索，约在受精后3周，当绒毛内血管形成时，建立起胎儿胎盘循环。

在胚胎早期，整个绒毛膜表面的绒毛发育均匀，后来与底蜕膜接触的绒毛因营养丰富高度发展，称为叶状绒毛膜。胚胎表面其余部分绒毛因缺乏血液供应而萎缩退化，称为平滑绒毛膜，与羊膜共同组成胎膜。绒毛滋养层合体细胞溶解周围的蜕膜形成绒毛间隙，大部分绒毛游离其中，称为游离绒毛。少数绒毛紧紧附着于蜕膜深部起固定作用，称为固定绒毛。绒毛间隙之间有蜕膜将胎盘分成若干胎盘小叶，但蜕膜仅达绒毛间隙的2/3高度，故绒毛间隙的胎儿侧是相通的。绒毛间隙的底为底蜕膜。

(3) 底蜕膜：构成胎盘的母体部分。底蜕膜的螺旋小动脉和小静脉开口于绒毛间隙，动脉因压力高把血液喷入绒毛间隙，再散向四周，经蜕膜小静脉回流入母体血液循环，故绒毛间隙充满母血。绒毛中有毛细血管，胎儿血自脐动脉入绒毛毛细血管网，再经脐静脉而入胎儿体内。由此可见，胎盘有母体和胎儿两套血液循环，两者的血液在各自封闭的管道内循环，互不相混，但可以通过绒毛间隙，隔着绒毛毛细血管壁、绒毛间质及绒毛表面细胞层，靠渗透、扩散及细胞的选择力进行物质交换。

妊娠足月时，胎盘为圆形或椭圆形盘状，重450~650g（胎盘实际重量受胎血和母血影响较大），约为足月初生儿体重的1/6，直径16~20cm，厚1~3cm，中间厚，边缘薄。胎盘分为胎儿面和母体面。胎儿面光滑，呈灰白色，表面为羊膜，中央或稍偏处有脐带附着。母体面粗糙，呈暗红色，由18~20个胎盘小叶组成。

2.胎盘的功能　胎盘的功能极其复杂，不仅仅是单纯滤过作用。通过胎盘进行物质交换及转运的方式有：①简单扩散：即物质通过细胞质膜由高浓度区向低浓度区扩散，不消耗细胞能量。如脂溶性高，相对分子质量<250，不带电荷的物质（O_2、CO_2、水、钾钠电解质等）。②易化扩散：物质也是通过细胞质膜由高浓度区向低浓度区扩散，不消耗细胞能量，但速度较简单扩散要快得多。因细胞质膜上有专一的载体，因此，当达到一定浓度时，扩散速度明显减慢，此时的扩散速度与浓度差不呈正相关。例如葡萄糖等的转运。③主动转运：物质通过细胞质膜由低浓度区逆向向高浓度区扩散，需要消耗能量。例如氨基酸、钙、铁及水溶性维生素等的转运。④其他：较大的物质可通过血管合体膜的裂隙或通过细胞质膜的内陷吞噬后继之膜融合，形成小泡向细胞内移动。例如大分子蛋白质和免疫球蛋白等的转运。

胎盘的功能包括气体交换、营养物质供应、排出胎儿代谢产物、防御功能和合成功能等。

(1) 气体交换：氧气是维持胎儿生命最重要的物质。在母体和胎儿之间，O_2和CO_2以简单扩散的方式进行交换，替代胎儿呼吸系统的功能。母体子宫动脉血中的氧分压（PO_2）为95~100mmHg，绒毛间隙中血的PO_2为40~50mmHg，胎儿脐动脉PO_2为20mmHg，经与母血交换后，脐静脉PO_2为30mmHg以上。尽管PO_2升高并不多，但因血红蛋白对O_2的亲和力强，携氧能力由此得到改善，能从母血中获得充分的O_2。母血中的PO_2受多种因素的影响，若母亲患有心功能不全、贫血、肺功能不良等，均不利于胎儿的O_2供应。母血内二氧化碳分压（PCO_2）为32mmHg，绒毛间隙内血PCO_2为38～42mmHg，胎儿脐动脉血PCO_2为48mmHg，因CO_2通过血管合体膜的扩散速度比O_2通过快20倍左右，故CO_2容易自胎儿通过绒毛间隙直接向母体迅速扩散。

（2）营养物质供应：替代胎儿的消化系统的功能。葡萄糖是胎儿代谢的主要能源，胎儿体内的葡萄糖均来自母体，以易化扩散方式通过胎盘。胎血内氨基酸浓度高于母血，以主动转运方式通过胎盘。脂肪酸能较快地以简单扩散方式通过胎盘。电解质及维生素多数以主动转运方式通过胎盘。胎盘中含有多种酶，可将简单物质合成后供给胎儿（如葡萄糖合成糖原、氨基酸合成蛋白质等），也可将复杂物质分解为简单物质（如脂质分解为自由脂肪酸）后供给胎儿。IgG虽为大分子物质，但却可通过胎盘，可能与血管合体膜表面有专一受体有关。

（3）排出胎儿代谢产物：替代胎儿的泌尿系统功能。胎儿的代谢产物（如尿酸、尿素、肌酐、肌酸等）经胎盘进入母血，由母体排出体外。

（4）防御功能：胎盘的屏障功能很有限。各种病毒（如风疹病毒、流感病毒、巨细胞病毒等）易通过胎盘侵袭胎儿；细菌、弓形虫、衣原体、支原体、螺旋体等可在胎盘形成病灶，破坏绒毛结构，从而造成胎儿感染；分子量小、对胎儿有害的药物亦可通过胎盘作用于胎儿，导致胎儿畸形甚至死亡，故妊娠期用药应慎重。母血中的免疫物质，如IgG可以通过胎盘，使胎儿得到抗体，对胎儿起保护作用。

（5）合成功能：胎盘能合成数种激素和酶，激素有蛋白激素（如人绒毛膜促性腺激素和人胎盘生乳素等）和甾体激素（如雌激素和孕激素等），酶有缩宫素酶和耐热性碱性磷酸酶等。

1）人绒毛膜促性腺激素（human chorionic gonadotropin，hCG）：胚泡一经着床，合体滋养细胞即开始分泌hCG，在受精后10日左右即可用放射免疫法自母体血清、尿中测出，成为诊断早孕的敏感方法之一。至妊娠第8～10周，hCG分泌达高峰，持续1～2周后迅速下降，至妊娠中晚期血清浓度仅为峰值的10%，持续至分娩。正常情况下，hCG于分娩后2周内消失。

hCG的主要生理作用：①作用于月经黄体，使月经黄体继续增大发育成为妊娠黄体，增加甾体激素的分泌以维持妊娠。②促进雄激素芳香化转化为雌激素，同时能刺激黄体酮的形成。③抑制淋巴细胞的免疫性，保护胚胎滋养层免受母体的免疫攻击。④刺激胎儿睾丸间质细胞活性，促进男性性分化。⑤与母体甲状腺细胞TSH受体结合，刺激甲状腺活性。⑥与尿促生成素合用能诱发排卵。

2）人胎盘生乳素（human placental lactogen，HPL）：由合体滋养细胞分泌。于妊娠5～6周开始分泌，至妊娠34～36周达高峰，直至分娩。产后HPL迅速下降，约产后7小时即不能测出。

HPL的主要功能：①促进乳腺腺泡发育，刺激乳腺上皮细胞合成乳白蛋白、乳酪蛋白、乳珠蛋白，为产后的泌乳做好准备。②有促胰岛素生成作用，使母血中胰岛素浓度增高，促进蛋白质合成。③通过脂解作用，提高游离脂肪酸和甘油的浓度，抑制母体对葡萄糖的摄取和利用，使多余葡萄糖运送给胎儿，成为胎儿的主要能源，也是蛋白质合成的能源。④抑制母体对胎儿的排斥作用。⑤促进黄体形成。因此，HPL是通过母体促进胎儿发育的重要的"代谢调节因子"。

3）雌激素和孕激素：为甾体激素。妊娠早期由卵巢妊娠黄体产生，自妊娠第8～10周起由胎盘合成。雌、孕激素的主要生理作用为共同参与妊娠期母体各系统的生理变化。

4）酶：胎盘能合成多种酶，包括缩宫素酶和耐热性碱性磷酸酶等，其生物学意义尚不十分明了。缩宫素酶能使缩宫素分子灭活，起到维持妊娠的作用。当胎盘功能不良时，此酶活性降低，见于死胎、子痫前期和胎儿宫内发育迟缓等。耐热性碱性磷酸酶于妊娠16～20周时可从母血中测出，随着妊娠进展而逐渐增加，胎盘娩出后此值下降，产后3～6日内消失。动态检测此酶的数值，可作为胎盘功能检查的一项指标。

（二）胎膜

胎膜（fetal membranes）由绒毛膜和羊膜组成。胎膜外层为绒毛膜，在发育过程中因缺乏营养供应而逐渐退化成平滑绒毛膜，妊娠晚期与羊膜紧贴，但可与羊膜完全分开。胎膜内层为羊膜，为半透明的薄膜，与覆盖胎盘、脐带的羊膜层相连接。

（三）脐带

脐带（umbilical cord）由胚胎发育过程中的体蒂发展而来，胚胎及胎儿借助于脐带悬浮于羊水中。脐带一端连接于胎儿腹壁的脐轮，另一端附着于胎盘的子面。足月胎儿的脐带长30～100cm，平均55cm，直径0.8～2.0cm。脐带的表面由羊膜覆盖，内有一条管腔大而管壁薄的脐静脉和两条管腔小而管壁厚的脐动脉，血管周围有保护脐血管的胚胎结缔组织，称为华通胶。因脐带较长，常呈弯曲状。胎儿通过脐带血液循环可与母体进行营养和代谢物质的交换。若脐带受压，可致胎儿窘迫，甚至危及胎儿生命。

（四）羊水

羊水（amniotic fluid）为充满于羊膜腔内的液体。妊娠早期的羊水是由母体血清经胎膜进入羊膜腔的透析液，妊娠中期以后，胎儿尿液成为羊水的重要来源。羊水的吸收，约50%由胎膜完成，羊水在羊膜腔内不断进行液体交换以保持羊水量的动态平衡。母体与羊水的交换主要通过胎膜，每小时约400mL；羊水与胎儿的交换量较少，主要通过胎儿消化道、呼吸道、泌尿道等途径进行，故羊水不断更新以保持母体、胎儿、羊水三者间的液体平衡。随着胚胎的发育，羊水的量逐渐增加，妊娠8周，羊水量为5～10mL；妊娠36～38周达高峰，可达1 000～1 500mL，此后羊水量减少，正常足月妊娠羊水量为800～1 000mL。妊娠早期羊水为无色澄清液体，足月妊娠时，羊水略混浊，不透明，比重为1.007～1.025，呈中性或弱碱性，

pH为7.20，内含有大量上皮细胞及胎儿的一些代谢产物。穿刺抽取羊水，进行细胞染色体检查或测定羊水中某些物质的含量，可早期诊断某些先天性畸形。

羊膜和羊水在胚胎发育中起重要的保护作用：使胚胎在羊水中自由活动；防止胎体粘连；防止胎儿受直接损伤；保持羊膜腔内恒温；有利于胎儿体液平衡，若胎儿体内水分过多，可采取胎尿方式排至羊水中；羊水还可减少胎动给母体带来的不适感；临产时，羊水直接受宫缩压力作用，能使压力均匀分布，避免胎儿局部受压；临产后，前羊水囊扩张至子宫颈口及阴道，破膜后羊水冲洗和润滑阴道可减少感染的发生机会。

三、胎儿发育及生理特点

（一）胎儿发育

受精后8周（妊娠第10周）的人胚称为胚胎，为主要器官结构完成分化的时期；从受精第9周（妊娠第11周）起称为胎儿，为各器官进一步发育成熟的时期。胚胎及胎儿发育的特征大致如下。

8周末：胚胎初具人形，头的大小约占整个胎体的一半。可以分辨出眼、耳、口、鼻，四肢已具雏形，超声显像可见早期心脏已形成且有搏动。

12周末：胎儿身长约9cm，体重约14g。胎儿外生殖器已发育，部分可辨男、女性别。胎儿四肢可活动，指（趾）甲开始形成。

16周末：胎儿身长约16cm，体重约110g。从外生殖器可确定性别，头皮已长毛发，胎儿已开始有呼吸运动，除胎儿血红蛋白外，开始形成成人血红蛋白。部分孕妇自觉有胎动，X线检查可见到脊柱阴影。

20周末：胎儿身长约25cm，体重约320g。临床可听到胎心音，全身有毳毛，皮肤暗红，出生后已有心跳、呼吸、排尿及吞咽运动。自孕20周至满28周前娩出的胎儿，称为有生机儿。

24周末：胎儿身长约30cm，体重约630g。各脏器均已发育，皮下脂肪开始沉积，但皮肤仍呈皱缩状。出现睫毛与眉毛。

28周末：胎儿身长约35cm，体重约1 000g。皮下脂肪沉积不多，皮肤粉红色，可有呼吸运动，但肺泡Ⅱ型细胞中表面活性物质含量低，此期出生者易患特发性呼吸窘迫综合征，若加强护理，可以存活。

32周末：胎儿身长约40cm，体重1 700g。皮肤深红，面部毳毛已脱，生活力尚可。此期出生者如注意护理，可以存活。

36周末：胎儿身长约45cm，体重2 500g。皮下脂肪发育良好，毳毛明显减少，指（趾）甲已超过指（趾）尖，出生后能啼哭及吸吮，生活力良好。

40周末：胎儿身长约50cm，体重约3 400g。胎儿已成熟，体形外观丰满，皮肤粉红色，男性睾丸已下降至阴囊内，女性大小阴唇发育良好。出生后哭声响亮，吸吮力强，能很好存活。

临床常用胎儿身长作为判断妊娠月份的依据。妊娠前5个月：胎儿身长（cm）=妊娠月数^2；妊娠后5个月，胎儿身长（cm）=妊娠月数×5。如妊娠4个月，胎儿身长（cm）=4^2=16cm；如妊娠7个月，胎儿身长（cm）=7×5=35cm。

（二）胎儿的生理特点

1. 循环系统

（1）解剖学特点：①脐静脉1条：带有来自胎盘氧含量较高、营养较丰富的血液进入胎体，脐静脉的末支为静脉导管。②脐动脉2条：带有来自胎儿氧含量较低的混合血，注入胎盘与母血进行物质交换。③动脉导管：位于肺动脉与主动脉弓之间，出生后动脉导管闭锁成动脉韧带。④卵圆孔：位于左右心房之间，多在出生后6个月完全闭锁。

（2）血液循环特点：来自胎盘的血液经胎儿腹前壁分三支进入体内：一支直接入肝，一支与门静脉汇合入肝，此两支血液最后由肝静脉入下腔静脉；还有一支静脉导管直接注入下腔静脉。故进入右心房的下腔静脉血是混合血，有来自脐静脉含氧较高的血，也有来自下肢及腹部盆腔脏器的静脉血，以前者为主。

卵圆孔开口处位于下腔静脉入口，故下腔静脉入右心房之血液绝大部分立即直接通过卵圆孔进入左心房。而从上腔静脉入右心房的血液，在正常情况下很少或不通过卵圆孔而是直接流向右心室进入肺动脉。由于肺循环阻力较高，肺动脉血大部分经动脉导管流入主动脉，只有约1/3的血液通过肺静脉入左心房。左心房含氧量较高的血液迅速进入左心室，继而入升主动脉，先直接供应心、脑及上肢，小部分左心室的血液进入降主动脉至全身，后经腹下动脉，再经脐动脉进入胎盘，与母血进行交换。可见胎儿体内无纯动脉血，而是动静脉混合血，各部分血液的含氧量不同，进入肝、心、头部及上肢的血液含氧和营养较高以适应需要。注入肺及身体下部的血液含氧和营养较少。胎儿出生后开始自主呼吸，肺循环建立，胎盘循环停止。

2. 血液

（1）红细胞：红细胞生成在妊娠早期主要来自卵黄囊，妊娠10周时在肝脏，以后在脾、骨髓，妊娠足月时至少90%的红细胞是由骨髓产生。红细胞总数无论是早产儿或是足月儿均较高，约为$6.0×10^{12}$/L。胎儿期红细胞体积较大，生命周期短，约为成人的2/3，需不断生成红细胞。

（2）血红蛋白：胎儿血红蛋白从其结构和生理功能上可分为三种，即原始血红蛋白、胎儿血红蛋白和成人血红蛋白。随着妊娠的进展，血红蛋白的合成不只是数量的增加，其种类也从原始类型向成人类型过渡。

（3）白细胞：妊娠8周后，胎儿循环中即出现粒细胞，12周出现淋巴细胞，妊娠足月时可达（15~20）×10^9/L。

3. 呼吸系统　胎儿的呼吸功能是由母儿血液在胎盘进行气体交换完成的。但胎儿在出生前必须完成呼吸道（包括气管及肺泡）、肺循环及呼吸肌的发育，而且在中枢神经系统支配下能活动协调才能生存。妊娠11周时可观察到胎儿的胸壁运动。妊娠16周时可见胎儿的呼吸运动，呼吸运动次数为30~70次/分，时快时慢，有时也很平稳。当发生胎儿窘迫时，正常呼吸运动可暂时停止或出现大喘息样呼吸。

4.消化系统　妊娠11周时小肠即有蠕动，妊娠16周时胃肠功能即已基本建立。胎儿可吞咽羊水，同时能排出尿液以控制羊水量。胎儿肝脏功能不够健全，特别是酶的缺乏（如葡萄糖醛酸转移酶、尿苷二磷酸葡萄糖脱氢酶），以致不能结合红细胞破坏后产生的大量间接胆红素。胆红素主要是经过胎盘由母体肝脏代谢后排出体外，仅有小部分是在胎儿肝内结合，通过胆道氧化成胆绿素排出肠道。胆绿素的降解产物使胎粪呈黑绿色。

5.泌尿系统　胎儿肾脏在妊娠11~14周时有排泄功能，妊娠14周的胎儿膀胱内已有尿液。妊娠后半期，胎尿成为羊水的重要来源之一。

6.内分泌系统　胎儿甲状腺是胎儿期发育的第一个内分泌腺。妊娠12周甲状腺即能合成甲状腺素。胎儿肾上腺的发育最为突出，其重量与胎儿体重之比远超过成年人，且胎儿肾上腺皮质主要由胎儿带组成，占肾上腺的85%以上，产生大量甾体激素，尤其是脱氢表雄酮，与胎儿肝脏、胎盘、母体共同完成雌三醇的合成与排泄。因此，孕妇测定血、尿雌三醇值已成为临床上了解胎儿、胎盘功能最常见的有效方法。

第二节　妊娠期母体变化

一、生理变化

在胎盘产生的激素作用下，妊娠期母体各系统发生了一系列适应性的解剖和生理变化，并调整其功能，以满足胎儿生长发育和分娩的需要，同时为产后的哺乳做好准备。熟知妊娠期母体的变化，有助于护理人员帮助孕妇了解妊娠期的解剖及生理方面的变化；减轻孕妇及其家庭由于知识缺乏而引起的焦虑；还可帮助孕妇识别潜在的或现存的非正常的生理性变化。对患器质性疾病的孕妇，应根据妊娠期发生的变化考虑能否继续妊娠，并积极采取相应的措施。

（一）生殖系统

1.子宫　妊娠期子宫的重要功能是孕育胚胎、胎儿，同时在分娩过程中起重要作用。是妊娠期及分娩后变化最大的器官。

（1）子宫体：明显增大变软，早期子宫呈球形且不对称，妊娠12周时，子宫均匀增大并超出盆腔，在耻骨联合上方可触及。妊娠晚期子宫多呈不同程度的右旋，与盆腔左侧乙状结肠占据有关。宫腔容积由非妊娠时约5mL增加至妊娠足月时约5 000mL，子宫大小由非妊娠时的7cm×5cm×3cm增大至妊娠足月时的35cm×25cm×22cm，重量约1 100g，增加近20倍。子宫壁厚度非妊娠时约1cm，妊娠中期逐渐增厚达2.0~2.5cm，妊娠末期又渐薄为1.0~1.5cm，甚至更薄。子宫增大不是由于细胞的数目增加，而主要是肌细胞的肥大，胞质内充满具有收缩活性的肌动蛋白和肌浆球蛋白，为临产后子宫收缩提供物质基础。

子宫各部的增长速度不一。宫底部于妊娠后期增长速度最快，宫体部含肌纤维最多，其次为子宫下段，宫颈部最少。此特点适应临产后子宫阵缩向下依次递减，以促使胎儿娩出。

自妊娠12～14周起，子宫出现不规则的无痛性收缩，由腹部可以触及。其特点为稀发、不规律和不对称。因宫缩时宫腔内压力低（5～25mmHg），故无疼痛感觉，称之为Braxton Hicks收缩。

随着子宫增大和胎儿、胎盘的发育，子宫的循环血量逐渐增加。妊娠足月时，子宫血流量为450～600mL/min，较非孕时增加4～6倍，其中5%供应肌层，10%～15%供应子宫蜕膜层，80%～85%供应胎盘。宫缩时，肌壁间血管受压，子宫血流量明显减少。

（2）子宫峡部：是子宫体与子宫颈之间最狭窄的部分。非妊娠期长约1cm，随着妊娠的进展，峡部逐渐被拉长变薄，扩展成为子宫腔的一部分，形成子宫下段，临产时长7～10cm，是产科手术学的重要解剖结构。

（3）子宫颈：妊娠早期因充血、组织水肿，宫颈外观肥大、着色，呈紫蓝色，质地软。宫颈管内腺体肥大，宫颈黏液分泌增多，形成黏稠的黏液栓，富含免疫球蛋白及细胞因子，保护宫腔不受外来感染的侵袭。

2.卵巢　略增大，停止排卵及新卵泡的发育。一侧卵巢可见妊娠黄体，其分泌雌、孕激素以维持妊娠。妊娠10周后，黄体功能由胎盘取代。妊娠3～4个月时，黄体开始萎缩。

3.输卵管　妊娠期输卵管伸长，但肌层无明显肥厚，黏膜上皮细胞变扁平，在基质中可见蜕膜细胞。有时黏膜也可见到蜕膜样改变。

4.阴道　阴道黏膜水肿充血呈紫蓝色，黏膜增厚、皱襞增多，结缔组织变松软，伸展性增加，有利于分娩时胎儿的通过。阴道脱落细胞增多，分泌物增多呈糊状。阴道上皮细胞含糖原增加，乳酸含量增加，使阴道的pH降低，不利于一般致病菌生长，有利于防止感染。

5.外阴　局部充血，皮肤增厚，大小阴唇有色素沉着；大阴唇内血管增多，结缔组织松软，伸展性增加，有利于分娩时胎儿的通过。妊娠时由于增大子宫的压迫，盆腔及下肢静脉血液回流受阻，部分孕妇可有外阴或下肢静脉曲张，多于产后自行消失。

（二）乳房

妊娠早期乳房开始增大，充血明显，孕妇自觉乳房发胀。乳头增大、着色，易勃起，乳晕着色，乳晕上的皮脂腺肥大形成散在的小隆起，称为蒙氏结节（Montgomery tubercles）。胎盘分泌的雌激素可刺激乳腺腺管的发育，孕激素可刺激乳腺腺泡的发育，垂体生乳素、胎盘生乳素等多种激素参与乳腺的发育完善，为泌乳做准备，但妊娠期间并无乳汁分泌，可能与大量雌、孕激素抑制乳汁生成有关。妊娠后期，尤其近分娩期，挤压乳房时可有数滴稀薄黄色液体逸出，称为初乳（colostrum）。分娩后，随着胎盘娩出，雌、孕激素水平迅速下降，新生儿吸吮乳头时，乳汁正式开始分泌。

（三）循环及血液系统

1. **心脏** 妊娠后期，由于妊娠增大的子宫使膈肌升高，心脏向左、向上、向前移位，更贴近胸壁，心尖部左移，心浊音界稍扩大。心脏容量从妊娠早期至孕末期约增加10%，心率每分钟增加10～15次。由于血流量增加、血流加速及心脏移位使大血管扭曲，多数孕妇的心尖区及肺动脉区可闻及柔和的吹风样收缩期杂音，产后逐渐消失。

2. **心搏出量和血容量** 心搏出量约自妊娠10周开始增加，至妊娠32～34周时达高峰，维持此水平直至分娩。临产后，尤其是第二产程期间，心搏出量显著增加。

血容量自妊娠6～8周开始增加，至妊娠32～34周时达高峰，增加40%～45%，平均增加约1 450mL，维持此水平至分娩。血浆的增加多于红细胞的增加，血浆约增加1 000mL，红细胞约增加450mL，使血液稀释，出现生理性贫血。

若孕妇合并心脏病，在妊娠32～34周、分娩期（尤其是第二产程）及产褥期最初3日之内，心脏负荷往往较重，需密切观察病情，防止心力衰竭。

3. **血压** 妊娠早期及中期，血压偏低。妊娠晚期，血压轻度升高。一般收缩压没有变化，舒张压因外周血管扩张、血液稀释及胎盘形成动静脉短路而有轻度降低，从而脉压略增大。孕妇血压受体位影响，坐位时血压略高于仰卧位。若孕妇长时间仰卧位，可引起回心血量减少，心搏量降低，血压下降，称为仰卧位低血压综合征（supine hypotensive syndrome），侧卧位可以解除。因此，妊娠中、晚期鼓励孕妇侧卧位休息。

4. **静脉压** 妊娠期盆腔血液回流至下腔静脉致血量增加，右旋增大的子宫又压迫下腔静脉使血液回流受阻，致孕妇下肢、外阴及直肠的静脉压增高，加之妊娠期静脉壁扩张，孕妇易发生痔、外阴及下肢静脉曲张。

5. **血液成分**

（1）红细胞：妊娠期骨髓不断产生红细胞，网织红细胞轻度增加。非孕期妇女的红细胞计数为$4.2\times10^{12}/L$，血红蛋白值约为130g/L，血细胞比容为0.38～0.47；妊娠后，由于血液稀释，红细胞计数约为$3.6\times10^{12}/L$，血红蛋白值约为110g/L，血细胞比容降为0.31～0.34。为适应红细胞增生、胎儿生长和孕妇各器官生理变化的需要，应在妊娠中、晚期补充铁剂，以防缺铁性贫血。

（2）白细胞：妊娠期白细胞稍增加，为$(5\sim12)\times10^9/L$，有时可达$15\times10^9/L$，主要为中性粒细胞增加，淋巴细胞增加不多，单核细胞和嗜酸性粒细胞均无明显变化。

（3）凝血因子：妊娠期凝血因子Ⅱ、Ⅴ、Ⅶ、Ⅷ、Ⅸ、Ⅹ均增加，仅凝血因子Ⅺ及Ⅻ降低，使血液处于高凝状态，产后胎盘剥离面血管内迅速形成血栓，对预防产后出血有利。血小板数值无明显改变。妊娠期血沉加快，可达100mm/h。

（4）血浆蛋白：由于血液稀释，血浆蛋白在妊娠早期即开始降低，妊娠中期时血浆蛋白值为60～65g/L，主要是白蛋白减少，以后维持此水平至分娩。

（四）泌尿系统

由于孕妇及胎儿代谢产物增多，肾脏负担加重，妊娠期肾脏略增大。肾血浆流量（renal plasma flow, RPF）及肾小球滤过率（glomerular filtration rate, GFR）于妊娠早期均增加，并在整个妊娠期维持高水平。GFR比非妊娠时增加50%，RPF则增加35%。由于GFR增加，而肾小管对葡萄糖再吸收能力不能相应增加，故约15%的孕妇餐后可出现妊娠期生理性糖尿，应注意与糖尿病相鉴别。RPF与GFR均受体位影响，孕妇仰卧位时尿量增加，故夜尿量多于日尿量。

妊娠早期，增大的子宫压迫膀胱引起尿频，妊娠12周以后子宫体高出盆腔，压迫膀胱的症状消失。妊娠晚期，由于胎先露进入盆腔，孕妇再次出现尿频，甚至腹压稍增加即出现尿液外溢现象。此现象产后可逐渐消失。

受孕激素影响，泌尿系统平滑肌张力下降。自妊娠中期肾盂及输尿管增粗，蠕动减弱，尿流缓慢，且右侧输尿管受右旋子宫压迫，孕妇易发生肾盂肾炎，且以右侧多见。可用左侧卧位预防。

（五）呼吸系统

妊娠早期，孕妇的胸廓横径加宽，周径加大，横膈上升，呼吸时膈肌活动幅度增加。妊娠中期，肺通气量增加大于耗氧量，孕妇有过度通气现象，这有利于提供孕妇和胎儿所需的氧气。妊娠后期，因子宫增大，腹肌活动幅度减少，使孕妇以胸式呼吸为主，气体交换保持不减。呼吸次数在妊娠期变化不大，每分钟不超过20次，但呼吸较深。呼吸道黏膜充血、水肿，易发生上呼吸道感染；妊娠后期因横膈上升，平卧后有呼吸困难感，睡眠时稍垫高头部可减轻症状。

（六）消化系统

妊娠早期（停经6周左右），约有半数妇女出现不同程度的恶心，或伴呕吐，尤其于清晨起床时更为明显。食欲与饮食习惯也有改变，如食欲缺乏、喜食酸咸食物、厌油腻，甚至偏食等，称为早孕反应，一般于妊娠12周左右自行消失。由于雌激素影响，牙龈充血、水肿、增生，晨间刷牙时易发生牙龈出血。孕妇常有唾液增多，有时有流涎。

由于孕激素的影响，胃肠平滑肌张力下降使蠕动减少、减弱，胃排空时间延长，易有上腹部饱胀感。妊娠中、晚期，由于胃部受压及幽门括约肌松弛，胃内酸性内容物可回流至食管下部，产生"灼热"感。肠蠕动减弱，易发生便秘，加之直肠静脉压增高，孕妇易发生痔疮或原有痔疮加重。妊娠期增大的子宫可使胃、肠管向上及两侧移位，如发生阑尾炎时可表现为右侧腹部中或上部的疼痛。

（七）内分泌系统

妊娠期腺垂体增大1~2倍，嗜酸细胞肥大、增多，形成"妊娠细胞"。于产后10日左右恢复。产后有出血性休克者，可使增生、肥大的垂体缺血、坏死，导致希恩综合征（Sheehan syndrome）。

由于妊娠黄体和胎盘分泌大量雌、孕激素对下丘脑及垂体的负反馈作用，致促性腺激素分泌减少，故孕期无卵泡发育成熟，也无排卵。垂体催乳素随妊娠进展而增量，至分娩前达高峰，为非孕妇女的10倍。同时与其他激素协同作用，促进乳腺发育，为产后泌乳做准备。促甲状腺激素（TSH）、促肾上腺皮质激素（ACTH）分泌增多，但因游离的甲状腺素及皮质醇不多，孕妇没有甲状腺、肾上腺皮质功能亢进的表现。

（八）皮肤

妊娠期垂体分泌促黑素细胞激素增加，使黑色素增加，加之雌激素明显增多，使孕妇面颊、乳头、乳晕、腹白线、外阴等处出现色素沉着。面颊呈蝶形分布的褐色斑，习称妊娠斑，于产后逐渐消退。随着妊娠子宫增大，孕妇腹壁皮肤弹力纤维因过度伸展而断裂，使腹壁皮肤出现紫色或淡红色不规则平行的裂纹，称为妊娠纹。产后变为银白色，持久不退。

（九）新陈代谢

1. **基础代谢率** 于妊娠早期略下降，妊娠中期略增高，妊娠晚期可增高15%～20%。

2. **体重** 体重于妊娠12周前无明显变化，以后平均每周增加350g，正常不应超过500g，至妊娠足月时，体重平均约增加12.5kg，包括胎儿、胎盘、羊水、子宫、乳房、血液、组织间液、脂肪沉积等。

3. **糖类代谢** 妊娠期胰岛功能旺盛，胰岛素分泌增加，血液中胰岛素增加，故孕妇空腹血糖略低于非孕妇女，糖耐量试验显示血糖增幅大且恢复延迟，餐后高血糖和高胰岛素血症，有利于对胎儿葡萄糖的供给。妊娠期糖代谢的特点和变化可致妊娠期糖尿病的发生。

4. **脂肪代谢** 妊娠期肠道吸收脂肪能力增强，血脂增高，脂肪存积较多。妊娠期能量消耗多，糖原储备少。当能量消耗过多时，体内动用大量脂肪，血中酮体增加，容易发生酮血症。孕妇尿中出现酮体，多见于妊娠剧吐或产程过长、能量消耗过大使糖原储备量相对减少时。

5. **蛋白质代谢** 孕妇妊娠期间对蛋白质需求增加，呈正氮平衡。孕妇体内储备的氮，除供给胎儿生长发育、子宫增大、乳房发育的需要外，还要为分娩期的消耗做好准备。

6. **水代谢** 妊娠期间，机体水分平均增加约7.5L，水钠潴留与排泄形成适当的比例而不致水肿。但妊娠末期因组织间液增加1～2L，可导致水肿发生。

7. **矿物质代谢** 胎儿生长发育需要大量的钙、磷、铁。胎儿骨骼及胎盘形成，需要较多的钙，近足月妊娠的胎儿体内含钙约30g、含磷约24g，80%是在妊娠晚期3个月内积累的，故至少应于妊娠后3个月补充维生素及钙，以提高血钙含量。胎儿造血及酶的合成需要较多的铁，妊娠期孕妇约需要1 000mg的铁，其中300mg转运至胎盘、胎儿，200mg通过各种生理途径（主要为胃肠道）排泄。孕期铁的需求主要在妊娠晚期，为6～7mg/d，多数孕妇铁的储存量不能满足需要，需要在妊娠中、晚期开始补充铁剂，以满足胎儿生长和孕妇的需要。

（十）骨骼、关节及韧带

妊娠期间骨质通常无变化。部分孕妇自觉腰骶部及肢体疼痛不适，可能与胎盘分泌的松弛素使骨盆韧带及椎骨间的关节、韧带松弛有关。妊娠晚期，孕妇身体重心前移，为保持身体平衡，孕妇腰部向前挺出，头部、肩部向后仰，形成孕妇特有的姿势。

二、心理-社会调适

妊娠期，孕妇及家庭成员的心理会随着妊娠的进展而有不同的变化。虽然妊娠是一种自然的生理现象，但对妇女而言，仍是一生中一个独特的事件，是一种挑战，是家庭生活的转折点，因此会伴随不同程度的压力和焦虑。随着新生命的来临，家庭中的角色发生重新定位和认同，原有的生活型态和互动情形也发生改变。因此，准父母的心理及社会方面需要重新适应和调整。一个妇女对妊娠的态度通常取决于：她成长的环境（当她还是一个孩子的时候从家人那里得知的有关妊娠的信息）；成年时所处的社会和文化环境。另外影响妇女及其丈夫对妊娠的态度的因素还有文化背景、个人经历、朋友和亲属的态度。

妊娠期良好的心理适应有助于产后亲子关系的建立及母亲角色的完善。了解妊娠期孕妇及家庭成员的心理变化，有利于护理人员为孕妇提供护理照顾，使孕妇及家庭能很好地调适，迎接新生命的来临。

（一）孕妇常见的心理反应

1. 惊讶和震惊　在怀孕初期，不管是否是计划中妊娠，几乎所有孕妇都会产生惊讶和震惊的反应。

2. 矛盾心理　在惊讶和震惊的同时，孕妇可能会出现爱恨交加的矛盾心理，尤其是未计划妊娠的孕妇。此时既享受妊娠的欢愉，又觉得妊娠不是时候，可能是由工作、学习等原因暂时不想要孩子所致，也可能是由于初为人母，既缺乏抚养孩子的知识和技能，又缺乏可以利用的社会支持系统；或是经济负担过重；或是工作及家庭条件不许可；或是第一次妊娠，对恶心、呕吐等生理性变化无所适从。当孕妇自觉胎儿在腹中活动时，多数孕妇会从心里接受妊娠。

3. 接受　妊娠早期，孕妇对妊娠的感受仅仅是停经后的各种不适反应，并未真实感受到"孩子"的存在。随着妊娠进展，尤其是胎动的出现，孕妇真正感受到"孩子"的存在，出现了"筑巢反应"，计划为孩子购买衣服、睡床等，关心孩子的喂养和生活护理等方面的知识，给未出生的孩子起名字、猜测性别等，甚至有些孕妇在计划着孩子未来的职业。

妊娠晚期，因子宫明显增大，孕妇在体力上负担加重，行动不便，甚至出现了睡眠障碍、腰背痛等症状，大多数孕妇都期盼分娩日期的到来。随着预产期的临近，孕妇常因胎儿将要出生而感到愉快，又因可能产生的分娩痛苦而焦虑，担心能否顺利分娩、分娩过程中母儿安危、胎儿有无畸形，也有的孕妇担心胎儿的性别能否为家人所接受等。

4. 情绪波动　孕妇的情绪波动起伏较大，易激动，常为一些极小的事情而生气、哭泣，常使配偶觉得茫然不知所措，严重者会影响夫妻间感情。

5.内省 妊娠期孕妇表现出以自我为中心,变得专注于自己及身体,注重穿着、体重和一日三餐,同时也较关心自己的休息,喜欢独处,这种专注使孕妇能计划、调节、适应,以迎接新生儿的来临。内省行为可能会使配偶及其他家庭成员感受到冷落而影响相互之间的关系。

(二) 孕妇的心理发展任务

美国母婴护理专家鲁宾(Rubin,1984)提出妊娠期孕妇为接受新生命的诞生,维持个人及家庭的功能完整,必须完成四项孕期母性心理发展任务。

1.确保自己及胎儿能安全顺利地渡过妊娠期、分娩期。为了确保自己和胎儿的安全,孕妇的注意力集中于胎儿和自己的健康,寻求良好的产科护理方面的知识。例如阅读有关书籍、遵守医生的建议和指示,使整个妊娠保持最佳的健康状况,孕妇自觉听从建议,补充维生素,摄取均衡饮食,保证足够的休息和睡眠等。

2.促使家庭重要成员接受新生儿。孩子的出生会对整个家庭产生影响。最初是孕妇自己不接受新生儿,随着妊娠的进展,尤其是胎动的出现,孕妇逐渐接受了孩子,并开始寻求家庭重要成员对孩子的接受和认可。在此过程中,配偶是关键人物,由于他的支持和接受,孕妇才能完成孕期心理发展任务和形成母亲角色的认同。

3.学习对孩子贡献自己。无论是生育或养育新生儿,都包含了许多给予的行为。孕妇必须发展自制的能力,学习延迟自己的需要以迎合另一个人的需要。在妊娠过程中,她必须开始调整自己,以适应胎儿的成长,从而顺利担负起产后照顾孩子的重任。

4.情绪上与胎儿连成一体。随着妊娠的进展,孕妇和胎儿建立起亲密的感情,尤其是胎动产生以后。孕妇常借抚摸、对着腹部讲话等行为表现对胎儿的情感。幻想理想中孩子的模样,会使孕妇与孩子更加亲近。这些情绪及行为表现将为孕妇日后与新生儿建立良好情感奠定基础。

第三节 妊娠诊断

根据妊娠不同时期的特点,临床上将妊娠分为三个时期:妊娠13周末以前称为早期妊娠(first trimester);第14~27周末称为中期妊娠(second trimester);第28周及其后称为晚期妊娠(third trimester)。

一、早期妊娠诊断

(一) 健康史

1.停经 月经周期正常的育龄期妇女,有性生活史,一旦月经过期10日及以上,应首先考虑早期妊娠的可能。若停经已达8周,则妊娠的可能性更大。停经是妊娠最早的症状,但不是妊娠的特有症状,服用避孕药物、精神或环境因素也可引起闭经,应予鉴别。哺乳期妇女的月经虽未恢复，但也可能妊娠。

2. 早孕反应 有半数左右的妇女，在停经6周左右出现晨起恶心、呕吐、食欲减退、喜食酸物或偏食，称为早孕反应（morning sickness）。可能与体内hCG增多、胃酸分泌减少及胃排空时间延长有关。一般于妊娠12周左右早孕反应自然消失。

3. 尿频 妊娠早期因增大的子宫压迫膀胱而引起，至12周左右，增大的子宫进入腹腔，尿频症状自然消失。

（二）临床表现

1. 乳房 自妊娠8周起，在雌、孕激素作用下，乳房逐渐增大。孕妇自觉乳房轻度胀痛、乳头刺痛，乳房增大，乳头及周围乳晕着色，有深褐蒙氏结节出现。哺乳妇女妊娠后乳汁会明显减少。

2. 妇科检查 子宫增大变软，妊娠6~8周时，阴道黏膜及子宫颈充血，呈紫蓝色，阴道检查子宫随停经月份而逐渐增大，子宫峡部极软，子宫体与子宫颈似不相连，称为黑加征（Hegar sign）。随着妊娠进展至8周，子宫约为非妊娠子宫的2倍；妊娠12周时，子宫约为非妊娠子宫的3倍，在耻骨联合上方可以触及。

（三）辅助检查

1. 妊娠试验 利用孕卵着床后滋养细胞分泌hCG，并经孕妇尿中排出的原理，用免疫学方法测定受检者血或尿中的hCG含量，可协助诊断早期妊娠。

2. 超声检查 检查早期妊娠快速准确的方法。阴道B超较腹部超声可提前1周诊断早孕，最早在停经4~5周时，宫腔内可见圆形或椭圆形妊娠囊。停经6周时，妊娠囊内可见胚芽和原始心管搏动。停经14周，测量胎儿头臀长度能较准确地估计孕周，矫正预产期。停经9~14周，B超检查可以排除无脑儿等严重的胎儿畸形。B超测量胎儿颈项透明层和胎儿鼻骨等指标，可作为孕早期染色体疾病筛查的指标。彩色多普勒超声见胎儿心脏区彩色血流，可以确诊为早期妊娠、活胎。

3. 宫颈黏液检查 宫颈黏液量少、黏稠，拉丝度差，涂片干燥后光镜下仅见排列成行的椭圆体，不见羊齿植物叶状结晶，则早期妊娠的可能性较大。

4. 基础体温测定 每日清晨醒来后（夜班工作者于休息6~8小时后），尚未起床、进食、谈话等任何活动之前，量体温5分钟（多测口腔体温），并记录于基础体温单上，按日连成曲线。如有感冒、发热或用药治疗等情况，在体温单上注明。具有双相型体温的妇女，停经后高温相持续18日不见下降，早孕可能性大；如高温相持续3周以上，则早孕可能性更大。

就诊时如停经时间尚短，根据病史、体征和辅助检查难以确定早孕时，可嘱1周后复诊。避免将妊娠试验阳性作为唯一的诊断依据，因可出现假阳性导致误诊。

二、中晚期妊娠诊断

（一）病史

有早期妊娠的经过，且子宫明显增大，孕妇自觉腹部逐渐增大。初孕妇于妊娠20周感到胎动，经产妇感觉略早于初产妇。可触及胎体，听诊有胎心音，容易确诊。

（二）临床表现

1.子宫增大　随着妊娠进展，子宫逐渐增大。手测子宫底高度或尺测耻上子宫高度，可以判断子宫大小与妊娠周数是否相符。子宫底高度因孕妇的脐耻间距离、胎儿发育情况、羊水量、单胎、多胎等有差异，增长过速或过缓均可能为异常（表4-1）。

表4-1　不同妊娠周数的子宫底高度及子宫长度

妊娠周数	妊娠月份	手测子宫底高度	尺测耻上子宫底高度（cm）
满12周	3个月末	耻骨联合上2~3横指	—
满16周	4个月末	脐耻之间	—
满20周	5个月末	脐下1横指	18（15.3~21.4）
满24周	6个月末	脐上1横指	24（22.0~25.1）
满28周	7个月末	脐上3横指	26（22.4~29.0）
满32周	8个月末	脐与剑突之间	29（25.3~32.0）
满36周	9个月末	剑突下2横指	32（29.8~34.5）
满40周	10个月末	脐与剑突之间或略高	33（30.0~35.3）

2.胎动　胎儿的躯体活动称为胎动（fetal movement，FM）。孕妇于妊娠18~20周时开始自觉有胎动，胎动随妊娠进展逐渐增强，至妊娠32~34周达高峰，妊娠38周后逐渐减少。胎动每小时3~5次。腹壁薄且松弛的孕妇，经腹壁可见胎动。

3.胎心音　妊娠12周，用多普勒胎心听诊仪经孕妇腹壁能探测到胎心音，妊娠18~20周时用普通听诊仪经孕妇腹壁上能听到胎心音。胎心音呈双音，第一音与第二音相接近，如钟表的"滴答"声，速度较快，110~160次/分。注意与子宫杂音、腹主动脉音及脐带杂音相鉴别。

4.胎体　妊娠20周以后，经腹壁可触及子宫内的胎体，妊娠24周以后，运用四步触诊法可以区分胎头、胎臀、胎背及胎儿四肢，从而判断胎产式、胎先露和胎方位。胎头圆而硬，用手经阴道轻触胎头并轻推，得到胎儿浮动又回弹的感觉，称之为浮球感，亦称为浮沉胎动感。

（三）辅助检查

B超显像法不仅能显示胎儿数目、胎方位、胎心搏动、胎盘位置、羊水量，评估胎儿体重，且能测定胎头-双顶径-股骨长等多条径线，了解胎儿的生长发育情况。妊娠18~24周，可采用超声进行胎儿系统检查，筛查胎儿有无结构畸形。超声多普勒法可探测胎心音、胎动音、脐带血流音及胎盘血流音。

三、胎产式、胎先露和胎方位

妊娠28周以前，羊水较多、胎体较小，因此胎儿在子宫内的活动范围较大，胎儿在宫内的位置和姿势易于改变。妊娠32周以后，胎儿生长发育迅速、羊水相对减少，胎儿与子宫壁贴近,因此胎儿在宫内的位置和姿势相对恒定。胎儿在子宫内的姿势,简称胎姿势(fetal attitude)。正常胎姿势为:胎头俯屈,颏部贴近胸壁,脊柱略前弯,四肢屈曲交叉弯曲于胸腹部前方。整个胎体成为头端小、臀端大的椭圆形,适应妊娠晚期椭圆形子宫腔的形状。

由于胎儿在子宫内位置和姿势的不同,因此有不同的胎产式、胎先露和胎方位。尽早确定胎儿在子宫内的位置非常重要,有助于及时纠正异常胎位。

(一)胎产式

胎儿身体纵轴与母体身体纵轴之间的关系称为胎产式(Callie)。两轴平行者称为纵产式(longitudinal lie),占妊娠足月分娩总数的99.75%。两轴垂直者称为横产式(transverse lie),仅占妊娠足月分娩总数的0.25%。两轴交叉者称为斜产式(oblique lie),是暂时的,可在分娩过程中转为纵产式,偶尔转为横产式。

(二)胎先露

最先进入骨盆入口的胎儿部分称为胎先露(fetal presentation)。纵产式有头先露、臀先露,横产式有肩先露(图4-1)。

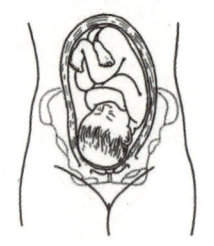

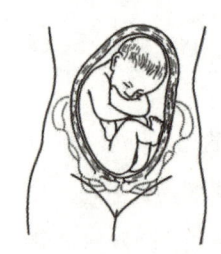

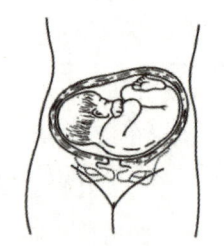

纵产式-头先露　　纵产式-臀先露　　横产式-肩先露

图4-1 胎产式及胎先露

头先露又可因胎头屈伸程度不同分为枕先露、前囟先露、额先露、面先露(图4-2)。臀先露又可因入盆先露不同分为混合臀先露、单臀先露和足先露(图4-3)。偶见头先露或臀先露与胎手或胎足同时入盆,称之为复合先露(compound presentation)。

枕先露　　前囟先露　　额先露　　面先露

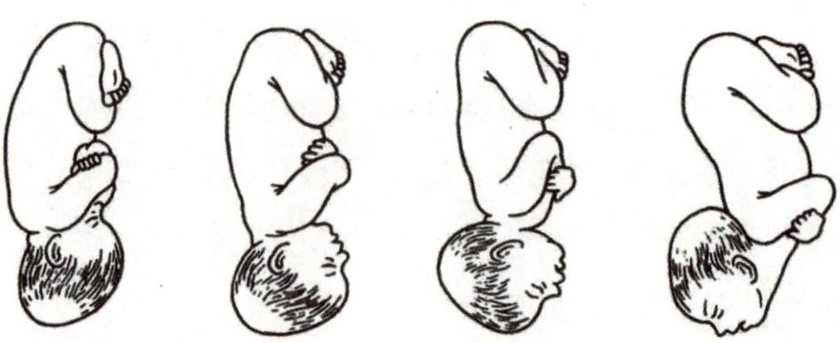

图4-2 头先露的种类

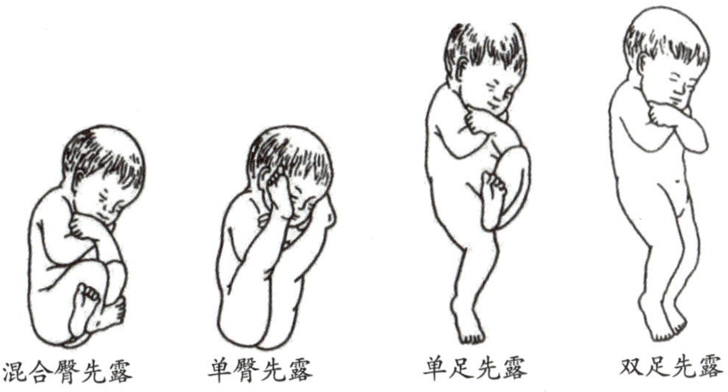

图4-3 臀先露的种类

（三）胎方位

胎儿先露部指示点与母体骨盆的关系称为胎方位（fetal position），简称胎位。枕先露以枕骨、面先露以颏骨、臀先露以骶骨、肩先露以肩胛骨为指示点。根据指示点与母体骨盆左、右、前、后、横的关系而有不同的胎位（表4-2）。

表4-2 胎产式、胎先露和胎方位的关系及种类

纵产式 (99.75%)	头先露 (95.75%~97.75%)	枕先露 (95.55%~97.55%)	枕左前（LOA）、枕左横（LOT）、枕左后（LOP）
			枕右前（ROA）、枕右横（ROT）、枕右后（ROP）
		面先露（0.2%）	颏左前（LMA）、颏左横（LMT）、颏左后（LMP）
			颏右前（RMA）、颏右横（RMT）、颏右后（RMP）
	臀先露（2%~4%）		骶左前（LSA）、骶左横（LST）、骶左后（LSP）
			骶右前（RSA）、骶右横（RST）、骶右后（RSP）
横产式 (0.25%)	肩先露		肩左前（LScA）、肩左后（LScP）
			肩右前（RScA）、肩右后（RScP）

第四节　妊娠期管理

妊娠期管理包括对孕妇的定期产前检查以明确孕妇和胎儿的健康状况，指导妊娠期营养和用药，及时发现和处理异常情况，对胎儿宫内情况进行监护，保证孕妇和胎儿的健康直至安全分娩。妊娠期管理的护理评估主要是通过定期产前检查来实现，收集完整的病史资料、进行体格检查，从而为孕妇提供连续的整体护理。

围产医学（perinatology）是研究在围产期内加强围产儿及孕产妇的卫生保健的一门科学，对降低围产期母儿死亡率和病残儿发生率、保障母儿健康具有重要意义。围产期

(perinatal period)是指产前、产时和产后的一段时间。对孕产妇而言,要经历妊娠、分娩和产褥期三个阶段。对胎儿而言,要经历受精、细胞分裂、繁殖、发育,从不成熟到成熟,以及出生后开始独立生活的复杂变化过程。

我国现阶段围产期指从妊娠满28周(即胎儿体重≥1 000g或身长≥35cm)至产后1周。围产期死亡率是衡量产科和新生儿科质量的重要指标,因此,妊娠期管理是围产期保健的关键。

一、护理评估

(一)健康史

1. 个人资料

(1)年龄:年龄过小者容易发生难产;年龄过大,尤其是35岁以上的高龄初产妇,容易并发妊娠期高血压疾病、产力异常和产道异常,应予以重视。

(2)职业:放射线能诱发基因突变,造成染色体异常,因此,妊娠早期接触放射线者,可造成流产、胎儿畸形。铅、汞、苯、有机磷农药、一氧化碳中毒等,均可引起胎儿畸形。

(3)其他:孕妇的受教育程度、宗教信仰、婚姻状况、经济状况、住址、电话等资料。

2. 目前健康状况 询问孕妇过去的饮食习惯,包括饮食型态、饮食内容和摄入量;怀孕后饮食习惯的改变与否,早孕反应对孕妇饮食的影响程度等。询问孕妇的休息与睡眠情况、排泄情况、日常活动与自理情况,以及有无特殊嗜好。

3. 既往史 重点了解有无高血压、心脏病、糖尿病、肝肾疾病、血液病、传染病(如结核病)等,注意其发病时间和治疗情况,有无手术史及手术名称;既往有无胃肠道疾病史;有无甲状腺功能亢进或糖尿病等内分泌疾病史;有无食物过敏史。

4. 月经史 询问月经初潮的年龄、月经周期和月经持续时间。月经周期的长短因人而异,了解月经周期有助于准确推算预产期,如月经周期为40日的孕妇,其预产期应相应推迟10日。

5. 家族史 询问家族中有无高血压、糖尿病、双胎、结核病等。对有遗传疾病家族史者,可以在妊娠早期行绒毛活检,或妊娠中期做胎儿染色体核型分析;请专科医生做遗传咨询,以减少遗传病儿的出生率。

6. 配偶健康状况 重点了解有无烟酒嗜好及遗传性疾病等。

7. 孕产史

(1)既往孕产史:了解既往的孕产史及其分娩方式,有无流产、早产、难产、死胎、死产、产后出血史。

(2)本次妊娠经过:了解本次妊娠早孕反应出现的时间、严重程度,有无病毒感染史及用药情况,胎动开始时间,妊娠过程中有无阴道流血、头痛、心悸、气短、下肢水肿等症状。

8. 预产期的推算 问清LMP的日期,以推算预产期(expected date of confinement,EDC)。计算方法:末次月经第一日起,月份减3或加9,日期加7。如为农历,月份仍减3或加9,但日期加15。实际分娩日期与推算的预产期可以相差1~2周。如孕妇记不清末次月经的日期,可根据早孕反应出现时间、胎动开始时间、子宫底高度和B超检查的胎囊大小(GS)、头臀长度（CRL）、胎头双顶径（BPD）及股骨长度（FL）推算出预产期。

（二）身体评估

1. 全身检查　观察发育、营养、精神状态、身高及步态。身材矮小者（145cm以下）常伴有骨盆狭窄。测量血压，正常孕妇不应超过140/90mmHg，超过者属病理状态。测量体重，计算体重指数（body mass index，BMI），BMI=体重（kg）/［身高（m）］^{2}，评估营养状况。妊娠晚期体重每周增加不应超过500g，超过者应注意水肿或隐性水肿的发生。检查心肺有无异常，乳房发育情况、乳头大小及有无乳头凹陷，脊柱及下肢有无畸形。

2. 产科检查　包括腹部检查、骨盆测量、阴道检查、肛诊和绘制妊娠图。检查前先告知孕妇检查的目的、步骤，检查时动作尽可能轻柔，以取得合作。若检查者为男护士，应有女护士陪同，注意保护被检查者的隐私。

（1）腹部检查：排尿后，孕妇仰卧于检查床上，头部稍抬高，露出腹部，双腿略屈曲分开，放松腹肌。检查者站在孕妇右侧。

1）视诊：注意腹形及大小，腹部有无妊娠纹、手术瘢痕和水肿。对腹部过大者，应考虑双胎、羊水过多、巨大儿的可能；对腹部过小、子宫底过低者，应考虑胎儿生长受限、孕周推算错误等；如孕妇腹部向前突出（尖腹，多见于初产妇）或向下悬垂（多见于经产妇），应考虑骨盆狭窄的可能。

2）触诊：注意腹壁肌肉的紧张度，有无腹直肌分离，注意羊水量的多少及子宫肌的敏感度。用手测宫底高度，用软尺测耻骨上方至子宫底的弧形长度及腹围值。用四步触诊法（four maneuvers of Leopold）检查子宫大小、胎产式、胎先露、胎方位及先露是否衔接。做前三步手法时，检查者面向孕妇；做第四步手法时，检查者应面向孕妇足端。

第一步手法：检查者双手置于子宫底部，了解子宫外形并摸清子宫底高度，估计胎儿大小与妊娠月份是否相符。然后以双手指腹相对轻推，判断子宫底部的胎儿部分，如为胎头，则硬而圆且有浮球感，如为胎臀，则软而宽且形状略不规则。

第二步手法：检查者两手分别置于腹部左右两侧，一手固定，另一手轻轻深按检查，两手交替，分辨胎背及胎儿四肢的位置。平坦饱满者为胎背，确定胎背是向前、侧方或向后；可变形的高低不平部分是胎儿的肢体，有时可以感觉到胎儿的肢体活动。

第三步手法：检查者右手置于耻骨联合上方，拇指与其余四指分开，握住胎先露部，进一步查清是胎头或胎臀，并左右推动以确定是否衔接。如先露部仍高浮，表示尚未入盆；如已衔接，则胎先露部不能被推动。

第四步手法：检查者两手分别置于胎先露部的两侧，向骨盆入口方向向下深压，再次判断先露部的诊断是否正确，并确定先露部入盆的程度。

3）听诊：胎心音在靠近胎背侧上方的孕妇腹壁处听得最清楚。枕先露时，胎心音在脐下方右或左侧；臀先露时，胎心音在脐上方右或左侧；肩先露时，胎心音在脐部下方听得最清楚。当腹壁紧、子宫较敏感、确定胎背方向有困难时，可借助胎心音及胎先露综合分析判断胎位。

（2）骨盆测量：可了解骨产道情况，以判断胎儿能否经阴道分娩。分为骨盆外测量和骨盆内测量两种。

1）骨盆外测量：此法常测量下列径线。

髂棘间径（interspinal diameter，IS）：孕妇取伸腿仰卧位，测量两侧髂前上棘外缘的距离（图4-4），正常值为23～26cm。

髂嵴间径（intercristal diameter，IC）：孕妇取伸腿仰卧位，测量两侧髂嵴外缘最宽的距离（图4-5），正常值为25～28cm。髂棘间径和髂嵴间径可间接推测骨盆入口横径的长度。

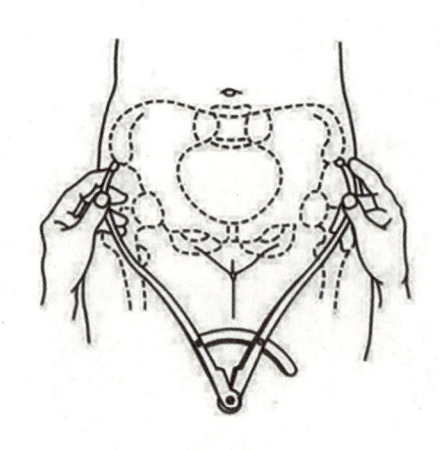

图4-4 测量髂棘间径　　　　　　　　　　图4-5 测量髂嵴间径

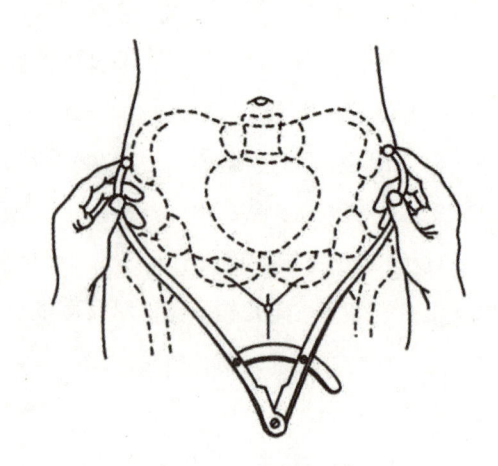

骶耻外径（external conjugate，EC）：孕妇取左侧卧位，右腿伸直，左腿屈曲，测量第五腰椎棘突下凹陷处（相当于腰骶部米氏菱形窝的上角）至耻骨联合上缘中点的距离（图4-6），正常值为18～20cm。此径线可间接推测骨盆入口前后径长短，是骨盆外测量中最重要的径线。

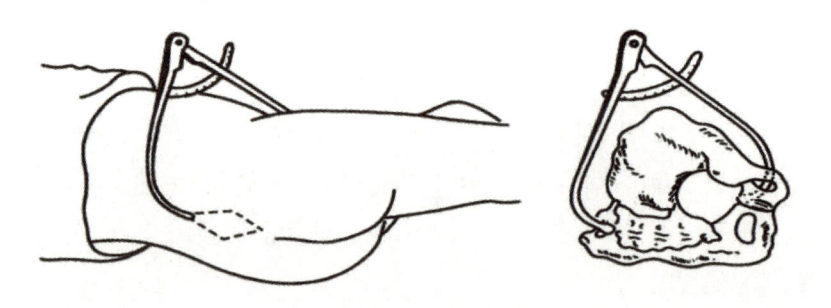

图4-6 测量骶耻外径

坐骨结节间径（transverse outlet，TO）：又称出口横径。孕妇取仰卧位，两腿屈曲，双手抱膝。测量两侧坐骨结节内侧缘之间的距离（图4-7），正常值为8.5～9.5cm，平均值为9cm。

56

出口后矢状径（posterior sagittal diameter of outlet）：是指坐骨结节间径中点至IS骨尖的距离，正常值为8～9cm。出口横径与出口后矢状径之和大于15cm者，一般足月胎儿可以娩出。

耻骨弓角度（angle of pubic arch）：用两拇指尖斜着对拢，放于耻骨联合下缘，左右两拇指平放在耻骨降支的上面，测量两拇指之间的角度即为耻骨弓角度。正常为90°，小于80°为异常。

中华医学会妇产科分会产科学组制订的《孕前和孕期保健指南》认为，已有充分的证据表明骨盆外测量并不能预测产时头盆不称，因此，孕期不需要常规进行骨盆外测量。对于阴道分娩者，妊娠晚期可测定骨盆出口径线。

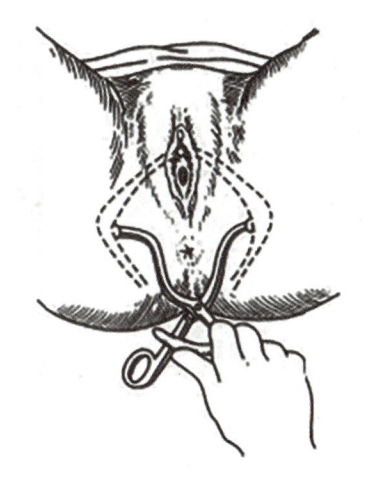

图4-7 测量坐骨结节间径

2）骨盆内测量：适用于骨盆外测量有狭窄者。测量时，孕妇取膀胱截石位，外阴消毒，检查者须戴消毒手套并涂润滑油。常用径线有以下三种。

对角径（diagonal conjugate，DC）：又称骶耻内径，是自耻骨联合下缘至骶岬上缘中点的距离。检查者一手示指、中指伸入阴道，用中指尖触骶岬上缘中点，示指上缘紧贴耻骨联合下缘，并标记示指与耻骨联合下缘的接触点。中指尖至此接触点的距离即为对角径（图4-8）。正常值为12.5～13.0cm，此值减去1.5～2.0cm，即为真结合径值，正常值为11cm。如触不到骶岬，说明此径线＞12.5cm。测量时期以妊娠24～36周、阴道松软时进行为宜，36周以后测量应在消毒情况下进行。

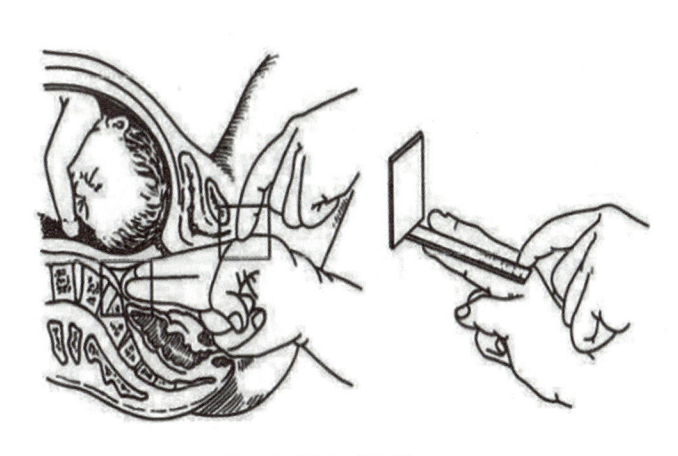

图4-8 测量对角径

坐骨棘间径（bi-ischial diameter）：测量两侧坐骨棘间的距离，正常值约10cm。检查者一手示指、中指伸入阴道内，分别触及两侧坐骨棘，估计其间的距离（图4-9）。

坐骨切迹宽度（incisura ischiadica）：为坐骨棘与骶骨下部间的距离，即棘韧带的宽度。检查者将伸入阴道内的示指、中指并排置于韧带上，如能容纳三横指（5.5~6.0cm）为正常（图4-10），否则属中骨盆狭窄。

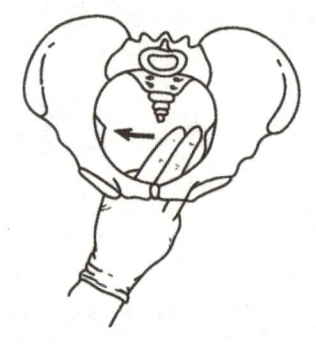

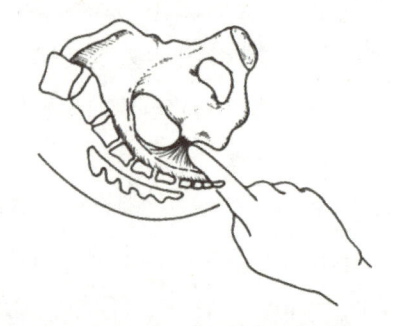

图4-9 测量坐骨棘间径　　　　　　图4-10 测量坐骨切迹宽度

（3）阴道检查：确诊早孕时即应行阴道检查。妊娠最后1个月及临产后，应避免不必要的检查。如确实需要，则需外阴消毒及戴消毒手套，以防感染。

（4）肛诊：以了解胎先露部、骶骨前面弯曲度、坐骨棘和坐骨切迹宽度、骶骨关节活动度。

（5）绘制妊娠图（pregnogram）：将各项检查结果如血压、体重、宫高、腹围、胎位、胎心率等录入，绘成妊娠曲线图，观察动态变化，及早发现并处理孕妇或胎儿的异常情况。

（三）心理－社会评估

1.妊娠早期　①评估孕妇对妊娠的态度是积极还是消极，以及影响因素。②评估孕妇对妊娠的接受程度：孕妇遵循产前指导的能力，筑巢行为，能否主动或在鼓励下谈论妊娠的不适、感受和困惑，妊娠过程中与配偶和其他家人的关系等。

2.妊娠中晚期　①评估孕妇对妊娠有无不良的情绪反应，对即将为人母和分娩有无焦虑和恐惧心理。到妊娠中晚期，孕妇强烈意识到将要有一个新生儿，同时，子宫明显增大，给孕妇在体力上加重负担，造成行动不便，甚至出现了睡眠障碍、腰背痛等症状，且日趋加重，使大多数孕妇都急切盼望分娩日期的到来。随着预产期的临近，孕妇常因新生儿将要出生而感到愉快，但又因分娩将产生的痛苦而焦虑，担心能否顺利分娩、分娩过程中母儿安危、新生儿有无畸形，也有的孕妇担心新生儿的性别能否为家人接受等。②评估支持系统，尤其是配偶对此次妊娠的态度。对准父亲而言这是一种心理压力，会经历与准母亲同样的情感和冲突。他可能会为自己有生育能力而骄傲，也会为即将来临的责任和生活型态的改变而感到焦虑。他会为妻子在妊娠过程中的身心变化而感到惊讶与迷惑，更时常要适应妻子多变的情绪而不知所措。因此，评估准父亲的感受和态度，才能有针对性地协助他承担父亲角色，继而使他成为孕妇强有力的支持者。③评估孕妇的家庭经济情况、居住环境、宗教信仰及孕妇在家庭中的角色等。

（四）高危因素评估

重点评估孕妇是否存在下列高危因素：年龄＜18岁或≥35岁；残疾；遗传性疾病史；既往有无流产、异位妊娠、早产、死产、死胎、难产、畸胎史；有无妊娠合并症，如心脏病、肾病、肝病、高血压、糖尿病等；有无妊娠并发症，如妊娠期高血压疾病、前置胎盘、胎盘早剥、羊水异常、胎儿生长受限、过期妊娠、母儿血型不合等。

（五）辅助检查

1. 常规检查　血常规、尿常规、血型（ABO和Rh）、肝功能、肾功能、空腹血糖、HBsAg、梅毒螺旋体、HIV筛查等。

2. 超声检查　妊娠18~24周时进行胎儿系统超声检查，筛查胎儿有无严重畸形；超声检查可以观察胎儿的生长发育情况、羊水量、胎位、胎盘位置、胎盘成熟度等。

3. GDM筛查　先行50g葡萄糖筛查（GCT），若7.2mmol/L≤血糖≤11.1mmol/L，则行75g口服葡萄糖耐量试验（OGTT）；若≥11.1mmol/L，则测定空腹血糖。最新推荐的方法是可不必先行50gGCT，有条件者直接行75gOGTT，其正常上限是空腹血糖为5.1mmol/L，1小时血糖为10.0mmol/L，2小时血糖为8.5mmol/L。或通过检测空腹血糖作为筛查标准。

二、常见护理诊断/问题

1. 孕妇　①便秘：与妊娠引起肠蠕动减弱有关。②知识缺乏：缺乏妊娠期保健知识。
2. 胎儿　有受伤的危险，与遗传、感染、中毒、胎盘功能障碍有关。

三、护理目标

1. 孕妇获得孕期相关健康指导，保持良好的排便习惯。
2. 孕妇掌握有关育儿知识，适应母亲角色，维持母儿于健康状态。

四、护理措施

（一）一般护理

告知孕妇产前检查的意义和重要性，预约下次产前检查的时间，解释产前检查的内容。一般情况下产前检查从确诊早孕开始，主要目的是：①确定孕妇和胎儿的健康状况。②估计和核对孕期或胎龄。③制订产前检查计划。

（二）心理护理

了解孕妇对妊娠的心理适应程度，可在每一次产前检查接触孕妇时进行。鼓励孕妇表达内心感受和想法，针对其需求解决问题。若孕妇始终抱怨身体不适，需判断是否有其他潜在的心理问题，找出症结所在。

孕妇体型随妊娠的进展而发生改变，这是正常的生理现象，产后体型将逐渐恢复。应向孕妇提供心理支持，帮助孕妇缓解由体型改变而产生的不良情绪。

孕妇的情绪变化可以通过血液和内分泌调节的改变对胎儿产生影响，若孕妇经常心境不佳、焦虑、恐惧、紧张或悲伤等，会使胎儿脑血管收缩，减少脑部供血量，影响脑部发育。过度的紧张、恐惧甚至可造成胎儿大脑发育畸形。大量研究资料证明，情绪困扰的孕妇易发生妊娠期、分娩期并发症。应告诉孕妇，母体是胎儿生活的小环境，孕妇的生理和心理活动都会波及胎儿，要保持心情愉快、放松。

（三）症状护理

1.**恶心、呕吐** 约半数妇女在妊娠6周左右出现早孕反应，12周左右消失。在此期间应避免空腹，清晨起床时先吃几块饼干或面包，起床时宜缓慢，避免突然起身；每天进食5~6餐，少量多餐，避免空腹状态；两餐之间进食液体；食用清淡食物，避免油炸、难以消化或引起不舒服气味的食物；给予精神鼓励和支持，以减少心理的困扰和忧虑。若妊娠12周以后仍继续呕吐，甚至影响孕妇营养时，应考虑妊娠剧吐的可能，须住院治疗，纠正水、电解质紊乱。对偏食者，在不影响饮食平衡的情况下，可不做特殊处理。

2.**尿频、尿急** 常发生在妊娠初3个月及末3个月。若因妊娠子宫压迫所致，且无任何感染征象，可给予解释，不必处理。孕妇无须通过减少液体摄入量的方式来缓解症状，有尿意时应及时排空。此现象产后可逐渐消失。

3.**白带增多** 于妊娠初3个月及末3个月明显，是妊娠期正常的生理变化，但应排除假丝酵母菌、滴虫、淋球菌、衣原体等感染。嘱孕妇每日清洗外阴或经常洗澡，以避免分泌物刺激外阴部，保持外阴部清洁，但严禁阴道冲洗。指导穿透气性好的棉质内裤，经常更换。分泌物过多的孕妇，可用卫生巾并经常更换，增加舒适感。

4.**水肿** 孕妇在妊娠后期易发生下肢水肿，经休息后可消退，属正常。若下肢明显凹陷性水肿或经休息后不消退者，应及时诊治，警惕妊娠期高血压疾病的发生。嘱孕妇左侧卧位，解除右旋增大的子宫对下腔静脉的压迫，下肢稍垫高，避免长时间地站或坐，以免加重水肿的发生。长时间站立的孕妇，两侧下肢轮流休息，收缩下肢肌肉，以利血液回流。适当限制孕妇对盐的摄入，但不必限制水分。

5.**下肢、外阴静脉曲张** 孕妇应避免两腿交叉或长时间站立、行走，并注意时常抬高下肢；指导孕妇穿弹力裤或袜，避免穿妨碍血液回流的紧身衣裤，以促进血液回流；会阴部有静脉曲张者，休息时可于臀下垫枕以抬高髋部。

6.**便秘** 妊娠期常见的症状之一，尤其是妊娠前已有便秘者。嘱孕妇养成每日定期排便的习惯，多吃新鲜水果、蔬菜等含纤维素多的食物，同时增加每日饮水量，注意适当的活动。未经医生允许，不可随意用药。

7.**腰背痛** 指导孕妇穿低跟鞋，在俯拾或抬举物品时保持上身直立，弯曲膝部，用双下肢的力量抬起。若工作要求长时间弯腰，妊娠期间应适当给予调整。疼痛严重者，必须卧床休息（硬床垫），局部热敷。

8.**下肢痉挛** 指导孕妇饮食中增加钙的摄入，若因钙磷不平衡所致，则限制牛奶（含大量的磷）的摄入量或服用氢氧化铝乳胶，以吸收体内磷质来平衡钙磷的浓度。告诫孕妇避免腿部疲劳、受凉，伸腿时避免脚趾尖伸向前，走路时脚跟先着地。发生下肢肌肉痉挛时，嘱孕妇背屈肢体或站直前倾以伸展痉挛的肌肉，或局部热敷按摩，直至痉挛消失。必要时遵医嘱口服钙剂。

9. 仰卧位低血压综合征　嘱左侧卧位，症状可自然消失。

10. 失眠　每日坚持户外活动，如散步。睡前用梳子梳头、温水洗脚或喝热牛奶等方式均有助于入眠。

11. 贫血　孕妇应适当增加含铁食物的摄入，如动物肝脏、瘦肉、蛋黄、豆类等。若病情需要补充铁剂时，可用温水或水果汁送服，以促进铁的吸收，且应在餐后20分钟内服用，以减轻对胃肠道的刺激。向孕妇解释服用铁剂后大便可能会变黑，或可能导致便秘或轻度腹泻，不必担心。

（四）健康教育

1. 异常症状的判断　孕妇出现下列症状应立即就诊：阴道流血，妊娠3个月后仍持续呕吐，寒战发热，腹部疼痛，头痛、眼花、胸闷、心悸、气短，液体突然自阴道流出，胎动计数突然减少等。

2. 营养指导　母体是胎儿成长的环境，孕妇的营养状况直接或间接地影响自身和胎儿的健康。妊娠期间孕妇必须增加营养的摄入以满足自身及胎儿的需要。帮助制订备孕期和孕期合理的饮食计划，并协助孕妇为分娩和哺乳做准备。

五、结果评价

1. 母婴健康、舒适，无并发症发生。
2. 产妇能正确演示育儿技能。

第五节　分娩的准备

多数孕妇，尤其是初产妇，由于缺乏有关分娩方面的知识，加之对分娩时疼痛和不适的错误理解、对分娩过程中自身和胎儿安全的担忧等，会产生焦虑和恐惧心理，而这些心理问题又会影响产程的进展和母婴的安全。因此，帮助孕妇做好分娩的准备非常必要。分娩准备包括识别先兆临产、分娩物品的准备、产前运动、分娩时不适的应对技巧等。

一、先兆临产

分娩发动前出现预示孕妇不久即将临产的症状，称为先兆临产（threatened labor）。

1. 假临产　孕妇在分娩发动前，常会出现假临产（belabor），其特点为：宫缩持续时间短（＜30秒）且不恒定，间歇时间长而不规则；宫缩的强度不加强；不伴随出现宫颈管消失和宫颈口扩张；常在夜间出现，白天消失；给予强镇静剂可以抑制假临产。

2.胎儿下降感　随着胎先露下降入骨盆，宫底随之下降，多数孕妇会感觉上腹部较前舒适，进食量也增加，呼吸轻快。由于胎先露入盆压迫了膀胱，孕妇常出现尿频症状。

3.见红　在分娩发动前24~48小时（少数在1周内），因宫颈内口附近的胎膜与该处的子宫壁分离，毛细血管破裂经阴道排出少量血液，与宫颈管内的黏液相混排出，称为见红（show），是分娩即将开始的征象。但若出血量超过月经量，则不应认为是见红，而可能为妊娠晚期的出血性疾病。

二、分娩的物品准备

1.母亲的用物准备　足够的消毒卫生巾、内裤和内衣，大小合适的胸罩，以及吸奶器（以备吸空乳汁用）等。

2.新生儿的用物准备　柔软、舒适、宽大且便于穿脱的衣物，质地柔软、吸水、透气性好的纯棉织品尿布或一次性洁净纸尿裤。此外，还有婴儿包被、毛巾、梳子、围嘴、爽身粉、温度计等。对不能进行母乳喂养者，还要准备奶瓶、奶粉、奶嘴等。

三、产前运动

妊娠期间做运动的目的是减轻孕妇身体的不适，伸展会阴部肌肉，使分娩得以顺利进行；同时可强化肌肉，以助产后身体迅速有效地恢复。产前运动有如下几种。

1.腿部运动　以手扶椅背，左腿固定，右腿做360°的转动，做毕后还原。换腿后继续做。目的是增进骨盆肌肉的强韧度，增加会阴部肌肉的伸展性。

2.腰部运动　手扶椅背，慢慢吸气，同时手背用力，使身体重心集中于椅背上，脚尖立起使身体抬高，腰部伸直后使下腹部紧靠椅背，然后慢慢呼气的同时手背放松，脚还原。目的在于减轻腰背部疼痛，并可在分娩时增加腹压及会阴部肌肉的伸展性。腿部运动和腰部运动在妊娠早期即可开始做。

3.盘腿坐式　平坐于床上，两小腿平行交接，一前一后，两膝远远分开，注意两小腿不可重叠。可在看电视或聊天时采取此姿势。目的是强化腹股沟肌肉及关节处韧带的张力，预防妊娠末期膨大子宫的压力所产生的痉挛或抽筋；同时伸展会阴部肌肉。

4.盘坐运动　平坐于床上，将两跖骨并拢，两膝分开，两手轻放于两膝上，然后用手臂力量将膝盖慢慢压下，配合深呼吸运动，再把手放开，持续2~3分钟。目的是加强小腿肌肉张力，避免腓肠肌痉挛。盘腿坐式和盘坐运动可在妊娠3个月后进行。

5.骨盆与背摇摆运动　平躺仰卧，双腿屈曲，两腿分开与肩同宽，用足部和肩部的力量将背部与臀部轻轻抬起，然后并拢双膝，收缩臀部肌肉，再分开双膝，将背部与臀部慢慢放下。重复运动5次。目的在于锻炼骨盆底及腰背部肌肉，增加其韧性和张力。

6.骨盆倾斜运动　孕妇双手和双膝支撑于床上，缓慢弓背，放松复原；取仰卧位，两手背沿肩部伸展，腿部屈膝，双脚支撑，缓慢抬高腰部，放松复原。此项活动可站立式进行。

7.脊柱伸展运动　平躺仰卧，双手抱住双膝关节下缘使双膝弯曲，头部与上肢向前伸展，使脊柱、背部至臀部肌肉弯曲成弓字形，将头与下巴贴近胸部，然后放松，恢复平躺姿势。骨盆与背摇摆运动、骨盆倾斜运动和脊柱伸展运动可以减轻腰背部酸痛，通常在妊娠6个月以后开始进行。

8.双腿抬高运动　平躺仰卧，双腿垂直抬高，足部抵住墙，每次持续3～5分钟。目的在于伸展脊椎骨，锻炼臀部肌肉张力，促进下肢血液循环。

孕妇进行产前运动时要注意：妊娠早期即可开始锻炼，循序渐进，持之以恒；锻炼之前排空大小便；若有流产、早产现象应停止锻炼，并执行相应的医嘱。

四、减轻分娩不适的方法

目前有多种方式可协助减轻分娩时的疼痛。所有这些方法都依据三个重要的前提：①孕妇在分娩前已获得有关分娩方面的知识，在妊娠八九个月时已进行过腹式呼吸运动的练习，且已会应用腹式呼吸运动来减轻分娩时的不适。②临产后子宫阵缩时，保持腹部放松，则阵痛的不适感能够减轻。③疼痛经由分散注意力而得到缓解。目前常用的减轻分娩时不适的方法有以下几种。

（一）拉梅兹分娩法

拉梅兹分娩法（Lamaze method）又称精神预防法，由法国医生拉梅兹提出，是目前使用较广的预习分娩法。首先，根据巴甫洛夫条件反射的原理，在分娩过程中训练孕妇听到口令开始收缩或感觉收缩开始时，使自己自动放松；其次，孕妇要学习集中注意力于自己的呼吸，排斥其他现象，即利用先占据脑中用以识别疼痛的神经细胞，使痛的冲动无法被识别，从而达到减轻疼痛的目的。具体应用方法如下。

1.廓清式呼吸　所有的呼吸运动在开始和结束前均深吸一口气后再完全吐出。目的在于减少快速呼吸而造成过度换气，从而保证胎儿的氧气供应。

2.放松技巧　首先通过有意识地刻意放松某些肌肉进行练习，然后逐渐放松全身肌肉。孕妇无皱眉、握拳或手臂僵直等肌肉紧张现象。可通过触摸紧张部位、想象某些美好事物或听轻松愉快的音乐来达到放松目的，使全身肌肉放松，在分娩过程中不至于因不自觉的紧张而造成不必要的肌肉用力和疲倦。

3.意志控制的呼吸　孕妇平躺于床上，头下、膝下各置一小枕。用很轻的方式吸满气后，再用稍强于吸气的方式吐出，注意控制呼吸的节奏。在宫缩早期，用缓慢而有节奏性的胸式呼吸，频率为正常呼吸的1/2。随着产程进展，宫缩的频率和强度增加，此时用浅式呼吸，频率为正常呼吸的2倍。当宫口开到7～8cm时，产妇的不适感最强烈，此时选择喘息-吹气式呼吸，方法是先快速地呼吸4次，后用力吹气1次，并维持此节奏；此比率也可提升为6∶1或8∶1，产妇视自身情况调整。注意不要造成过度换气。

4.划线按摩法　孕妇用双手指尖在腹部做环形运动。做时压力不宜太大，以免引起疼痛，也不宜太小，以免引起酥痒感。也可以单手在腹部用指尖做横8字形按摩。若腹部有监护仪，则可按摩两侧大腿（图4-11）。

（二）瑞德法

瑞德法（Read method）由英国医生迪克·瑞德（Dick Read）提出。其原理为恐惧会导致紧张，因而造成或强化疼痛。若能打破恐惧-紧张-疼痛的链环，便能减轻分娩时收缩引起的疼痛。瑞德法也包括采用放松技巧和腹式呼吸技巧。具体做法如下。

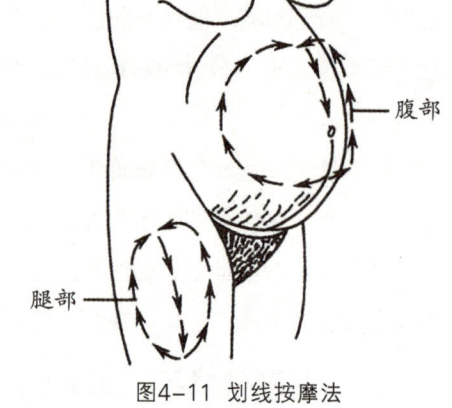

图4-11 划线按摩法

1. 放松技巧　孕妇先侧卧，头下垫一小枕，让腹部的重量施于床垫上，身体的任一部位均不交叠。练习方法类似于拉梅兹分娩法。

2. 腹式呼吸　孕妇平卧，集中精神使腹肌提升，缓慢地呼吸，每分钟呼吸1次（30秒吸气，30秒呼气）。在分娩末期，当腹式呼吸已不足以应付时，可改用快速的胸式呼吸。此法目的在于转移注意力，减轻全身肌肉的紧张性；迫使腹部肌肉升起，使子宫能在收缩时轻松而不受限制；同时可维持子宫良好的血液供应。

（三）布莱德雷法

布莱德雷法（Bradley method）由罗伯特·布莱德雷（Robert Bradley）医生提出，通常称为"丈夫教练法"。其放松和控制呼吸技巧同前，主要强调丈夫在妊娠、分娩和新生儿出生后最初几天的重要性。在分娩过程中，丈夫可以鼓励产妇适当活动来促进产程，且可以指导产妇用转移注意力的方法来减轻疼痛。

五、护理程序在分娩准备中的应用

在分娩准备中应用护理程序可以帮助护士识别孕妇对分娩的准备情况，并发现需要指导的问题。

（一）护理评估

1. 评估孕妇进行分娩准备的影响因素，如受教育程度、既往孕产史、文化及宗教因素等。
2. 评估孕妇缺乏哪些分娩方面的知识及实际准备情况。
3. 评估影响孕妇学习的因素，如理解和接受能力、学习态度、环境，以及丈夫和主要家庭成员的支持等。

（二）常见护理诊断/问题

1. 知识缺乏　缺乏有关分娩方面的知识。
2. 焦虑　与担心分娩不适有关。

（三）护理目标

1. 孕妇能叙述与分娩相关的知识。

2.孕妇能正确示范应对分娩期疼痛的技巧，焦虑得到减轻或缓解。

（四）护理措施

1.向孕妇系统讲解有关分娩准备方面的知识。可利用上课、看录像、发健康教育处方等形式进行。

2.讲解有关减轻分娩不适的应对技巧。可用示范、反示范、角色扮演等形式进行。

3.鼓励孕妇提问，并对错误概念加以澄清。

4.鼓励孕妇说出心中的焦虑，给予针对性的心理支持。

5.协助其配偶参与分娩准备过程，使妊娠、分娩成为更有意义的家庭经验。

（五）结果评价

1.孕妇能叙述分娩准备的具体内容。

2.孕妇可以用呼吸控制的技巧来应对分娩时的不适，愉快体验分娩过程。

六、产前筛查

产前筛查（prenatal screening）是通过母血清学、影像学等简便、经济和较少创伤的检测方法，对妊娠妇女进行筛查，从孕妇群体中发现具有某些先天性缺陷和遗传性疾病胎儿的高风险孕妇，对其进行产前诊断，以进一步确诊，是出生缺陷儿二级干预的重要内容。

（一）产前筛查的条件及意义

产前筛查需满足以下条件：①为疾病而筛查，禁止为选择胎儿性别进行性别筛查。②该疾病具有较高的发病率且危害严重。③能为筛查阳性者提供进一步的产前诊断及有效干预措施。④筛查方法无创、价廉，易于被筛查者接受。

产前筛查的结果不是确诊试验，只是风险评估。筛查结果阴性提示低风险，应向孕妇说明此结果并不是完全排除可能性。筛查结果阳性意味着患病的风险增加，应尽快通知孕妇，建议孕妇进行产前诊断，由孕妇知情选择，并有记录可查。染色体疾病高风险孕妇需行胎儿染色体核型分析。

（二）产前筛查的工作程序

产前筛查工作应由经过专门培训、已取得产前筛查资质的医疗保健机构和医务人员承担。

（三）知情同意书

产前筛查和诊断必须遵循知情选择、孕妇自愿的原则。医务人员应事先告知孕妇或其家属产前筛查的性质。医疗机构只对已签署知情同意书、同意参加产前筛查的孕妇做筛查。

（四）临床常见的产前筛查

目前临床成熟应用的产前筛查有母体血清学筛查及超声影像学筛查。

1.胎儿非整倍体染色体异常筛查　　以唐氏综合征即21-三体综合征为代表的染色体疾病是产前筛查的重点。根据筛查时间可分为孕早期筛查和孕中期筛查。

（1）孕早期筛查：孕早期进行唐氏综合征筛查，阳性结果的孕妇有较长时间进行进一步确诊和处理。筛查的方法包括孕妇血清学检查、超声检查或者两者结合。常用的血清学检查的指标有β-hCG和妊娠相关血浆蛋白-A（pregnancy-associated plasma protein A, PAPP-A）。妊娠11~13周进行超声检查可测量胎儿颈项后透明层厚度，非整倍体胎儿因颈部皮下积水，颈项后透明层厚度增宽，常处于相同孕周胎儿第95百分位数以上。联合应用血清学和胎儿颈项后透明层的方法，对唐氏综合征的检出率为85%~90%。

（2）孕中期筛查：孕中期筛查应在孕15~20^{+6}周进行。血清学筛查常用的指标有：甲胎蛋白（AFP）、绒毛膜促性腺激素（hCG）、游离雌三醇（E_3）。唐氏综合征患者常表现为AFP降低、hCG升高、E_3降低，根据三者的变化，结合孕妇年龄、孕龄等情况，可计算出唐氏综合征的风险度。血清学筛查的改良方法包括：应用AFP和hCG两项指标；应用β-hCG取代hCG；应用抑制素（inhibin A）作为第四项指标。此外，还可将孕妇血清学检查和超声检测胎儿颈项透明层、长骨长度等指标结合在一起进行筛查。

胎儿发生染色体疾病风险增加的高危因素：①孕妇年龄＞35岁的单胎妊娠。②孕妇年龄＞31岁的双卵双胎妊娠。③夫妇中一方染色体易位。④夫妇中一方染色体倒置。⑤夫妇非整倍体异常。⑥前胎常染色体三体史。⑦前胎X染色体三体（47，XXX或47，XXY）者。⑧前胎染色体三倍体。⑨妊娠早期反复流产。⑩产前超声检查发现胎儿存在严重的结构畸形等。

2.胎儿结构畸形筛查　胎儿结构畸形占出生缺陷的60%~70%。超声筛查最常用。多数影像学检查可发现：胎儿较正常解剖结构小；梗阻后导致的扩张；结构缺陷形成的疝；正常结构的位置或轮廓异常；生理测量学异常；胎动消失或异常。临床上神经管畸形（NTD）较为常见，是一组具有多种不同临床表型的先天畸形，主要包括无脑畸形、脑膨出及脊柱裂等。90%胎儿神经管畸形的孕妇，其血清和羊水中的AFP水平升高，血清学筛查应在妊娠14~22周进行；99%的神经管畸形可通过超声检查获得诊断，检测时间通常在妊娠18~24周，此时胎动活跃，羊水相对多，胎儿骨骼尚未钙化，便于多角度观察胎儿结构。建议所有孕妇在此时期进行一次系统胎儿超声检查，因超声检查受孕周、羊水、胎位、母体腹壁薄厚等多种因素的影响，因此，胎儿畸形的产前超声检出率为50%~70%。

神经管畸形常见高危因素：①神经管畸形家族史。②妊娠28日内暴露在特定的环境下：如1型糖尿病患者中的高血糖可能是NTD的高危因素，高热可使NTD的发病风险升高6倍，某些药物，如抗惊厥药卡马西平和丙戊酸使畸形的风险明显增加，氨基蝶呤、异维A酸等可能与无脑儿或脑膨出等发病有关。③与NTD有关的遗传综合征和结构畸形：如Meckel-Gruber综合征、Roberts-SC海豹肢畸形、Jarcho-Levin综合征。④NTD高发地区，如中国东北、印度等地的发病率约为1%，在低发地区为0.2%。饮食中缺乏叶酸是NTD的高发因素。⑤在NTD患者中发现，抗叶酸受体抗体的比例增高。

（五）结果的告知

1.通常在7个工作日以内，筛查的结果以书面形式告知被筛查者，应通知孕妇和（或）家属及时获取筛查结果。

2.报告应包括孕妇的年龄与预产期分娩的年龄，标本编号，筛查时的孕周与推算方法，各筛查指标的检测值和中位数倍偻（multiples of the median，MOM）值；经矫正后的筛查目标疾病的风险度；相关的提示与建议。

（六）高风险孕妇的处理

1.对于筛查结果为高风险的孕妇，应由产前咨询和（或）遗传咨询人员解释筛查结果，并向其介绍进一步检查或诊断的方法，由孕妇知情选择。

2.对筛查高风险的孕妇建议行产前诊断，产前诊断率≥80%。

3.对筛查出的高风险病例，在未进行产前诊断之前，不应为孕妇做终止妊娠的处理。

4.产前筛查机构应负责产前筛查高风险病例的转诊，产前诊断机构应在孕22周内进行筛查高风险病例的后续诊断。

（七）追踪随访

1.对所有筛查对象要进行随访，随访率应超过90%，随访时限为产后1~6个月。

2.随访内容包括妊娠结局、孕期是否顺利及胎儿或新生儿是否正常。

3.对筛查高风险的孕妇，应随访产前诊断结果、妊娠结局。对流产或终止妊娠者，应尽快争取获取组织标本行遗传学诊断，并了解引产胎儿的发育情况。

4.产前筛查机构应进行随访信息登记，如实登记随访结果，总结统计分析、评估筛查效果，定期上报省级产前检查中心。

本章小结

从卵子受精开始，经过受精卵的输送与发育、受精卵着床、蜕膜形成，直至胎盘、胎膜、脐带、羊水等胎儿附属物的形成。胎儿附属物对维持胎儿宫内的生命及生长发育起着重要作用。妊娠全过程40周，是一个正常的生理过程，母体全身各系统发生了一系列适应性的解剖生理变化及心理社会适应，以满足胎儿生长发育和分娩的需要，同时为产后哺乳做好准备。

根据妊娠不同时期的特点，临床上将妊娠分为早期妊娠、中期妊娠和晚期妊娠，各个时期在临床表现和相关辅助检查方面均有不同的特点。由于胎儿在子宫内位置和姿势的不同，因此有不同的胎产式、胎先露和胎方位。

加强围产期孕妇的管理，定期产前检查，准确推算预产期，对孕妇进行身心护理、孕期健康教育，尤其是对备孕期和妊娠期的孕妇进行膳食指导，以促进母儿健康。

正确识别先兆临产，为分娩做好物品准备。妊娠期间指导孕妇酌情做产前运动，指导孕妇分娩时不适的应对技巧，其目的是减轻身体的不适，使分娩得以顺利进行。

第五章
分娩期妇女的护理

章前引言

妊娠满28周（196日）及以上，胎儿及其附属物从临产开始到由母体娩出的全过程，称为分娩（delivery）。妊娠满28周至不满37足周（196~258日）期间分娩，称为早产（preterm delivery）；妊娠满37周至不满42足周（259~293日）期间分娩，称为足月产（term delivery）；妊娠满42周（294日）及以后分娩，称为过期产（postterm delivery）。

分娩发动机制复杂，分娩动因学说众多。目前认为分娩发动是妊娠晚期炎症细胞因子、机械性刺激等多因素的综合作用使子宫下段形成并促进宫颈成熟，诱发前列腺素及缩宫素释放，子宫肌细胞间隙连接增多、子宫肌细胞内钙离子浓度增加，子宫由妊娠期的稳定状态转变为分娩时的兴奋状态，从而启动分娩。宫颈成熟是分娩发动的必备条件，缩宫素与前列腺素是促进子宫收缩最直接的因素。

学习目标

1. 了解临产及第一、第二、第三产程的概念。
2. 描述影响分娩的四大因素及各产程的临床表现。
3. 评估分娩期妇女的焦虑与疼痛情况并采取适宜的护理措施。
4. 运用护理程序对分娩各期妇女进行护理评估、提出主要护理诊断/问题、制订护理计划并进行结果评价。

思政目标

1. 具有较强的责任心，主动与孕产妇沟通、交流，对分娩期疼痛妇女具有同理心。
2. 保护孕产妇隐私，在进行各项检查时获得知情同意。
3. 尊重生命，在为孕产妇提供照护时体现人文关怀。

案例导入

李女士，26岁，因"G1P0，孕38^{+4}周，规律性宫缩2小时，临产"入院。入院检查：胎方位枕左前，先露已衔接，胎膜未破，胎心音148次/分，宫缩持续30秒，每次间歇10~15分钟，产妇精神状态良好。

思考题

1. 该孕妇护理评估的重点内容有哪些？
2. 该孕妇主要的护理诊断/问题是什么？
3. 应采取哪些护理措施？

第一节 影响分娩的因素

影响分娩的因素包括产力、产道、胎儿及精神心理因素。子宫收缩力是临产后最主要的产力，腹压是第二产程中胎儿娩出的重要辅助力量，肛提肌收缩力是协助胎儿内旋转及胎头仰伸的必需力量。骨盆三个平面的大小与形态、子宫下段形成、宫颈管消失与宫口扩张、会阴体伸展等直接影响胎儿能否顺利通过产道。胎儿大小及胎方位是分娩难易的重要影响因素。精神心理因素会影响分娩的全过程，通过人文关怀以缓解产妇的紧张与焦虑越来越受到关注和重视，是十分重要的护理措施。

一、产力

将胎儿及其附属物从宫腔内逼出的力量称为产力。产力包括子宫收缩力（简称宫缩）、腹壁肌及膈肌收缩力（统称腹压）、肛提肌收缩力。

（一）子宫收缩力

子宫收缩力是临产后的主要产力，贯穿于整个分娩过程。临产后的宫缩可使宫颈管缩短直至消失、宫口扩张、胎先露下降、胎儿和胎盘娩出。正常子宫收缩有节律性、对称性和极性的特点。

1. 节律性　宫缩的节律性是临产的重要标志。正常宫缩是宫体肌不随意、有规律的阵发性收缩并伴有疼痛，每次宫缩由弱渐强（进行期），维持一定时间（极期），随后由强渐弱（退行期），直至消失进入间歇期（图5-1），宫缩如此反复出现，直至分娩全程结束。

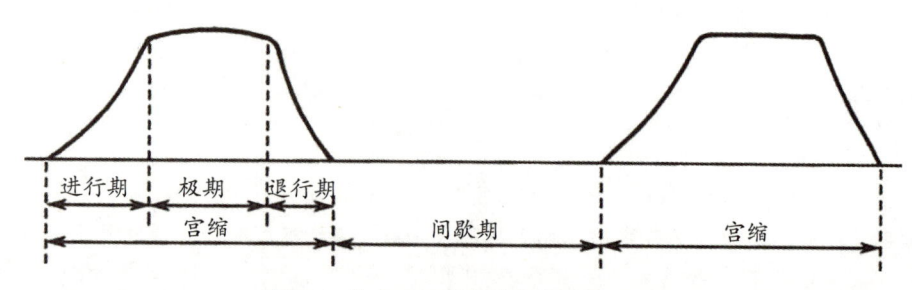

图5-1　临产后正常宫缩的节律性示意图

临产开始后，宫缩间歇期为5~6分钟，持续时间约30秒。随产程进展，宫缩间歇期逐渐缩短，持续时间逐渐延长。当宫口开全（10cm）后，宫缩间歇期短至1~2分钟，持续时间长达60秒。宫缩强度也随产程进展逐渐增强，间歇期的宫腔内压力仅6~12mmHg，临产初期升至25~30mmHg，于第一产程末可增至40~60mmHg，第二产程末可高达100~150mmHg。宫缩时，子宫肌壁血管及胎盘受压，致子宫血流量减少、胎盘绒毛间隙血流量减少；宫缩间歇期，子宫血流量又恢复至原来水平，胎盘绒毛间隙血流重新充盈。因此，宫缩节律性对胎儿有利。

2. 对称性　正常宫缩源自两侧子宫角部（受起搏点控制），迅速以微波形式向子宫底中线集中，左右对称，再以每秒2cm的速度向子宫下段扩散，约在15秒内均匀协调地扩展至整个子宫，此为宫缩的对称性（图5-2）。

3. 极性　宫缩以宫底部最强并最持久，向下逐渐减弱，宫底部收缩力的强度几乎是子宫下段的2倍，此为宫缩的极性。

4. 缩复作用　宫缩时，子宫体部肌纤维短缩变宽，间歇期肌纤维不能恢复到原来的长度，经反复收缩，肌纤维越来越短，此为子宫肌纤维的缩复作用。缩复作用使宫腔内容积逐渐缩小，迫使胎先露部下降、宫颈管逐渐缩短直至消失。

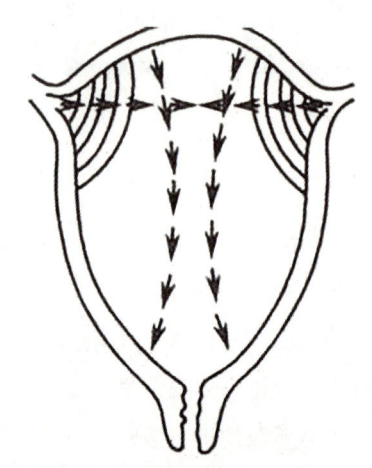

图5-2　宫缩的对称性示意图

（二）腹壁肌及膈肌收缩力

腹壁肌及膈肌收缩力是第二产程时娩出胎儿的重要辅助力量。宫口开全后，每当宫缩时，前羊水囊或胎先露部压迫盆底组织和直肠，反射性引起排便动作。产妇主动屏气，喉头紧闭向下用力，腹壁肌及膈肌收缩使腹内压增高，促使胎儿娩出。但是，过早使用腹压易使产妇疲劳、宫颈水肿，导致产程延长。第三产程时，腹压还可迫使已剥离的胎盘尽早娩出，减少产后出血。

（三）肛提肌收缩力

肛提肌收缩力可协助胎先露部在骨盆腔进行内旋转。当胎头枕部露于耻骨弓下时，能协助胎头仰伸及娩出。胎儿娩出后，有助于已降至阴道的胎盘娩出。

二、产道

产道是胎儿娩出的通道，分为骨产道与软产道两部分。

（一）骨产道

骨产道又称真骨盆，分为三个平面，每个平面又由多条径线组成。在分娩过程中，骨产道几乎无变化，但其原来的大小、形态与能否顺利分娩有着密切关系。

1.骨盆入口平面（pelvic inlet plane）　为骨盆腔上口，呈横椭圆形，其前方为耻骨联合上缘，两侧为髂耻线，后方为骶岬上缘。有三条径线（图5-3）。

（1）入口前后径：又称真结合径。耻骨联合上缘中点至骶岬上缘正中间的距离，正常值平均为11cm，其长短与胎先露衔接关系密切。

（2）入口横径：左右髂耻缘间的最大距离，正常值平均为13cm。

（3）入口斜径：左右各一，正常值平均为12.75cm。左骶髂关节至右髂耻隆突间的距离为左斜径；右骶髂关节至左髂耻隆突间的距离为右斜径。

2.中骨盆平面（pelvic mid plane）　为骨盆最小平面，是骨盆腔最狭窄的部分，呈前后径长的纵椭圆形。其前方为耻骨联合下缘，两侧为坐骨棘，后方为骶骨下端。有两条径线（图5-4）。

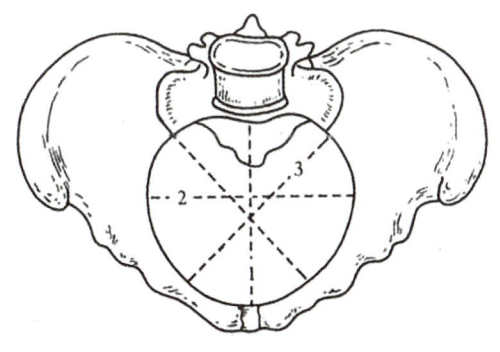

1. 前后径 11cm；2. 横径 13cm；3. 斜径 12.75cm

图5-3　骨盆入口平面各径线

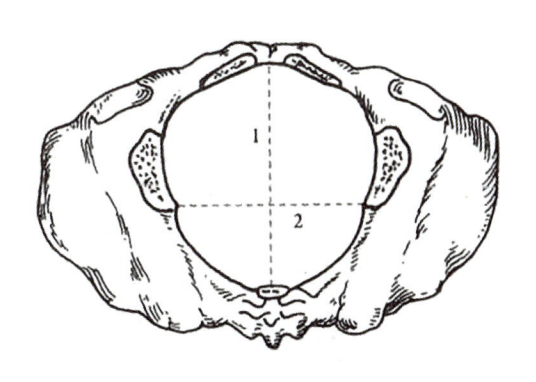

1. 前后径 11.5cm；2. 横径 10cm

图5-4　中骨盆平面各径线

（1）中骨盆前后径：耻骨联合下缘中点通过两侧坐骨棘连线中点至骶骨下端间的距离，正常值平均为11.5cm。

（2）中骨盆横径：也称坐骨棘间径。两坐骨棘间的距离，正常值平均10cm，其长短与胎先露内旋转关系密切。

3.骨盆出口平面（pelvic outlet plane）为骨盆腔下口，由两个不在同一平面的三角形组成，其共同的底边称为坐骨结节间径。前三角平面顶端为耻骨联合下缘，两侧为耻骨降支；后三角平面顶端为骶尾关节，两侧为骶结节韧带（图5-5）。

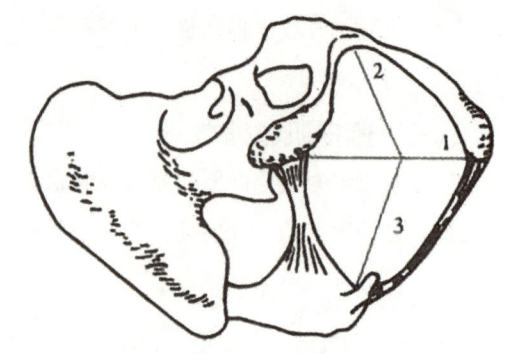

1.出口横径；2.出口前矢状径；3.出口后矢状径
图5-5 骨盆出口平面各径线

（1）出口前后径：耻骨联合下缘至骶尾关节间的距离，正常值平均为11.5cm。

（2）出口横径：又称坐骨结节间径。两坐骨结节内侧缘的距离，正常值平均为9cm，此径线与分娩关系密切。

（3）出口前矢状径：耻骨联合下缘中点至坐骨结节间径中点间的距离，正常值平均为6cm。

（4）出口后矢状径：骶尾关节至坐骨结节间径中点间的距离，正常值平均为8.5cm。若出口横径稍短，而出口横径与出口后矢状径之和超过15cm时，正常大小胎儿可以通过后三角区经阴道娩出。

4.骨盆轴与骨盆倾斜度

（1）骨盆轴（pelvic axis）：连接骨盆各平面中点的假想曲线。此轴上段向下向后，中段向下，下段向下向前（图5-6）。分娩时，胎儿沿此轴完成一系列分娩机制，助产时也应按此轴方向协助胎儿娩出。

（2）骨盆倾斜度（inclination of pelvis）：指妇女站立时，骨盆入口平面与地平面所形成的角度，一般为60°（图5-7）。若骨盆倾斜度过大，可影响胎头衔接和娩出。

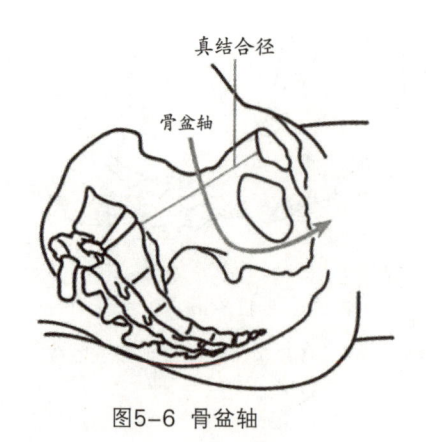

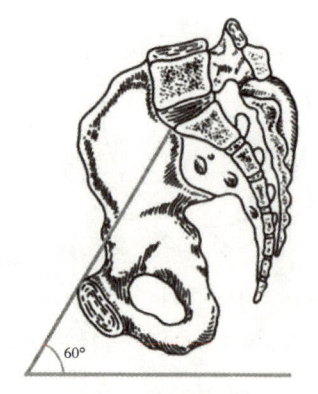

图5-6 骨盆轴

图5-7 骨盆倾斜度

（二）软产道

软产道是由子宫下段、宫颈、阴道及骨盆底软组织构成的弯曲管道。

1. 子宫下段的形成　由非孕时长约1cm的子宫峡部伸展形成。妊娠12周后，子宫峡部逐渐扩展成宫腔的一部分，至妊娠末期逐渐拉长形成子宫下段。临产后的规律宫缩使子宫下段进一步拉长达7~10cm，肌壁变薄成为软产道的一部分（图5-8）。由于子宫肌纤维的缩复作用，子宫上段肌壁越来越厚，子宫下段肌壁被牵拉而越来越薄，导致子宫上下段的肌壁厚薄不同，在两者间的子宫内面形成一环状隆起，称为生理缩复环（physiologic retraction ring），此环在正常情况下不易自腹部见到。

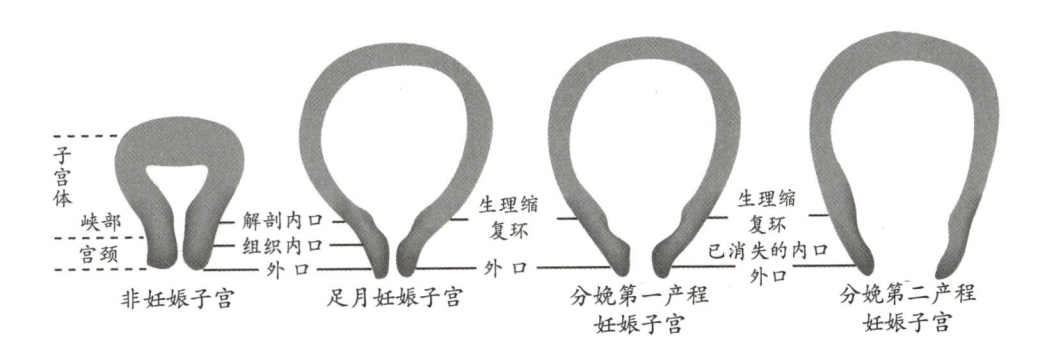

图5-8　子宫下段的形成及宫口扩张

2. 宫颈的变化

（1）宫颈管消失（effacement of cervix）：临产前的宫颈管长2~3cm，初产妇较经产妇稍长。临产后的规律宫缩牵拉宫颈内口的子宫肌纤维及周围韧带，加之胎先露部的支撑使前羊水囊呈楔状，宫颈内口水平的肌纤维因而向上牵拉，使宫颈管形成漏斗状。此时宫颈外口变化不大，随后宫颈管逐渐变短直至消失。初产妇多是宫颈管先缩短、消失，然后宫口扩张；经产妇多是宫颈管缩短消失与宫口扩张同时进行。

（2）宫口扩张（dilatation of cervix）：临产前，初产妇的宫颈外口仅容一指尖，经产妇能容一指。临产后，子宫收缩及缩复向上牵拉使宫口扩张。子宫下段的蜕膜发育不良，胎膜容易与该处蜕膜分离而向宫颈管突出形成前羊水囊，同时胎先露部衔接使前羊水滞留于前羊膜囊，协同扩张宫口。宫口近开全时，胎膜多自然破裂，破膜后胎先露部直接压迫宫颈，扩张宫口的作用更显著。宫口开全（10cm）时，足月妊娠的胎头方能通过。

3. 骨盆底组织、阴道及会阴的变化　前羊水囊及胎先露先扩张阴道上部，破膜后的胎先露部下降直接压迫骨盆底，使软产道下段形成一个向前弯的长筒，前壁短、后壁长，阴道外口朝向前上方，阴道黏膜皱襞展平加宽腔道。肛提肌向下及向两侧扩展，肌纤维拉长，会阴体变薄，以利胎儿通过。阴道及骨盆底的结缔组织和肌纤维于妊娠期增生肥大、血管变粗、血运丰富、组织变软、伸展性良好。分娩时，会阴体能承受一定压力，但若保护不当，仍易造成会阴裂伤。

三、胎儿

除产力和产道外，胎儿大小、胎位及有无造成分娩困难的胎儿畸形也是影响分娩的因素。

（一）胎儿大小

胎儿过大致胎头径线过大时，尽管骨盆大小正常，也可因相对性骨盆狭窄造成难产。

1.**胎头颅骨** 由顶骨、额骨、颞骨各两块及枕骨一块构成。颅骨间膜状缝隙称为颅缝，两顶骨之间为矢状缝，顶骨与额骨之间为冠状缝，枕骨与顶骨之间为人字缝，颞骨与顶骨之间为颞缝，两额骨之间为额缝。两颅缝交界处空隙较大称为囟门，位于胎头前方的囟门呈菱形称为前囟（大囟门），位于胎头后方的囟门呈三角形称为后囟（小囟门）（图5-9）。颅缝与囟门均有软组织覆盖，使骨板有一定活动余地，胎头具有一定可塑性。在分娩过程中，颅骨轻度移位重叠使头颅变形，缩小头颅体积，有利于胎头娩出。但若胎儿过熟，颅骨较硬，胎头不易变形，可能导致难产。

2.**胎头径线** ①双顶径（biparietal diameter, BPD）：为两顶骨隆突间的距离，是胎头最大的横径，足月时平均约9.3cm。②枕额径（occipito frontal diameter）：鼻根上方至枕骨隆突间的距离，胎头以此径线衔接，足月时平均约11.3cm。③枕下前囟径（suboccipitobregmatic diameter）：又称小斜径，为前囟中央至枕骨隆突下方的距离，足月时平均约9.5cm，胎头俯屈后以此径通过产道。④枕颏径（occipito mental diameter）：又称大斜径，为颏骨下方中央至后囟门顶部间的距离，足月时平均约13.3cm（图5-10）。

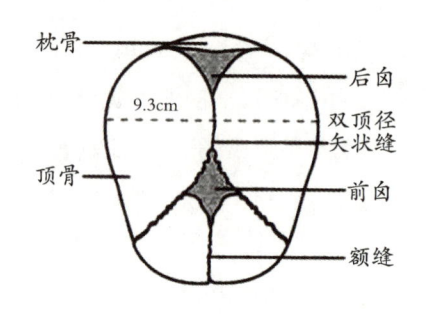

图5-9 胎头颅骨、颅缝、囟门

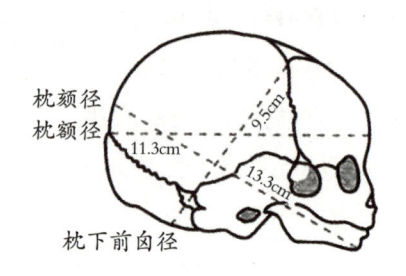

图5-10 胎头径线

（二）胎位

纵产式时，胎体纵轴与骨盆轴一致，容易通过产道。头先露时胎头先通过产道，经颅骨重叠、胎头变形、周径变小，利于胎头娩出。矢状缝和囟门是确定胎位的重要标志。臀先露时，胎臀先娩出，胎臀较胎头周径小且软，软产道未经充分扩张，胎头娩出时又无变形机会，易致胎头娩出困难。肩先露时，胎体纵轴与骨盆轴垂直，妊娠足月活胎如不能通过产道，对母儿威胁极大。

（三）胎儿畸形

胎儿某一部分发育异常，如脑积水、联体儿等，致胎头或胎体过大，难以顺利通过产道。

四、精神心理因素

分娩对于孕妇是一种压力源，会引起一系列特征性的心理情绪反应，主要表现为焦虑和恐惧。孕妇出现焦虑和恐惧的原因很多，如担心胎儿畸形、胎儿性别与自己期望的不一致、难产、分娩疼痛、分娩中出血、分娩意外、住院造成的陌生感、医院环境的刺激及与家人分离的孤独感等。孕妇的这种情绪改变还可能致机体产生一系列的生理变化，如心率加快、呼吸急促、肺内气体交换不足，使子宫缺氧而出现宫缩乏力、宫口扩张缓慢、胎先露下降受阻、产程延长、体力消耗过多等。同时，因交感神经兴奋，释放儿茶酚胺，导致害怕-紧张-疼痛综合征、胎儿缺血缺氧而出现胎儿窘迫。

第二节 正常分娩妇女的护理

一、枕先露的分娩机制

分娩机制（mechanism of labor）是指胎儿先露部在通过产道时，为适应骨盆各平面的不同形态，被动地进行一连串的适应性转动，以其最小径线通过产道的过程。临床上枕先露占95.55%～97.55%，又以枕左前位最为多见，故以枕左前位的分娩机制为例进行说明。

1．衔接（engagement） 胎头双顶径进入骨盆入口平面，颅骨最低点接近或达到坐骨棘水平，称为衔接。胎头取半俯屈状态以枕额径进入骨盆入口，由于枕额径大于骨盆入口前后径，胎头矢状缝坐落在骨盆入口右斜径上，胎头枕骨位于骨盆左前方。部分初产妇可在预产期前1~2周内胎头衔接，经产妇多在分娩开始后胎头衔接。若初产妇已临产而胎头仍未衔接，应警惕有无头盆不称。

2．下降（descent） 胎头沿骨盆轴前进的动作称为下降，是胎儿娩出的首要条件。下降动作贯穿于分娩的全过程，与其他动作相伴随。下降动作呈间歇性，宫缩时胎头下降，间歇时胎头又稍回缩。胎头下降程度可作为判断产程进展的重要标志。促使胎头下降的因素：①宫缩时通过羊水传导，压力经胎轴传至胎头。②宫缩时宫底直接压迫胎臀。③宫缩时胎体伸直伸长。④腹肌收缩使腹压增加，压力经子宫传至胎儿。

3．俯屈（flexion） 当胎头继续下降至骨盆底时，原来处于半俯屈状态的胎头遇肛提肌阻力，借杠杆作用进一步俯屈，使下颏接近胸部，以最小的枕下前囟径取代胎头衔接时的枕额径，以适应产道形态，利于胎头继续下降。

4．内旋转（internal rotation） 胎头围绕骨盆纵轴向前旋转，使矢状缝与中骨盆及骨盆出口前后相一致的动作称为内旋转。内旋转动作从中骨平面开始至骨盆出口平面完成，以适应中骨盆及骨盆出口前后径大于横径的特点，利于胎头下降，一般在第一产程末完成内旋转动作。枕先露时，胎头枕部到达骨盆底最低位置，肛提肌收缩力将胎头枕部推向阻力小、部位宽的前方，枕左前位的胎头向前旋转45°，后囟转至耻骨弓下。

5.仰伸（extention） 完成内旋转后，俯屈的胎头下降达阴道外口时，宫缩和腹压继续迫使胎头下降，而肛提肌收缩力又将胎头向前推进，两者的合力作用使胎头沿骨盆轴下段向下向前的方向转向前，胎头枕骨下部达耻骨联合下缘时，以耻骨弓为支点，胎头逐渐仰伸，胎头的顶、额、鼻、口、颏相继娩出。当胎头仰伸时，胎儿双肩径沿左斜径进入骨盆入口。

6.复位及外旋转（restitution and external rotation） 胎头娩出时，胎儿双肩径沿骨盆入口左斜径下降。胎头娩出后，胎头枕部向母体左侧旋转45°，称为复位，恢复胎头与胎肩的垂直关系。胎肩在盆腔内继续下降，前（右）肩向前向中线旋转45°，胎儿双肩径转成与骨盆出口前后径相一致的方向，而胎头枕部需在外继续向母体左侧旋转45°，以保持胎头与胎肩的垂直关系，称为外旋转。

7.胎肩及胎儿娩出 胎头完成外旋转后，胎儿前（右）肩在耻骨弓下先娩出，随即后（左）肩从会阴前缘娩出。胎儿双肩娩出后，胎体及下肢随之娩出，完成分娩全过程。

注意：以上分娩机制各动作虽分别介绍，但实际上是连续进行的。

二、临产

临产（labor）的标志为有规律且逐渐增强的子宫收缩，持续30秒或以上，间歇5~6分钟，同时伴随进行性子宫颈管消失、宫颈口扩张和胎先露下降。即使使用强镇静药也不能抑制宫缩。

三、总产程及产程分期

总产程（total stage of labor）即分娩全过程。从临产开始至胎儿、胎盘完全娩出为止。临床上分为三个产程。

第一产程（first stage of labor）又称宫颈扩张期。从临产开始至宫口开全。初产妇宫颈口扩张较慢，需11~12小时；经产妇宫颈口扩张较快，需6~8小时。

第二产程（second stage of labor）又称胎儿娩出期。从宫口开全至胎儿娩出。初产妇需1~2小时；经产妇一般数分钟即可完成，也有长达1小时者。

第三产程（third stage of labor）又称胎盘娩出期。从胎儿娩出后至胎盘、胎膜娩出，需5~15分钟，不应超过30分钟。

四、第一产程产妇的护理

第一产程是宫颈扩张期，是产程的开始。在规律宫缩的作用下，宫口扩张、胎先露下降。第一产程时间长，可发生各种异常，需严密观察胎心、宫缩，通过阴道检查判断宫口扩张与胎先露下降及胎方位、产道等有无异常。

（一）护理评估

1.健康史 健康史的评估在入院时进行。通过复习产前检查记录了解孕期情况，重点了解年龄、身高、体重、有无不良孕产史，有无合并症等；孕期是否定期产前检查、有无阴道流血或流液；心理状况；B超等重要辅助检查的结果；询问宫缩开始的时间、强度及频率等。

2. 全身状况评估

(1) 一般状况：观察生命体征，评估精神状态、休息与睡眠、饮食与大小便情况等。

(2) 疼痛评估：询问孕妇对疼痛的感受，观察孕妇面部表情，了解疼痛的部位及程度；根据孕妇的病情和认知水平选择不同的疼痛评估工具，如数字评分法、文字描述评定法、面部表情疼痛评定法等进行疼痛评估及结果评价。

(3) 心理状况：因产房陌生的环境和人员、对分娩结局的未知、宫缩所致的疼痛逐渐增强等，孕妇可表现出焦虑、恐惧，反复询问产程及胎儿情况，或大声喊痛引起旁人注意。评估方法：①与孕妇交谈，了解其心理状态。②观察孕妇的行为，如身体姿势是放松或紧张，睡眠及饮食情况有无改变，是否有呻吟、尖叫或沉默等表现。③采用心理评估工具，如状态-特质焦虑量表可评估孕妇即刻和平常的心理状况。

3. 专科评估

(1) 子宫收缩：产程开始时，出现伴有疼痛的子宫收缩，又称产痛或阵痛。开始时宫缩持续时间较短（约30秒）且弱，间歇时间较长（5～6分钟）。随着产程的进展，宫缩持续时间渐长（50～60秒），且强度不断增强，间歇时间渐短（2～3分钟）。当宫口近开全时，宫缩持续时间可长达1分钟或1分钟以上，间歇时间仅1分钟或稍长。

产程中需重视观察并记录子宫收缩的情况，包括宫缩持续时间、间歇时间及强度。临床常用触诊观察法及电子胎儿监护两种方法。①触诊观察法：是监测宫缩最简单的方法，观察者将手掌放于孕妇腹壁的宫体近宫底处，宫缩时宫体部隆起变硬，间歇期松弛变软。②电子胎儿监护：用电子胎儿监护仪描述宫缩曲线，可以直观地了解宫缩强度、频率和持续时间，是反映宫缩的客观指标。监护仪有外监护及内监护两种。外监护临床应用最广，适用于产程的任何阶段，将宫缩压力探头固定在孕妇腹壁宫体近宫底部即可。宫缩的观察不能完全依赖电子胎儿监护，对做电子胎儿监护的孕妇，护士至少要亲自评估一次宫缩。内监护有宫腔内感染的可能，且价格昂贵，临床应用较少。

(2) 胎心：胎心率是产程中极为重要的观察指标。正常胎心率为110～160次/分。临产后更应严密监测胎心的频率、规律性和宫缩后胎心有无变异，注意与孕妇的脉搏相区分。胎心监测有两种方法。①听诊：临床现多采用电子胎心听诊器。此方法简单，但仅可获得每分钟胎心率，不能分辨胎心率变异、瞬间变化及其与宫缩、胎动的关系，需注意同时观察孕妇脉搏，与孕妇脉搏相区分。②电子胎儿监护：多用于外监护描记胎心曲线。观察胎心率变异及其与宫缩、胎动的关系。此方法能较准确地判断胎儿在宫内的状态。但是，电子胎儿监护可能出现假阳性，不能过度依赖。

(3) 宫口扩张和胎头下降：宫口扩张与胎头下降的速度和程度是产程观察的两个重要指标，通过阴道检查可了解宫口扩张及胎头下降情况。

宫口扩张是临产后规律宫缩的结果，当宫缩渐频且不断增强时，宫颈管逐渐缩短至展平。

当宫口开全时，宫口边缘消失，与子宫下段及阴道形成产道。根据宫口扩张情况，第一产程可分为潜伏期和活跃期。潜伏期（latent phase）是指从出现规律宫缩开始至宫口扩张3cm。潜伏期宫口扩张速度缓慢，平均每2~3小时扩张1cm，约需8小时，最长时限为16小时，超过16小时称为潜伏期延长。活跃期（active phase）是指宫口扩张3cm至宫口开全。活跃期宫口扩张速度明显加快，约需4小时，最长时限为8小时，超过8小时称为活跃期延长。活跃期又划分为三个时期：加速期是指宫口扩张3~4cm，约需1.5小时；最大加速期是指宫口扩张4~9cm，约需2小时；减速期是指宫口扩张9~10cm，约需30分钟。

胎头下降程度是决定胎儿能否经阴道分娩的重要观察指标。临床上通过阴道检查能够明确胎头颅骨最低点的位置，并协助判断胎方位。胎头下降的程度以颅骨最低点与坐骨棘平面的关系标示。坐骨棘平面是判断胎头高低的标志。胎头颅骨最低点与坐骨棘平面持平时，以"0"表示；在坐骨棘平面上1cm时，以"-1"表示；在坐骨棘平面下1cm时，以"+1"表示，其余依此类推（图5-11）。潜伏期胎头下降不明显，活跃期下降加快，平均每小时下降0.86cm。一般宫口开大至4~5cm，胎头应达坐骨棘水平。

临床多采用产程图（partogram）来描记和反映宫口扩张及胎头下降的情况，并指导产程的处理。美国学者Friedman提出"Friedman产程曲线"，后经不断的修改及完善后形成以横坐标为临产时间，纵坐标左侧为宫口扩张程度，纵坐标右侧为胎先露下降程度的产程图（图5-12）。

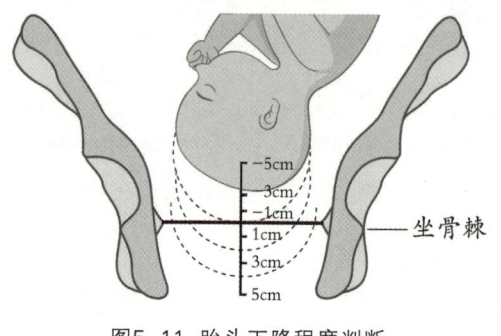

图5-11 胎头下降程度判断

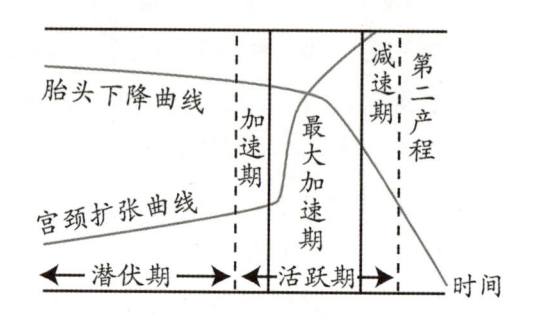

图5-12 产程图

（二）常见护理诊断/问题

1. 分娩疼痛　与逐渐增强的宫缩有关。
2. 舒适度减弱　与子宫收缩、膀胱充盈、胎膜破裂等有关。
3. 焦虑　与知识缺乏、担心自己和胎儿的安全有关。

（三）护理目标

1. 孕妇能正确对待宫缩痛。

2. 孕妇主动参与并控制分娩过程。

3. 孕妇情绪稳定。

（四）护理措施

1. 一般护理

（1）生命体征监测：临产后，宫缩频繁致出汗较多，加之阴道血性分泌物及胎膜破裂后羊水流出，易导致感染的发生，因此在做好基础护理的同时，应注意监测体温。宫缩时，血压会升高5~10mmHg，间歇期复原。产程中应每隔4~6小时测量1次，若发现血压升高或高危人群，应增加测量次数并给予相应的处理。

（2）饮食指导：分为两类。

1）正常孕妇的饮食指导：WHO推荐在没有高危因素情况下，在产程中不应该干扰孕妇饮食，鼓励低风险孕妇进食。但是，临产后的孕妇胃肠功能减弱，加之宫缩引起的不适，孕妇多不愿进食，有时还会出现恶心、呕吐等情况。临产过程中，长时间的呼吸运动和流汗，孕妇体力消耗大，为保证分娩的顺利进行，应鼓励孕妇在宫缩间歇期少量多次进食高热量、易消化、清淡的食物。

2）常见妊娠合并症或并发症孕妇的饮食指导：①妊娠期糖尿病孕妇：临产后仍采用糖尿病饮食，产程中密切监测孕妇血糖、宫缩、胎心的变化，避免产程过长。②妊娠期高血压疾病孕妇：指导孕妇摄入富含蛋白质和热量的饮食，补充维生素、铁和钙剂。食盐不必严格控制，因为低盐饮食会影响食欲，让临产的孕妇更加厌食，如蛋白质及热量摄入不足，对母儿均不利。③妊娠合并肝功能异常孕妇：肝脏是人体最重要的代谢器官，糖类（碳水化合物）、蛋白质、脂肪三大营养物质均需在肝脏内代谢转化，孕妇摄入过多高蛋白质、高脂饮食会增加肝脏的负担。因此，临产后的孕妇应进食高碳水化合物、高维生素、低脂饮食。

（3）休息与活动：临产后，应鼓励孕妇在室内活动，孕妇采取站、蹲、走等多种方式，更利于产程的进展。初产妇或距前次分娩已多年的经产妇，如果休息欠佳，且在临产早期估计胎儿短期内不会娩出者，可遵医嘱给予肌内注射盐酸哌替啶助其休息。

（4）排尿及排便：临产后，鼓励孕妇每2~4小时排尿1次，以免膀胱充盈影响宫缩及胎先露下降。过去认为在临产初期为孕妇行温肥皂水灌肠可促进产程的进展，现已被证实是无效的操作。

（5）人文关怀：分娩不仅仅是身体的疼痛，很多妇女对分娩的记忆是痛苦的、负面的。孕妇面对陌生的环境、陌生的医务人员，很可能缺乏安全感。因此，应从孕期即开始对孕妇进行教育和关怀，以改变其对分娩的认知。①孕期健康教育：在孕期进行健康教育，特别是分娩预演，以改变孕妇对分娩的不正确认知，增强她们自然分娩的信心。②陪伴分娩和心理支持：进入分娩室后，不能让孕妇独处一室，陪伴分娩和心理支持非常重要，一个眼神、一次握手、一个拍背、一句鼓励或赞扬的话都可能让孕妇改变对分娩的认知而使分娩经历成为美好的回忆。③自由体位：待产过程中，可以根据胎位、胎先露下降情况、孕妇自感舒适等采取不同的体位。孕妇怎样感到舒适、胎儿需要怎样的体位，孕妇就可以采取怎样的体位。在自由体位中，丈夫可以起到很重要的作用，让孕妇感受到爱、安全等。④按摩：按摩是一种很好的非药物镇痛方法，孕妇自行按摩、他人帮助按摩皆可，可行全身按摩或局部按摩。

2.专科护理

（1）胎心监测：胎心听诊应在宫缩间歇期完成。潜伏期每小时听胎心1次，活跃期每15~30分钟听诊胎心1次，每次听诊1分钟。

（2）观察宫缩：潜伏期应每2~4小时观察1次，活跃期每1~2小时观察1次，一般需要连续观察至少3次宫缩。根据产程进展情况决定处理方法，若产程进展好则继续观察，若产程进展差、子宫收缩欠佳应及时处理。处理方法：没有破膜的孕妇，可行人工破膜，使胎先露充分压迫宫口，加强子宫收缩，对于已经破膜但宫缩欠佳的孕妇，可以遵医嘱静脉滴注缩宫素以促进宫缩。

（3）观察宫颈扩张和胎头下降程度：通过阴道检查判断宫口扩张程度及胎头下降程度。阴道检查的主要内容包括：内骨盆、宫口扩张及胎头下降情况等；如果胎膜已破，则应上推胎头了解羊水和胎方位，若胎方位异常、产程进展好，则可继续观察直到宫口开全；若产程进展差，应了解宫缩情况，宫缩好可改变产妇体位以帮助改变胎方位，宫缩差者应加强宫缩。

（4）胎膜破裂的处理：胎膜多在宫口近开全时自然破裂，前羊水流出。一旦胎膜破裂，应立即听诊胎心，并观察羊水性状和流出量、有无宫缩，同时记录破膜时间。正常羊水的颜色随孕周增加而改变。足月以前，羊水是无色、澄清的液体；足月时因有胎脂及胎儿皮肤脱落细胞、毳毛、毛发等小片物混悬其中，羊水则呈轻度乳白色并混有白色的絮状物。若羊水粪染，胎心监测正常，宫口开全或近开全，可继续观察，等待胎儿娩出。若破膜超过12小时未分娩者，应给予抗生素预防感染。

（5）疼痛护理：见本章第三节。

（五）结果评价

1.孕妇表示不同程度的疼痛和不适减轻，保持适当的摄入与排泄。

2.孕妇在分娩过程中情绪稳定，能积极配合，适当休息、活动。

五、第二产程妇女的护理

第二产程是胎儿娩出期，应密切观察胎心、宫缩、胎先露下降，正确指导孕妇使用腹压是缩短第二产程的关键。

（一）护理评估

1.健康史　了解第一产程的经过与处理、有无妊娠并发症或合并症。

2.身心一般状况　观察生命体征，评估精神心理状态、饮食情况等。

3.专科评估

（1）子宫收缩和胎心：进入第二产程后，宫缩的频率和强度达到高峰，宫缩持续约1分钟或以上，宫缩间歇期仅1~2分钟。了解子宫收缩和胎心情况，询问孕妇有无便意感，判断是否需要行会阴切开术。

(2) 胎儿下降及娩出：当胎头降至骨盆出口压迫骨盆底组织时，孕妇有排便感，不自主地向下屏气用力，会阴逐渐膨隆和变薄，肛门括约肌松弛。随着产程进展，宫缩时胎头露出阴道口，露出部分不断增大，宫缩间歇时胎头又缩回阴道内，称为胎头拨露（head visible on vulval gapping）。当胎头双顶径越过骨盆出口，宫缩间歇时胎头也不再回缩，称为胎头着冠（crowning of head）。此时会阴极度扩张，产程继续进展，胎头枕骨于耻骨弓下露出，出现仰伸动作，胎儿额、鼻、口、颏部相继娩出，接着出现胎头复位及外旋转，前肩和后肩、胎体相继娩出，随后羊水涌出。

4.辅助检查　常用多普勒仪、电子胎儿监护仪监测胎儿宫内情况。

（二）常见护理诊断/问题

1.焦虑　与对分娩结局的不确定有关。

2.知识缺乏　缺乏正确使用腹压的知识。

3.有受伤的危险　与会阴保护及接生手法不当有关。

（三）护理目标

1.产妇情绪稳定，能较好地配合医务人员完成分娩。

2.产妇能正确使用腹压，顺利完成分娩。

3.未发生严重的软产道裂伤及新生儿产伤。

（四）护理措施

1.一般护理　第二产程期间，助产士应陪伴在旁，及时提供产程进展信息，给予孕妇安慰、支持和鼓励，缓解其紧张和恐惧心理，同时协助饮水、擦汗等生活护理。

2.专科护理

(1) 指导产妇屏气用力：正确使用腹压是缩短第二产程的关键。宫口开全后，指导产妇双足蹬在产床上，两手握住产床把手，如解大便样向下用力。

(2) 观察产程进展：此期宫缩频而强，需密切监测胎心，每5～10分钟听1次，观察胎儿有无急性缺氧情况。宫口开全后，胎膜多已自然破裂，若仍未破膜，常影响胎头下降，应行人工破膜。

(3) 接产准备：初产妇宫口开全、经产妇宫口扩张4cm且宫缩规律有力时，应做好接产准备工作。让产妇仰卧于产床上（有条件的医院可采取自由体位），两腿屈曲分开，露出外阴部，臀下放便盆或塑料布，用消毒纱布蘸肥皂水擦洗外阴部，顺序是阴阜、大阴唇、小阴唇、大腿内1/3、会阴及肛门周围，然后用温开水冲掉肥皂水。接产者按要求洗手、戴手套、穿手术衣，准备接产。

(4) 接产：分为以下几步。

1) 评估是否需行会阴切开术：综合评估胎儿大小、会阴体长度及弹性后，确定是否需行会阴切开术，以防止发生严重会阴裂伤。

2）协助娩出胎头：接产者站在产妇右侧，当胎头拨露使阴唇后联合紧张时开始保护会阴。方法：在会阴部盖消毒巾，接产者右肘支在产床上，右手拇指与其余四指分开，利用手掌大鱼际肌顶住会阴部。每当宫缩时应向上内方托压，同时左手轻轻下压胎头枕部，协助胎头俯屈和使胎头缓慢下降。宫缩间歇时，保护会阴的右手稍放松，以免压迫过久引起会阴水肿。当胎头枕部在耻骨弓下方露出时，左手应协助胎头仰伸。此时若宫缩强，应嘱产妇呼气以消除腹压，让产妇在宫缩间歇时稍向下屏气，使胎头缓慢娩出，以免造成会阴裂伤。

3）脐带绕颈的处理：当胎头娩出见有脐带绕颈一周且较松时，可用手将脐带顺胎肩推下或从胎头滑下。若脐带绕颈过紧或绕颈两周或以上，应用两把血管钳将其一段夹住从中剪断脐带，注意勿伤及胎儿颈部。

4）协助娩出胎体：胎头娩出后，右手仍应注意保护会阴，不要急于娩出胎肩，而应先以左手自新生儿鼻根向下颏挤压，挤出口鼻内的黏液和羊水。然后协助胎头复位及外旋转，使胎儿双肩径与骨盆出口前后径相一致。接产者左手向下轻压胎儿颈部，使前肩从耻骨弓下先娩出，再托胎颈向上，使后肩从会阴前缘缓慢娩出。双肩娩出后，保护会阴的右手方可放松，然后双手协助胎体及下肢相继以侧位娩出，记录胎儿娩出时间。

注意：保护会阴的同时协助胎头俯屈，让胎头以最小径线在宫缩间歇时缓慢地通过阴道口是预防会阴撕裂的关键，胎肩娩出时也要注意保护会阴。若有产后出血史或易发生宫缩乏力的产妇，可在胎儿前肩娩出时静注缩宫素10～20u，也可在胎儿前肩娩出后立即肌内注射缩宫素10u，均能促使胎盘迅速剥离以减少出血。

（五）结果评价

1.孕妇能正确使用腹压，顺利完成分娩。

2.新生儿没有发生头颅血肿、锁骨骨折等产伤。

六、第三产程妇女的护理

第三产程是胎盘娩出期，正确处理已娩出的新生儿、仔细检查胎盘完整性、检查软产道有无损伤、预防产后出血等是该期的主要内容。

（一）护理评估

1.健康史　了解第一、第二产程的经过及处理情况。

2.身心一般状况　观察产妇的生命体征，评估其精神心理状态、对新生儿性别及外形等是否满意等。

3.专科评估

（1）子宫收缩及阴道流血：胎儿娩出后，宫底降至平脐，产妇感到轻松，宫缩暂停数分钟后再现，应注意评估子宫收缩及阴道流血情况。

（2）胎盘剥离征象：胎儿娩出后，由于宫腔容积突然明显缩小，胎盘不能相应缩小，胎盘附着面与子宫壁发生错位而剥离。剥离面出血形成胎盘后血肿，子宫继续收缩，增大剥离的面积，直至胎盘完全剥离而排出。胎盘剥离的征象：①子宫底变硬呈球形，胎盘剥离后降至子宫下段，下段被扩张，子宫体呈狭长形被推向上，宫底升高达脐上。②剥离的胎盘降至子宫下段，阴道口外露的一段脐带自行延长。③阴道少量流血。④用手掌尺侧在产妇耻骨联合上方轻压子宫下段时，宫体上升而外露的脐带不再回缩。

（3）胎盘排出方式：①胎儿面娩出式：胎盘胎儿面先排出。胎盘从中央开始剥离，而后向周围剥离，其特点是胎盘先排出，随后见少量阴道流血，这种娩出方式多见。②母体面娩出式：胎盘母体面先排出。胎盘边缘先开始剥离，血液沿剥离面流出，其特点是先有较多阴道流血，然后胎盘娩出，这种娩出方式少见。

（4）胎盘、胎膜的完整性：胎盘娩出后，评估胎盘、胎膜是否完整，有无胎盘小叶或胎膜残留，胎盘周边有无断裂的血管残端，判断是否有副胎盘。

（5）会阴伤口：仔细检查软产道，注意有无宫颈裂伤、阴道裂伤及会阴裂伤。

4.新生儿评估　对新生儿的评估重点包括Apgar评分和一般状况评估。

（1）Apgar评分：用于判断有无新生儿窒息及窒息的严重程度。以出生后1分钟内的心率、呼吸、肌张力、喉反射及皮肤颜色五项体征为依据，每项可得0～2分，满分为10分（表5-1）。若评分为8～10分，属正常新生儿；4～7分，属轻度窒息，又称青紫窒息，需采取清理呼吸道、人工呼吸、给氧、用药等措施才能恢复；0～3分，属重度窒息，又称苍白窒息，缺氧严重者需紧急抢救，在直视下行喉镜气管内插管并给氧。对缺氧严重的新生儿，应在出生后5分钟、10分钟再次评分，直至连续两次评分均≥8分。1分钟评分反映胎儿在宫内的情况；5分钟及以后评分反映复苏效果，与预后关系密切。新生儿Apgar评分以呼吸为基础，皮肤颜色最为灵敏，心率是最终消失的指标。临床恶化顺序为皮肤颜色→呼吸→肌张力→反射→心率。复苏有效顺序为心率→反射→皮肤颜色→呼吸→肌张力。肌张力恢复越快，预后越好。

（2）一般状况：评估新生儿身高、体重，体表有无畸形等。

表5-1　新生儿Apgar评分法

体征	0分	1分	2分
每分钟心率	无	<100次/分	≥100次/分
呼吸	无	浅慢，且不规则	佳，哭声响
肌张力	松弛	四肢稍屈曲	四肢屈曲，活动好
喉反射	无反射	有些动作	咳嗽、恶心
皮肤颜色	全身苍白	身体红，四肢青紫	全身粉红

5.辅助检查　根据产妇情况选择必要的检查。

（二）常见护理诊断/问题

1.有亲子依附关系改变的危险　与疲乏、会阴切口疼痛或新生儿性别不理想有关。

2.潜在并发症　产后出血、新生儿窒息。

（三）护理目标

1.产妇接受新生儿并开始亲子互动。

2.住院期间未发生产后出血及新生儿窒息等。

（四）护理措施

1.新生儿护理

（1）清理呼吸道：用吸耳球或新生儿吸痰管轻轻吸出新生儿口、鼻腔黏液和羊水，以免发生吸入性肺炎。当确认呼吸道通畅而仍未啼哭时，可用手轻拍新生儿足底。新生儿大声啼哭后即可处理脐带。

（2）处理脐带：结扎脐带可用多种方法，如气门芯、脐带夹、血管钳等。目前常用气门芯套扎法，即将消毒后系有丝线的气门芯套入止血钳，用止血钳夹住距脐根部0.5cm处的脐带，在其上端0.5cm处将脐带剪断，套拉丝线将气门芯拉长套住脐带，取下止血钳，挤出脐带残端血后用5%聚维酮碘溶液或75%乙醇消毒脐带断面，最后脐带断面用无菌纱布覆盖。处理脐带时应注意为新生儿保暖。

（3）一般护理：擦净新生儿足底胎脂，打足印及拇指印于新生儿病历上，经仔细体格检查后，系以标明母亲姓名、床号、住院号和新生儿性别、体重、出生时间的手腕带及脚腕带，将新生儿抱给母亲进行母婴皮肤接触及母乳喂养。

2.协助胎盘娩出　正确处理胎盘娩出，可减少产后出血的发生。接产者切忌在胎盘尚未完全剥离时用手按揉、下压宫底或牵拉脐带，以免引起胎盘部分剥离而出血或拉断脐带，甚至造成子宫内翻。当确认胎盘已完全剥离时，于宫缩时以左手握住宫底（拇指置于子宫前壁，其余四指放于子宫后壁）并按压，同时右手轻拉脐带，协助胎盘娩出。当胎盘娩出至阴道口时，接产者用双手接住胎盘，向一个方向旋转并缓慢向外牵拉，协助胎盘、胎膜完整娩出。若在胎盘娩出过程中发现胎膜有部分断裂，可用血管钳夹住断裂上端的胎膜，再继续向原方向旋转，直至胎膜完全娩出。胎盘、胎膜娩出后，按摩子宫以刺激子宫收缩、减少出血，同时注意观察并测量出血量。若胎盘未完全剥离而出血多，或胎儿已娩出30分钟而胎盘仍未排出，应行人工剥离胎盘术。

3.检查胎盘、胎膜　将胎盘铺平，先检查胎盘母体面胎盘小叶有无缺损，然后将胎盘提起，检查胎膜是否完整，再检查胎盘胎儿面边缘有无血管断裂，及时发现副胎盘。若有副胎盘、部分胎盘残留或大部分胎膜残留时，应在无菌操作下伸手入宫腔取出残留组织。若确认仅有少量胎膜残留，可给予子宫收缩剂待其自然排出。

4.检查软产道　胎盘娩出后，应仔细检查会阴、小阴唇内侧、尿道口周围、阴道及宫颈有无裂伤。若有裂伤，应立即缝合。

5.产后2小时护理　①在产房观察2小时：重点观察血压、脉搏、子宫收缩情况、阴道流血量、膀胱是否充盈、会阴及阴道有无血肿等，发现异常及时处理。②提供舒适：为产妇擦汗、更衣，及时更换床单及会阴垫，提供清淡、易消化流质食物，帮助产妇恢复体力。③情感支持：帮助产妇接受新生儿，协助产妇和新生儿进行皮肤接触和早吸吮，建立母婴情感。

（五）结果评价

1. 产妇出血量＜500mL。
2. 产妇接受新生儿并开始与新生儿进行亲子互动。

第三节　分娩期焦虑与疼痛妇女的护理

一、分娩期焦虑妇女的护理

焦虑是个人在对一个模糊的、非特异性威胁做出反应时所经受的不适感和忧虑感，是应激反应中最常出现的情绪反应。分娩对于产妇是一次强烈的生理心理应激过程。由于分娩过程中存在诸多不测和不适，很多产妇临产后情绪紧张，常常处于焦虑的心理状态。而焦虑又可影响分娩进程，甚至导致子宫收缩乏力、产程延长及胎儿窘迫等。因此，减轻焦虑成为产科护理工作的重要内容。

（一）护理评估

1. 健康史　评估孕产妇受教育情况、社会经济状况、婚姻、个性特征及家庭关系，孕产史、参与产前教育情况、对分娩相关知识的了解程度，日常生活如睡眠、衣着、饮食等，以往面临问题的态度及应对方式。

2. 身心状况　焦虑的孕产妇常表现为坐立不安、对分娩缺乏信心，易于激动、哭泣、自卑或自责等。她们常常提出许多问题，如：我的孩子正常吗？我能顺产吗？分娩需多长时间？是否需要用药？我将要接受哪些检查和治疗？等等。焦虑的孕产妇甚至出现身体方面的症状和体征，如心悸、血压升高、呼吸加快、出汗、声音变调或颤抖、尿频、恶心或呕吐、头痛、头晕失眠、面部潮红等。

（二）常见护理诊断/问题

1. 焦虑　与担心分娩结局有关。
2. 应对无效　与过度焦虑及未能运用应对技巧有关。

（三）护理目标

1. 孕产妇情绪稳定，能以正常心态接受分娩。
2. 孕产妇积极运用有效的心理防御机制及应对技巧。

（四）护理措施

1. 加强产前健康教育　充分而有效的产前健康教育是减轻分娩期妇女焦虑的最有效措施。在孕期，应通过健康教育使孕妇及其家属充分了解分娩的过程，学会分娩镇痛的非药物镇痛方法，通过实地参观消除对产房环境和工作人员的陌生感和恐惧感。

2.营造安静而舒适的分娩环境　努力为产妇营造一个安静而舒适的分娩环境，包括房间的家庭化设施、颜色、光线、声音、温湿度等；允许家属陪伴，增加产妇的安全感。

3.加强心理支持　分娩过程中的心理支持非常重要，一个眼神、一次握手、一个拍背、一句鼓励或赞扬的话都可能让孕妇改变对分娩的认知而使分娩经历成为美好的回忆。尽量陪伴产妇，倾听她们的诉求，给予针对性的心理支持。

4.指导家属给予支持　家属尤其是丈夫的陪伴是产妇最有力的心理支持。鼓励家人特别是丈夫陪伴产妇，并教会他们通过语言、按摩等表达对产妇的理解、关心和爱。

（五）结果评价

1.产妇能应用有效方法缓解焦虑状态。

2.产妇的心率、呼吸、血压等在正常范围。

二、分娩期疼痛妇女的护理

疼痛是个体在应对有害刺激过程中所经受的不舒适体验。分娩期疼痛是每一位产妇都要经历的最主要身体不适，大约50%的产妇认为是难以忍受的剧烈疼痛，35%的产妇认为是可以忍受的中等程度疼痛，15%的产妇认为是轻微的疼痛感觉。

（一）分娩期疼痛的特点及发生机制

1.分娩期疼痛的特点　分娩疼痛是一种很独特的疼痛，有别于其他任何病理性疼痛。①疼痛的性质多为痉挛性、压榨性、撕裂样疼痛。②由轻、中度疼痛开始，随宫缩的增强而逐渐加剧。③分娩疼痛源于宫缩，但不只限于下腹部，会放射至腰骶部、盆腔及大腿根部。

2.分娩期疼痛的发生机制　分娩疼痛可能与下列因素有关：①宫颈生理性扩张刺激了盆壁神经，引起后背下部疼痛。②宫缩时的子宫移动引起腹部肌张力增高。③宫缩时子宫血管收缩引起子宫缺氧。④胎头压迫引起会阴部被动伸展而致会阴部固定性疼痛。⑤会阴切开或裂伤及其修复。⑥分娩过程中膀胱、尿道、直肠受压。⑦产妇紧张、焦虑及恐惧可导致害怕-紧张-疼痛综合征。

（二）影响分娩疼痛的因素

分娩期妇女对疼痛的耐受性因人而异，其影响因素主要有身体、心理、社会及文化等方面。

1.身体因素　产妇的年龄、产次、既往痛经史、难产、体位等许多因素可交互影响分娩疼痛。经产妇的宫颈在分娩发动前开始变软，因而对疼痛的感觉较初产妇轻；既往有痛经者血液中分泌更多的前列腺素，会引起强烈的子宫收缩，产生剧烈疼痛；难产时，宫缩正常而产程停滞，常会伴随更为剧烈的疼痛；产妇如果采用垂直体位（坐位、站立、蹲位），疼痛较轻。

2.心理因素　产妇分娩时的情绪、情感、态度等可影响分娩疼痛。产妇害怕疼痛、出血、胎儿畸形、难产等，产生焦虑和恐惧心理，结果反而增加对疼痛的敏感性。如果产妇对分娩有坚定的信心，则有助于缓解分娩疼痛。

3.社会因素　分娩环境、氛围、对分娩过程的认知、其他产妇的表现、家人的鼓励和支持等可影响分娩疼痛,如产妇感觉备受关爱则可减轻痛感。

4.文化因素 产妇的家庭文化背景、信仰、风俗和产妇受教育程度等,均会影响其对疼痛的耐受性,护理人员应对每个产妇进行全面评估,并制订和实施个性化分娩计划,因人而异采取减轻疼痛的措施。

(三)护理评估

1.健康史 通过产前检查记录了解相关信息,如生育史、本次妊娠经过、有无妊娠合并症及并发症、孕期用药情况等;详细询问孕期接受健康教育情况,以往对疼痛的耐受性和应对方法;了解产妇及其家属对分娩和分娩镇痛的态度与需求。

2.身心状况 通过观察、访谈、量表调查等可对疼痛程度做出评估。大多数产妇会感觉身不由己、失去控制、疲惫不堪,表现为呻吟、愁眉苦脸、咬牙、坐立不安等。一些产妇会浑身发抖、寒战样哆嗦、哭泣、呕吐等。疼痛还可引起出汗、心率加快、血压升高、呼吸急促等生理反应,与应激生理反应类似。疼痛可影响产妇的情绪,使之产生烦躁、恐惧甚至绝望感。

3.辅助检查 通过实验室检查测定血、尿常规及出凝血时间等。

(四)常见护理诊断/问题

1.恐惧 与疼痛威胁而感到不安有关。

2.应对无效 与过度疼痛及未能运用应对技巧有关。

(五)护理目标

1.孕产妇表述疼痛程度减轻、舒适感增加。

2.孕产妇情绪稳定,能以正常心态接受分娩。

3.孕产妇积极运用有效的应对技巧。

(六)护理措施

1.一般护理 营造温馨、安全、舒适的家庭化产房,提供分娩球等设施协助产妇采取舒适体位,嘱产妇及时补充热量和水分,定时督促排尿,减少不必要的检查。

2.非药物性分娩镇痛

(1)呼吸技术(breath techniques):指导产妇在分娩过程中采取产前掌握的各种呼吸技术,达到转移注意力、放松肌肉、减少紧张和恐惧,提高产妇的自我控制感,有效减轻分娩疼痛的目的。这些常用的呼吸技术在第一产程可增强腹部肌肉,增加腹腔容量,减少子宫和腹壁的摩擦及不适感;在第二产程应用则能增加腹腔压力,有助于胎儿娩出(具体方法参见第四章第五节)。

(2)集中和想象(focusing and imagery):①集中注意力和分散注意力有益于缓解分娩疼痛。当子宫收缩时,注视图片或固定的物体等方法可转移产妇对疼痛的注意,缓解其对疼痛的感知。②分娩过程中让产妇积极地想象过去生活中某件最愉快事情的情景,同时进行联想诱导,让产妇停留在愉快的情景之中。这些技术可以加强放松效果。

(3)音乐疗法(music therapy):在产程中聆听音乐,产妇的注意力从宫缩疼痛转移到音乐旋律上,可分散对产痛的注意力。音乐唤起喜悦的感觉,引导产妇全身放松,如果同时有效运用呼吸法,则能更好地减轻焦虑和疼痛。在产前就需要进行音乐训练,以便在产程中挑出产妇最喜欢、最熟悉、最能唤起愉快情绪的音乐,起到最佳的镇痛效果。

(4) 导乐陪伴分娩(Doula accompanying delivery):指在整个分娩过程中有一个富有生育经验的妇女时刻陪伴在旁边,传授分娩经验,不断提供生理上、心理上、感情上的支持,随时给予分娩指导和生理上的帮助,充分调动产妇的主观能动性,使其在轻松、舒适、安全的环境中顺利完成分娩过程。根据产妇的需求和医院的条件可选择家属(丈夫、母亲、姐妹)陪伴、接受专门培训的专职人员陪伴、医护人员陪伴。

(5) 水中分娩(water birth):是指分娩时用温水淋浴,或在充满温水的分娩池中利用水的浮力和适宜的温度完成自然分娩的过程。水中分娩通过温热的水温和按摩的水流缓解产妇焦虑紧张的情绪;水的浮力支撑作用使身体及腿部肌肉放松,增加会阴部和软产道的弹性;水的向上托力可减轻胎儿对会阴部的压迫;适宜的水温还可以阻断或减少疼痛信号向大脑传递;在温水中还便于孕妇休息和翻身,减少孕妇在分娩过程中的阵痛。水中分娩既有其优点,但也存在着一定的风险,因此需要严格掌握适应证,遵守操作流程,遵循无菌操作的原则,在整个分娩过程中实施系统化管理。

(6) 经皮神经电刺激疗法(transcutaneous electrical nerve stimulation, TENS):是通过使用表皮层电极神经刺激器,持续刺激背部胸椎和骶椎的两侧,使局部皮肤和子宫的痛阈提高,并传递信息到神经中枢,激活体内抗痛物质和内源性镇痛物质的产生,从而达到镇痛目的。此法操作简单,对产妇和胎儿没有危害,产妇还可根据自身耐受程度调节刺激强度和频率。

(7) 其他:可采用芳香疗法、催眠术、穴位按摩、热敷等方法减轻疼痛。

3.**药物性分娩镇痛** 非药物性镇痛方法不能有效缓解分娩过程中的疼痛时,可选用药物性镇痛方法。

(1) 原则:①对产妇及胎儿不良作用小。②药物起效快,作用可靠,给药方法简便。③对产程无影响或加速产程。④产妇清醒,可参与分娩过程。

(2) 常用方法:①吸入法:起效快,苏醒快,但用时需防止产妇缺氧或过度通气。常用的药物有氧化亚氮、氟烷、安氟烷等。②硬膜外镇痛(连续硬膜外镇痛,产妇自控硬膜外镇痛):镇痛效果较好,常用的药物为丁哌卡因、芬太尼,其优点为镇痛平面恒定,较少引起运动阻滞。③腰麻-硬膜外联合阻滞:镇痛效果快,用药剂量少,运动阻滞较轻。④连续腰麻镇痛(连续蛛网膜下腔阻滞镇痛):镇痛效果比硬膜外阻滞或单次腰麻阻滞更具优势,但可能出现腰麻后头痛。

(3) 注意事项:注意观察药物的不良反应,如恶心、呕吐、呼吸抑制等;严密观察是否有硬膜外麻醉的并发症,如硬膜外感染、硬膜外血肿、神经根损伤、下肢感觉异常等,一旦发现异常,应立即终止镇痛,对症治疗。

疼痛是个人的主观感受，分娩镇痛只能减轻痛感而并不是完全无痛，对分娩过程应有正确的认识，根据产程的进展情况及产妇的不同需求，选择不同的分娩镇痛方法。

（七）结果评价

1. 产妇接受缓解疼痛的方法，表述疼痛减轻。
2. 产妇运用有效的非药物性镇痛技巧应对分娩期疼痛。
3. 产妇主动配合，分娩过程顺利。

本章小结

分娩是妊娠满28周以后，胎儿及其附属物从临产开始到由母体娩出的过程。产力、产道、胎儿、精神心理因素为影响分娩的四大因素，只有各因素均正常并能相互适应，胎儿才能顺利经阴道自然分娩。胎儿通过衔接、下降、俯屈、内旋转、复位、外旋转等一连串适应性转动以最小径线通过产道。

分娩过程分为三个产程，第一产程从临产到宫口开全，第二产程从宫口开全到胎儿娩出，第三产程从胎儿娩出到胎盘娩出。每个产程的护理评估要点、护理措施有所不同。对于子宫收缩、胎儿宫内状况、孕产妇生命体征，以及孕产妇疼痛、焦虑状况的评估和观察是第一、第二产程的护理重点；第三产程应重点观察胎盘剥离征象、新生儿健康状况，重视产后2小时的观察与护理。

第六章
产褥期妇女和新生儿的护理

章前引言

产褥期（puerperium）是指从胎盘娩出到产妇全身器官（除乳腺外）恢复至正常未孕状态所需要的时间，一般为6周。产褥期为女性生理及心理发生急剧变化的时期之一，其中生理变化以生殖系统变化最为显著。随着新生儿的出生，产妇及其家庭需要经历一个心理和社会的适应过程，产褥期心理健康需要引起高度重视。产褥期除了促进产妇的康复，还需关注新生儿的发育，对于新生儿来讲，母乳是最为理想的天然食品，能够提供生长发育所必需的各种营养物质，同时对产妇也有多方面的积极作用，因此做好母乳喂养健康教育至关重要。产褥期的护理目标为帮助产妇解决母乳喂养中的问题，为其建立母乳喂养的自信心。

新生儿是指胎儿从离开母体到生后28天。在此期间，新生儿脱离母体独立生存，其所处的内外环境发生根本的变化，而其适应能力尚不完善；新生儿在生长发育和疾病方面具有非常明显的特殊性，对各种疾病的抵抗力较差；此外，分娩过程中的损伤、感染延续存在，先天性畸形也常在此期间表现。因此，了解产褥期管理的相关知识，为产褥期妇女及新生儿提供护理，对产妇的康复和新生儿的发育有积极的促进作用，并且可以促进家庭和社会和谐发展。

学习目标

1. 识记产褥期、子宫复旧、恶露及正常足月新生儿、新生儿期的概念。
2. 熟悉正常产褥期母体的变化及正常新生儿的生理特点。
3. 掌握产褥期妇女及正常新生儿的临床表现及护理措施，能识别异常新生儿的临床表现。

4. 了解产褥期妇女常见心理问题及护理措施。

5. 掌握母乳喂养的好处、方法、常见问题及护理措施。

6. 运用所学知识对产褥期妇女、正常新生儿及异常新生儿进行护理及健康教育。

思政目标

培养学生的批判性思维及分析和解决问题的能力，在关注女性产后健康的同时，融入人文关怀，引导和启发学生建立高尚的职业道德、职业素养、职业精神和社会责任感，从而帮助产妇更快恢复至孕前状态，保障新生儿平稳、安全度过新生儿期。

案例导入

张女士，30岁，因"G2P1，孕40^{+2}周先兆临产"收入院。入院第二日晨8时，因胎儿宫内窘迫，在阴部神经阻滞麻醉及局部浸润麻醉下行会阴左侧切开术，予产钳助娩一个体重4 100g的男婴，外缝4针。产后第1日，查体发现体温37.8℃，脉搏80次/分，呼吸18次/分，血压120/70mmHg；子宫底平脐，恶露红色；会阴切口缝合处水肿，无红肿、硬结。产妇排尿顺畅，次数较多，还未排便。哺乳时会出现下腹部疼痛，但无乳汁分泌。产后母婴同室，新生儿正在哭闹，产妇表现出焦虑。

思考题

1. 该产妇的表现有无异常？
2. 该产妇存在的护理问题有哪些？
3. 如何对该产妇进行护理及健康教育？
4. 如何对新生儿进行观察及护理？

第一节　正常产褥

从胎盘娩出到产妇全身各器官除乳腺外恢复至正常未孕状态，包括形态和功能，这一段时期称为产褥期，通常为6周。产褥期为女性生理及心理发生急剧变化的时期，了解正常产褥期的变化对做好产褥期的保健、保证母婴健康有重要意义。

一、产褥期妇女的生理变化

产褥期母体的变化包括全身各个系统的变化，以生殖系统的变化最为显著。

（一）生殖系统的变化

1.子宫 子宫是产褥期生殖系统中变化最大的器官。胎盘娩出后，子宫逐渐恢复至未孕状态的全过程称为子宫复旧（involution of uterus），一般为6周，其主要变化为子宫体肌纤维缩复和子宫内膜的再生，同时还有子宫血管变化、子宫下段及宫颈的复原等。

（1）子宫体肌纤维缩复：子宫复旧不是肌细胞数目减少，而是肌浆中的蛋白质被分解排出，使细胞质减少致肌细胞缩小。被分解的蛋白质及其代谢产物通过肾脏排出体外。随着肌纤维不断缩复，子宫体积及重量均发生变化。胎盘娩出后，子宫体逐渐缩小，产后1周缩小至约妊娠12周大小，在耻骨联合上方可扪及；产后10日子宫降至骨盆腔内，腹部检查摸不到子宫底；于产后6周恢复至妊娠前大小。子宫重量也逐渐减少，分娩结束时约为1 000g，产后1周时约为500g，产后2周时约为300g，产后6周恢复至50～70g。

（2）子宫内膜再生：胎盘、胎膜分离并娩出后，遗留的蜕膜分为两层，表层发生变性、坏死、脱落，形成恶露的一部分自阴道排出；接近肌层的子宫内膜基底层逐渐再生出新的功能层，内膜缓慢修复，约于产后第3周，除胎盘附着部位外的宫腔表面均由新生内膜覆盖，胎盘附着部位内膜完成修复需至产后6周。

（3）子宫血管变化：胎盘娩出后，胎盘附着部位面积立即缩小为原来的一半左右，使开放的子宫螺旋动脉和静脉窦压缩变窄，数小时后形成血栓，出血量逐渐减少直至停止，最终被机化吸收。若在新生内膜修复期间，胎盘附着面因复旧不良而出现血栓脱落，可导致晚期产后出血。

（4）子宫下段及宫颈的复原：产后子宫下段肌纤维缩复，逐渐恢复为非孕时的子宫峡部。胎盘娩出后的宫颈外口呈环状如袖口；产后2～3日，宫口仍可容纳两指；产后1周宫颈内口关闭，宫颈管复原；产后4周宫颈恢复至非孕时形态。分娩时宫颈外口常发生轻度裂伤（多在子宫颈3点、9点处），使初产妇的宫颈外口由产前圆形（未产型）变为产后"一"字形横裂（已产型）。

2.阴道 分娩后阴道黏膜及周围组织水肿，阴道黏膜皱襞因过度伸展而减少甚至消失，致使阴道壁松弛及肌张力低。阴道壁肌张力于产褥期逐渐恢复，阴道腔逐渐缩小，阴道黏膜皱襞约在产后3周重新显现，但阴道至产褥期结束时仍不能完全恢复至未孕时的紧张度。

3.外阴 分娩后外阴轻度水肿，于产后2～3日逐渐消退。会阴部血液循环丰富，若有轻度撕裂或会阴侧切缝合，多于产后3～4日愈合。处女膜因分娩时撕裂，形成残缺的处女膜痕。

4.盆底组织 分娩过程中，胎先露长时间压迫使盆底肌肉和筋膜过度伸展致弹性降低，且常伴有盆底肌纤维的部分撕裂，因此，产褥期应避免过早进行重体力劳动。若盆底肌及其筋膜发生严重撕裂造成盆底松弛，加之产褥期过早参加重体力劳动；或者分娩次数过多，且间隔时间短，盆底组织难以完全恢复正常，可导致阴道壁脱垂、子宫脱垂等远期并发症。产褥期坚持做产后康复锻炼，盆底肌可在产褥期内即恢复至接近未孕状态。

（二）乳房的变化

妊娠期孕妇体内雌激素、孕激素、胎盘生乳素升高，使乳腺发育、乳腺体积增大、乳晕加深，为泌乳做好准备。胎盘娩出后，产妇血液中雌激素、孕激素及胎盘生乳素水平急剧下降，抑制下丘脑分泌的催乳素抑制因子（prolactin inhibiting factor，PIF）释放，在催乳素作用下，乳房腺细胞开始分泌乳汁。婴儿吸吮乳头时，来自乳头的感觉信号经传入神经到达下丘脑，通过抑制下丘脑分泌的多巴胺及其他催乳素抑制因子，使腺垂体催乳素呈脉冲式释放，促进乳汁分泌。吸吮乳头还能反射性地引起神经垂体释放缩宫素（oxytocin），缩宫素使乳腺腺泡周围的肌上皮收缩，使乳汁从腺泡、小导管进入输乳导管和乳窦而喷出乳汁，此过程称为喷乳反射。吸吮及不断排空乳房是保持乳腺不断泌乳的重要条件。由于乳汁分泌量与产妇的营养、睡眠、情绪和健康状况密切相关，因而保证产妇良好休息、足够睡眠和营养丰富饮食，并避免精神刺激至关重要。在此期间，乳汁不能正常排空可出现乳汁淤积，导致乳房胀痛及硬结形成；乳汁不足则可出现乳房空软。

（三）循环及血液系统的变化

胎盘剥离后，子宫胎盘血液循环终止且子宫缩复，大量血液从子宫涌入产妇体循环，加之妊娠期潴留的组织间液回吸收，产后72小时内产妇的循环血量增加15%～25%，应注意预防心衰的发生。循环血量于产后2～3周恢复至未孕状态。

产褥早期血液仍处于高凝状态，有利于胎盘剥离创面形成血栓，减少产后出血量。纤维蛋白原、凝血酶、凝血酶原于产后2～4周内降至正常。血红蛋白水平于产后1周左右回升。白细胞总数于产褥早期较高，可达$(15～30)×10^9/L$，一般1～2周恢复正常。淋巴细胞稍减少，中性粒细胞增多，血小板数量增多。红细胞沉降率于产后3～4周降至正常。

（四）消化系统的变化

妊娠期胃肠蠕动及肌张力均减弱，胃液中盐酸分泌量减少，产后1～2周逐渐恢复。产妇因分娩时能量消耗及体液流失，产后1～2日常感口渴，喜进流食或半流食，但食欲较差。产妇因卧床时间长、缺少运动、腹肌及盆底肌肉松弛、肠蠕动减弱等，容易发生便秘及肠胀气。

（五）泌尿系统的变化

妊娠期体内潴留的水分主要经肾脏排出，故产后1周内尿量增多。妊娠期发生的肾盂及输尿管扩张，产后需2～8周方恢复正常。分娩过程中膀胱受压，导致黏膜水肿、充血及肌张力降低，对膀胱内压的敏感性降低；加之外阴切口疼痛、产程中会阴部受压迫过久、器械助产、区域阻滞麻醉等均可导致尿潴留的发生。

（六）内分泌系统的变化

产后雌激素及孕激素水平急剧下降，产后1周降至未孕时水平。胎盘生乳素于产后6小时已不能测出。催乳素水平受哺乳的影响：若产妇哺乳，催乳素水平于产后下降，但仍高于非孕时水平，吸吮乳汁时催乳素明显增高；不哺乳产妇的催乳素于产后2周降至未孕时水平。月经复潮及排卵时间受哺乳影响：不哺乳产妇通常在产后6～10周月经复潮，产后10周左右恢复排卵；哺乳产妇的月经复潮延迟，平均在产后4～6个月恢复排卵。产后月经复潮较晚者，首次月经来潮前多有排卵，故哺乳产妇月经虽未复潮，却仍有受孕可能。

（七）腹壁的变化

妊娠期出现的下腹正中线色素沉着在产褥期逐渐消退。初产妇腹壁紫红色妊娠纹变成银白色陈旧妊娠纹。腹壁皮肤受增大的妊娠子宫影响，部分弹力纤维断裂，腹直肌出现不同程度分离，产后腹壁明显松弛，腹壁紧张度在产后6～8周恢复。

（八）免疫系统的变化

机体免疫功能于产褥期逐渐恢复，NK细胞和LAK细胞活性增加，有利于对疾病的防御。但需注意，产妇在产褥早期免疫力仍较低，应预防感染。

二、产褥期妇女的心理变化

产褥期妇女的心理变化与分娩经历、伤口愈合、体态恢复、婴儿性别、哺乳情况和健康问题等有关。常表现为情绪高涨、充满希望、高兴、满足感、幸福感、乐观、压抑或焦虑等。有的产妇可因为理想与现实中母亲角色的差距而发生心理冲突；或因为胎儿娩出后生理上的排空而感到心理空虚；或因为新生儿外貌及性别与理想中的不相吻合而感到失望；或因为现实中母亲所需承担的诸多责任而感到恐惧；或因为丈夫的注意力转移到新生儿而感到失落等。

影响产褥期妇女心理变化的因素包括产妇的年龄、产妇身体的恢复情况、产妇对分娩的感受、是否胜任母亲角色、家庭环境和家庭成员的支持等。

1.年龄　年龄＜18岁的产妇，由于自身在生理、心理及社会等各方面发展尚未成熟，在母亲角色的学习上会遇到很多困难，影响其心理适应。年龄＞35岁的产妇，心理及社会等各方面发展比较成熟，但体力和精力下降，容易出现疲劳感，在事业和母亲角色之间的转换上也会面临更多的困扰，对心理适应有不同程度的影响。

2.身体状况　产妇在妊娠期的身体健康状况、在妊娠过程中有无并发症、是否经历剖宫产等都会影响产妇的身体状况，从而影响到产妇的心理适应。

3.产妇对分娩经历的感受　产妇对分娩过程的感受与产妇所具有的分娩知识、对分娩的期望、分娩的方式及分娩过程支持源的获得有关。当产妇对分娩的期望与实际情况有较大差异时，常会影响其产后的心理状态。

4.社会支持　社会支持系统不但提供物质基础，同时也提供心理支持。稳定的家庭经济状况、家人的理解与帮助，有助于产妇的心理适应，使其更能胜任照顾新生儿的角色。

三、产褥期的临床表现

1.生命体征　产后体温多数在正常范围内。产后24小时内体温可略升高，一般不超过38℃，可能与产程延长致过度疲劳有关。产后3～4日出现乳房血管、淋巴管极度充盈，乳房胀大，伴体温升高，称为泌乳热（breast fever），一般持续4～16小时体温即下降，不属于病态，但需排除其他原因尤其是感染引起的发热。产后脉搏在正常范围内。产后呼吸深慢，一般每分钟14~16次，是由于产后腹压降低，膈肌下降，由妊娠期的胸式呼吸变为胸腹式呼吸所致。产褥期血压维持在正常水平，变化不大。

2．子宫复旧　胎盘娩出后，子宫圆而硬，宫底在脐下一指。产后第1日略上升至脐平，以后每日下降1~2cm，至产后1周在耻骨联合上方可触及，产后10日子宫降至骨盆腔内，腹部检查触不到宫底。

3．产后宫缩痛　产褥早期因子宫收缩引起下腹部阵发性剧烈疼痛，称为产后宫缩痛（after pains）。于产后1~2日出现，持续2~3日自然消失，多见于经产妇。哺乳时反射性缩宫素分泌增多使疼痛加重，不需特殊用药。

4．恶露　产后随子宫蜕膜脱落，经阴道排出血液、坏死蜕膜等组织，称为恶露（lochia）。恶露有血腥味，但无臭味，持续4~6周，总量为250~500mL。因其颜色、内容物及时间不同，恶露分为以下三种。

（1）血性恶露（lochia rubra）：因含大量血液得名，色红，量多，有时有小血块。镜下见多量红细胞、坏死蜕膜及少量胎膜。血性恶露持续3~4日。出血逐渐减少，浆液增加，转变为浆液恶露。

（2）浆液恶露（lochia serosa）：因含多量浆液得名，色淡红。镜下见较多坏死蜕膜组织、宫腔渗出液、宫颈黏液、少量红细胞及白细胞，且有细菌。浆液恶露持续10日左右，浆液逐渐减少，白细胞增多，变为白色恶露。

（3）白色恶露（lochia alba）：因含大量白细胞，色泽较白得名，质黏稠。镜下见大量白细胞、坏死蜕膜组织、表皮细胞及细菌等。白色恶露约持续3周。

若子宫复旧不全或宫腔内残留部分胎盘、胎膜或合并感染时，恶露可增多，血性恶露持续时间延长并有臭味。

5．褥汗　产后1周内皮肤排泄功能旺盛，排出大量汗液，以夜间睡眠和初醒时更为明显，不属于病态。但要注意补充水分，防止脱水及中暑。

6．排泄

（1）排尿：产后2~3天，由于机体排出妊娠时潴留的液体，产妇往往多尿。但因分娩过程中膀胱受压而致黏膜水肿、充血、肌张力降低，加之会阴切口疼痛，产后容易发生排尿困难，特别是产后第1次排尿，容易发生尿潴留及尿路感染。

（2）排便：产褥期容易发生便秘，由产妇卧床时间长而活动少、肠蠕动减弱、腹直肌及骨盆底肌松弛而引起。在第二产程期间，痔疮可能会破损或变得水肿。产后24~48小时，之前患有痔疮的产妇会出现肛门周围疼痛。减轻疼痛的方法有温水坐浴、冷敷、中成药局部贴敷、痔疮膏、止痛药或麻醉喷雾等。

7．乳房改变

（1）乳头皲裂：产妇在最初几日哺乳后容易出现乳头皲裂，表现为乳头红、裂开，有时有出血，哺乳时疼痛，大多数是由哺乳姿势不当所致。

（2）乳房胀痛：乳房的肿胀是由于乳汁淤积和血管充血的共同作用。随着乳汁逐渐充盈，乳房肿胀大约发生在产后第3天，持续24~48小时。乳房变得膨胀、紧张，不能被触碰。乳房皮肤发烫，可在乳房皮肤上清楚看到血管。由于乳头变得坚硬，因而更难被新生儿含住。

第二节 产褥期妇女的生理护理

产褥期母体各系统变化很大，虽属生理范畴，但若处理和保健不当可转变为病理情况。处理的原则是科学护理产妇，为产妇提供支持和帮助，促进舒适，促进产后生理功能恢复，预防产后出血、感染、中暑、抑郁等并发症发生，促进母乳喂养成功。

一、护理评估

（一）健康史

健康史包括对产妇妊娠前、妊娠过程和分娩过程的全面评估。评估妊娠前产妇的身体健康状况，有无慢性疾病及精神心理疾病；评估妊娠期有无妊娠期并发症、合并症病史；评估分娩过程是否顺利、产后出血量、会阴撕裂程度、新生儿出生后的Apgar评分等内容。

（二）身心状况

1. 生命体征　评估体温、脉搏、呼吸、血压等情况。

2. 产后出血量　正确评估产后出血的量、颜色、性状，是否有肛门坠胀感。若阴道流血量不多，但子宫收缩不良、宫底上升者，提示宫腔内有积血；若产妇自觉肛门坠胀感，应注意是否有阴道后壁血肿；若子宫收缩好，但仍有较多的鲜红色阴道流血，应警惕软产道损伤。

3. 生殖系统　①评估产妇的子宫底高度及复旧情况。评估前，嘱产妇排尿后平卧，双膝稍屈曲，腹部放松，剖宫产术后产妇应解开腹带，注意遮挡及保暖。正常子宫圆而硬，位于腹部中央。若子宫质地软，应考虑是否有产后宫缩乏力；若子宫偏向一侧，应考虑是否有膀胱充盈。子宫不能如期复原常提示异常。②了解是否有宫缩痛及其程度。③观察恶露的色、质、量。④评估产后会阴伤口愈合情况，是否有水肿、红肿硬结及分泌物等。会阴水肿一般在产后2~3日自行消退。若会阴部伤口疼痛加重，局部出现红肿、硬结和分泌物，应考虑会阴伤口感染。

4. 排泄　评估产后膀胱充盈情况，是否及时排尿，尿量多少；评估产后是否及时排便，是否有便秘症状。

5. 乳房　评估乳房的类型，有无乳头平坦、内陷；乳汁的质和量，是否满足新生儿需要；乳房是否充盈，有无肿胀及乳头皲裂。

6. 心理状态及社会支持　了解产妇对分娩经历的感受、对自我形象恢复的满意度、对母亲角色的适应等。评估母亲能否正确理解孩子的行为、评估产妇的年龄、健康状况、社会支持系统、经济状况、性格特征、文化背景等因素对产后心理状态的影响。评估家庭氛围、家庭成员角色及亲情等关系。良好的家庭氛围有助于家庭各成员角色的获得，也有助于建立多种亲情关系。

（三）辅助检查

必要时进行血常规、尿常规、B超等检查。

二、护理措施

（一）一般护理

为产妇提供空气清新、通风良好、舒适安静的病室环境；保持床单位的清洁、整齐、干净；保证产妇足够的营养和睡眠，护理活动应不打扰产妇休息。

1.心理护理　受体内雌、孕激素水平急剧下降，产后心理压力及疲劳等因素影响，产妇在产后2~3日内易发生轻度或中度的情绪反应。需要及时关注产妇产后的情绪变化和心理反应，给予及时的心理支持，帮助产妇渡过产后压抑期。

2.生命体征的观察　每日测体温、脉搏、呼吸及血压，若体温超过38℃，应加强观察，查找原因，并向医生汇报。

3.饮食指导　产褥期膳食应是由多样化食物构成的均衡膳食，包括多样化的蔬菜、水果及富含纤维素的食物。饮食宜清淡、易消化，避免辛辣、刺激性食物及酒类。应每天摄入适当的肉、禽、鱼、蛋、奶等动物性食品，以补充蛋白质营养需求。适当多饮水，补充维生素和铁剂。不建议大量进食高蛋白质、高脂肪、高糖类及高刺激性食物，以免增加血液黏稠度，致下肢血流缓慢。另外，如产妇合并有代谢性疾病，如糖尿病、肾病、营养不良等，应严格遵循营养方案，必要时转介到营养科会诊。

4.排尿与排便护理　阴道分娩的产妇，在分娩后要饮温热水，鼓励、督促尽早排尿，最好于分娩后4小时内排尿，最多不超过产后6小时，如有尿意而不能自排者，适时采取措施帮助排尿，如热敷下腹部、温开水冲洗外阴、按摩膀胱等。产后6小时有尿仍不能自排者，应给予相应处理，必要时导尿。正常应于产后24~48小时排大便。鼓励产妇多吃蔬菜，增加粗纤维饮食的摄入，及早下床活动，保持排便通畅，必要时给予粪便软化剂。

5.产后活动　产后产妇应尽早开始适宜活动。经阴道自然分娩者，产后6~12小时可下床轻微活动，产后第2日可在室内走动。会阴部伤口拆线后伤口不感疼痛者可做产后健身操。会阴侧切或剖宫产的产妇可适当推迟活动时间，鼓励床上适当活动，预防下肢静脉血栓形成。

（二）专科护理

1.产后2小时护理　产后2小时内极易发生严重并发症，如产后出血、产后心衰、产后子痫等，故产后应严密观察生命体征、子宫收缩情况及阴道出血量，注意宫底高度及膀胱是否充盈，观察会阴、阴道有无血肿的发生。在此期间应该协助产妇首次哺乳。如果产后2小时一切正常，将产妇和新生儿送回病室。

2.观察子宫复旧及恶露　每日在同一时间手测子宫底高度了解子宫复旧情况。测量前嘱产妇排尿。每日观察恶露的量、颜色和气味。红色恶露增多且持续时间延长应考虑子宫复旧不全，应及时给予子宫收缩剂；若合并感染，恶露有臭味且子宫有压痛，应遵医嘱给予广谱抗生素控制感染。

3.会阴及会阴伤口护理

（1）会阴及会阴伤口的冲洗：可用碘附消毒液擦洗外阴，每日2～3次。擦洗的原则为由上到下、从内到外，会阴切口单独擦洗，擦过肛门的棉球和镊子应弃之。大便后用水清洗会阴，保持会阴部清洁。

（2）会阴伤口的观察：会阴部有缝线者，应每日观察伤口周围有无渗血、血肿、红肿、硬结及分泌物，并嘱产妇健侧卧位。产后1周内应避免盆浴、下蹲，若出现局部硬结、伤口裂开、缝线脱落，应及时就医。

（3）会阴伤口异常的护理：①会阴或会阴伤口水肿者用50%硫酸镁湿热敷，产后24小时红外线照射外阴。②会阴部小血肿者，产后24小时后可湿热敷或远红外线灯照射，大的血肿应配合医生切开处理。③会阴伤口有硬结者可用大黄、芒硝外敷或用95%乙醇湿热敷。④会阴部疼痛的护理应结合局部和全身疼痛的情况进行。如果疼痛影响休息和生活，可遵医嘱适量应用止痛剂。常用的镇痛剂有对乙酰氨基酚和非甾体抗炎药。如果会阴切口疼痛剧烈或产妇有肛门坠胀感应及时报告医生，以排除阴道壁及会阴部血肿。⑤会阴部伤口缝线于产后3～5日拆线，伤口感染者应提前拆线引流，并定时换药。

4.乳房护理　推荐母乳喂养，按需哺乳。母婴同室，做到早接触、早吸吮。重视对产妇心理护理的同时，应指导正确的哺乳方法。产妇应于产后半小时内开始哺乳，刺激泌乳。哺乳期建议产妇使用棉质乳罩，大小适中，避免过松或过紧。每次哺乳前，产妇应清洗双手。

（三）健康教育

1.一般指导　产妇居室应清洁通风。合理饮食，保证充足的营养。注意休息，合理安排家务及婴儿护理，注意个人卫生和会阴部清洁，保持良好的心境，适应新的家庭生活方式。

2.适当活动及产后康复锻炼　告知产妇产后尽早适当活动及产后康复锻炼的意义。会阴部伤口拆线后伤口不感疼痛时可做产后健身操。产后2周后可从事少量家务活动。同时，鼓励产妇结合自身的身体状况、运动习惯和居住环境等选择适合的运动方式，可选择的安全运动项目包括走路、中低强度有氧运动、产后瑜伽、产后平板运动、力量训练、健身操等，应循序渐进地练习，运动的强度以不引起自我疲劳为原则。由于产妇产后盆底肌肉松弛，应避免负重劳动或蹲位活动，以防止子宫脱垂。产后妇女可进行凯格尔锻炼（Kegel exercises），必要时行盆底电刺激治疗等。凯格尔锻炼，是指患者有意识地对以耻骨-尾骨肌和耻骨-直肠肌肉群为主的盆底肌肉群进行自主性收缩锻炼，不受时间、地点的限制。产妇可进行阴道、肛门和尿道的自主收缩训练，每次收紧持续5秒，放松5秒，每次训练15分钟，每天3次。再次妊娠时，可从备孕开始就进行盆底肌肉锻炼。

3.出院后喂养指导

（1）强调母乳喂养的重要性，评估产妇母乳喂养的知识和技能，对知识缺乏的产妇及时进行宣教。

（2）保证合理的睡眠和休息，保持精神愉快并注意乳房的卫生，特别是哺乳母亲上班期间应注意摄取足够的水分和营养。

（3）上班的母亲可于上班前挤出乳汁存放于冰箱内，婴儿需要时由他人哺喂，下班后及节假日坚持自己喂养。

（4）告知产妇及其家属遇到喂养问题时可选用的咨询方法，如医院的热线电话，保健人员、社区支持组织的联系方式等。

4.产后避孕指导　产妇产后42天内恶露干净前，禁止性生活。产后42天经医务人员检查确认生殖器官恢复良好的情况下方可恢复性生活。排卵可发生在月经未复潮前，故应采取避孕措施，可选用工具法，包括男性工具法（避孕套）、女性工具法（宫内节育器）及口服避孕药等方法。哺乳的母亲不宜口服含有雌激素的避孕药，应选用工具避孕，或在专家指导下使用其他避孕方法。

5.产后检查　包括产后访视及产后健康检查。

（1）产后访视：由社区医疗保健人员在产妇出院后3日内、产后14日、产后28日分别做三次产后访视，通过访视可了解产妇及新生儿的健康状况。产后访视内容：①了解产妇饮食、睡眠及心理状况。②观察子宫复旧及恶露。③检查乳房，了解哺乳情况。④观察会阴伤口或剖宫产腹部伤口情况，发现异常给予及时指导。

（2）产后健康检查：告知产妇于产后42日带新生儿一起来医院进行一次全面检查，以了解产妇全身情况，特别是生殖器官的恢复情况，以及新生儿的发育情况。产后健康检查包括全身检查和妇科检查。全身检查主要是测血压、脉搏，查血、尿常规等；妇科检查主要了解盆腔内生殖器是否已恢复至非孕状态。

第三节　产褥期常见心理问题及护理

随着新生儿的出生，产妇及其家庭同样需要经历一个心理和社会的适应过程，特别是产后1周内。良好的身心健康条件，对产妇以后的身心健康有积极的促进作用，并且可以促进家庭和社会的和谐发展。因此，关注产妇产后常见心理问题，及时沟通，解决问题，对防止抑郁症等心理问题可起到重要作用。

一、产褥期常见心理问题

（一）产褥期抑郁症

产褥期抑郁症（postpartum depression，PPD）是产妇在产褥期较为常见的精神综合征，表现为抑郁症或典型抑郁发作，产妇产前无精神病史，但在分娩后才出现精神障碍，其发病率高达15%~30%。至今尚无统一的诊断标准。

1. 影响因素

（1）妊娠合并症和产时并发症：孕产妇在妊娠期和产时发生并发症，容易受到病痛折磨，身心难于承受，再加上过于担心、紧张、焦虑、恐惧等负性情绪，容易影响心理平衡，以致在产褥期发生抑郁症。

（2）孕期焦虑抑郁：孕妇在妊娠期间受到激素分泌的影响，容易出现焦虑、抑郁、恐惧等心理健康问题，若未及时有效应对，容易发展为产褥期抑郁症。

（3）家庭关系：家庭的支持程度与PPD的发生密切相关。丈夫能够积极参与照顾婴儿、月子期间有产妇母亲照顾、婆媳关系和睦等，有利于减轻产妇的心理负担，降低产褥期抑郁症的发生率。

（4）无孕期保健：孕期保健如孕妇学校学习、心理健康指导等可为孕产妇答疑解惑，缓解紧张心理、减轻压力，一定程度上可减少产褥期抑郁症的发生。

（5）人工喂养：产妇产后担心身体变形想尽早恢复身材，选择人工喂养新生儿，也有因泌乳量不足而放弃母乳喂养，因此缺乏对大脑皮质和垂体前叶的刺激，使得产妇产后情绪容易发生变化，进而出现担心、低落、焦虑等情绪，严重者发展为抑郁症。

（6）产妇睡眠质量差：产妇产后疼痛、日夜照顾新生儿、月子期间卧床时间较长，使得产妇睡眠较无规律、睡眠质量较差，导致产妇容易发生不良情绪，再加上产前产后较大的生理、心理应激变化，也增加了产褥期抑郁症的发生风险。

2. 临床表现

（1）情绪改变，如心情压抑、沮丧、情绪淡漠，甚至焦虑、恐惧、易怒，夜间加重；尤其表现为不愿见人或伤心流泪。

（2）自我评价降低。自暴自弃、自罪感，对身边的人充满敌意，与家人关系不协调。

（3）对生活缺乏信心，出现厌食、睡眠障碍、易疲倦、性欲减退。严重者甚至有自杀或杀婴倾向。

（4）创造性思维受损，主动性降低。

（二）情绪低落

有的产妇因为理想中的母亲角色与现实中的母亲角色的差距而发生心理冲突，因为新生儿的外貌及性别不能与理想中的孩子相吻合而感到失落。轻者情绪低落、忧心忡忡、愁眉不展；重者忧郁沮丧，自卑自责。

（三）焦虑

有的产妇因为现实中母亲承担的太多责任而感到恐惧，因为婴儿的哭闹及喂养问题而感到紧张，因为宫缩痛、切口疼痛、乳房胀痛而认为病情严重，因为怀孕前与产后的体形改变而感到焦虑。常表现为坐卧不安、紧张恐惧、顾虑重重、食欲减退、失眠等。

（四）情感脆弱与易激惹性

因为新角色带来的不适应、不满意，因为分娩时的疲乏和产后体内雌、孕激素水平急剧下降带来的情绪压抑，产妇常表现为易哭、易激惹、忧虑、不安，有时喜怒无常等。

（五）潜在的孤独感

因为胎儿娩出的生理性排空而感到心理上的空虚，因为丈夫及家庭的精力转移至新生儿而感到失落。常表现为沉默、孤独、不语等。

（六）潜在的挫折感

与产妇缺乏护理孩子的知识和技能有关。常表现为缺乏自尊心、自信心，不主动与人沟通等。

二、产褥期心理护理

（一）常规产褥期护理

护理人员开展产褥期知识讲解工作，告知产妇产褥期应注意事项，叮嘱其遵医嘱用药；产后指导产妇尽早与新生儿接触，指导产妇母乳喂养，为其介绍子宫复旧、乳房按摩方法；评估产妇的睡眠质量，叮嘱产妇尽量保持充足睡眠，若产妇出现不适情况需及时就诊。

（二）环境干预

产妇分娩完成回到病房后，心理会产生较大的落差，为了缓解心理落差带来的影响，应建立温馨、舒适的病房环境，以环境因素引导产妇的情绪变化，这对产妇恢复有重要意义。

（三）放松疗法

向产妇说明情绪放松的重要性，叮嘱产妇观察自身情绪变化情况，出现情绪波动时应及时进行放松训练。了解产妇兴趣爱好，鼓励产妇将兴趣爱好作为转移注意力的重要方式，使产妇产生愉悦的情绪。在产妇产褥期，可为其提供音乐，选择节奏舒缓、情感表达细腻的音乐予以播放，对改善产妇负性情绪、改善新生儿睡眠质量等有重要作用。

（四）创建家庭支持体系

护士面带微笑，态度真诚、亲切，关心、体贴产妇。及早做好产妇与家庭铺垫的情感交流，让家属格外关心、体贴产妇。护理人员对产妇家属进行心理及生殖知识培训，让家属了解产褥期女性恢复注意事项；叮嘱家属尤其是产妇配偶多陪伴产妇，与其分享角色转变后自身的心理状态，多与产妇沟通交流，共同学习育儿知识，共同照护新生儿，在闲暇时可共同观看综艺节目，可陪伴产妇进行康复训练，让产妇感受到关怀与关爱。帮助产妇建立自信心，缩小产妇的心理落差，使产妇感受到家人的理解与支持。

第四节　母乳喂养健康教育

母乳是新生儿最为理想的天然食品，为新生儿提供生长发育过程中所必需的各种营养物质，有助于提高新生儿的免疫力，同时母乳喂养也有助于产妇更好地恢复。相关研究表明，母乳喂养可以减少产妇出现恶性肿瘤的可能，具有较好预防产后出血的效果。因此，母乳喂养对于新生儿与产妇均有着积极的作用和意义。通常提倡纯母乳喂养至6个月。纯母乳喂养是指除喂母乳之外，不添加其他任何食物和水。同时鼓励母亲按需喂养。

一、母乳喂养的好处

（一）对母亲的好处

1.促进母亲乳汁分泌　通过婴儿频繁的吸吮乳房，可刺激母亲体内产生更多的泌乳素和催产素，从而产生更多的乳汁，形成良性循环，在一个阶段内保证乳汁持续分泌。

2.促进子宫收缩　在婴儿吸吮母亲乳房时，神经冲动从乳头神经感受器传递到母体大脑，刺激垂体产生催产素，催产素进入血液达到靶器官（子宫和乳腺腺泡上的肌纤维），促使子宫收缩，减少产后出血，并且加速子宫复旧，促进子宫恢复。

3.消耗热量　在喂哺婴儿、分泌乳汁的过程中，母体会消耗热量，有助于产后体重下降，促进体形恢复。

4.生育调节　纯母乳喂养可推迟卵巢排卵的恢复，从而在整体上延长生育间隔。

5.防治癌症发生　母乳喂养可降低母亲乳腺癌、卵巢癌、子宫癌的发生率。

6.促进产妇心理健康　母乳喂养为母亲创造了与婴儿亲密接触的时间，使母婴情感得到进一步联系，从而促使母亲在心理上得到满足。

7.对骨密度的影响　哺乳期骨密度会下降，但断奶后可恢复正常，说明哺乳过程能促进骨骼的再矿化，而骨骼的再矿化可能有助于降低妇女绝经后骨质疏松的发生风险。

（二）对婴儿的好处

1.可满足婴儿同时期生长发育的营养需要，包括糖类、蛋白质、脂肪、矿物质、维生素、水，而且母乳对于婴儿来说是最容易消化吸收的食物，可促进子代的生长发育。

2.可以提供最早期的免疫物质，减少婴儿疾病的发生。母乳可提供一系列抵抗感染的生理或生化屏障，以加强婴儿的免疫力。这些物质主要是抗体，包括母亲体内已有的IgG及乳汁中特有的IgA、铁蛋白、溶菌酶、白细胞及吞噬细胞、淋巴细胞等，其中铁蛋白可以抑制肠道内致病菌的生长繁殖。

3.促进子代胃肠道发育，提高对母乳营养素的消化、吸收和利用。

4.母乳中含有促进子代神经系统发育的多种必需营养素，如矿物质、维生素、胆固醇、必须脂肪酸（牛磺酸、DHA等）。

5.母乳喂养可以减少子代成年后代谢性疾病的发生概率。母乳喂养儿出生后1～2年生长正常，可减少成年后肥胖、高血压、高血脂、糖尿病、冠心病等的发病率。

（三）对家庭的好处

1. 可节约经济开支。母乳喂养节约了家庭购买奶粉的费用，减少了人工喂养所需的人力付出，还可以减少由于婴儿患病的医疗开支以及由此导致的婴儿父母误工带来的经济损失。

2. 可促进家庭和谐。

3. 增加父母对家庭子女的社会责任感，有利于职工情绪稳定，提高工作效率。

（四）对社会的好处

1. 节约大量的资源和开支。

2. 降低了公共卫生和妇幼特殊营养补充项目的成本。

3. 减少了因处理配方奶粉包装、奶瓶等废弃物给环境带来的负担，节约了用于生产和运输人工喂养物品的能源，母乳喂养相对更环保。

二、母乳喂养的方法

（一）正确的哺乳姿势

帮助母亲采取舒适的哺乳姿势非常重要，有利于婴儿的含接，保护乳头不受伤害，也有利于今后的持续哺乳。常用的哺乳姿势有摇篮式、侧卧式、橄榄球式和交叉式等。母亲正确的哺乳姿势需要注意以下四个要点。

1. 新生儿的头和身体呈一直线，不能扭曲，如果新生儿身体与头部扭曲，就不能很好地含接乳房，不能做到有效吸吮。

2. 新生儿的脸对着母亲的乳房，鼻子对着乳头。

3. 母亲抱着新生儿贴近自己，做到三贴：胸贴胸，腹贴腹，新生儿的下颌贴在母亲的乳房上。

4. 如果是新生儿，母亲不只是托其头及肩部，还应托其臀部，这样才能做到三贴。

（二）正常足月新生儿含接乳房的良好表现

1. 嘴张大，上下唇嘴角角度大于120°。

2. 上下嘴唇外翻。

3. 下颌紧贴乳房。

4. 含住整个乳头及大部分乳晕。

5. 鼻子露出，可以自由呼吸。

6. 面颊饱满无凹陷。

7. 嘴唇包裹严密，吸吮时没有漏气的声音。

8. 吸吮有力，吸吮、吞咽、呼吸协调。

（三）母亲正确托起乳房的姿势

母亲用C字形方法托起乳房，并注意下列几点。

1. 拇指与其他四指分开，示指支撑着乳房基底部并靠在乳房下的胸壁上，大拇指放在乳房的上方，托乳房的手不要在太靠近乳头处。

2.用拇指和示指轻压乳房，以改善乳房的形状，方便新生儿含接乳房。

3.母亲用乳头刺激婴儿的口周围，使婴儿建立觅食反射，当婴儿的口张到足够大时，将乳头及大部分乳晕放新生儿口中。

（四）保证乳汁分泌充足的要点

1.产妇对母乳喂养有自信心，能够保持好的心情。

2.饮食清淡、易消化，适量进液体，如水、牛奶、豆浆、各类汤水（注意汤不要太油腻，以免产妇摄入过多脂肪）。

3.每次哺乳时，双侧乳房都要喂，尤其是在产后早期。

4.多让婴儿吸吮乳房，每次要将乳房吸空，以充分排空乳房。

5.产妇注意充分休息（由于婴儿生活不规律，需要频繁哺乳，母亲要与婴儿保持同步休息）。

6.哺乳或挤奶前采取适当方法促进射乳反射，如适量喝热饮、轻轻按摩乳房、产妇多跟婴儿在一起、多搂抱婴儿、按摩后背等。

7.产妇掌握正确的婴儿含接姿势和喂奶姿势，这样才能让婴儿有效地将乳汁吸出，乳房排空才能再次泌乳，同时可减少乳头皲裂和乳房肿胀的发生。

判断乳汁充足的主要标准：①每日满意的母乳喂养8次左右。②婴儿每日排尿5~6次，排便2~3次。③婴儿体重增长及睡眠情况良好。

三、母乳喂养常见问题及护理

（一）乳汁不足

产妇分娩后最初1~3天常认为自己没有乳汁或乳汁分泌不足，使得母乳喂养的信心不足，加之身边的家属或月嫂等照顾者母乳缺乏喂养的相关知识，也认为产妇刚生完孩子不会有奶。因此需正确判断乳汁是否充足。此时，应做好孕期健康宣教：①为产妇进行宣教：包括乳汁分泌的原理、促进乳汁分泌的方法、新生儿含接乳房的正确姿势、哺乳的各种姿势和要点。②指导产妇按需哺乳、实施"频繁有效地吸吮"：此阶段，只要新生儿想吃就喂，并且指导产妇采取正确的母乳喂养姿势。③保证产妇哺乳姿势和新生儿含接姿势正确。

（二）乳汁过多

1.具体检查或询问哺乳妇女的胀乳情况、每次哺乳时婴儿需要奶量情况。告诉哺乳妇女婴儿每次只吃一侧乳房就能够满足需求时，另一侧乳房如果感觉胀痛，不需要全部挤出，只要挤出少部分，自己感觉不胀痛即可，经过一段时间后乳房泌乳量可重新达到婴儿需要的水平。告诉哺乳妇女每次哺乳后也不需要排空乳房，两侧乳房交替哺喂即可。

2.向哺乳妇女进行健康宣教，告知乳汁的分泌量与乳房排空有关，乳房排空得越频繁，乳汁分泌量就越来越多。因此，哺乳时如果没有乳汁淤积或母婴分离，一般不需要挤奶以排空乳房。

（三）乳房充盈和乳房肿胀

常发生于产后3～5天，是由乳汁成分变化、泌乳细胞间隙关闭、乳汁量增加等所致。乳房充盈即生理性乳胀，乳房局部有温暖、饱满和重坠的感觉。乳房肿胀是指乳汁不能及时移出，乳汁、血液和淋巴液聚集且流动不畅而引起的乳房肿块和水肿，乳房局部红、肿、硬、痛。

1. 预防是最首要的，早期应增加皮肤接触和频繁、有效哺乳，不过度干预乳汁分泌。

2. 乳胀出现后，为了缓解不适，更需要频繁喂养。经过一段时间后，乳汁的分泌将根据婴儿的需求进行自动调节，乳房肿胀即可消失，不需要特殊处理。

3. 适当反向按压软化乳晕，轻轻挤出部分乳汁使乳晕变软，帮助婴儿含接。反向按压软化乳晕技术是使用轻柔的正向压力软化乳头基底部的乳晕某区域（3～4cm），暂时将部分肿胀轻柔地向后及向上移动的技术。其目的是减轻乳晕水肿，促进组织液进入淋巴管；解除对乳导管的压迫；减轻乳腺管的过度扩张；减轻含乳时的不适感；有利于婴儿深含乳，有效移出乳汁；刺激乳头乳晕处的神经，有效刺激喷乳反射。

4. 注意纠正含接姿势不良，提升乳汁转移效率。

5. 可在哺乳间隙冷敷。给予母亲关于疼痛控制的咨询建议，如选用对乙酰氨基酚、布洛芬等。

6. 出院前给予哺乳母亲关于乳房肿胀的预防指导。

（四）乳头疼痛和乳头皲裂

1. 正确含接乳房，告知母亲如果婴儿含接良好，即使频繁哺乳，多数母亲也不会出现乳头疼痛。乳头皲裂发生的主要原因是新生儿没有正确含接乳房，因此，指导产妇每次哺乳时都应该让新生儿含住乳头和大部分乳晕。另外，产妇哺乳后乳头不应变形。反复含接不好者还应检查新生儿是否有舌系带过短的问题。

2. 指导产妇使用正确的哺乳体位，向产妇示范多种哺乳体位，如卧位、坐位或环抱式哺乳等。

3. 如已发生乳头皲裂，不建议限制哺乳频率。喂养后可挤出少量乳汁润滑乳头并缓解乳头疼痛。哺乳前可提前刺激喷乳反射。哺乳时可以从疼痛较轻的一侧开始。避免婴儿含着乳头睡觉。不必每次喂哺时都清洗乳头。如果使用促进伤口恢复的药物，可能需要在哺乳前清洁。

（五）乳房上痂垢的处理

如果产妇仅乳头上有少量痂垢，可使用棉签蘸少量植物油涂抹在乳头上，稍后使用干净棉签擦掉痂垢即可。如果乳头和乳晕有大量的痂垢，可以使用清洁的纱布蘸满植物油，敷在乳头和乳晕上，等待20～30分钟后，用清洁纱布擦掉。如果一次处理不干净，可以重复此操作。

（六）乳头扁平或内陷

不管是平坦还是凹陷的乳头，都有可能成功母乳喂养，因为婴儿含接的是乳房而不仅仅是乳头，婴儿正确的含乳及吸吮才是最重要的。

1. 尽早持续母婴皮肤接触，鼓励婴儿引导的自主寻乳。

2.在乳房充盈前帮助母亲找到适合的哺乳姿势，如交叉式、橄榄球式、半躺式，适时提供帮助。

3.向母亲解释婴儿应含接在乳晕而不是乳头上。

4.教会母亲不对称深含乳的技巧。不对称含乳技巧：母亲将乳晕塑形成三明治状，用乳头碰触婴儿的下嘴唇，引发寻乳反射，当婴儿头部稍后仰、嘴张大、舌向下，母亲乳头对着婴儿的上嘴唇和鼻尖之间的区域时，再快速将婴儿抱近乳房，注意是婴儿自主含乳，而不是母亲将乳头塞进婴儿口中。如婴儿口下方含住了更多乳晕，口上方含得少而露得多，即实现了不对称深含乳。

5.母亲可以在哺乳前刺激乳头使之突出。用手、吸奶器或其他吸吮工具轻柔地刺激乳头或吸出乳头。

6.避免早期让婴儿吸吮橡胶乳头或安抚奶嘴，以免婴儿乳头混淆。

7.频繁哺乳，避免乳房过度充盈而让婴儿的含接变得困难。一旦发生乳房肿胀，可先反向按压乳晕，让乳晕变软再让婴儿含接。

8.向母亲解释婴儿可能需要时间学习含接，母婴需要反复磨合与多次尝试，以找到适合的方式。

9.乳盾不作为首选和常规使用，有医疗指征时可暂时使用，并逐步撤离。

四、母乳喂养潜在禁忌证

1.艾滋病　需进行个体咨询，当人工喂养可接受、可行、可负担、可持续、安全时，最好完全人工喂养；当选择母乳喂养时，母亲需抗病毒治疗，前6个月纯母乳喂养，母乳最好经巴氏消毒或煮沸后喂养；禁忌混合喂养。

2.巨细胞病毒　小于32周或不足1 500g的早产儿，母乳经过消毒后可喂养。

3.疱疹病毒　单纯疱疹病毒、带状疱疹，如乳房或乳头有病变，不能直接哺乳，但母乳经消毒后可喂养；其他部位感染均可直接哺乳。

4.水痘　如果分娩前5天至分娩后48小时出现水痘，建议母婴隔离，挤出乳汁喂养，直到母亲不再具备传染性，同时婴儿尽快注射水痘-带状疱疹免疫球蛋白。避免与皮肤病灶密切接触（对大婴儿来说，不建议母婴分离，因为母亲在出现皮肤病损之前就具有传染性，婴儿已经暴露）。可咨询专家后处理。

5.梅毒　未规范治疗者，暂缓直接哺乳，乳汁经消毒后可喂养。

6.肺结核　未经14天正规治疗、痰结核菌阳性者，不能直接哺乳。

第五节　正常新生儿的护理

一、正常新生儿的生理特点及临床表现

新生儿是指胎儿从离开母体到出生后28天。新生儿可以分为足月儿、早产儿和过期产儿。足月儿是指出生胎龄在37～42周，体重≥2 500g的新生儿；早产儿是指胎龄小于37周，其中胎龄小于28周的属于极早早产儿或超未成熟儿；过期产儿是指出生时胎龄大于42周的新生儿。根据新生儿出生时的体重，又可以分为正常出生体重新生儿、低出生体重儿、极低出生体重儿、超低出生体重儿和巨大儿。

（一）新生儿外观特点

正常足月儿肤色红润、皮下脂肪丰满，胎毛少、头发分条清除；头占全身比例的1/4，耳郭软骨发育好，耳舟形成；乳腺结节＞4mm、平均7mm；足纹遍及足底，指（趾）甲到达或超过指（趾）端；男婴睾丸已降至阴囊内，女婴大阴唇遮盖住小阴唇。

（二）新生儿生理特点

1.体温　足月新生儿体温调节中枢发育不完善，皮下脂肪薄，体表面积相对较大，容易散热，寒冷时主要靠棕色脂肪代偿产热。足月新生儿已储备了足够的棕色脂肪，当新生儿遇寒冷刺激时，去甲肾上腺素水平增加，作用于棕色脂肪组织，使其分解产热。新生儿出生后环境温度显著低于宫内温度，散热增加，如不及时保暖，可发生低体温、低氧、低血糖和低代谢性酸中毒等；如环境温度过高、进水少及散热不足，可发生脱水热。因此适宜的环境温度对新生儿至关重要，足月儿包被时应为24℃，生后2天内裸体状态应为33℃，以后逐渐降低。保持适宜的环境湿度为50%～60%。

2.呼吸系统　在胎儿期，肺内充满液体（30～35mL/kg）。分娩时由于产道挤压，约1/3液体经口鼻腔排出，其余部分在呼吸建立后经肺间质内毛细血管和淋巴管吸收。如肺液的吸收延迟，则可导致湿肺的发生。新生儿的呼吸频率较快，为40～60次/分，以腹式呼吸为主。呼吸道管腔狭窄，黏膜柔嫩，血管丰富，易发生气道阻塞，导致呼吸困难。

3.循环系统　出生后血液循环的动力学发生一系列变化，完成了胎儿循环向成人循环的转变：①脐带结扎后，胎盘-脐血循环终止。②出生后呼吸建立和肺的膨胀，使肺循环阻力下降，肺血流增加。③左心房压力增加，使卵圆孔发生功能性关闭。④动脉血氧分压增加，循环血中前列腺素、E_2水平降低，使动脉导管收缩，继而发生功能性关闭。正常新生儿在出生后第3～4天即发生动脉导管功能性关闭。新生儿心率波动范围较大，通常为90～160次/分。足月儿平均血压为70/50mmHg。

4.消化系统　足月儿出生时，虽吞咽功能已完善，但食管下部括约肌松弛，胃呈水平位，幽门括约肌较发达，故易溢乳。胎便是由胎儿肠道分泌物、胆汁及吞咽的羊水组成，为糊状，呈墨绿色，于出生后10～12小时排出，2～3天排完，若生后24小时仍不排便，应检查是否有肛

门闭锁或其他消化道畸形。此外，因肝内尿苷二磷酸葡萄糖醛酸基转移酶的量及活力不足，多数新生儿生后出现生理性黄疸。

5.泌尿系统　足月新生儿出生时肾结构的发育已基本完成，但功能仍不够成熟。如肾小球滤过功能低下，肾稀释功能虽与成人相似，但浓缩功能差，故对浓缩乳或牛乳喂养的新生儿应适当补足水分。新生儿通常在出生后24小时内开始排尿，少数在48小时内排尿，尿量一般为1～3mL/（kg·h），如48小时仍不排尿，应进一步检查。

6.血液系统　足月儿出生时血容量平均为85mL/kg，红细胞、血红蛋白和网织红细胞的水平较高。血红蛋白中，胎儿血红蛋白占70%～80%，随后逐渐被成人型血红蛋白替代。白细胞水平在出生时较高，之后逐渐下降，5天后接近婴儿水平。血小板出生时已达成人水平。此外由于胎儿肝脏内维生素K储存少，凝血因子Ⅱ、Ⅶ、Ⅸ、Ⅹ活性低，因此出生后应常规肌内注射维生素K_1。

7.神经系统　新生儿的脑相对较大，但脑沟、脑回尚未完全形成。足月儿大脑皮质兴奋性低，睡眠时间长，觉醒时间一昼夜仅为2～3小时。出生时已具备多种暂时性的原始反射，如觅食反射、吸吮反射、握持反射及拥抱反射。上述反射于生后数月自然消失，若在新生儿期这些反射减弱或消失，常提示有神经系统疾病。

8.免疫系统　足月儿非特异性和特异性免疫功能均不成熟，皮肤黏膜薄嫩易擦破，脐部开放，细菌易进入血液。呼吸道纤毛运动差，胃酸、胆酸少，杀菌能力不足。血-脑屏障发育尚不完善，细菌易于通过，由于血中补体水平低，缺乏趋化因子，IgA和IgM不能通过胎盘，因此新生儿易被细菌感染，常发生呼吸道和消化道感染。

9.能量及体液代谢　足月儿所需热量为100～120kcal/（kg·d）。体内含水量占体重的70%～80%，随日龄增加逐渐减少。由于每日经呼吸和皮肤丢失水分20～30mL/kg，尿量25～65mL/kg，粪便中失水量2～5mL/kg，故生后2～3天需水量为50～100mL/（kg·d）。刚出生时，由于体内水分丢失较多，导致体重逐渐下降，第5～6天降至最低点，但不超过出生体重的9%，即生理性体重下降，一般于出生后第7～10天恢复到出生体重。

（三）新生儿常见的几种特殊生理状态

1.生理性黄疸　新生儿黄疸是因胆红素在体内积聚引起的皮肤或其他器官黄染，是新生儿期最常见的临床问题。生理性黄疸是排除性诊断，其特点为：①一般情况良好。②足月儿生后2～3天出现黄疸，4～5天达高峰，5～7天消退，最迟不超过2周。③早产儿黄疸多于生后3～5天出现，5～7天达高峰，7～9天消退，最长可延迟至3～4周。④每日血清胆红素升高＜85μmol/L或每小时＜0.5mg/dL。⑤血清总胆红素值尚未达到相应日龄及相应危险因素下的光疗干预标准。

2."马牙"和"螳螂嘴"　"马牙"和"螳螂嘴"在上颚中线和齿龈部位，由上皮细胞堆积或黏液腺分泌物积留而形成黄白色小颗粒，俗称"马牙"，数周内可自然消退。新生儿两侧颊部各有一隆起的脂肪垫，俗称"螳螂嘴"，有利于乳汁吸吮。"马牙"和"螳螂嘴"均属于新生儿正常的生理表现，不可擦拭或挑破，以免发生感染。

3.乳腺肿大　由于来自母体的雌激素中断，男婴或女婴于出生后4~7天可有乳腺增大，如蚕豆或核桃大小，2~3天自然消退。切勿挤压，以免发生感染。

4.假月经　部分女婴于生后5~7天，阴道流出少许的血性分泌物，俗称假月经，也是由雌激素中断所致，可持续1周左右。

5.新生儿红斑及粟粒疹　生后1~2天，新生儿头部、躯干及四肢的皮肤可见大小不等的多形红斑，俗称新生儿红斑，也可因皮脂腺堆积形成小米粒大小的黄白色皮疹，称为新生儿粟粒疹，几天后自然消失。

二、出生即刻护理

1.保暖　保持产房温度在25~26℃，提前打开辐射保暖台预热，设置温度为34℃。新生儿娩出后，立即将新生儿仰卧置于母亲腹部干毛巾上，5秒内开始擦新生儿，顺序为眼睛、面部、头部、躯干、四肢，再侧卧擦干背部，在20~30秒内完成擦干动作。

2.呼吸　新生儿生后应立即快速评估，在擦干的过程中应注意新生儿的呼吸状况。若新生儿有呼吸或哭声，可撤除湿毛巾，将预热的干毛巾遮盖新生儿身体，让其与母亲持续皮肤接触。若新生儿出现喘息或无呼吸，应将其迅速移至预热的复苏区，实施新生儿复苏。生后不建议常规进行口鼻吸引。若分泌物较多、气道梗阻时可清理呼吸道，吸引口鼻。若羊水有胎粪污染、胎儿无活力时，可行气管插管，吸引胎粪。

3.脐带　正常新生儿娩出后等待脐带搏动停止（生后1~3分钟），用两把无菌止血钳分别在距脐带根部2cm和5cm处夹住脐带，并用无菌剪刀在距脐带根部2cm处一次断脐。需严格执行无菌操作。不必在脐带断端使用任何消毒剂，不包扎脐带断端，但需保持脐带断端清洁和干燥。

4.皮肤　出生后用预热的毛巾将头皮、耳后面、颈部、四肢及躯干擦干，胎脂可用油纱擦拭。出生即刻沐浴会造成新生儿低体温，最好在出生24小时之后进行。

5.眼睛　出生后新生儿眼部可用红霉素眼膏或滴入眼药水预防眼部感染。应确保眼药膏一婴一用，避免交叉感染。

6.标识　处理好新生儿后应系上名签或臂带，标明母亲姓名、住院号、婴儿出生时间及性别，防止错抱。

7.母婴接触及早吸吮　新生儿出生后立即放在母亲身上进行皮肤接触及吸吮乳头。若新生儿状况良好，应保持新生儿与母亲持续皮肤接触至少90分钟并完成第一次母乳喂养。新生儿在出生5~30分钟内正处于兴奋期，吸吮力强，容易吸吮成功。早吸吮、皮肤早接触，对新生儿保温、刺激产妇乳汁分泌、促进子宫收缩、预防产后出血起到重要作用。高危母婴不宜早吸吮。

三、观察及护理

（一）体温的观察及护理

定时测量新生儿体温。新生儿正常体表温度为36~36.5℃，正常核心（直肠）温度为36.5~37.5℃，适宜的室温为26~28℃。

新生儿体温中枢发育不完善，且皮下脂肪薄，体表面积相对较大，保温能力差，加上散热快，体温常不稳定，可随外界环境温度的变化而波动。出生后，新生儿从温度恒定的母体来到温度较低的体外，体温往往要下降2℃左右。以后可逐渐上升，一般于12~24小时内稳定在36~37℃。

炎热的夏天或保暖过度，新生儿短时间内不能调节体温，则可能发热。处理的方法是适当降低环境温度或松开包被，多补充水分，一般在24小时内体温就可降至正常。而在冬季，若新生儿体温下降到35℃以下，要及时加强保温措施，要求在12~24小时内将体温恢复至正常。同时要注意观察新生儿其他方面的情况，如新生儿哭声低落、吃奶无力、四肢少动及全身皮肤发凉，应及时报告医生进行处理。

（二）呼吸的观察及护理

保持呼吸道通畅，避免因颈部弯曲而导致呼吸道阻塞发生。呼吸的观察应于新生儿安静时监测1分钟。正常新生儿的呼吸频率为40~60次/分，2天后下降到20~40次/分。由于新生儿呼吸中枢还不够健全，所以会出现呼吸节律不规则，有呼吸深浅交替或快慢不均的现象，入睡后更明显，均是正常现象。新生儿呼吸主要靠膈肌的升降，以腹式呼吸为主，而胸廓运动较浅，呼吸时肚子一鼓一瘪，可根据这一特点，通过观察新生儿腹部运动来计数呼吸次数。

如每分钟呼吸频率超过60次，则提示新生儿可能患有肺炎。如新生儿面色青紫，给予吸氧以维持动脉血氧分压在50~70mmHg（6.7~9.3kPa）或经皮血氧饱和度在90%~95%，并积极查找原因。切忌在新生儿出生后常规给氧。如出现呼吸暂停，轻者经弹、拍打足底或刺激皮肤等可恢复呼吸，并同时查找原因。重者需经面罩或气管插管复苏，同时转至NICU监护和进一步诊治。

（三）脐部的观察及护理

脐带未脱落前，需保持局部清洁干燥，特别是尿布不要覆盖脐部，以免尿液浸湿脐部创面。注意经常检查脐带包扎的纱布外面有无渗血，如发现渗血，则需重新结扎止血；若无渗血，只需每天在新生儿沐浴后予以清洁消毒脐部。方法：每天用棉签蘸75%乙醇消毒脐带残端和脐轮周围，注意将脐窝擦拭干净。一只手轻轻提起脐带的结扎线，另一只手用乙醇棉签仔细在脐窝和脐带根部轻轻擦拭，使脐带不再与脐窝粘连。随后用新的乙醇棉签从脐窝中心向外转圈擦拭，等待其自然脱落。

脐带脱落后，脐窝内常常会有少量渗出液，此时可用75%乙醇棉签清理脐窝，然后用无菌消毒纱布覆盖包扎。

注意观察脐部有无红肿、脓性分泌物，并注意新生儿一般情况，疑为脐部感染时，及时报告医生予以处理。如脐窝有脓性分泌物，其局部皮肤有红、肿、热，且婴儿出现厌食、呕吐、发热或体温不升等症状，提示有脐炎，应及时就诊。

新生儿脐带会慢慢变黑、变硬，1~2周左右脱落，如脐带2周后仍未脱落，需仔细观察脐带有无感染迹象，如是否有红肿或化脓，是否有大量液体从脐窝中渗出。可用乙醇擦拭婴儿脐窝，使脐带残端保持干燥，加速脐带残端的脱落和肚脐愈合。

（四）臀部的观察及护理

保持新生儿臀部清洁干燥、勤换尿布。尿布松紧适中，选用细软、吸水性强的纯棉尿布，以免摩擦皮肤，引起破损；尿布外面不用塑料、橡胶布衬垫，以利于散湿散热，减少对皮肤的刺激。

每次新生儿大便后，用温水洗净臀部，擦干后涂抹护臀霜以保护皮肤。新生儿红臀应引起注意，每次清洗后暴露臀部于空气或阳光下，或用红外线灯照射，每次10~20分钟，每日2~3次，使局部皮肤干燥。如发生皮肤糜烂，可用鱼肝油纱布敷于患处。

（五）皮肤的观察及护理

注意观察新生儿皮肤的颜色及状态，如有无瘀斑、皮肤破溃、黄染及疱疹等。

（六）新生儿喂养

新生儿的喂养方法有母乳喂养、人工喂养和混合喂养。

1.母乳喂养的优点　母乳中所含的各种营养物质，有助于婴儿的消化吸收。母乳中含有多种免疫活性细胞和免疫球蛋白，具有预防腹泻、呼吸道及皮肤感染的作用，可提高婴儿免疫力。婴儿吸吮母乳时肌肉运动有利于促进婴儿面部肌肉的正常发育。母乳喂养有利于母婴之间的感情交流，促进母婴心理健康。母乳喂养的婴儿较人工喂养的婴儿哭闹少，发育快。母乳喂养经济方便，可促进产妇的子宫收缩，预防产后出血，还可降低产妇远期患乳腺癌、卵巢癌的风险。

2.母乳喂养注意事项　①母婴同室：母婴24小时在一起，每天分开时间不超过1小时。②按需哺乳：频繁有效的吸吮是保证乳汁足够的关键，不给新生儿添加母乳外的任何食物和饮料，不使用奶瓶、奶头。新生儿一天有6次以上无色或淡黄色小便，说明喂养足够。③正确的喂奶姿势：母亲喂哺婴儿时，体位要舒适放松，可取坐位或侧卧位，座椅有靠背，不宜过高。

3.人工喂养　因各种原因不宜母乳喂养时，选用配方乳、牛羊乳或其他代乳品等喂养婴儿，称为人工喂养。

四、新生儿护理技术

（一）免疫接种

正常出生体重在2 500g以上的婴儿，应在出生后24小时内接种卡介苗和乙型肝炎疫苗。

1.卡介苗

（1）接种时间：出生后24小时内接种。

（2）接种部位：左臂三角肌下缘，接种方式为皮内注射。

(3) 接种禁忌：当新生儿患有高热、严重急性病症及免疫不全，出生时伴有严重先天性疾病、低体重、严重湿疹、可疑的结核病时，不可接种疫苗。

(4) 接种反应：接种后10~14天，在接种部位有红色小结节，小结节会逐渐变大，伴有痛痒感，4~6周后变成脓包或溃烂，不要挤压和包扎，溃烂经2~3个月会自动愈合。有时伴有同侧腋窝淋巴结肿大。如果接种部位发生严重感染，应请医生检查和处理。

2.乙型肝炎疫苗

(1) 接种时间：出生后24小时内注射第一针，满月时注射第二针，满6个月时注射第三针。

(2) 接种部位：右上臂外侧三角肌，接种方式为肌内注射。

(3) 接种禁忌：如果新生儿是先天畸形及严重内脏机能障碍者，出现窒息、呼吸困难、严重黄疸、昏迷等严重病情时，不可接种疫苗。

(4) 接种反应：接种后局部发生肿块、疼痛，少数伴有轻度发热、不安、食欲减退，大都在2~3天内自动消失。

（二）新生儿沐浴

1.**物品准备** 准备好沐浴所用物品，如浴盆、毛巾、浴巾、干净尿布、衣物等。

2.**沐浴方法** 出生24小时后可给新生儿沐浴，可选择盆浴或淋浴，室温维持在26~28℃，水温保持在38~42℃，顺序由头面部、颈部、上肢、躯干、下肢、腹股沟、臀部至外生殖器，沐浴完注意保暖。

3.**注意事项** 一般沐浴时间在吃奶前30分钟或喂养后1小时。新生儿沐浴时所用的毛巾要纯棉质且柔软，动作要轻柔，防止伤及新生儿的皮肤，小心不要让新生儿被水呛到，注意清洁皮肤的褶皱处。新生儿的皮肤呈弱碱性，不具备抵抗细菌的能力。为早产儿及皮肤有破损的新生儿沐浴时只用温度适宜的清水擦洗即可。新生儿沐浴时间不宜过长，洗好后用吸水性好的柔软毛巾轻轻擦干新生儿的身体，预防交叉感染。

（三）新生儿抚触

系统的抚触能加快新生儿免疫系统的完善，提高免疫力，增进其对食物的消化与吸收能力，增加和改善睡眠，促进婴儿神经系统的发育，促进血液循环和皮肤新陈代谢，同时能增进父母与婴儿之间的情感交流，促进婴儿心理的健康成长。

1.**物品准备** 婴儿润肤油、毛巾、尿布、衣服等。

2.**抚触方法** 新生儿抚触的顺序为：前额—下颌—头部—胸部—腹部—上肢—下肢—手—足—背部—臀部，要求动作到位，抚触力量适当。

3.**注意事项** 根据新生儿状态决定抚触时间，一般为10~15分钟，饥饿时或进食后1小时内不宜进行。房间温度适宜，可放柔和的背景音乐。抚触全身，使新生儿皮肤微红，同时抚触者需与新生儿进行言语及情感交流。在新生儿抚触的任何阶段，如出现哭闹、肌张力提高、兴奋性增加、皮肤颜色变化，应暂停抚触；如上述情况持续1分钟以上，应完全停止抚触。

（四）新生儿疾病筛查

新生儿疾病筛查是指对每个新生儿通过先进的实验室检测发现某些危害严重的先天性遗传代谢性疾病，从而早期诊断、早期治疗，防治婴儿因脑、肝、肾等损害导致智力、体力发育障碍甚至死亡。根据我国母婴保健法，要求至少开展先天性甲状腺功能减退症（CH）和苯丙酮尿症（PKU）两项筛查。

1.采集对象　在医疗机构出生的全部存活婴儿。

2.采集时间　采血应当在婴儿出生72小时后并吃足奶时进行，避免出现PKU筛查假阴性结果。此外，在婴儿出生72小时后采血可避开生理性促甲状腺素（TSH）上升时期，减少CH筛查的假阳性结果，并可防止TSH上升延迟导致的假阴性结果。

3.采集部位　多选择婴儿足跟的内侧或外侧。

4.采集步骤　采血人员洗净双手并佩戴手套。按摩或热敷新生儿足跟，并用75%乙醇消毒皮肤。使用一次性采血针刺足跟内侧或外侧，深度小于3mm，用干棉球拭去第1滴血，采第2滴血，将滤纸片接触血滴，切勿触及足跟皮肤，使血自然渗透至滤纸反面，至少采集3个血斑。手持消毒棉轻压采血部位止血。将血片置于清洁空气中，避免阳光直射，自然晾干至深褐色，并登记造册。将检查合格的滤纸干血片置于2~8℃冰箱中保存，然后送至实验室进行检测。

5.结果判断

（1）苯丙酮尿症：以苯丙氨酸（Phe）作为筛查指标，Phe浓度阳性切值根据实验室及试剂盒而定，一般>120μmol/L为筛查阳性。

（2）先天性甲状腺功能减退症：以TSH作为筛查指标，TSH浓度的阳性切值根据实验室及试剂盒而定，一般>10μIU/mL为筛查阳性。

筛查结果大于阳性初值的，需要进一步检查。

第六节　异常新生儿的护理

一、新生儿低体温

体温过低是指核心温度≤35℃。新生儿低体温不仅可引起皮肤硬肿症，还可致心、脑、肝、肾等重要脏器损伤，甚至导致死亡。有研究显示，体温过低是一个危险信号，可能会导致新生儿死亡率增加。当体温在30~32℃时，新生儿病死率可达20%~50%；当体温<30℃时，新生儿病死率高达61%。

（一）病因及发病机制

1.体温调节中枢发育不成熟　新生儿体温调节中枢无论是产热还是散热调节功能都不完

善，调节能力差，致使体温易受外界环境影响。

2.热量容易散发　新生儿体表面积相对较大，皮下脂肪薄，血管丰富，易于散热。

3.其他因素　新生儿肝脏储存的糖原量很少。若保温措施不够、热量摄入不足或受某些疾病影响时，常不能维持正常体温，易发生体温过低。

（二）临床表现

1.一般表现　新生儿体温过低时，皮肤温度常因末梢血管的收缩而首先下降，出现全身发凉，体温常低于35℃。

2.严重表现　新生儿易受感染、窒息、颅内出血及低血糖影响而致代谢功能障碍，导致氧耗增加，从而使能源物质进一步耗竭。有研究显示，严重的颅脑疾病也可抑制尚未成熟的体温调节中枢，使其调节功能进一步下降，致散热大于产热，出现低体温，甚至皮肤硬肿。当伴窒息、黄疸、肺炎或其他感染等并发症时，缺氧、酸中毒、休克等可抑制神经反射调节及产热，故更易发生低体温，甚至发生寒冷损伤综合征及多器官衰竭。

（三）治疗原则

复温与原发疾病的处理应同时进行，除了复温外，还需控制感染、供给热量、纠正酸中毒和水/电解质紊乱、纠正器官功能障碍等。

（四）患儿的护理及管理

1.体温测量　体温测量是诊断疾病最常用的方法，是护理的基础工作，临床上可为新生儿疾病的预防及治疗提供重要依据。常用测量方法有肛温、腋温、颌下温、背部测量法、腹股沟温度、耳温、经皮温监测。

2.常用新生儿复温法

（1）慢复温法：将患儿置于温度在24~26℃的室内，以预热的衣被包裹，适用于轻度低体温的患儿（34~35℃），可在12~24小时内使其体温恢复至正常。

（2）新生儿暖箱复温法：适用于中重度低体温的患儿，将患儿放入预热的暖箱中，温度设置高于患儿皮肤温度1℃，复温的速度一般为每小时提高暖箱温度1℃，若新生儿体重低于1 200g、胎龄小于28周或体温低于32℃，复温的速度应减慢（不超过0.6℃/h）。复温过程中，应严密监测体温变化。体表温度与肛门温度相差不应超过1℃。对低体温有合并症需抢救的新生儿，可将其置于远红外线抢救台上进行复温，复温速度为每15~30分钟提高1℃，直至患儿的温度恢复正常。

（3）新生儿辐射台、空调复温法：对于病情不稳定或病情危重需要在辐射台进行抢救的早产儿，使用聚乙烯覆盖，既可减少散热，也可减少早产儿水分丢失。将低体温早产儿安置在空调房间，将室温控制在24~26℃，湿度控制在55%~65%。密切观察早产儿的体温变化，通过患儿反应来调节箱温。箱温过低时，患儿会出现唇周发绀、四肢发凉和反应差等症状；箱温过高时，患儿会出现面色红、呼吸增快和吵闹不安等症状。医护人员应通过低流量和间断给氧对早产儿进行治疗，每分钟氧流量为0.5~1.0L，促使早产儿能量代谢，使其体温恢复正常。

在患儿呼吸平稳且没有发绀现象后，可停止给氧。

二、新生儿发热

新生儿核心温度高于37.5℃称为发热。新生儿发热常由环境因素或感染导致。根据发热的程度不同，可分为以下几种类型：37.5~38℃为低热，38.1~39℃为中等热，39.1~41℃为高热，41℃以上为超高热。

（一）病因及发病机制

1. 生理因素　新生儿体温调节中枢尚未发育成熟，对产热和散热的调节功能差。另因新生儿皮下脂肪薄，体表面积相对较大，体温易受周围环境温度影响。当新生儿体温升高超过正常水平时，散热机制主要为外周血管扩张和有限程度地出汗，当散热不足以代偿时，可引起新生儿发热。

2. 环境因素　周围的环境温度高，如新生儿包裹过严过多，暖箱温度及光疗箱温度设置过高，辐射床、温控探头脱落等，均可引起新生儿体温迅速升高。

3. 摄入水分不足　新生儿出生后经呼吸、皮肤蒸发等非显性失水及排出大小便等丢失大量水分，且出生后三四天内母乳量较少，未能及时补充水分，导致新生儿血液浓缩而发热。

4. 感染　各种病原体可引起局部和全身性感染，如败血症、肺炎、脐炎、尿路感染、化脓性脑膜炎等。

5. 其他因素　先天性外胚叶发育不良，因汗腺缺失、散热障碍可引起发热，骨骼肌强直和癫痫持续状态等也可引起发热。新生儿颅内出血可引起中枢性发热，母亲分娩时接受硬膜外麻醉也可引起新生儿发热。

（二）临床表现

新生儿发热主要表现为体温测量值高于正常范围，低热可无明显临床表现。体温过高可引起心跳加速、呼吸急促、呼吸暂停、烦躁不安、啼哭、面色潮红等，严重者引起惊厥、脑损伤甚至死亡。严重脱水热时可有尿量减少或无尿。感染时还可表现为新生儿精神反应差，末梢循环差，外周皮肤血管收缩，肢端发凉，核心和外周温差加大。

（三）治疗原则

首先应当明确发热的原因，如发热为感染引起，应查明感染源，积极控制感染。环境因素引起的发热应去除病因，如降低室温，打开新生儿的包裹，调节暖箱、光疗箱温度，检查辐射保温台皮肤温度设置、电极是否松动等。如发热因脱水引起，应尽快补充水分。

（四）患儿的护理及管理

1. 降温的护理措施

（1）去除病因：室内温度过高时，应设法降低室温，在病房创造良好环境，保证患儿充分休息。室温调整为18~20℃，相对湿度50%~60%，光线应柔和，避免强光刺激。室内人员不宜太多，限制单次探望人数和时间。室内定时通风换气，保持空气新鲜。

（2）降温方式：体温高于39℃时，应尽快降温，以降低代谢率，减少耗氧量，防止惊厥发生。可给予物理降温，包括加强散热、冷敷降温、温水擦浴等。

2.病情观察与评估　了解发热的原因，判断有无外界因素导致的发热。观察患儿的一般情况，如体温、脉搏、呼吸、神志、面色、食欲等。观察病情进展，关注有无惊厥等并发症的发生。观察患儿的液体入量、尿量，注意有无脱水症状。观察应用退热药和抗生素的效果和不良反应。

3.保证营养的供给　保持水分摄入，高热时，由于迷走神经兴奋性降低，肠蠕动减慢，消化液生成减少，因此影响消化吸收功能，应给予少量多餐。对于不能进食者，应按医嘱从静脉通路补充营养与水分，同时监测患儿的尿量和出汗情况，以便调整补液量并保持大便通畅。

4.加强基础护理

（1）皮肤护理：保持患儿皮肤清洁干燥，及时更换汗湿的衣服，促进舒适度。操作过程中注意保暖。

（2）口腔护理：高热时唾液分泌减少，口腔内食物残渣容易发酵，利于细菌繁殖，再加上抵抗力的下降，易发生口腔炎症。因此，高热时要特别注意口腔护理，每天2～3次，用棉签蘸生理盐水清洁口腔。

5.心理护理　高热时，家属往往焦虑不安，护士应给予其安慰和鼓励，并向其解释发病的原因、治疗和预后，增加家属的自信心，减轻其担忧和焦虑。

三、新生儿呼吸困难

（一）病因及发病机制

新生儿呼吸困难的常见病因有呼吸系统疾病、循环异常、类病变、神经肌肉及代谢疾病等，以呼吸系统疾病所致的呼吸困难最为常见。

1.与新生儿的解剖生理特点相关

（1）呼吸中枢：新生儿呼吸中枢发育不完善，呼吸运动条件能力差。

（2）鼻腔：新生儿的鼻腔相对狭小，喉头及气管呈漏斗状，管腔细软，骨软弱，弹力组织不发达，黏膜柔软，血管丰富，轻度炎症即可发生气道阻塞。鼻腔内缺乏鼻毛，对空气中的尘埃及微生物阻挡能力差，黏液腺发育不良，鼻腔黏膜相对干燥，纤毛运动力差，清除微生物能力弱，因而容易发生呼吸道感染。

2.肺储备能力　新生儿的支气管和肺泡数目少，含气量少，肺储备能力差。

3.其他　新生儿的呼吸肌不发达，肋骨与脊柱成直角，肋骨排列接近水平位置，相当于成人深叹气状态。加之新生儿的纵隔、心脏、腹内器官相对较大，肺容积相对小，膈肌运动只能使胸腔上下伸展，而不能使其向左右、前后伸展，因此呼吸量较低。新生儿代谢旺盛，需氧量相对较多，易发生呼吸困难。

（二）临床表现

呼吸增快通常是呼吸困难的早期症状，然后出现鼻翼扇动和三凹征。听诊肺部呼吸音减低，吸气时可闻及细湿啰音。随着皮肤颜色变暗发绀，呼吸增快达100~120次/分，出现呼气性呻吟、周期性呼吸甚至呼吸暂停，表示病情进一步恶化。

(三) 治疗原则

首先应明确引起呼吸困难的原因，进行病因治疗。如手术治疗先天性畸形，保持呼吸道通畅；治疗各种肺部疾病，改善呼吸功能；治疗引起心源性呼吸困难的先天性心脏病及心力衰竭；治疗引起中枢性呼吸困难的中枢神经系统疾病。

处理原则是尽早去除病因，保持正常通气、换气功能，必要时给予人工通气治疗。机械通气者密切观察气管插管的位置及呼吸机参数的变化，根据临床情况、血气分析结果等及时调节呼吸机参数，配合进行全身治疗，纠正各种代谢紊乱。

(四) 患儿的护理及管理

护理呼吸困难患儿应包括对新生儿的观察和干预措施。另外，护士需要关注引起呼吸困难的明确原因，关注低氧血症和酸中毒对患儿的影响。护士需要掌握治疗患儿所需的仪器，并能及时发现仪器功能上存在的问题。最重要的护理是持续观察和评估患儿对治疗的效果。

1.保持呼吸道通畅　气道内分泌物会影响气体流速，也可能堵塞管路。及时清除呼吸道分泌物，按需吸痰。吸痰时需要进行患儿的评估，包括听诊、肺部痰鸣音、氧合变差的一些表现、患儿烦躁等。吸氧时动作轻柔，回抽时应间歇性放开压力，吸痰管堵塞时间不应超过5分钟，因为持续吸引会导致肺部气体随分泌物析出而加重缺氧。对于吸痰时血气、血压、心率容易波动的患儿，应尽可能使用密闭式吸痰管进行吸痰。吸痰的目的是保持气道通畅，而不是保持支气管通畅，故吸痰管不应插入太深，避免损伤声带或导致吞咽反射。应采用测量法预先确定吸痰管应插入的深度。

2.舒适体位　采用有利于患儿开放气道的体位，取仰卧位，垫小毛巾卷，使颈部轻微拉伸，头部处于鼻吸气的位置，避免颈部弯曲或过度拉伸。过度拉伸或屈曲时都会导致气道直径变小。

3.给氧的护理　按医嘱给予吸氧，呼吸困难、血氧分压低于50mmHg时给予氧疗。根据患儿的血氧饱和度、直接或间接的动脉血氧分压及时进行调整，监测给氧浓度。缺氧改善后停止给氧，以防氧中毒。

4.持续气道正压通气 (CPAP) 的护理　简易鼻塞式CPAP能大大提高新生儿呼吸困难的抢救成功率，且制作简单、操作方便、相对无创、花费低，能保证有效的通气量。经过精心护理，可以明显减少CPAP的不良反应。放置鼻塞时，先清除呼吸道及口腔分泌物，清洁鼻腔，鼻部采用"弓"形人工皮保护鼻部皮肤和鼻中隔。在CPAP氧疗期间，经常检查装置各连接处是否严密，有无漏气，吸痰时取下鼻塞，检查鼻部有无压迫引起皮肤坏死或鼻中隔破损等，每小时观察CPAP的压力和氧浓度。

5.气管插管的护理　采用经口或经鼻插管法，妥善固定气管插管，以避免脱管。每天擦洗面部后更换胶布1次，每班测量并记录插管长度，检查接头有无松脱、漏气，管道有无扭曲、受压。湿化器内蒸馏水至标准线刻度处吸入气体，用灭菌注射用水加温湿化，使吸入气体温度保持在36.5～37℃，以保护呼吸道黏膜，稀释分泌物，利于反迷雾排出。吸痰动作要快而轻柔，提拉旋转操作不应超过15秒。每次吸痰操作前后注意导管位置固定是否正确，听诊肺部呼吸音是否对称，记录吸痰时间，痰的量、性状和颜色，必要时送检做痰培养。

四、新生儿呼吸暂停

（一）病因及发病机制

新生儿呼吸暂停分为原发性呼吸暂停和继发性呼吸暂停。

1.原发性呼吸暂停　多见于早产儿，尤其是胎龄＜34周、出生体重＜1 800g的早产儿，没有其他原发疾病，与早产儿呼吸中枢、呼吸器官及反射机制发育不完善等因素有关。

2.继发性呼吸暂停　由各种不同基础疾病及其他附加因素引起。低氧血症或酸中毒可抑制发育不完善的呼吸中枢兴奋性，导致呼吸暂停。呼吸道分泌物的堆积和支气管壁黏膜肿胀可增加呼吸道阻力，甚至产生一定程度的气道阻力，需要增加呼吸功能来代偿。而新生儿呼吸功能的代偿力很差，当呼吸负荷增加时，不能有效的延长吸气时间、改变食管压力和增加有效弹性进行代偿。这种呼吸反射功能上的不完善是早产儿有呼吸道疾病时容易发生呼吸暂停的原因之一。

（二）临床表现

1.原发性呼吸暂停　常在出生后2～7天开始出现，生后数周内可反复发作。中枢性呼吸暂停是因呼吸中枢受抑制，其特征为呼吸暂停期间呼吸运动停止，气道内气流停止，持续时间短，较少发生心动过缓。阻塞性呼吸暂停是由上呼吸道阻塞所致，其特征为呼吸暂停期间气道内气流停止，但仍有呼吸动作，持续时间长，且较早发生心动过缓。

2.继发性呼吸暂停　病情变化与原发病密切相关，发作时出现青紫、肌张力低下、心率变慢、血氧饱和度下降、血压降低，如不能及时发现和处理，可致脑缺氧、损伤甚至死亡。心肺监护仪或呼吸心动描记可协助诊断。1小时内呼吸暂停发作超过2～3次，为呼吸暂停反复发作。出生后3天至1周内出现呼吸暂停的早产儿，排除其他疾病后方可考虑为原发性。出生1周后发生呼吸暂停的早产儿，应寻找病因，排除继发性。

（三）治疗原则

患儿发生呼吸暂停，应进行24小时监护，监测呼吸、心率及血氧饱和度，设置灵敏度报警，密切观察，定时巡视，及时发现并预防呼吸暂停的发生，去除诱因，促使呼吸恢复，必要时采用药物治疗、无创呼吸支持及机械通气。

（四）患儿的护理及管理

1.一般护理

（1）密切观察患儿生命体征的变化。有呼吸暂停的高危新生儿应给予心率、呼吸及血氧饱和度的监测。当监护仪器报警时，应首先检查患儿是否有呼吸暂停、心动过缓、发绀、肌张力低下及呼吸道梗阻等，并及时给予弹足底、拍背等触觉刺激，寻找呼吸暂停的原因。

（2）安置患儿于暖箱中，根据胎龄、体重调节暖箱温度，保持患儿体温在36.5~37℃，相对湿度在55%~65%。环境温度的升高或降低可致呼吸暂停，因此要对新生儿所处环境温度做仔细的评估。

（3）仰卧位有利于患儿开放气道，肩下垫毛巾卷，使颈部轻微拉伸，可使颈部处于鼻吸气位，避免颈部过度屈伸或伸展，保持呼吸道通畅。也可采用俯卧位。大量研究显示，俯卧位能够减少呼吸暂停的发生率，提高足月新生儿和因慢性肺疾病需机械通气治疗的超低出生体重儿的动脉血氧分压，可提高患儿的潮气量、动态肺顺应性和呼吸功能，降低呼吸频率和气道阻力，改善患儿的睡眠，增进安全感。

（4）避免诱发异常反射。插鼻氧管或胃管动作应轻柔，鼻饲需缓慢推注或滴注，避免过快、过强刺激咽喉而引起反射性呼吸暂停。

（5）严格消毒隔离，积极控制感染，防止发生交叉感染。

2.刺激呼吸　一旦发现患儿呼吸暂停，应立即进行弹足底、摸背脊、软毛刷刷头、托背加唤醒等呼吸刺激，如未能奏效，且出现青紫等，应立即气囊加压给氧。也可让患儿睡在定时波动的水床垫上，通过定时波动刺激内耳前庭的位觉，以兴奋呼吸中枢。

3.呼吸道护理　保持呼吸道通畅是抢救新生儿呼吸暂停的重要措施之一。定时翻身、叩背，及时湿化气道，彻底清除口腔、鼻腔及气道内的分泌物，以保持呼吸道通畅，防止新生儿窒息。吸痰时要对患儿进行评估，包括听诊肺部痰鸣音、观察患儿是否烦躁等。因新生儿口腔黏膜柔软，血管丰富，易被损伤而导致口腔感染，故吸痰时动作要轻柔，由下向上提拉，如有任何缺氧表现，立即停止吸痰，通知医生进行处理。当患儿反复发作时，可适当给予呼吸兴奋剂，对于药物治疗无效而反复发作者，可采用CPAP治疗，如仍然无效，可采用气管内插管机械通气。

五、新生儿发绀

（一）病因及发病机制

新生儿发绀可由肺部疾病、心脏疾病或其他全身性疾病引起。各种原因引起新生儿毛细血管血液中的还原血红蛋白增多，超过一定水平即引起发绀。一般认为，新生儿动脉血中还原型血红蛋白含量＞50g/L时，肉眼即能觉察到发绀。口腔及舌黏膜发绀出现早，当还原型血红蛋白含量在30g/L左右，也可观察到发绀。

1.呼吸系统疾病　呼吸系统是血红蛋白能够氧合成为氧合血红蛋白的地方。只要能够阻碍血红蛋白和空气接触的任何呼吸系统疾病，都能使全身动脉血的氧合血红蛋白减少而出现发绀，其中包括慢性支气管炎、肺结核、肺炎等。

2.循环系统疾病　心脏排出血液减少，血液循环减慢，如心力衰竭和休克，可出现发绀。局部血液循环不畅，如长时间暴露在寒冷环境下，也可出现发绀。

3.其他类型疾病　真性红细胞增多症是由于红细胞数量明显增多,使得部分血红蛋白得不到氧合而出现发绀。异常血红蛋白类发绀是由于异常血红蛋白失去与氧结合能力而导致。

(二)临床表现

1.生理性发绀　正常新生儿在出生后5分钟内用力啼哭偶可出现发绀,这种暂时性发绀在啼哭停止后即消失。分娩时,先露部如果由于压力造成淤血、水肿,可导致局部皮肤出现发绀。

2.病理性发绀　中央性发绀根据病因可分为肺源性和心源性发绀。肺源性发绀,常伴有呼吸急促、鼻翼扇动及三凹征等临床表现。给氧后发绀大多能缓解。心源性发绀,给氧后多无明显改善。周围性发绀,发绀多限于四肢末梢或局部,可分为全身性和局部性两类。异常血红蛋白临床表现为口腔黏膜、甲床和全身发绀。

(三)治疗原则

生理性发绀无须治疗,如为周围性发绀,应注意局部保暖。心力衰竭或休克所引起的发绀,应注意改善微循环障碍,纠正休克表现。中央性发绀应寻找病因,进行病因治疗。如青紫由肺部疾患引起,应及时治疗肺部疾病;如青紫由新生儿持续肺动脉高压(PPHN)引起,可用高频通气或一氧化氮吸入治疗,也可应用血管扩张剂,如青紫由先天性心脏病引起,应选择时机进行手术治疗。

(四)患儿的护理及管理

1.预防发绀的发生

(1)环境调整:病室温度一般在24~26℃,湿度在55%~65%,保持室内空气新鲜,避免刺激性气味。

(2)饮食护理:早产儿和低体重儿人工喂养时奶嘴不要过大或过小,以免呛咳或新生儿吸奶费力。肺炎患儿喂养时要少量多次,不宜一次喂得太饱,以防呕吐和影响膈肌运动。新生儿抽搐时要禁奶,以免乳汁反流引起吸入性肺炎。有呛咳症状时应采取鼻饲,防止呕吐乳汁而引起吸入性肺炎。同时应保持大便通畅,以减少因便秘、排便费力使耗氧量增大而引起发绀。

(3)休息:应使患儿卧床休息,以满足其生理需求;按时喂奶、及时更换尿布等,可避免患儿因烦躁而增加机体耗氧,维持机体氧消耗量于最低限度。

(4)体温的护理:维持新生儿、早产儿正常体温,可降低耗氧量。由于新生儿体温调节中枢不健全,保暖或降温时应特别注意。当体温过低时,要注意保暖,使患儿体温在24小时内逐渐恢复至正常。注意温度应逐渐上升,切忌体温骤然升高,可能引起突发肺出血而致死亡。体温过高时,应采取松包、散热等物理降温手法,以减少盖被来降温,尽量避免药物降温。

(5)其他疾病:因炎症而引起呼吸系统疾病的新生儿无法有效排出气道分泌物,护士需及时清理呼吸道分泌物,吸痰时动作要轻柔,以免因痰液阻塞加重青紫。中枢神经系统疾病常会发生颅内压增高、脑水肿,致缺氧发绀。护理时要保持安静,减少干扰。患儿烦躁不安或惊厥时，可予10%水合氯醛、苯巴比妥、地西泮等药物镇静。

2.发绀发作时的护理

（1）给氧护理：新生儿一旦出现青紫应尽早给氧治疗。给氧方式和给氧浓度根据病情而定。给氧时一定要保持鼻导管通畅，防止分泌物阻塞影响给氧效果，必要时做人工呼吸或给予呼吸兴奋剂。家长不得自行调节氧流量及随意拔管。

（2）药物治疗：遵医嘱应用强心利尿剂、血管活性药物。静脉用药时严格掌握静脉输液速度和药物用量，速度太快可引起肺水肿或心衰，速度过慢则不能按时达到治疗目的。

（3）维持正常呼吸功能：及时清理呼吸道分泌物，定时拍背以协助排痰。呼吸道分泌物增多时应及时吸痰。在进行吸痰时应注意无菌操作，动作轻柔，以防损伤呼吸道黏膜，且持续吸痰时间应小于15秒。持续肺动脉高压者，需遵医嘱予以机械通气。

（4）体位护理：发绀发作时，减少患儿哭闹，减少活动，以减少耗氧量。有呼吸道感染时，可抬高床头，使膈肌下降，保持呼吸道舒畅。

（5）其他：观察记录生命体征和发绀的程度，以及有无窒息的危险因素。

六、新生儿腹胀

（一）病因及发病机制

1.生理性腹胀 由新生儿腹壁肌肉薄、张力低下且消化道气体较多所致，与新生儿哭闹过度、便秘、喂养方式不当等有关。

2.病理性腹胀 以感染性疾病为多，重症感染可引起肠道微循环障碍，细菌产生毒素，造成中毒性肠麻痹，肠内致病微生物发生移位，腹胀使肠管壁受压，造成血液循环障碍，加重腹胀。

（二）临床表现

1.生理性腹胀 表现为腹部轻度膨隆，喂奶后更为明显，但没有其他异常的消化道症状，进食情况良好，排便和排气都正常。体检可见腹部膨隆均匀，腹壁皮肤无水肿、发红、发亮，全腹柔软，无触痛，无异常包块，肝脾大小在正常范围，叩诊无明显的鼓音，肠鸣音无亢进或减弱。粪便检查为隐血实验阴性。

2.病理性腹胀 有较规律的阵发性哭闹，常伴呕吐。腹部可见肠形，肠鸣音增强或气过水深，严重者腹部弥漫性膨隆，肠形不清晰或粗大的肠管形状，腹壁有轻度水肿、发亮，可见曲张的浅静脉。

（三）治疗原则

对于腹胀的总体治疗原则是减少负担，增加排便，明确病因，及时处理。

（四）患儿的护理及管理

腹胀可能导致新生儿膈肌运动受限，所以护士要密切关注患儿的呼吸和低氧血症等复杂问题。同时，患儿的病情变化非常快，要密切关注患儿的化验指标，如血气分析等数值的变化。

1.病情监测　除了对患儿的生命体征进行观察，应特别注意患儿的腹部情况、神志及肛门排便、排气的情况。如患儿精神萎靡、烦躁、哭闹、肠蠕动减慢或消失，立即报告医生。

2.胃肠减压的护理　胃肠减压有利于降低胃肠内的压力，改善胃肠血液循环，恢复肠道功能。胃肠减压必须保持通畅，正确使用胃肠减压的装置。患儿和新生儿由于长期放置胃肠减压，有时因管腔的压力过大，胃管吸住胃壁黏膜引起出血。因此，选择合适的胃管，插胃管动作要轻柔，负压不应过大，以免发生意外。

3.肛管留置的护理　选用合适的肛管，边进管边观察是否有排气、排便及腹胀减轻状况。如排气不畅，应帮助患儿更换体位及按摩腹部排气，必要时可隔几小时后重复插管排气，其目的是恢复胃肠的蠕动。

4.体位护理　有利于患儿的体位是抬高床头。对于新生儿可在背后垫早产包，利于患儿呼吸；对于暖箱内患儿，可抬高暖箱床头。

5.补充营养，纠正紊乱　小儿体液功能不成熟，新生儿特别明显，因此容易出现水、电解质紊乱，需定期检查水、电解质水平，及时纠正水、电解质紊乱。同时加强营养，合理运用抗生素。

七、新生儿便秘

（一）病因及发病机制

新生儿便秘可分为功能性便秘和器质性便秘两种。

1.功能性便秘　饮食原因如营养不良、脱水、奶摄入不足等。或是使用肠蠕动抑制药物或导泻药，如鸦片类、抗胆碱能和神经节阻断剂、硫酸镁等。

2.器质性便秘　包括胃肠道结构异常、胃肠道平滑肌疾病、肠肌层神经节细胞异常、腹肌缺乏、脊柱缺陷、代谢性和内分泌性疾病等。

（二）临床表现

主要临床表现为大便量少、干燥，大便难以排出，排便时啼哭不止，甚至发生肛裂，严重者可伴有腹部膨隆、呕吐、巨乳、睡眠不安等症状。胎粪排出延迟也会加重便秘。

（三）治疗原则

1.功能性或者潴留性便秘　新生儿如果是配方奶喂养，食欲好，无呕吐、腹胀，出现大便次数减少或者排便困难，应改善饮食的内容和习惯，在餐间加温开水。亦可口服双歧杆菌制剂或低聚糖制剂，不用导泻药。

2.器质性便秘　新生儿如果出生后24小时无胎粪排出或伴有呕吐及腹胀，肛直肠检查能排除先天性无肛门，摄腹部立位片可有助于诊断。新生儿若出生后胎粪排出延迟，喂奶后有腹胀甚至呕吐，可见直肠型或肠蠕动波，体重增长差，要依赖开塞露或者生理盐水灌肠才能缓解腹胀，可进一步行肛门直肠测压法，如不出现直肠肛门松弛反射，直肠活检黏膜下层见不到神经节细胞，即可诊断为先天性巨结肠，需外科手术治疗。

如果新生儿出生后哭声低、活动少、黄疸深或消退延迟，伴有腹胀、大便少及脐突出，疑似甲状腺功能减退可能，可测T_3、T_4、TSH，若证实为该病，应立即用甲状腺片替代治疗。

（四）患儿的护理及管理

1.饮食护理　对于人工喂养的患儿，牛奶经消化后所含的皂钙较多，易引起大便干结，从而导致便秘，应尽可能地采取母乳喂养，因为母乳喂养的患儿发生便秘的可能性较低。因不合理喂养引发的新生儿便秘，应针对原因进行健康宣教。母乳不足时，可指导产妇合理饮食，以促进乳汁分泌。因母乳蛋白质含量过高引起的新生儿便秘，要指导产妇饮食均衡，多吃蔬菜、水果、粗粮，多喝水或适量粥、汤，饮食不要太过油腻。

2.物理治疗的护理

（1）按摩腹部及热敷：操作者按摩前洗净双手，涂抹少许润肤油。掌心按摩时注意用掌心按摩，四指并拢，以脐为中心，由内向外以顺时针方向轻柔按摩患儿腹部，每天上午、下午各1次，每次按摩5～10分钟，同时用手指指腹轻揉左侧腹部8～10次。按摩时间选择在两餐奶之间或喂奶后1小时。按摩时抬高患儿头、肩部，以防胃内容物反流。操作过程中，手不要离开患儿的皮肤，并且要适当用力。同时观察患儿反应，如出现哭闹、肤色改变、肌张力改变，应立即暂停。

（2）人工通便：遵医嘱采用开塞露等灌肠通便。以开塞露为例，新生儿取膀胱结石位，放松肛门外括约肌，将开塞露前端封口剪开，用5mL注射器抽出，并与8号灌肠管连接，排净空气后，润滑肛管，轻轻插入肛门2～3cm，将药液缓慢注入直肠，注药同时缓慢退出，直到药液全部注入后退出肛管。

（3）清洁灌肠：灌肠时在床上铺中单，新生儿取膀胱结石位，抬起双下肢，略垫高臀部。冬天应注意保暖。选择粗细、软硬适中的肛管，用润滑油润滑肛管前端15～20cm，缓慢轻柔地将肛管插入肛门7～10cm。新生儿肠壁菲薄而短小，插管时应谨慎小心，到达结肠狭窄段时，如有阻力，应轻柔的试插，同时改变插管方向，切勿用力猛插。当肛管通过狭窄段进入扩张段时，有一种脱空感，同时肛管外口突然有粪便、气体溢出，肠腔内压力大时可呈喷射状排出。然后反复用温生理盐水进行灌洗，同时按摩患儿腹部，有助于淤积粪便溶解后排出体外。如粪便变硬、结块，可用液状石蜡保留灌肠以软化粪便。在灌肠过程中，应随时注意患儿的面色及反应，保证灌出量大于等于灌入量，谨防因肠穿孔而引起的患儿哭闹加剧、腹胀、便血等症状。

（4）按摩患儿肛门：可在灌肠液注入直肠后，立即抵住肛门处轻轻地按摩5～10分钟，或每天定时按摩肛门3～5次，每次5～10分钟，能引起生理反射，促进排便，减轻便秘。

（5）扩肛：新生儿腹胀早期，人工扩肛有利于及时缓解临床症状，缩短疗程，阻止疾病发展。人工扩肛对普通型巨结肠、肛门直肠狭窄、喂养不当致肠功能紊乱、麻痹性肠梗阻引起的腹胀效果明显。患儿取平卧位，臀下垫中单，用安抚奶嘴安慰患儿，操作者戴手套先行肛诊，了解肛门直肠狭窄情况，根据肛门直肠松紧选择合适型号。扩肛棒涂抹甘油润滑后，顺直肠生理弯曲轻柔插入，深度7~9cm，固定并保留10分钟后拔出。扩肛时注意观察患儿面色、呼吸、血氧饱和度等病情变化。扩肛后注意观察腹胀进展情况，如腹胀无缓解或加重，应立即采取措施，以防肠穿孔发生。

八、新生儿惊厥

惊厥是大脑皮质功能的暂时紊乱，引起脑细胞异常放电，表现为全身或局部骨骼肌群突然发生不自主的肌肉强直、阵发性抽搐。国外报道，足月新生儿惊厥发生率占所有活产儿的1%~2%及低出生体重儿的6%~13%；国内报道，新生儿惊厥发生率为0.1%~0.5%，早产儿惊厥发生率为8%~27%。

（一）病因及发病机制

新生儿发生惊厥的病因多种多样，包括感染性和非感染性，其中非感染性因素与围产期密切相关。

1. 非感染性因素　缺氧缺血性脑病、颅内出血、代谢异常（低血糖、低血钙、低镁血症、高钠和低钠血症、氨基酸代谢异常、维生素B_6依赖症）、新生儿破伤风、胆红素脑病、撤药综合征等。

2. 感染性因素　以化脓性脑膜炎最为常见。出生1周内发病者，多为产前或产时感染所致，常有母亲临产前感染、胎膜早破或产程延长等病史。出生1周后发病者，多为出生后感染，可经皮肤、消化道和呼吸道途径感染。

（二）临床表现

可表现为全身或局部骨骼肌群突然发生不自主的肌肉强直、阵发性抽搐。根据严重程度和范围，新生儿惊厥可分为五种类型：轻微型、强直型、多灶性阵挛型、局灶性阵挛型和全身性肌阵挛型。伴随症状可包括反应差、精神和面色欠佳、吸入减少、易激惹、尖叫、双目发呆、瞳孔对光反射迟钝、前囟饱满等。围产期因素所致多为无热惊厥。感染性因素所致的惊厥，临床常有发热或体温不升。

（三）治疗原则

新生儿惊厥的治疗首先是针对原发病变，其次才是治疗惊厥。治疗原则是保持呼吸道通畅，注意吸痰，必要时给予吸氧。如是电解质紊乱导致，应先纠正电解质。如低血糖应给予10%葡萄糖静脉滴注，低血钙应补充10%葡萄糖酸钙。

抗惊厥药物最常用的是苯巴比妥，它具有镇静、保护脑细胞、静脉滴注显效快、不良反应少等优点。其他还可使用地西泮，其发挥作用极快，但维持时间短，还会引起呼吸抑制。另外，地西泮可增加白蛋白与胆红素解离，对重度黄疸患儿不利。

（四）患儿的护理及管理

1. 急救护理

（1）预防窒息：惊厥发作时，患儿有憋气、呼吸暂停，应立即将患儿平卧，降低床头，头偏向一侧，以免口腔分泌物或呕吐物流入气管内引起窒息。松解患儿衣领扣，防止呼吸道受压。清除患儿口鼻腔分泌物、呕吐物等，保证呼吸道通畅。颈部和背部可垫小毛巾，使颈部处于伸展位，防止意识丧失过程中的舌后坠，以通畅呼吸道。备好急救用品，如吸痰管等。

（2）镇静：根据医嘱给予快速有效的镇静抗惊厥药物。

（3）看护：惊厥发作时加强看护，预防外伤，防止患儿跌撞头部引起脑外伤，更不能随意用手打患儿头部。将患儿置于有围栏的小床上，防止坠床；将床上硬物移开。勿强力按压或牵拉患儿抽搐肢体，避免骨折脱臼。必要时可专人看护，防止意外。

（4）饮食：惊厥发作时禁忌饮食，在患儿惊厥停止、神志清醒后，根据病情适当给予饮食，必要时留置胃管。

2．一般护理

（1）新生儿病室温度控制在24～26℃，湿度以55%～65%为宜，保持室内空气清新。每个月做空气培养检测，做好记录。

（2）保持环境安静，避免强光，减少对患儿的刺激，刺激可使惊厥加剧或者时间延长。惊厥发作不可将患儿抱起或高声呼叫。各项护理操作应动作轻柔，集中进行。

（3）保证静脉通路通畅。

3．对症护理

（1）保暖、给氧治疗。护理过程中注意为患儿保温，必要时可将患儿置于远红外床，待稳定后置于暖箱或小床。有呼吸困难及缺氧症状的患儿，根据医嘱选择合适的给氧方式，减轻脑损伤。如缺氧严重，可考虑气管插管及机械辅助通气。

（2）密切观察病情变化，包括患儿的体温、脉搏、呼吸、血压、意识及瞳孔变化，如发现异常，及时通知医生做紧急抢救，预防脑水肿。

（3）及时明确病因，给予针对性治疗及护理。

4．用药护理　根据医嘱定时定量给药，根据病情及时调整药物剂量，注意观察药效及药物的不良反应。

5．健康教育　向家长讲解病情，缓解家长紧张情绪，加强看护，防止意外坠床。要注意营养，及时补钙、维生素B_1和维生素B_6及各种矿物质，不能让患儿饥饿，以免发生低钙和低血糖性惊厥。指导家长掌握预防惊厥的措施及惊厥发作的急救方法。告知按时服药，不可随便停药或改变剂量，定期门诊随访。

九、新生儿窒息

新生儿窒息是胎儿因缺氧发生宫内窘迫或娩出过程中引起的呼吸、循环障碍，以致生后1分钟内无自主呼吸或未能建立规律性呼吸，而导致低氧血症和混合性酸中毒。本病是新生儿致残和死亡的重要原因之一。国内发病率为5%～10%。

（一）病因及发病机制

凡能造成胎儿或新生儿缺氧的因素均可引起窒息。

1.孕母因素　孕母患有全身性疾病如糖尿病、心脏病、严重贫血及肺部疾患等；孕母妊娠期有妊高征；孕母吸毒、吸烟；孕母年龄>35岁或<16岁等。

2.胎盘和脐带因素　前置胎盘、胎盘早剥、胎盘老化等；脐带受压、打结、绕颈等。

3.分娩因素　难产，术产如高位产钳；产程中药物（镇静剂、麻醉剂、催产药）使用不当等。

4.胎儿因素　早产儿、小于胎龄儿、巨大儿；先天畸形如呼吸道畸形；羊水或胎粪吸入气道；胎儿宫内感染所致神经系统受损等。

（二）临床表现

1.胎儿缺氧（宫内窒息）　早期有胎动增加，胎儿心率增快，≥160次/分；晚期胎动减少甚至消失，胎心率变慢或不规则，<100次/分；羊水被胎粪污染，呈黄绿或墨绿色。

2.Apgar评分　是一种简易的临床上评价新生儿窒息程度的方法。内容包括心率、呼吸、对刺激的反应、肌张力和皮肤颜色五项；每项0~2分，总共10分；8~10分为正常，4~7分为轻度窒息，0~3分为重度窒息。生后1分钟评分可区别窒息程度，5分钟及10分钟评分有助于判断复苏效果和预后。

3.各器官受损表现　窒息、缺氧、缺血可造成多器官损伤，但发生频率和程度常有差异。

（1）心血管系统：轻症时有传导系统和心肌受损；严重者出现心源性休克和心衰。

（2）呼吸系统：易发生羊水或胎粪吸入综合征，肺出血和持续肺动脉高压，低体重儿常见肺透明膜病、呼吸暂停等。

（3）泌尿系统：急性肾衰时有尿少、蛋白尿、血尿素氮及肌酐增高，肾静脉栓塞时可见肉眼血尿。

（4）中枢神经系统：主要是缺氧缺血性脑病和颅内出血。

（5）代谢方面：常见低血糖、电解质紊乱，如低钠血症和低钙血症等。

（6）消化系统：有应激性溃疡和坏死性小肠结肠炎等。缺氧还导致肝葡萄糖醛酸转移酶活力降低，酸中毒更可抑制胆红素与白蛋白结合而使黄疸加重。

（三）治疗原则

1.预防及积极治疗孕母疾病。

2.早期预测　估计胎儿娩出后有窒息危险时，应充分做好准备工作，包括人员、仪器、物品等。

3.及时复苏　如发生窒息，及时按ABCDE复苏方案进行复苏：Airway（清理呼吸道），Breathing（建立呼吸，增加通气），Circulation（维持正常循环，保证足够心搏出量），Drug（药物治疗）、Evaluate（评价和保温）。其中ABC三步最为重要，A是根本，B是关键，C贯穿于整个复苏过程。

4.复苏后处理　评估和监测呼吸、心率、血压、尿量、肤色、经皮氧饱和度及窒息所致的神经系统症状等，注意维持内环境稳定，治疗脑水肿，控制惊厥。

（四）患儿的护理及管理

1. 复苏　新生儿窒息的复苏应由产科及新生儿科医生、护士合作进行。

（1）复苏程序：严格按照A→B→C→D步骤进行，顺序不能颠倒。复苏过程中严密心电监护。

（2）复苏后监护：监护主要内容为体温、呼吸、心率、血压、尿量、肤色和窒息所导致的神经系统症状；注意酸碱失衡、电解质紊乱、大小便异常、感染和喂养等问题。认真观察并做好相关记录。

2. 保温　治疗护理过程中应注意患儿的保温，可将患儿置于远红外保暖床上，待病情稳定后置于暖箱中保暖或用热水袋保暖，维持患儿肛温在36.5~37.5℃。

3. 家庭支持　耐心细致地解释病情，告诉家长患儿目前的情况和可能的预后，帮助家长树立信心，促进父母角色的转变。

十、新生儿颅内出血

新生儿颅内出血主要因缺氧或产伤引起，早产儿发病率较高，是新生儿早期的重要疾病与死亡原因。预后较差。

（一）病因及发病机制

1. 早产　32周以下的早产儿，因毛细血管发育不成熟、脆弱，当动脉压突然升高时，易导致毛细血管破裂、出血。缺血缺氧窒息时，引起低氧及高碳酸血症，可导致颅内出血的发生。

2. 外伤　常见产伤性颅内出血，以足月儿多见。胎头过大、急产、产程过长、高位产钳、多次吸引器助产等，均可使胎儿头部受挤压而导致小脑天幕撕裂，引起硬脑膜下出血，大脑表面静脉撕裂常伴有蛛网膜下腔出血。

3. 其他　高渗透压的液体输入过快、机械通气不当、操作时对头部按压过重均可引起颅内出血。

（二）临床表现

颅内出血的症状和体征与出血部位及出血量有关。一般生后1~2天内出现。

1. 意识形态改变　如激惹、过度兴奋或表情淡漠、嗜睡、昏迷等。

2. 眼症状　如凝视、斜视、眼球上转困难、眼震颤等。

3. 颅内压增高表现　如脑性尖叫、前囟隆起、惊厥等。

4. 呼吸改变　出现增快、减慢、不规则或暂停等。

5. 肌张力改变　早期增高，以后减低。

6. 瞳孔　不对称，对光反应差。

7. 其他　黄疸和贫血。

（三）治疗原则

1. 止血　可选择使用维生素K_1、酚磺乙胺（止血敏）、卡巴克络（安络血）和巴曲酶等。

2.镇静、止惊　选用地西泮、苯巴比妥等。

3.降低颅内压　有颅内高压者可选用呋塞米。如有瞳孔不等大、呼吸节律不整、叹息样呼吸或双吸气等，可使用甘露醇，剂量根据病情决定。

4.应用脑代谢激活剂　出血停止后，可给予胞磷胆碱、脑活素静脉滴注，10～14天为一个疗程。恢复期可给吡拉西坦。

5.外科处理　足月儿有症状的硬脑膜下出血，可用腰穿针从前囟边缘进针吸出积血。脑积水早期有症状者可行侧脑室穿刺引流，进行性加重者行脑室-腹腔分流。

（四）患儿的护理及管理

1.观察病情，降低颅内压

（1）严密观察病情并记录呼吸、心率、体温、神志与反射、瞳孔、囟门、肌张力等数据。

（2）保持安静，降低颅内压：患儿保持头高位（抬高头肩部15°～30°），所有操作应集中进行，护理操作要轻、稳、准，尽量减少对患儿的移动和刺激。遵医嘱及时使用降颅内压药物。

2.合理给氧　及时清除呼吸道分泌物，保持患儿呼吸道通畅。根据缺氧程度给氧，足月儿血氧饱和度维持在85%～98%，早产儿维持在88%～93%。呼吸衰竭或严重的呼吸暂停时需气管插管、机械通气并做好相关护理。

3.供给热量，维持体温稳定　出血早期禁止直接哺乳。病情稳定后让患儿直接吸吮，观察患儿的吃奶情况，如有明显的呕吐、反射消失，提示颅内压增高。体温过高时进行物理降温，体温过低时注意保暖。

十一、新生儿脐炎

新生儿脐炎是指断脐残端被细菌入侵、繁殖所引起的急性炎症，可由任何化脓菌引起，但最常见的是金黄色葡萄球菌，其次为大肠埃希菌、铜绿假单胞菌、溶血性链球菌等。

（一）临床表现

1.脐带根部发红或脱落后伤口不愈合，脐窝湿润。

2.脐周围皮肤红肿，脐窝有浆液脓性分泌物，带臭味。

3.脐周皮肤红肿加重，或形成局部脓肿、败血症、腹膜炎，并有全身中毒症状。可伴发热、吃奶差、精神不好、烦躁不安等。

（二）治疗原则

1.轻症　局部用3%过氧化氢和75%乙醇清洗，或用抗生素局部湿敷或抗生素油膏外敷。

2.脓液较多　有局部扩散或有全身症状，可根据涂片或细菌培养结果选用适当抗生素。

3.脐部有肉芽肿　可用10%硝酸银溶液局部涂搽。

（三）患儿的护理及管理

1.彻底清理感染伤口，从脐的根部由内向外环形彻底清洗消毒。

2.洗澡时，注意不要洗湿脐部，洗澡完毕，用消毒干棉签吸干脐窝水，并用75%乙醇消毒，保持局部干燥。

3.观察脐带有无潮湿、渗液或脓性分泌物，炎症明显者及时处理。

4.脐带残端脱落后，注意观察脐窝内有无樱红色的肉芽肿增生，如有应及早处理。

十二、新生儿败血症

新生儿败血症指细菌侵入血循环并生长繁殖、产生毒素而造成的全身感染。

（一）病因及发病机制

1.自身因素　新生儿免疫系统功能不完善，屏障功能差，血中补体少，白细胞在应激状态下杀菌力下降，T细胞对特异抗原反应差，细菌一旦侵入易致全身感染。

2.病原菌　以葡萄球菌、大肠埃希菌为主。

3.感染途径　新生儿败血症感染可发生在产前、产时或产后。产前感染与孕妇有明显的感染有关；产时感染与胎儿通过产道时被细菌感染有关；产后感染往往与细菌从脐部、皮肤黏膜损伤处及呼吸道、消化道等侵入有关。

（二）临床表现

无特征性表现。出生后7天内出现症状者称为早发型败血症；7天以后出现者称为迟发型败血症。早期表现为精神不佳、食欲不佳、哭声弱、体温异常等，转而发展为精神萎靡、嗜睡、不吃、不哭、不动、面色欠佳，出现病理性黄疸、呼吸异常。少数严重者很快发展至循环衰竭、呼吸衰竭、DIC、中毒性肠麻痹、酸碱平衡紊乱和胆红素脑病。常并发化脓性脑膜炎。

（三）治疗原则

1.选用合适的抗菌药物　早期、联合、足量、静脉应用抗生素，疗程要足，一般应用10～14天。病原菌已明确者可按药敏试验用药；病原菌尚未明确前，结合当地菌种流行病学特点和耐药菌株情况，选择两种抗生素联合使用。

2.对症、支持治疗　保暖、给氧，纠正酸中毒及电解质紊乱；及时处理脐炎、脓疱疮等局部病灶；保证能量及水的供给；必要时输注新鲜血、粒细胞、血小板，早产儿可静脉注射免疫球蛋白。

（四）患儿的护理及管理

1.维持体温稳定　患儿体温易波动，除感染因素外，还易受环境因素影响。当体温低或体温不升时，及时给予保暖措施；当体温过高时，予以物理降温，一般不予药物降温。

2.应用抗菌药物　保证抗菌药物有效进入体内，注意药物不良反应。

3.及时处理局部病灶　如脐炎、鹅口疮、脓疱疮、皮肤破损等，促进皮肤早日愈合，防止感染继续蔓延扩散。

4.保证营养供给　除经口喂养外，结合病情考虑静脉内营养。

5.观察病情　加强巡视，如患儿出现面色青灰、呕吐、脑性尖叫、前囟饱满、两眼凝视，提示有脑膜炎的可能；如患儿面色青灰、皮肤发花、四肢厥冷、脉搏细弱、皮肤有出血点等，应考虑感染性休克或DIC，立即与医生联系，积极处理。必要时专人看护。

十三、新生儿黄疸

新生儿黄疸是新生儿时期由于胆红素（大部分为未结合胆红素）在体内积聚而引起巩膜、皮肤、黏膜、体液或其他组织被染成黄色的现象，可分为生理性黄疸和病理性黄疸两种。引起黄疸的原因多而复杂，病情轻重不一，重者可致中枢神经系统受损，产生胆红素脑病，引起死亡或严重后遗症，故应加强对新生儿黄疸的临床观察，尽快找出原因，及时治疗，加强护理。

（一）新生儿胆红素代谢特点

新生儿胆红素生成较多，运转胆红素能力不足，肝功能发育不完善，肝细胞处理胆红素能力差，肠道细菌少，不能将肠道内的胆红素还原成粪胆原和尿胆原，肝肠循环增加。由于上述特点，新生儿摄取、结合、排泄胆红素的能力仅为成人的1%~2%，因此极易出现黄疸，尤其当新生儿处于饥饿、缺氧、胎粪排出延迟、脱水、酸中毒、头颅血肿或颅内出血等状态时，黄疸易加重。

（二）新生儿黄疸的分类

1.生理性黄疸　特点：①一般情况良好。②足月儿生后2~3天出现黄疸，4~5天达高峰，5~7天消退，最迟不超过2周；早产儿黄疸多于生后3~5天出现，5~7天达高峰，7~9天消退，最长可延迟到3~4周。③每日血清胆红素升高<85μmol/L（5mg/dL）。

2.病理性黄疸　特点：①黄疸在出生后24小时内出现。②黄疸程度重，血清胆红素大于205.2~256.5μmol/L（12~15mg/dL），或每日上升超过85μmol/L（5mg/dL）。③黄疸持续时间长（足月儿>2周，早产儿>4周）。④黄疸退而复现。⑤血清结合胆红素大于34μmol/L（2mg/dL）。

（三）治疗原则

1.找出引起病理性黄疸的原因，采取相应的措施治疗基础疾病。

2.降低血清胆红素，给予蓝光疗法；早期喂养，诱导正常菌群的建立，减少肠肝循环；保持大便通畅，减少肠壁对胆红素的再吸收。

3.保护肝脏，不用对肝脏有损害及可能引起溶血、黄疸的药物。

4.控制感染、注意保暖、供给营养、及时纠正酸中毒和缺氧。

5.适当用酶诱导剂、输血浆和白蛋白，降低游离胆红素。

（四）患儿的护理及管理

1.观察病情，做好相关护理

（1）密切观察病情：注意皮肤黏膜、巩膜的色泽，根据患儿皮肤黄染的部位和范围，估计血清胆红素的近似值，评价进展情况。注意神经系统的表现，如患儿出现拒食、嗜睡、肌张力减退等胆红素脑病的早期表现，立即通知医生，做好抢救准备。观察大小便次数、量及性质，如存在胎粪排出延迟，应予灌肠处理，促进粪便及胆红素排出。

（2）喂养：黄疸期间常表现为吸吮无力、食欲缺乏，应耐心喂养，按需调整喂养方式，如少量多次、间歇喂养等，保证奶量摄入。

2.针对病因的护理，预防核黄疸的发生

（1）实施光照疗法和换血疗法，并做好相应护理。

（2）遵医嘱给予白蛋白和酶诱导剂。纠正酸中毒，以利于胆红素和白蛋白的结合，减少胆红素脑病的发生。

（3）合理安排补液计划，根据不同补液内容调节相应的速度，切忌快速输入高渗性药物，以免血-脑屏障暂时开放，使已与白蛋白结合的胆红素进入脑组织。

十四、新生儿梅毒

（一）病因及发病机制

新生儿梅毒又称先天性梅毒、胎传梅毒，是梅毒螺旋体由母体经胎盘进入胎儿血液循环所致的感染。受累胎儿约50%发生早产、流产、死胎或死产。存活婴儿发病年龄不一，2岁以内发病者为早期梅毒，2岁以后为晚期梅毒，晚期梅毒也有20年后才发病者。近年来，我国新生儿梅毒发病率有明显上升趋势。

（二）临床表现

大多数早期梅毒患儿出生时无症状，生后2～3周逐渐出现症状。如母亲在妊娠早期感染梅毒又未及时治疗，则新生儿发病时间早且病情重。

1.一般症状　发育差、营养差、皮肤萎缩貌似老年人、低热、黄疸、贫血、低血糖、哭声嘶哑、易激惹等。

2.皮肤黏膜损害　皮疹常于生后2～3周出现，为多形性，可表现为全身散在斑丘疹、梅毒性天疱疮，最常见于口周、鼻翼和肛周，皮损数月后呈放射状裂痕。

3.骨损害　约占90%，多发生于生后数周，因剧痛而形成"假瘫"，X线可见对称性长骨骨骺端横行透亮带。

4.肝、淋巴结肿大　几乎所有患儿均有肝肿大，可出现黄疸、肝功能受损。滑车上淋巴结肿大有诊断价值。

5.中枢神经系统症状　新生儿罕见，多在生后3～6个月出现急性化脓性脑膜炎样症状，脑脊液中细胞数增加以淋巴为主，糖正常。

6.其他　尚可见视网膜脉络膜炎、胰腺炎、肺炎、心肌炎、肾小球病变等。

（三）治疗原则

1.强调早期诊断、及时治疗，防止发展至晚期。

2.抗梅毒治疗　首选青霉素，每次5万U/kg，静脉滴注，12小时1次，7天后改为8小时1次，再用2周。

（四）患儿的护理及管理

1.心理护理　治疗新生儿梅毒首先要取得家长的配合。要针对产妇及其配偶做好心理护理。

2.消毒隔离　做好消毒隔离工作，防止交叉感染。认真做好床边隔离，治疗及护理操作应集中进行，严格执行无菌操作技术，以免发生交叉感染。患儿用过的衣被、褥套等物品，要经过消毒处理后才能进行清洗，暖箱、蓝光箱用后要严格消毒。护士注意自我保护性隔离，操作时戴一次性手套，操作前后均要及时进行手消毒。患儿用过的一次性物品要集中焚烧处理，其他物品均要做好终末消毒工作。

3.皮肤护理　新生儿梅毒的皮肤护理至关重要，必要时置暖箱、穿单衣以便护理操作。在所有斑丘疹处涂红霉素软膏，之后用单层纱布覆盖创面，每天换药1次，注意头发内斑丘疹的搽药。患儿躁动时易擦伤足跟部，要用纱布加以包扎。加强臀部护理，保持全身皮肤清洁干燥，防止皮肤感染。

4.梅毒假性麻痹护理　90%的患儿有不同程度的骨损害，较严重的出现梅毒假性麻痹，在治疗及护理操作时动作轻柔，不采取强行体位，尽量减轻患儿的疼痛和不必要的刺激。梅毒假性麻痹的患儿常常出现哭闹、烦躁不安，护士必须检查全身情况，发现异常及时处理。

十五、新生儿溶血病

新生儿溶血病是指母婴血型不合，母血中血型抗体通过胎盘进入胎儿循环，发生同种免疫反应导致胎儿、新生儿红细胞破坏而引起的溶血。

（一）病因及发病机制

目前已知血型抗原有160多种，但新生儿溶血病以ABO血型系统不合最为多见，其次是Rh血型系统不合。主要是由于母体存在着与胎儿血型不相容的血型抗体（IgG），这种IgG血型抗体可经胎盘进入胎儿循环，引起胎儿红细胞破坏，出现溶血。

（二）临床表现

症状的轻重与母亲产生的IgG抗体量，抗体与胎儿红细胞结合程度，以及胎儿代偿能力有关。Rh溶血症常比ABO溶血者严重。

1.黄疸　Rh溶血者大多在生后24小时内出现黄疸并迅速加重，而ABO溶血大多在出生后2~3天出现，血清胆红素以未结合型为主。

2.贫血　Rh溶血者一般贫血出现早且重；ABO溶血者贫血少，一般到新生儿后期才出现。重症贫血者出生时全身水肿，皮肤苍白，常有胸、腹腔积液，肝脾肿大及贫血性心衰。

3.肝脾肿大　Rh溶血病患儿多有不同程度的肝脾肿大，由髓外造血活跃所致。ABO溶血病患儿则不明显。

4.胎儿水肿　当胎儿血红蛋白下降至40g/L以下时，由于严重缺氧、充血性心力衰竭、肾脏重吸收水盐增加、继发于肝功能损害的低蛋白血症等，可致胎儿水肿。

5.胆红素脑病（核黄疸）　一般发生在生后2~7天，早产儿尤易发生。随着黄疸加重逐渐出现神经系统症状，先为嗜睡、喂养困难、吸吮无力、拥抱反射减弱、肌张力减低等，很快出现双眼凝视、肌张力增高、角弓反张、前囟隆起、呕吐、哭叫、惊厥，常伴有发热，如不及时治疗，1/3~1/2患儿死亡。幸存者常遗留有手足抽动症、听力下降、智力落后、眼球运动障碍等后遗症。

（三）治疗原则

1.产前治疗　可采用孕妇血浆置换术、宫内输血。

2.新生儿治疗　包括换血疗法、光照疗法、纠正贫血及对症治疗（可输血浆、白蛋白，纠正酸中毒、缺氧，加强保暖，避免快速输入高渗性药物）。

（四）患儿的护理及管理

1.疾病的评估　严重的胎儿溶血可能会出现胎儿水肿，生后出现全身水肿、苍白、皮肤瘀斑、胸腔积液、腹水、心力衰竭和呼吸窘迫。迅速评估后护士应积极参与复苏抢救，保证有效通气，抽腹水或胸水，尽快换血。

2.黄疸的监测及评估　每4~6小时监测血清胆红素，判断其发展速度。观察患儿有无胆红素脑病的早期表现。患儿一旦出现核黄疸而抽搐时，立即通知医生并按医嘱给予镇静剂止痉，加强蓝光治疗和输液。病情危重者，协助进行换血治疗。

3.保证充足的营养供给　耐心喂养患儿，黄疸期间患儿容易发生吸吮无力、食欲缺乏，护理人员应按需调整喂养方式，保证奶量的摄入。静脉补充液体时要合理安排补液计划，切忌快速输入高渗性药物，以免血-脑屏障暂时开放，使已与白蛋白结合的胆红素进入脑组织。

4.光疗的护理　光疗时注意保护患儿安全。光疗前给患儿佩戴合适的眼罩，避免光疗对患儿视网膜产生毒性作用。注意观察患儿的全身情况，有无抽搐、呼吸暂停等现象的发生；观察患儿的皮肤情况，如出现大面积的光疗皮疹或青铜症，应通知医生并考虑暂停光疗。光疗分解物经肠道排出时可刺激肠壁引起肠道蠕动增加，因此光疗患儿大便次数增加，应做好臀部护理，预防红臀的发生。

5.换血的护理　严格按照新生儿换血指征进行新生儿换血，并配合医生做好换血治疗患儿的护理。

本章小结

产褥期是产妇恢复、新生儿适应宫外环境的关键时期，一般为6周。产褥期妇女的生理变化表现为组织器官的复旧，其中变化最大的是子宫，子宫复旧需6~8周；产妇产后情绪表现复杂，严重者可出现抑郁。产褥期产妇还会出现发热、恶露、会阴伤口水肿和疼痛、褥汗、排尿困难、便秘、乳房胀痛及乳腺炎等。因此，产后要注意观察产妇的生命体征、出血量、子宫复旧、恶露、乳房及心理状态、社会支持。除了做好一般护理，还应该做好会阴及伤口的护理、乳房的护理、母乳喂养指导及健康教育。产后42日应到分娩医院进行产后检查。

正常足月新生儿有其自身的生理特点，表现为体温的改变、皮肤巩膜黄染、体重减轻、乳房肿大和假月经等，因此应该对新生儿进行全面评估。除了做好一般护理外，还应注意做好喂养的护理、日常护理及免疫接种。

第七章
高危妊娠的管理

章前引言

高危妊娠（high risk pregnancy）是指妊娠期具有各种危险因素，可能危害孕妇、胎儿及新生儿健康或导致难产的妊娠。护士应对孕妇进行危险因素筛查，及时发现高危孕妇并将其纳入高危妊娠管理系统，以促进良好的妊娠结局。

受孕与妊娠是极其复杂而又十分协调的生理过程。从受孕至胎儿及其附属物娩出的40周期间，各种内在因素与外界因素的综合作用时常影响着母体和胎儿。若不利因素占优势，妊娠时则出现一些并发症。妊娠早期可发生流产、异位妊娠，中晚期可出现妊娠期肝内胆汁淤积症等。

学习目标

1. 复述高危妊娠的范畴、处理原则。
2. 概述高危妊娠的母儿监护措施及临床意义。
3. 掌握高危妊娠的护理评估内容与方法。
4. 运用所学知识对高危妊娠妇女进行整体护理。

思政目标

培养学生批判性思维及分析、解决问题的能力，在关注高危妊娠女性的同时，融入人文关怀，引导和启发学生建立高尚的职业道德、职业素养、职业精神和社会责任感，从而帮助产妇更安全地分娩，保障新生儿安全度过新生儿期。

案例导入

孕妇，28岁，G1P0。妊娠29^{+2}周，因"阴道流血3小时"急诊入院。查体：体温36.4℃，血压84/50mmHg，脉搏106次/分，宫高28cm，腹围91cm。

思考题

1. 如何评估胎儿的发育情况？
2. 该孕妇可能存在哪些护理诊断/问题？
3. 针对上述护理诊断/问题，应采取的主要护理措施有哪些？

第一节 高危妊娠妇女的监护

一、概述

高危妊娠范畴广泛，基本包括所有病理产科。具有高危妊娠因素的孕妇称为高危孕妇。

（一）高危妊娠的因素

1. 孕妇自然状况、家庭及社会经济因素　如孕妇年龄<16岁或≥35岁，妊娠前体重过轻或超重，身高<145cm，受教育时间<6年，先天发育异常，家族中有遗传性疾病病史。孕妇有吸烟、嗜酒、吸毒等不良嗜好。孕妇职业及稳定性差、收入低、居住条件差、未婚或独居、营养不良、交通不便等。

2. 疾病因素

（1）流产、异位妊娠及异常分娩史：如复发性自然流产、异位妊娠、早产、死产、死胎、难产、新生儿死亡、新生儿溶血性黄疸、新生儿畸形、新生儿有先天性/遗传性疾病、巨大儿等。

（2）妊娠合并症：如心脏病、糖尿病、高血压、肾脏病、肝炎、甲状腺功能亢进、血液病、病毒感染、性病、恶性肿瘤、生殖器发育异常、智力低下、精神异常等。

（3）妊娠并发症：如妊娠期高血压疾病、前置胎盘、胎盘早剥、羊水过多/过少、胎儿宫内发育迟缓、过期妊娠、母儿血型不合等。

（4）可能造成难产的因素：如妊娠早期接触大量放射线或化学性毒物、服用对胎儿有影响的药物、病毒感染、胎位异常、巨大儿、多胎妊娠、骨盆异常、软产道异常等。

3.心理因素　如焦虑、抑郁、恐惧、沮丧、悲哀等。

（二）高危妊娠评分

为了早期识别高危孕妇，护士应根据修改后的Nesbitt评分指标（表7-1）对孕妇进行评分。该评分指标的总分为100分，当减去孕妇具有的各种危险因素的分值后，若评分低于70分，即属于高危妊娠范畴。但是，孕妇的情况会随着妊娠进展而出现新的变化，护士应及时发现孕妇出现的高危因素并重新进行评分。

二、监护措施

高危妊娠监护主要包括以下内容：优生咨询与产前诊断；筛查妊娠并发症或合并症；评估胎儿生长发育及宫内安危；监测胎盘、脐带和羊水等。

1.确定孕龄　根据末次月经、早孕反应出现的时间、第一次胎动出现的时间、B超测量胎儿双顶径和股骨长等推算胎龄。

2.监测宫高及腹围　测量孕妇的宫高、腹围，以间接了解胎儿在宫内的发育情况。将每次产前检查测量的宫高、腹围记录在《围产期保健手册》中，绘制成宫高、腹围曲线，观察其动态变化。

3.胎动计数　胎动计数是评估胎儿在宫内是否缺氧的方法之一，根据12小时胎动计数以判断胎动是否正常。

4.B超检查　B超检查不仅能显示胎儿大小（包括胎头双顶径、腹围、股骨长）、数目、胎位、有无胎心搏动、胎盘位置及成熟度，还可以发现胎儿畸形。

5.监测胎心

（1）胎心听诊：听诊胎心音是判断胎儿宫内安危情况的一种简便方法。可用胎心听诊器或多普勒胎心仪听诊胎心的强弱及节律，判断胎心率是否正常。

（2）电子胎儿监护：电子胎儿监护（electronic fetal monitoring，EFM）不仅可以连续观察并记录胎心率的动态变化，还可以了解胎动、宫缩与胎心的关系。EFM包括内、外监护两种形式。外监护是将宫缩描绘探头和胎心描绘探头直接放在孕妇的腹壁上。

6.胎盘功能检查　检测孕妇血液或尿液中的雌三醇、血液中的人胎盘生乳素（HPL）和妊娠特异性阿糖蛋白等。

7.胎儿成熟度检查　检测羊水中卵磷脂/鞘磷脂比值（lecithin/sphingomyelin，L/S）、磷脂酰甘油（phosphatidyl glycerol，PG），行泡沫试验（foam stability test）等。

表7-1 修改后的Nesbitt评分指标

指　标	评　分	指　标	评　分
1.孕妇年龄：15~19岁	−10	月经失调	−10
20~29岁	0	子宫颈不正常或松弛	−20
30~34岁	−5	子宫肌瘤：>5cm	−20
35~39岁	−10	黏膜下	−30
40岁及以上	−20	卵巢肿瘤：>6cm	−20
2.婚姻状况：未婚或离婚	−5	子宫内膜异位症	−5
已婚	0	6.内科疾病与营养	
3.产次：0产	−10	全身性疾病	
1~3产	0	急性：中度	−5
4~7产	−5	重度	−15
8产以上	−10	慢性：非消耗性	−5
4.过去分娩史		消耗性	−20
流产：1次	−5	尿路感染：急性	−5
2次	−20	慢性	−25
3次及以上	−30	糖尿病	−30
死胎：1次	−10	慢性高血压：中度	−15
早产：1次	−10	重度	−30
2次及以上	−20	合并肾炎	−30
新生儿死亡：1次	−10	心脏病：心功能1~2级	−10
2次及以上	−30	心功能3~4级	−30
先天性畸形：1次	−10	心力衰竭史	−30
2次及以上	−20	贫血（Hb）：10~11g	−5
新生儿损伤：骨骼	−10	9~10g	−10
神经	−20	<9g	−20
骨盆狭小：临界	−10	血型不合：ABO	−20
狭小	−30	Rh	−30
先露异常史	−10	内分泌疾病：垂体，肾上腺，甲状腺	−30
剖宫产史	−10	营养：不适当	−10
5.妇科疾病		不良	−20
不育史：少于2年	−10	过度肥胖	−30
多于2年	−20		

8.胎儿缺氧程度检查　常用检查方法包括胎儿头皮血气测定、胎儿血氧饱和度（fetal oxygen saturation，FSO$_2$）测定等，或用羊膜镜直接观察羊水的量、颜色和性状。

9.胎儿先天性/遗传性疾病的检查　对高风险生育先天遗传缺陷患儿的孕妇应进行产前诊断（prenatal diagnosis），又称宫内诊断（intrauterine diagnosis）或出生前诊断（antenatal diagnosis），指在胎儿出生之前应用影像学、生物化学、细胞遗传学及分子生物学等技术，了解胎儿在宫内的发育状况，分析胎儿染色体核型，检测胎儿的生化检查项目和基因等，对胎儿的先天性和遗传性疾病做出诊断。产前诊断的方法包括非侵袭性检查和侵袭性检查，前者包括孕妇血清与尿液成分检测、超声检测、X线、CT、磁共振等，后者包括羊膜腔穿刺术（amniocentesis）、绒毛穿刺取样（chorionic villus sampling，CVS）、经皮脐血穿刺术（percutaneous umbilical cord blood sampling，PUBS）、胎儿组织活检（fetal tissue biopsy）等。

第二节　高危妊娠妇女的护理

一、一般预防与处理

1.增加营养　孕妇的健康及营养状态对胎儿的生长发育极为重要。若孕妇存在营养不良、贫血、胎盘功能减退、胎儿宫内发育迟缓，应给予高蛋白质、高能量饮食，并补充足够的维生素、微量元素和铁、钙、碘等矿物质。

2.卧床休息　一般建议孕妇取左侧卧位，改善肾脏及子宫-胎盘血液循环。若孕妇有心脏病、阴道流血、早产、胎膜早破等，必要时绝对卧床。

二、病因预防与处理

1.遗传性疾病　积极预防、早期发现、及时处理。

2.妊娠并发症　及时发现高危人群，积极预防，避免不良妊娠结局的发生。

3.妊娠合并症　加强孕期保健，增加产前检查次数和项目，定期检测合并症的病情变化，指导孕妇合理营养、活动与休息，遵医嘱给药，适时终止妊娠。

三、产科疾病的预防与处理

1.提高胎儿对缺氧的耐受力　如10%葡萄糖溶液500mL加维生素C 2g静脉缓慢滴注，每日1次，5~7日为一个疗程。

2.间歇吸氧　每日2次，每次30分钟，可以改善胎儿的血氧饱和度。

3.预防早产　指导孕妇避免剧烈运动，精神过度紧张或焦虑，预防胎膜早破、生殖道感染等。

4.适时终止妊娠　选择适当时间用引产或剖宫产的方式终止妊娠。对需终止妊娠而胎儿成熟度较差者，可用糖皮质激素促进胎儿肺成熟。

5.分娩期护理　严密观察产程进展、胎心变化，必要时给予电子胎儿监护、吸氧。阴道分娩者应尽量缩短第二产程。做好抢救新生儿窒息的准备。

四、护理评估

（一）健康史

了解孕妇月经史、生育史、既往史、家族史等，妊娠期是否用过可能对胎儿生长发育有不利影响的药物、有无接受过放射线检查、是否有过病毒性感染等。

（二）身心状况

1.一般情况　了解孕妇年龄、身高、步态、体重，身高<145cm者容易发生头盆不称；步态异常者应注意骨盆有无不对称；体重过轻或过重者，妊娠危险性也会增加。

2.血压　若血压≥140/90mmHg或比基础血压升高30/15mmHg者为异常。

3.心脏　心功能及评估有无心脏杂音。

4.宫高和腹围　判断宫高、腹围是否与停经周数相符。通常在妊娠图中标出正常妊娠情况下人群的第10个百分位线和第90个百分位线检查值，如果每次检查测得孕妇的宫高和腹围所连成的动态曲线在上述两标准线之间，提示基本正常。如果测得孕妇的宫高低于第10个百分位线，连续2次或间断出现3次，提示可能存在胎儿宫内发育不良或羊水过少；若高于第90个百分位线，提示可能存在巨大儿、羊水过多或多胎妊娠。

5.胎儿大小　根据孕妇的宫高、腹围、B超检查等估计胎儿体重。

6.胎心率　当胎心率<110次/分或>160次/分，提示胎儿缺氧。

7.胎方位　通过腹部四步触诊法了解胎方位。

8.胎动　12小时胎动计数<10次或逐日下降超过50%者，或胎动计数明显增加后出现胎动消失，均提示胎儿有宫内窘迫。

9.心理状态　高危妊娠孕妇常担心自身和胎儿健康，容易产生焦虑、恐惧、悲哀和失落情绪，也会因为妊娠并发症、合并症的存在与维持妊娠相矛盾而感到烦躁、无助。护士应全面评估高危妊娠孕妇的心理状态、应对机制及社会支持系统。

（三）辅助检查

1.实验室检查　血、尿常规；肝、肾功能；血糖及糖耐量；出凝血时间、血小板计数等。

2.B超检查　是产科常用的一种辅助检查方法。妊娠早期常用于诊断早孕，判断是否为宫内妊娠。妊娠中晚期可用于评估胎儿、胎盘、羊水和脐带情况。①胎儿：不仅能评估胎产式、胎先露、胎方位，还能估计胎儿大小、是否成熟，如双顶径达8.5cm以上，91%的胎儿体重超过2 500g。另外，B超检查还可以发现部分胎儿先天畸形。②胎盘：评估胎盘大小、厚度、位置，不仅对于分娩方式、分娩时机等临床决策有参考意义，还可以评估是否存在前置胎盘、胎盘早剥、副胎盘等。B超检查还可以了解胎盘功能分级：0级，未成熟，多见于中期妊娠；Ⅰ级，开始趋向成熟，多见于妊娠29~36周；Ⅱ级，成熟期，多见于妊娠36周以后；Ⅲ级，胎盘已经成熟，多见于妊娠38周以后。③羊水：不仅可以观察羊水的性状，还可以通过测量羊水最大暗区垂直深度（amniotic fluid volume，AFV）和计算羊水指数（amniotic fluid index，AFI）以评估羊水量是否正常。④脐带：了解脐带是否存在打结、绕颈、过长/过短等异常。

3.电子胎儿监护 电子胎儿监护不仅可以连续观察和记录胎心率（fetal heart rate，FHR）的动态变化，还可以观察胎心率受胎动、宫缩影响时的动态变化，反映胎心率与胎动、宫缩之间的关系，这些记录可以及时、客观地监测胎心率和预测胎儿宫内储备能力。

（1）监测胎心率：胎心率基线（FHR-baseline，BFHR）指在无胎动、无宫缩影响时，10分钟以上的胎心率平均值。正常BFHR由交感神经和副交感神经共同调节，包括每分钟心搏次数及FHR变异。FHR正常值为110~160次/分，若FHR＞160次/分或＜110次/分，且历时10分钟，称为心动过速（tachycardia）或心动过缓（bradycardia）。胎心率基线变异指BFHR在振幅和频率上的不规则波动或小的周期性波动，又称为基线摆动（baseline oscillation），包括胎心率的摆动幅度和摆动频率。摆动幅度指胎心率上下摆动波的高度，振幅变动范围正常为6~25次/分。摆动频率是指1分钟内波动的次数，正常为≥6次/分。BFHR变异表示胎儿有一定的储备能力，是胎儿健康的表现。基线波动活跃则频率增高，基线平直则频率降低或消失，基线变平即变异消失，提示胎儿储备能力丧失。

胎心率一过性变化：受胎动、宫缩、触诊及声响等刺激，胎心率发生暂时性加快或减慢，随后又能恢复到基线水平，称为胎心率一过性变化，是判断胎儿安危的重要指标。胎心率一过性变化包括加速和减速两种情况。

加速：指宫缩时FHR增加≥15次/分，持续时间≥15秒，是胎儿情况良好的表现，原因可能是胎儿躯干局部或脐静脉暂时受压。散发的、短暂的胎心率加速是无害的。但脐静脉持续受压则发展为减速。

减速：指宫缩时出现FHR减慢，包括以下三种情况。①早期减速（early deceleration，ED）：特点是FHR曲线下降几乎与宫缩曲线上升同时开始，FHR曲线最低点与宫缩曲线高峰相一致，即波谷对波峰，下降幅度＜50次/分，持续时间＜15秒，子宫收缩后迅速恢复正常（图7-1）。不受孕妇体位及吸氧而改变。意义：提示胎儿有缺氧的危险。②变异减速（variable deceleration，VD）：特点是FHR减速与宫缩无固定关系，下降迅速，下降幅度＞70次/分，持续时间长短不一，但恢复迅速（图7-2）。意义：提示脐带有受压可能。可改变体位继续观察。如果存在变异减速伴有BFHR变异消失，提示可能存在胎儿宫内缺氧。③晚期减速（late deceleration，LD）：特点是FHR减速多在宫缩高峰后开始出现，即波谷落后于波峰，时间为30~60秒，下降幅度＜50次/分，恢复所需时间较长（图7-3）。意义：提示胎盘功能不良、胎儿有宫内缺氧。

（2）预测胎儿宫内储备能力：可通过无应激试验和缩宫素激惹试验进行。

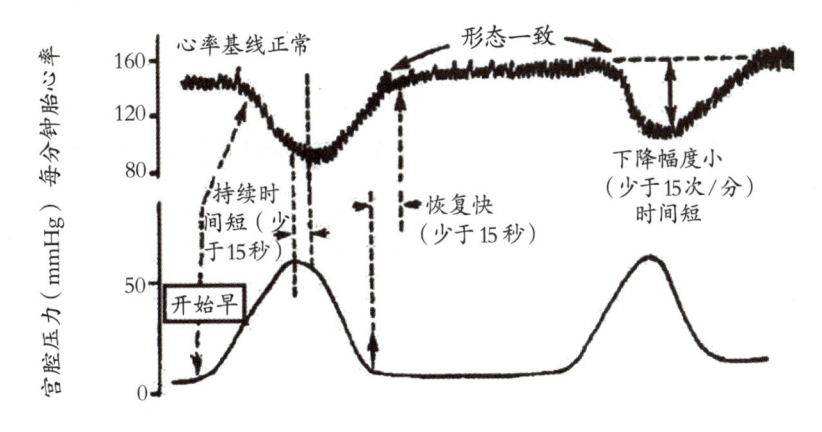

图7-1 胎心率早期减速

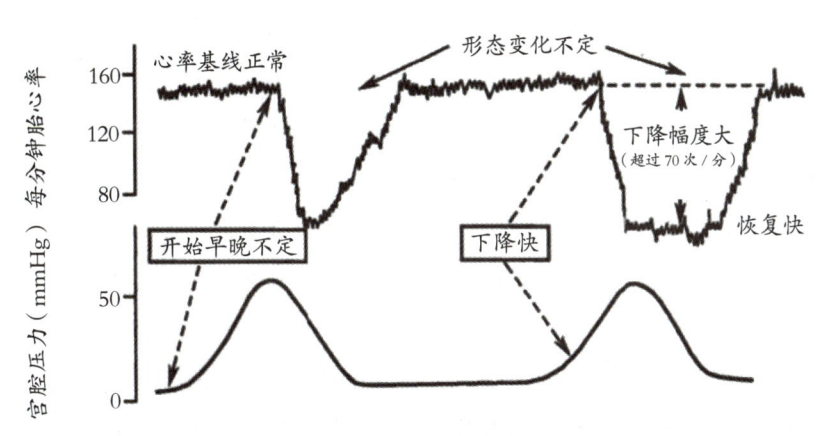

图7-2 胎心率变异减速

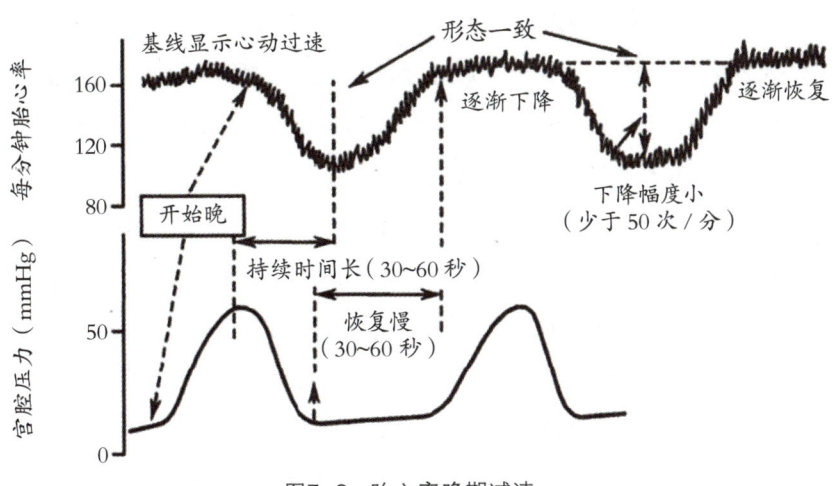

图7-3 胎心率晚期减速

1）无应激试验（non-stress test，NST）：指在无宫缩、无外界负荷刺激下，用电子胎儿监护仪进行胎心率与胎动的观察和记录，以了解胎儿储备能力。原理：在胎儿不存在酸中毒或神经受压的情况下，胎动时会出现胎心率的短暂上升，预示着正常的自主神经功能。方法：孕妇取坐位或侧卧位，一般监护20分钟。由于胎儿存在睡眠周期，NST可能需要监护40分钟或更长时间。本试验根据胎心率基线、胎动时胎心率一过性变化（变异、减速和加速）等分为NST反应型和NST无反应型。NST反应型：指监护时间内出现2次或以上的胎心加速。妊娠32周前，加速在基线水平上≥10次/分、持续时间≥10秒，已证明对胎儿正常宫内状态有足够的预测价值。在FHR基线正常、变异正常且不存在减速的情况下，电子胎儿监护达到NST反应型即可。NST无反应型：指超过40分钟没有足够的胎心加速。

2）缩宫素激惹试验（oxytocin challenge test，OCT）：又称为宫缩应激试验（contraction stress test，CST），其目的为观察和记录宫缩后胎心率的变化，了解宫缩时胎盘一过性缺氧的负荷变化，评估胎儿的宫内储备能力。原理：在宫缩的应激下，子宫动脉血流减少，可促发胎儿一过性缺氧表现。对已处于亚缺氧状态的胎儿，在宫缩的刺激下缺氧逐渐加重，将诱导出现晚期减速。宫缩的刺激还可引起脐带受压，从而出现变异减速。宫缩的要求：宫缩≥3次/10分钟，每次持续≥40秒。如果产妇自发的宫缩满足上述要求，无须诱导宫缩，否则可通过刺激乳头或静脉滴注子宫收缩药诱导宫缩。

OCT/CST图形的判读主要基于是否出现晚期减速。结果判断：①阴性：无晚期减速或明显的变异减速。②阳性：50%以上的宫缩后出现晚期减速。③可疑阳性：间断出现晚期减速或明显的变异减速。④可疑过度刺激：宫缩>5次/10分钟或每次宫缩持续时间>90秒时出现胎心减速。⑤不满意的OCT/CST：宫缩频率<3次/10分钟或出现无法解释的图形。

正确解读电子胎儿监护（EFM）图形对减少新生儿惊厥、脑性瘫痪的发生，降低分娩期围产儿死亡率，预测新生儿酸中毒，减少不必要的阴道助产或剖宫产术等产科干预措施非常重要。对于高危孕妇，EFM可从妊娠32周开始，但具体开始时间和频率应根据孕妇情况及病情进行个体化调整，如病情需要，EFM最早可从进入围产期（妊娠28周）开始。对EFM图形的完整描述应包括基线、基线变异、加速、减速及宫缩。正弦波形是指明显可见的、平滑的、类似正弦波的图形，长变异每分钟3~5周期，持续≥20分钟。由于正弦波形有非常特殊的临床意义，常常预示胎儿已存在严重缺氧，需要特别引起重视。

（3）胎儿生物物理评分（biophysical profile scoring，BPS）：是应用多项生物物理现象进行综合评定的方法，常用Manning评分法，该法通过NST联合实时超声检查，前者是对胎儿储备能力和胎盘功能实时、有效的观察手段，后者可以对胎儿的器官发育、功能状况及胎儿血液循环、胎盘循环、胎盘子宫循环的血流动力学状态做出评价。通过观察NST、胎儿呼吸运动（fetal breath movement，FBM）、胎动（FM）、胎儿张力（fetal tension，FT）、羊水最大暗区垂直深度（AFV）共五项指标综合判断胎儿宫内安危。每项指标2分，总分为10分，观察时间为30分钟。具体评分指标与分值见表7-2。结果判断：8~10分为胎儿健康；5~7分提示可疑胎儿窘迫；4分及以下应及时终止妊娠。

表7-2 Manning评分法

指标	2分（正常）	0分（异常，缺乏或不足）
NST（20分钟）	≥2次胎动伴FHR加速≥15次/分，持续≥15秒	<2次胎动，FHR加速<15次/分，持续<15秒
FBM（30分钟）	呼吸运动≥1次，持续≥30秒	无或持续<30秒
FM（30分钟）	≥3次躯干和肢体活动（连续出现计1次）	≤2次躯干和肢体活动；无活动或肢体完全伸展；伸展缓慢，部分恢复到屈曲
FT	≥1次躯干伸展后恢复到屈曲，或手指摊开合拢	无活动；肢体完全伸展；伸展缓慢，部分屈曲
AFV	≥1个羊水暗区，最大羊水池垂直直径≥2cm	无暗区或最大羊水池垂直直径<2cm

4.胎盘功能检查

（1）孕妇尿雌三醇（E_3）测定：一般测24小时尿E_3含量。24小时尿E_3>15mg为正常值，10~15mg为警戒值，<10mg为危险值。若妊娠晚期连续多次测得此值<10mg，表示胎盘功能低下。

（2）孕妇血清游离雌三醇测定：正常足月妊娠时临界值为40nmol/L，若每周连续测定2~3次，此值均在正常范围，说明胎儿情况良好；若发现此值持续缓慢下降，可能为过期妊娠；下降较快者可能为重度妊娠期高血压疾病或胎儿宫内发育迟缓；急骤下降或下降>50%，说明胎儿有宫内死亡危险。

（3）孕妇血清人胎盘生乳素（HPL）测定：足月妊娠时应为4~11mg/L，若该值于足月妊娠时<4mg/L或突然降低50%，表示胎盘功能低下。

（4）孕妇血清妊娠特异性β糖蛋白测定：若该值于足月妊娠时<100mg/L，提示胎盘功能障碍。

（5）脐动脉血流S/D值：通过测定妊娠晚期脐动脉收缩末期峰值（S）与舒张末期峰值（D）的比值，可以反映胎盘血流动力学改变，正常妊娠晚期S/D值<3，若S/D值≥3为异常，应及时处理。

5.胎儿成熟度检查 测定胎儿成熟度的方法，除计算妊娠周数、测量宫高与腹围、B超测量胎头双顶径外，还可经腹壁羊膜腔穿刺抽取羊水进行以下检测：①卵磷脂/鞘磷脂（L/S）比值：用于评估胎儿肺成熟度，L/S值>2提示胎儿肺成熟。②磷脂酰甘油（PG）测定：>3%提示肺成熟。③泡沫试验或震荡试验：是一种快速而简便测定羊水中表面活性物质的试验。若两管液面均有完整的泡沫环，提示胎儿肺成熟。

6.胎儿缺氧程度检查

（1）胎儿头皮血pH测定：通过采集胎儿头皮毛细血管血样测定，正常胎儿头皮血pH为7.25~7.35，pH为7.21~7.24提示可疑酸中毒，pH≤7.20提示有酸中毒。

（2）胎儿血氧饱和度（FSO_2）测定：用于监测胎儿氧合状态和酸碱平衡状态，是诊断胎儿窘迫、预测新生儿酸中毒的重要指标。若FSO_2<30%，应立即采取干预措施。

7.甲胎蛋白（alpha-fetal protein，AFP）测定　AFP异常增高是胎儿患有开放性神经管缺损的重要指标。多胎妊娠、死胎及胎儿上消化道闭锁等也伴有AFP升高。

五、常见护理诊断/问题

1.有母体与胎儿双方受干扰的危险　与高危妊娠因素易致胎儿血氧供应和（或）利用异常有关。

2.知识缺乏　缺乏孕期保健、胎儿评估等知识。

3.焦虑　与担心自身及胎儿健康、妊娠出现不良结局有关。

六、护理目标

1.胎儿未出现宫内窘迫。

2.孕妇学会合理膳食、活动与休息、胎动计数等知识。

3.孕妇对妊娠过程有理性的认知，既不放松警惕，又不过分担心。

七、护理措施

1.病情观察　指导孕妇加强产前检查，酌情增加检查的项目和次数。严密观察孕妇有无阴道流血、水肿、腹痛等症状和体征，观察胎儿生长发育是否正常、是否有宫内缺氧，及时做好母儿的病情观察与监护记录。

2.健康教育　指导孕妇定期参加孕妇学校学习，通过有针对性的指导，提供相应的信息，帮助孕妇加强自我监护，提高其自我管理的能力。与孕妇讨论食谱及烹饪方法，尊重其饮食文化，提出恰当的建议，增加营养，保证胎儿发育需要。对胎盘功能减退、胎儿发育迟缓的孕妇给予高蛋白质、高能量饮食，补充维生素、铁、钙及多种氨基酸。对胎儿增长过快者则要控制饮食。卧床休息，一般取左侧卧位。注意个人卫生，勤换衣裤。保持室内空气新鲜，通风良好。教会孕妇自测胎动。告知孕妇若出现胎动异常、阴道流血/流液、头晕、心悸等症状时应及时就诊。

3.心理护理　引导孕妇积极应对健康相关问题，缓解其心理压力与焦虑、紧张的情绪。各种检查和操作之前向孕妇解释，提供指导，告知全过程及注意事项。鼓励和指导孕妇家人参与围产保健，提供有利于孕妇倾诉和休息的环境。

4.分娩期护理　严密观察产程进展、胎心率及羊水情况。必要时实施产时电子胎儿监护，防止缺氧和酸中毒引起的胎儿不良结局。做好新生儿窒息的抢救准备。如为早产儿或极低体重儿，还需准备好暖箱，必要时转入儿科重症监护病房。

八、结果评价

1. 胎儿未发生严重的宫内缺氧。
2. 孕妇能够描述孕期营养要求、合理安排活动与休息、学会计数胎动。
3. 孕妇能与护士共同讨论自己及胎儿的安全，积极参与治疗与护理。

本章小结

高危妊娠的管理是围产保健工作的重点，早期筛查高危孕妇并对其进行系统管理是保障母儿健康的重要措施，能有效降低围产期母儿的发病率、伤残率、死亡率。

对高危孕妇及其胎儿进行监护的主要手段包括测量宫高与腹围、胎动计数、电子胎儿监护、B超检查、胎盘功能检查、胎儿成熟度检查、胎儿缺氧程度检查、胎儿先天性/遗传性疾病检查等。电子胎儿监护是产科常用的一项监护措施，可以连续观察胎心与胎动、宫缩间的关系，评估胎儿宫内安危和储备能力，了解胎儿有无缺氧和酸中毒情况。

第八章
妊娠期并发症妇女的护理

章前引言

受孕与妊娠是极其复杂而又十分协调的生理过程。从受孕至胎儿及其附属物娩出的40周期间，各种内在因素与外界因素的综合作用时常影响着母体和胎儿。若不利因素占优势，妊娠时会出现一些并发症。妊娠早期可发生流产、异位妊娠，中晚期可出现妊娠期肝内胆汁淤积症等。

学习目标

1. 叙述自然流产、异位妊娠、早产、妊娠期高血压疾病、妊娠期肝内胆汁淤积症的定义及主要病因。
2. 描述常见妊娠期并发症的临床表现及处理原则。
3. 应用护理程序为妊娠期并发症妇女进行护理评估、提出常见护理诊断/问题、制订护理计划并进行结果评价。
4. 分析妊娠期并发症妇女的健康需求，针对性地提供健康教育。

思政目标

培养学生的批判性思维及分析、解决问题的能力，在关注女性妊娠时期健康的同时，融入人文关怀，引导和启发学生建立高尚的职业道德、职业素养、职业精神和社会责任感，从而帮助妊娠期患有合并症的孕妇更加安全地度过妊娠阶段。

案例导入

孕妇，28岁，停经44日，在抬重物时突感右下腹剧烈疼痛，伴阴道流血半日。体检：血压100/50mmHg，白细胞计数$9.0×10^9$/L。妇科检查见阴道内少许暗红色血，宫颈举痛明显，后穹隆饱满。

思考题

1. 该孕妇可能的临床诊断是什么？
2. 针对该孕妇简单可靠的检查方法是什么？
3. 该孕妇最可能的护理诊断/问题是什么？

第一节 自然流产

凡妊娠不足28周、胎儿体重不足1 000g而终止者，称为流产（abortion）。流产发生于妊娠12周以前者称为早期流产，发生在妊娠12周至不足28周者称为晚期流产。流产又分为自然流产（spontaneous abortion）和人工流产（artificial abortion），本节仅阐述自然流产。自然流产的发生率占全部妊娠的10%~15%，其中80%以上为早期流产。

一、病因

导致流产的原因很多，除胚胎本身原因外，还有子宫环境、内分泌状态及其他因素。

（一）胚胎因素

染色体异常是自然流产最常见的原因。在早期自然流产中，有50%~60%的妊娠产物存在染色体的异常。染色体异常多为数目异常，如X单体、某条染色体出现三条，或者三倍体、多倍体等；也可能为结构异常，如染色体断裂、缺失或易位。染色体异常的胚胎多数发生流产，极少数继续发育成胎儿，但出生后也会发生某些功能异常或合并畸形。若已流产，妊娠产物有时仅为一空泡或已经退化了的胚胎。

（二）母体因素

1. 全身性疾病　妊娠期高热可引起子宫收缩而发生流产；细菌毒素或病毒通过胎盘进入胎儿血液循环，导致胎儿死亡而发生流产。孕妇患严重贫血或心力衰竭可致胎儿缺氧，也可能引起流产。此外，内分泌功能失调、身体或精神的创伤也可导致流产。

2. 免疫因素　母体妊娠后母儿双方免疫不适应，导致母体排斥胎儿发生流产；母体内有抗精子抗体也常导致早期流产。

3. 生殖器官异常　子宫发育不良、子宫畸形、子宫肌瘤、宫腔粘连等可能影响胎儿的生长发育而导致流产。子宫颈重度裂伤，宫颈内口松弛易因胎膜早破而引起晚期流产。

4. 其他　如母儿血型不合（如Rh或ABO血型系统等）可能引起晚期流产。另外，妊娠期特别是妊娠早期行腹部手术，劳动过度、性交，或有吸烟、酗酒、吸毒等不良习惯等诱因，均可刺激子宫收缩而引起流产。

（三）胎盘因素

滋养细胞的发育和功能不全是胚胎早期死亡的重要原因。此外，胎盘内巨大梗死、前置胎盘、胎盘早期剥离而致胎盘血液循环障碍，胎儿死亡等可致流产。

（四）环境因素

过多接触有害的化学物质（如镉、铅、有机汞、DDT等）和物理因素（如噪声、高温等）可直接或间接对胚胎或胎儿造成损害，引起流产。

二、病理

流产过程是妊娠物逐渐从子宫壁剥离，然后排出子宫。早期流产时胚胎多数先死亡，随后发生底蜕膜出血，造成胚胎的绒毛与蜕膜层分离，已分离的胚胎组织如同异物，引起子宫收缩而被排出。妊娠早期，胎盘绒毛发育尚不成熟，与子宫蜕膜联系尚不牢固，因此在妊娠8周以内发生的流产，妊娠产物多数可以完整地从子宫壁分离而排出，出血不多。妊娠8～12周，胎盘绒毛发育茂盛，与底蜕膜联系较牢固，此时若发生流产，妊娠产物往往不易完整分离排出，常有部分组织残留宫腔内影响子宫收缩，致使出血较多，且经久不止。妊娠12周后，胎盘已完全形成，流产时往往先有腹痛，然后排出胎儿、胎盘。有时由于底蜕膜反复出血，凝固的血块包绕胎块，形成血样胎块稽留于宫内，也可吸收血红蛋白形成肉样胎块。偶有胎儿被挤压，形成纸样胎儿，或钙化后形成石胎。

三、临床表现

停经、腹痛及阴道出血是流产的主要临床症状。在流产发展的各个阶段，其症状发生的时间、程度也不同。

1. 先兆流产　先兆流产（threatened abortion）表现为停经后先出现少量阴道流血，量比月经量少，有时伴有轻微下腹痛、腰痛、腰坠。妇科检查：子宫大小与停经周数相符，宫颈口未开，胎膜未破，妊娠产物未排出。经休息及治疗后，若流血停止或腹痛消失，妊娠可继续进行；若流血增多或腹痛加剧，则可能发展为难免流产。

2.难免流产　难免流产（inevitable abortion）由先兆流产发展而来，流产已不可避免。表现为阴道流血量增多，阵发性腹痛加重。妇科检查：子宫大小与停经周数相符或略小，宫颈口已扩张，但组织尚未排出；晚期难免流产还可有羊水流出或见胚胎组织或胎囊堵于宫口。

3.不全流产　不全流产（incomplete abortion）由难免流产发展而来，妊娠产物一部分排出体外，尚有部分残留于宫内，从而影响子宫收缩，致使阴道出血持续不止，严重时可引起出血性休克，下腹痛减轻。妇科检查：子宫一般小于停经周数，宫颈口已扩张，不断有血液自宫颈口流出，有时尚可见胎盘组织堵塞于宫颈口或部分妊娠产物已排出于阴道内，而部分仍留在宫腔内，有时宫颈口已关闭。

4.完全流产　完全流产（complete abortion）表现为妊娠产物完全排出，阴道出血逐渐停止，腹痛随之消失。妇科检查：子宫接近正常大小或略大，宫颈口已关闭。

5.稽留流产　稽留流产（missed abortion）又称过期流产，是指胚胎或胎儿已死亡滞留在宫腔内尚未自然排出者。胚胎或胎儿死亡后，子宫不再增大反而缩小，早孕反应消失，若已至妊娠中期，孕妇不感腹部增大，胎动消失。妇科检查：子宫小于妊娠周数，宫颈口关闭；听诊不能闻及胎心。

6.复发性流产　复发性流产（recurrent spontaneous abortion，RSA）指同一性伴侣连续发生3次及以上的自然流产。复发性流产大多数为早期流产，少数为晚期流产。早期复发性流产常见原因为胚胎染色体异常、免疫功能异常、黄体功能不全、甲状腺功能低下等；晚期复发性流产常见原因为子宫解剖异常、自身免疫异常、血栓前状态等。

7.流产合并感染　流产过程中，若阴道流血时间过长、有组织残留于宫腔内或非法堕胎等，有可能引起宫腔内感染。严重时感染可扩展到盆腔、腹腔乃至全身，并发盆腔炎、腹膜炎、败血症及感染性休克等，称为流产合并感染（septic abortion）。

四、处理原则

不同类型的流产其相应的处理原则亦不同。先兆流产的处理原则是卧床休息，禁止性生活；减少刺激；必要时给予对胎儿危害小的镇静剂；对于黄体功能不足的孕妇，按医嘱每日肌内注射黄体酮20mg，以利于保胎；并注意及时进行超声检查，了解胚胎发育情况，避免盲目保胎。难免流产一旦确诊，应尽早使胚胎及胎盘组织完全排出，以防止出血和感染。不全流产的处理原则是一经确诊，应行吸宫术或钳刮术以清除宫腔内残留组织。完全流产的处理原则是若无感染征象，一般不需特殊处理。稽留流产的处理原则是及时促使胎儿和胎盘排出，以防死亡胎儿及胎盘组织在宫腔内稽留日久，发生严重的凝血功能障碍及DIC。处理前应做凝血功能检查。对于复发性流产，在明确病因学诊断后有针对性地给予个性化治疗，并重视对保胎治疗成功的患者进行胎儿宫内发育监测以及对所生的婴儿进行出生缺陷筛查。流产合并感染的治疗原则为控制感染的同时尽快清除宫内残留物。

五、护理评估

（一）健康史

停经、阴道流血和腹痛是流产孕妇的主要症状。护士应详细询问孕妇的停经史、早孕反应情况；阴道流血的持续时间与阴道流血量；有无腹痛，腹痛的部位、性质及程度。此外，还应了解阴道有无水样排液，排液的色、量和有无臭味，以及有无妊娠产物排出等。对于既往病史，应全面了解孕妇在妊娠期间有无全身性疾病、生殖器官疾病、内分泌功能失调及有无接触有害物质等，以识别发生流产的诱因。

（二）身心状况

1.一般状况　流产孕妇可因出血过多而出现休克，或因出血时间过长、宫腔内有残留组织而发生感染，因此护士应全面评估孕妇的各项生命体征，判断流产类型，尤其注意与贫血及感染相关的征象。

2.妇科检查　在消毒条件下进行妇科检查，进一步了解宫颈口是否扩张，羊膜是否破裂，有无妊娠产物堵塞于宫颈口内；子宫大小与停经周数是否相符，有无压痛等，并应检查双侧附件有无肿块、增厚及压痛等。

3.心理状况　流产孕妇的心理状况常以焦虑和恐惧为特征。孕妇面对阴道流血往往会不知所措，甚至将其过度严重化，同时胎儿的健康也直接影响着孕妇的情绪反应，孕妇可能会表现为伤心、郁闷、烦躁不安等。

（三）辅助检查

1.实验室检查　连续测定血 β -hCG、胎盘生乳素（HPL）、孕激素等，有助于妊娠诊断和预后判断。

2.B超显像　超声显像可显示有无胎囊、胎动、胎心等，从而可诊断并鉴别流产及其类型，指导正确处理。

六、常见护理诊断／问题

1.有感染的危险　与阴道流血时间过长、宫腔内有残留组织等因素有关。

2.焦虑　与担心胎儿健康等因素有关。

七、护理目标

1.出院时，护理对象无感染征象。

2.先兆流产孕妇能积极配合保胎措施，继续妊娠。

八、护理措施

对于不同类型的流产孕妇，处理原则不同，其护理措施亦有差异。护士在全面评估孕妇身心状况的基础上，综合病史及诊断检查，明确处理原则，认真执行医嘱，积极配合医生为流产孕妇进行诊治，并提供相应的护理措施。

(一) 先兆流产孕妇的护理

先兆流产孕妇需卧床休息，禁止性生活、禁止灌肠等，以减少各种刺激。护士除了为其提供生活护理外，通常遵医嘱给孕妇适量镇静剂、孕激素等。随时评估孕妇的病情变化，如腹痛是否加重、阴道流血量有无增多等。此外，由于孕妇的情绪状态也会影响其保胎效果，因此护士还应注意观察孕妇的情绪反应，加强心理护理，从而稳定孕妇情绪，增强保胎信心。护士需向孕妇及其家属讲明以上保胎措施的必要性，以取得孕妇及其家属的理解和配合。

(二) 妊娠不能再继续者的护理

护士应积极采取措施，及时做好终止妊娠的准备，协助医生完成手术过程，使妊娠产物完全排出，同时开放静脉，做好输液、输血准备。严密监测孕妇的体温、血压及脉搏，观察其面色、腹痛、阴道流血及与休克有关的征象。有凝血功能障碍者应予以纠正，然后再行引产或手术。

(三) 预防感染

护士应监测患者的体温、血象及阴道流血，分泌物的性质、颜色、气味等，并严格执行无菌操作规程，加强会阴部护理。指导孕妇使用消毒会阴垫，保持会阴部清洁，维持良好的卫生习惯。当护士发现感染征象后应及时报告医生，并按医嘱进行抗感染处理。此外，护士还应嘱患者流产后1个月返院复查，确定无禁忌证后方可开始性生活。

(四) 健康教育

妇女由于失去胎儿，往往会出现伤心、悲哀等情绪反应。护士应给予同情和理解，帮助患者及家属接受现实，顺利度过悲伤期。此外，护士还应与孕妇及其家属共同讨论此次流产的原因，并向他们讲解流产的相关知识，帮助他们为再次妊娠做好准备。有复发性流产史的孕妇在下一次妊娠确诊后应卧床休息，加强营养，禁止性生活，补充B族维生素和维生素C、E等，治疗期间必须超过以往发生流产的妊娠月份。病因明确者，应积极接受对因治疗。如黄体功能不足者，按医嘱正确使用黄体酮治疗以预防流产；子宫畸形者需在妊娠前先行矫治手术，如宫颈内口松弛者应在未妊娠前做宫颈内口松弛修补术，如已妊娠则可在妊娠14~16周时行子宫内口缝扎术。

九、结果评价

1. 出院时，护理对象体温正常，血红蛋白及白细胞数正常，无出血、感染征象。
2. 先兆流产孕妇配合保胎治疗，继续妊娠。

第二节　异位妊娠

正常妊娠时，受精卵着床于子宫体腔内膜。受精卵在子宫体腔外着床发育时，称为异位妊娠（ectopic pregnancy），习称宫外孕（extrauterine pregnancy）。异位妊娠和宫外孕的含义稍有区别。异位妊娠包括输卵管妊娠、卵巢妊娠、腹腔妊娠、宫颈妊娠及阔韧带妊娠等；宫外孕仅指子宫以外的妊娠，宫颈妊娠不包括在内。在异位妊娠中，输卵管妊娠最为常见，占异位妊娠的95%左右。本节主要阐述输卵管妊娠。

输卵管妊娠是妇产科常见急腹症之一，当输卵管妊娠流产或破裂时，可引起腹腔内严重出血，如不及时诊断、处理，可危及生命。输卵管妊娠因其发生部位不同，又可分为间质部、峡部、壶腹部和伞部妊娠。以壶腹部妊娠多见，约占78%，其次为峡部、伞部，间质部妊娠少见。

一、病因

任何妨碍受精卵正常进入宫腔的因素均可造成输卵管妊娠。

1. 输卵管炎症　包括输卵管黏膜炎和输卵管周围炎，这是引起输卵管妊娠的主要原因。慢性炎症可使输卵管管腔黏膜粘连，管腔变窄，或纤毛缺损，或输卵管与周围粘连，输卵管扭曲，管腔狭窄，输卵管壁平滑肌蠕动减弱等，这些因素均妨碍了受精卵的顺利通过和运行。

2. 输卵管发育不良或功能异常　输卵管过长、肌层发育差、黏膜纤毛缺乏等发育不良，均可成为输卵管妊娠的原因。输卵管蠕动、纤毛活动及上皮细胞的分泌功能异常，也可影响受精卵的正常运行。此外，精神因素也可引起输卵管痉挛和蠕动异常，干扰受精卵的正常运送。

3. 受精卵游走　卵子在一侧输卵管受精，受精卵经宫腔或腹腔进入对侧输卵管称为受精卵游走。移行时间过长、受精卵发育增大，即可在对侧输卵管内着床形成输卵管妊娠。

4. 辅助生殖技术　近年来，由于辅助生殖技术的应用，输卵管妊娠发生率不断上升，既往少见的异位妊娠，如卵巢妊娠、宫颈妊娠、腹腔妊娠的发生率也在增加。

5. 其他　内分泌失调、神经精神功能紊乱、输卵管手术及子宫内膜异位症等都可增加受精卵着床于输卵管的可能性。此外，放置宫内节育器与异位妊娠发生的关系已引起国内外重视。随着宫内节育器的广泛应用，异位妊娠发生率增高，可能是由使用宫内节育器后的输卵管炎所致。相关调查研究表明，宫内节育器本身并不增加异位妊娠的发生率，但若宫内节育器避孕失败而受孕时，则发生异位妊娠的机会较大。

二、病理

输卵管妊娠时，由于输卵管管腔狭窄，管壁薄，蜕膜形成差，受精卵植入后，不能适应孕卵的生长发育，因此当输卵管妊娠发展到一定程度，可出现以下结果。

1. 输卵管妊娠流产　输卵管妊娠流产（tubal abortion）多见于输卵管壶腹部妊娠，发病多在妊娠8~12周。由于输卵管妊娠时管壁形成的蜕膜不完整，发育中的囊胚常向管腔内突出生长，最终突破包膜而出血，导致囊胚与管壁分离，若整个囊胚剥离落入管腔并经输卵管逆蠕动排入腹腔，即形成输卵管完全流产，出血一般不多。若囊胚剥离不完整，有一部分组织仍残留于管腔，则为输卵管不完全流产。此时，管壁肌层收缩力差，血管开放，持续反复出血，量较多，血液凝聚在子宫直肠陷凹，形成盆腔积血。若有大量血液流入腹腔，则出现腹腔刺激症状，同时引起休克。

2.输卵管妊娠破裂　输卵管妊娠破裂（rupture of tubal pregnancy）多见于输卵管峡部妊娠，发病多在妊娠6周左右。囊胚生长时，绒毛侵蚀管壁的肌层及浆膜，以致穿破浆膜，形成输卵管妊娠破裂（图8-1）。由于输卵管肌层血管丰富，输卵管妊娠破裂所致的出血远较输卵管妊娠流产严重，短期内即可引起腹腔内大量出血致孕妇休克，亦可反复出血，形成盆腔及腹腔血肿。

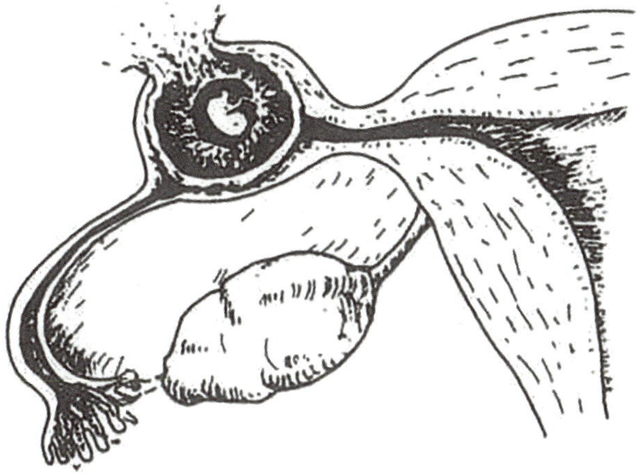

图8-1　输卵管妊娠破裂

3.陈旧性异位妊娠　有时发生输卵管妊娠流产或破裂后未及时治疗，或内出血已逐渐停止，病情稳定，一段时间后胚胎死亡或被吸收。但长期反复内出血形成的盆腔血肿可机化变硬，并与周围组织粘连，临床上称为陈旧性异位妊娠。

4.继发性腹腔妊娠　发生输卵管妊娠流产或破裂后，胚胎被排入腹腔，大部分死亡，不会再生长发育。但偶尔也有存活者，若存活胚胎的绒毛组织仍附着于原位或排至腹腔后重新种植而获得营养，可继续生长发育形成继发性腹腔妊娠；若破裂口在阔韧带内，可发展为阔韧带妊娠。

5.持续性异位妊娠　近年来，对输卵管妊娠行保守性手术机会增多，若术中未完全清除妊娠物，或残留有存活滋养细胞而继续生长，致术后β-hCG不下降或反而上升，称为持续性异位妊娠（persistent ectopic pregnancy）。

输卵管妊娠和正常妊娠一样，滋养细胞产生的hCG维持黄体生长，使甾体激素分泌增加，因此月经停止来潮。子宫肌纤维增生肥大，子宫增大变软，但子宫增大与停经月份不相符。子宫内膜出现蜕膜反应。蜕膜的存在与孕卵的生存密切相关，若胚胎死亡，滋养细胞活力消失，蜕膜自宫壁剥离而发生阴道流血。有时蜕膜可完整剥离，随阴道流血排出三角形的蜕膜管型；有时则呈碎片排出。排出的组织见不到绒毛，组织学检查无滋养细胞。

三、临床表现

输卵管妊娠的临床表现与受精卵着床部位，有无流产或破裂，以及出血量多少与时间长短等有关。

1.停经　多数患者停经6～8周以后出现不规则阴道流血，但有20%～30%的患者因月经仅过期几天而不认为是停经，或误将异位妊娠时出现的不规则阴道流血误认为月经，可能无停经史主诉。

2.腹痛　是输卵管妊娠患者就诊的主要症状。输卵管妊娠未发生流产或破裂前，常表现为一侧下腹隐痛或酸胀感。输卵管妊娠流产或破裂时，患者突感一侧下腹部撕裂样疼痛，常伴有恶心、呕吐。若血液局限于病变区，主要表现为下腹部疼痛，当血液积聚于直肠子宫陷凹处，可出现肛门坠胀感。随着血液由下腹部流向全腹，疼痛亦遍及全腹，血液刺激膈肌，可引起肩胛部放射性疼痛及胸部疼痛。腹痛可出现于阴道流血前或流血后，也可与阴道流血同时发生。

3.阴道流血　胚胎死亡后导致血hCG下降，卵巢黄体分泌的激素不能维持蜕膜生长而发生剥离出血，常有不规则阴道流血，色暗红或深褐，量少呈点滴状，一般不超过月经量。少数患者阴道流血量较多，类似月经。阴道流血可伴有蜕膜管型或蜕膜碎片排出，系子宫蜕膜剥离所致。阴道流血常在病灶去除后方停止。

4.晕厥与休克　由于腹腔内急性出血及剧烈腹痛，轻者出现晕厥，严重者出现失血性休克。休克程度取决于内出血速度及出血量，出血量愈多，速度愈快，症状出现也愈严重，但与阴道流血量不成正比。

5.腹部包块　输卵管妊娠流产或破裂后所形成的血肿，如时间过久，可因血液凝固，逐渐机化变硬并与周围器官（子宫、输卵管、卵巢、肠管等）发生粘连而形成包块。

四、处理原则

处理原则以手术治疗为主，其次是药物治疗。

1.手术治疗　应在积极纠正休克的同时进行手术抢救。根据情况行患侧输卵管切除术或保留患侧输卵管及其功能的保守性手术。近年来，腹腔镜技术的发展为异位妊娠的诊断和治疗开创了新的手段。

2.药物治疗　根据中医辨证论治方法，合理运用中药，或用中西医结合的方法，对输卵管妊娠进行保守治疗。近年来，用化疗药物甲氨蝶呤等方法治疗输卵管妊娠已有成功的报道。治疗机制是抑制滋养细胞增生、破坏绒毛，使胚胎组织坏死、脱落、吸收。但在治疗中若有严重内出血征象，或疑输卵管间质部妊娠或胚胎继续生长时，仍应及时进行手术治疗。

五、护理评估

（一）健康史

应仔细询问月经史，以准确推断停经时间。注意不要将不规则阴道流血误认为末次月经，或由于月经仅过期几天，不认为是停经。此外，对不孕、放置宫内节育器、绝育术、输卵管复通术、盆腔炎等与发病相关的高危因素予以高度重视。

（二）身心状况

输卵管妊娠未发生流产或破裂前，症状及体征不明显。当患者腹腔内出血较多时呈贫血貌，严重者可出现面色苍白、四肢湿冷，脉快、弱、细，血压下降等休克症状。体温一般正常，出现休克时体温略低，腹腔内血液吸收时体温略升高，但不超过38℃。

1. 腹部检查　输卵管妊娠流产或破裂者，下腹部有明显压痛和反跳痛，尤以患侧为甚，轻度腹肌紧张；出血多时，叩诊有移动性浊音；若出血时间较长，形成血凝块，在下腹可触及软性肿块。

2. 盆腔检查　输卵管妊娠未发生流产或破裂者，除子宫略大较软外，仔细检查可能触及胀大的输卵管并轻度压痛。输卵管妊娠流产或破裂者，阴道后穹隆饱满，有触痛。将宫颈轻轻上抬或左右摇动时引起剧烈疼痛，称为宫颈抬举痛或摇摆痛，是输卵管妊娠的主要体征之一。子宫稍大而软，腹腔内出血多时检查子宫呈漂浮感。

3. 心理状态　输卵管妊娠流产或破裂后，腹腔内急性大量出血、剧烈腹痛，以及妊娠终止的现实常使孕妇出现较为激烈的情绪反应，可表现为哭泣、自责、无助、抑郁和恐惧等。

（三）辅助检查

1. 阴道后穹隆穿刺　是一种简单可靠的诊断方法，适用于疑有腹腔内出血的患者。由于腹腔内血液易积聚于子宫直肠陷凹，即使血量不多，也能经阴道后穹隆穿刺抽出。用长针头自阴道后穹隆刺入子宫直肠陷凹，抽出暗红色不凝血为阳性；如抽出血液较红，放置10分钟内凝固，表明误入血管。无内出血、内出血量少、血肿位置较高或子宫直肠陷凹有粘连时，可能抽不出血液，因而穿刺阴性不能排除输卵管妊娠存在。如有移动性浊音，可做腹腔穿刺。

2. 妊娠试验　采用放射免疫法测血中hCG，尤其是动态观察血β-hCG的变化，对诊断异位妊娠极为重要。虽然此方法灵敏度高，测出异位妊娠的阳性率一般可达80%～90%，但β-hCG阴性者仍不能完全排除异位妊娠。

3. 超声检查　B超显像有助于诊断异位妊娠。阴道B超检查较腹部B超检查准确性高。诊断早期异位妊娠，单凭B超显像有时可能会误诊。若能结合临床表现及β-hCG测定等，对诊断的帮助很大。

4. 腹腔镜检查　适用于输卵管妊娠尚未流产或破裂的早期患者和诊断有困难的患者，腹腔内大量出血或伴有休克者，禁忌做腹腔镜检查。早期异位妊娠患者，腹腔镜可见一侧输卵管肿大，表面紫蓝色，腹腔内有出血或少量出血。

5. 子宫内膜病理检查　目前此方法的应用明显减少，主要适用于阴道流血量较多的患者，目的在于排除同时合并宫内妊娠流产。将宫腔排出物或刮出物做病理检查，切片中见到绒毛，可诊断为宫内妊娠，仅见蜕膜未见绒毛有助于诊断异位妊娠。

六、常见护理诊断/问题

1. 有休克的危险　与出血有关。

2.恐惧 与担心手术失败有关。

七、护理目标

1.患者休克症状得到及时发现并缓解。
2.患者能以正常心态接受此次妊娠失败的现实。

八、护理措施

（一）接受手术治疗患者的护理

1.积极做好术前准备 腹腔镜是近年治疗异位妊娠的主要方法，多数输卵管妊娠可在腹腔镜直视下穿刺输卵管的妊娠囊吸出部分囊液或切开输卵管吸出胚胎，并注入药物；也可以行输卵管切除术。护士在严密监测患者生命体征的同时，配合医生积极纠正患者休克症状，做好术前准备。对于严重内出血并发现休克的患者，护士应立即开放静脉，交叉配血，做好输血输液的准备，以便配合医生积极纠正休克、补充血容量，并按急诊手术要求迅速做好术前准备。术前准备与术后护理的有关内容参见第十六章腹部手术患者的护理相关内容。

2.提供心理支持 护士手术前简洁明了地向患者及其家属讲明手术的必要性，并以亲切的态度和切实的行动赢得患者及其家属的信任，保持周围环境安静、有序，减少和消除患者的紧张、恐惧心理，协助患者接受手术治疗方案。术后，护士应帮助患者以正常的心态接受此次妊娠失败的现实，向其讲述异位妊娠的有关知识，一方面可以减少因害怕再次发生异位妊娠而抵触妊娠的不良情绪，另一方面，也可以增加和提高患者的自我保健意识。

（二）接受非手术治疗患者的护理

对于接受非手术治疗方案的患者，护士应从以下几方面加强护理。

1.严密观察病情 护士需密切观察患者的一般情况、生命体征，并重视患者的主诉，尤应注意阴道流血量与腹腔内出血量不成比例的情况，当阴道流血量不多时，不应误以为腹腔内出血量也很少。护士应告知患者病情发展的一些指征，如出血增多、腹痛加剧、肛门坠胀感明显等，以便当患者病情发展时，医患均能及时发现，并给予相应处理。

2.加强化学药物治疗的护理 化疗一般采用全身用药，也可采用局部用药。在用药期间，应用B超和β-hCG进行严密监护，并注意患者的病情变化及药物不良反应。常用药物有甲氨蝶呤。其治疗的机制是抑制滋养细胞增生、破坏绒毛，使胚胎组织坏死、脱落、吸收。不良反应较少，常表现为消化道反应，骨髓抑制以白细胞下降为主，有时可出现轻微肝功能异常，药物性皮疹、脱发等，大部分反应是可逆的。

3.指导患者休息与饮食 患者应卧床休息，避免腹部压力增大，从而减少异位妊娠破裂的机会。在患者卧床期间，护士需提供相应的生活护理。此外护士还应指导患者摄取足够的营养物质，尤其是富含铁蛋白的食物，如动物肝脏、鱼肉、豆类、绿叶蔬菜及黑木耳等，以促进血红蛋白的增加，增强患者的抵抗力。

4.监测治疗效果 护士应协助正确留取血标本，以监测治疗效果。

（三）健康教育

输卵管妊娠的预后在于防止输卵管的损伤和感染，因此护士应做好妇女的健康指导工作，防止发生盆腔感染。教育患者保持良好的卫生习惯，勤洗浴、勤换衣。发生盆腔炎后须立即彻底治疗，以免延误病情。另外，输卵管妊娠者中约有10%的再发生率和50%～60%的不孕率。因此，护士需告诫患者，下次妊娠时要及时就医，并且不宜轻易终止妊娠。

九、结果评价

1. 患者的休克症状是否得到及时发现并纠正。
2. 患者是否消除了恐惧心理，并愿意接受手术治疗。

第三节 早产

早产（preterm labor，PTL）是指妊娠满28周至不满37足周之间的分娩。此时娩出的新生儿称为早产儿，出生体重多在1 000g～2 500g，各器官发育尚不够成熟。据统计，早产儿中约有15%于新生儿期死亡，而且，围产儿死亡中与早产有关者占75%，防止早产是降低围产儿死亡率的重要环节之一。

一、病因

发生早产的常见原因有孕妇、胎儿和胎盘方面的因素。

1. 孕妇因素　孕妇如合并有感染性疾病（尤其是性传播疾病）、子宫畸形、子宫肌瘤、急/慢性疾病及妊娠并发症时易诱发早产，而且若孕妇有吸烟、酗酒不良行为或精神受到刺激及承受巨大压力时也可发生早产。

2. 胎儿、胎盘因素　胎膜早破、绒毛膜羊膜炎最常见，30%～40%的早产与此有关。此外，下生殖道及泌尿道感染，妊娠合并症与并发症，羊水过多，多胎，子宫过度膨胀，以及胎盘因素如前置胎盘、胎盘早期剥离等，均可致早产。

二、临床表现

早产的临床表现主要是子宫收缩，最初为不规则宫缩，常伴有少许阴道血性分泌物或出血。胎膜早破的发生较足月临产多，继之可发展为规律有效宫缩，与足月临产相似，可使宫颈管消失和宫口扩张。

三、处理原则

若胎儿存活，无胎儿窘迫、胎膜未破，应通过休息和药物治疗控制宫缩，尽量维持妊娠至足月；若胎膜已破，早产不可避免时，则应尽可能地预防新生儿合并症以提高早产儿的存活率。

四、护理评估

1.**健康史** 详细评估可致早产的高危因素，如孕妇以往有流产、早产史或本次妊娠期有阴道流血，则发生早产的可能性大，应详细询问并记录患者既往出现的症状及接受治疗的情况。

2.**身心状况** 妊娠满28周后至37周前出现有明显的规律宫缩（至少每10分钟一次）伴有宫颈管缩短，可诊断为先兆早产。妊娠28～37周，出现20分钟≥4次且每次持续≥30秒的规律宫缩，并伴随宫颈管缩短≥75%，宫颈进行性扩张2cm以上者，可诊断为早产临产。早产已不可避免时，孕妇常会不自觉地把一些相关的事情与早产联系起来而产生自责感；由于怀孕结果的不可预知，恐惧、焦虑、猜疑也是早产孕妇常见的情绪反应。

3.**辅助检查** 通过全身检查及产科检查，结合阴道分泌物的生化指标检测，核实孕周，评估胎儿成熟度、胎方位等；观察产程进展，确定早产的进程。

五、常见护理诊断／问题

1.有窒息的危险 与早产儿发育不成熟有关。

2.焦虑 与担心早产儿预后有关。

六、护理目标

1.新生儿不存在因护理不当而发生的并发症。

2.患者能平静地面对事实，接受治疗及护理。

七、护理措施

1.**预防早产** 孕妇良好的身心状况可减少早产的发生，突然的精神创伤亦可诱发早产，因此，应做好孕期保健工作、指导孕妇加强营养，保持平静的心情。避免诱发宫缩的活动，如抬举重物、性生活等。高危孕妇必须多卧床休息，以左侧卧位为宜，以增加子宫血液循环、改善胎儿供氧，慎做肛查和阴道检查等，积极治疗合并症，宫颈内口松弛者应于孕14～16周或更早些时间做子宫内口缝合术，防止早产的发生。

2.**药物治疗的护理** 先兆早产的主要治疗为抑制宫缩，与此同时，还要积极控制感染、治疗合并症和并发症。护理人员应能明确具体药物的作用和用法，并能识别药物的不良反应，以避免毒性作用的发生。同时，应对患者做相应的健康教育。

常用抑制宫缩的药物有以下几类：

（1）β受体激动剂：其作用为激动子宫平滑肌β受体，从而抑制宫缩。此类药物的不良反应为心跳加快、血压下降、血糖增高、血钾降低、恶心、出汗、头痛等。常用药物有利托君（ritodrine）、沙丁胺醇（salbutamol）等。

（2）硫酸镁：镁离子直接作用于肌细胞，使平滑肌松弛，抑制子宫收缩。首次量为5g，加入25%葡萄糖溶液20mL，在5～10分钟内缓慢注入静脉（或稀释后半小时内静脉滴入），以后以每小时2g静脉滴注，宫缩抑制后继续维持4～6小时，后改为每小时1g，直到宫缩停止后12小时。使用硫酸镁时，应密切观察患者有无中毒迹象。

（3）钙通道阻滞剂：阻滞钙离子进入肌细胞而抑制宫缩。常用硝苯地平10mg舌下含服，每6～8小时一次。也可以首次负荷量给予30mg口服，根据宫缩情况再予10～20mg口服。用药时必须密切注意孕妇心率及血压的变化，对已用硫酸镁者应慎用，以防血压急剧下降。

（4）前列腺素合成酶抑制剂：前列腺素有刺激子宫收缩和软化宫颈的作用，其抑制剂则有减少前列腺素合成的作用，从而抑制宫缩。常用药物有吲哚美辛及阿司匹林等。但此类药物可通过胎盘抑制胎儿前列腺素的合成与释放，使胎儿体内前列腺素减少，而前列腺素有维持胎儿动脉导管开放的作用，缺乏时导管可能过早关闭而导致胎儿血液循环障碍，因此，临床上已较少用。必要时仅在孕34周前短期（1周内）选用。

3.预防新生儿合并症的发生　在保胎过程中，应每日进行胎心监护，教会患者自数胎动，有异常时及时采取应对措施。对妊娠35周前的早产者，分娩前按医嘱给孕妇糖皮质激素如地塞米松、倍他米松等，可促胎肺成熟，明显降低新生儿呼吸窘迫综合征的发病率。

4.为分娩做准备　若早产已不可避免，应尽早决定合理分娩的方式，如臀位、横位，估计胎儿成熟度低而产程又需较长时间者，可选用剖宫产术结束分娩；经阴道分娩者，应考虑使用产钳和会阴切开术以缩短产程，从而减少分娩过程中对胎头的压迫。同时，充分做好早产儿保暖和复苏的准备，临产后慎用镇静剂，避免发生新生儿呼吸抑制的情况；产程中应给孕妇吸氧；新生儿出生后，立即结扎脐带，防止过多母血进入胎儿循环造成循环系统负荷过重的状况。

5.为孕妇提供心理支持　护士可安排时间与孕妇进行开放式讨论，让患者了解早产的发生并非她的过错，有时甚至是无缘由的。也要避免为减轻孕妇的负疚感而给予过乐观的保证。由于早产是出乎意料的，孕妇多没有精神和物质准备，对产程中的孤独感、无助感尤为敏感，因此，丈夫、家人和护士在身旁提供支持较足月分娩时更显重要，能帮助孕妇重建自尊，以良好的心态承担早产儿母亲的角色。

八、结果评价

1.患者能积极配合医护措施。
2.母婴顺利经历全过程。

第四节　妊娠期高血压疾病

妊娠期高血压疾病（hypertensive disorders in pregnancy）是妊娠期特有的疾病，包括妊娠期高血压、子痫前期、子痫、慢性高血压并发子痫前期及妊娠合并慢性高血压。其中妊娠期高血压、子痫前期和子痫以往统称为妊娠高血压综合征，在我国发病率为9.4%～10.4%，国外报道7%～12%。本病命名强调生育年龄妇女发生高血压、蛋白尿症状与妊娠之间的因果关系。多数病例在妊娠期出现一过性高血压、蛋白尿症状，分娩后随即消失。该病严重影响母婴健康，是孕产妇及围产儿死亡率升高的主要原因之一。

一、病因

妊娠期高血压疾病的发病原因至今尚未阐明，但是，在临床工作中确实发现有些因素与妊娠期高血压疾病的发病密切相关，称之为易发因素。易发因素及主要病因学说如下。

（一）易发因素

依据流行病学调查发现，妊娠期高血压疾病可能与以下因素有关：①初产妇。②年轻孕产妇（年龄≤18岁）或高龄孕产妇（年龄≥35岁）。③精神过度紧张或受刺激致使中枢神经系统功能紊乱者。④寒冷季节或气温变化过大，特别是气温升高时。⑤有慢性高血压、慢性肾炎、糖尿病等病史的孕妇。⑥营养不良，如贫血、低蛋白血症者。⑦体形矮胖者，即体重指数＞24。⑧子宫张力过高（如羊水过多、双胎妊娠、糖尿病巨大儿等）者。⑨家族中有高血压史，尤其是孕妇的母亲有重度妊娠期高血压史者。

（二）病因学说

1. 免疫学说　妊娠被认为是成功的自然同种异体移植。从免疫学观点出发，认为妊娠期高血压疾病病因是胎盘某些抗原物质免疫反应的变态反应，与移植免疫的观点很相似。但其与免疫的复杂关系有待进一步证实。

2. 子宫-胎盘缺血缺氧学说　临床发现妊娠期高血压疾病易发生于初产妇、多胎妊娠、羊水过多者。本学说认为是由于子宫张力增高，影响子宫血液供应，因而造成子宫-胎盘缺血缺氧。此外，全身血液循环不能适应子宫-胎盘需要的情况，如孕妇有严重贫血、慢性高血压、糖尿病等也容易伴发本病。

3. 血管内皮功能障碍　研究发现妊娠期高血压疾病患者，细胞毒性物质和炎性介质如氧自由基、过氧化脂质、血栓素A_2等含量增高，而前列环素、维生素E、血管内皮素等减少，诱发血小板凝聚，并对血管紧张因子敏感，血管收缩致使血压升高，并且导致一系列病理变化。此外，气候寒冷、精神紧张也是本病的主要诱因。

4. 营养缺乏及其他因素　据流行病学调查，妊娠期高血压疾病的发生可能与钙缺乏有关。妊娠易引起母体缺钙，导致妊娠期高血压疾病发生，而孕期补钙可使妊娠期高血压疾病的发生率下降，但其发生机制尚不完全清楚。另外，以白蛋白缺乏为主的低蛋白血症，锌、硒等元素的缺乏，与子痫前期的发生发展有关。此外，其他因素如胰岛素抵抗、遗传等因素与妊娠期高血压疾病发生的关系亦有所报道。

（三）病理生理变化

本病的基本病理生理变化是全身小动脉痉挛。由于小动脉痉挛，造成管腔狭窄，周围阻力增大，内皮细胞损伤，通透性增加，体液和蛋白质渗漏，表现为血压上升、蛋白尿、水肿和血液浓缩等。全身各组织器官因缺血、缺氧而受到不同程度的损害，严重时脑、心、肝、肾及胎盘等的病理生理变化可导致抽搐、昏迷、脑水肿、脑出血、心肾衰竭、肺水肿、肝细胞坏死及被膜下出血，胎盘绒毛退行性变、出血和梗死，胎盘早期剥离及凝血功能障碍可导致DIC等。主要病理生理变化如图8-2。

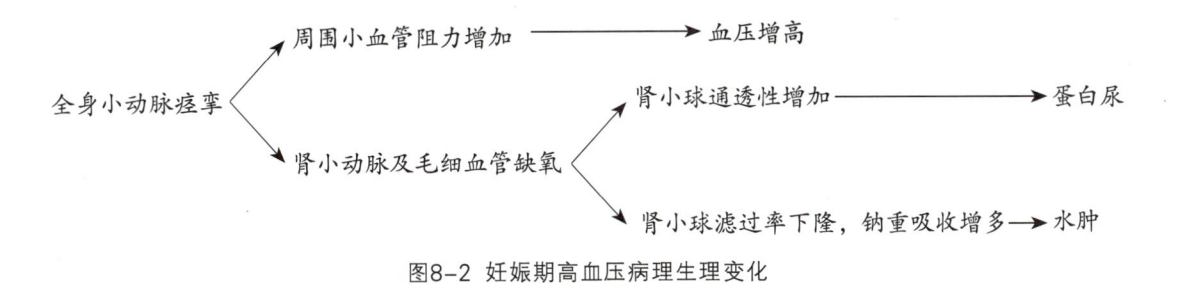

图8-2 妊娠期高血压病理生理变化

二、临床表现及分类

1. **妊娠期高血压** 妊娠期首次出现血压≥140/90mmHg，并于产后12周内恢复正常；尿蛋白（-）；患者可伴有上腹部不适或血小板减少。产后方可确诊。

2. **子痫前期**

（1）轻度：妊娠20周后出现血压≥140/90mmHg；尿蛋白≥0.3g/24h或随机尿蛋白（+）；可伴有上腹部不适、头痛、视力模糊等症状。

（2）重度：血压≥160/110mmHg；尿蛋白≥2.0g/24h或随机尿蛋白≥（++）；血清肌酐>106μmol/L，血小板<100×10^9/L；出现微血管溶血（乳酸脱氢酶升高）；血清丙氨酸氨基转移酶或天冬氨酸氨基转移酶升高；持续性头痛或其他脑神经或视觉障碍；持续性上腹不适。

3. **子痫** 在子痫前期的基础上出现抽搐发作，或伴昏迷，称为子痫。子痫多发生于妊娠晚期或临产前，称为产前子痫；少数发生于分娩过程中，称为产时子痫；个别发生在产后24小时内，称为产后子痫。

子痫典型发作过程：先表现为眼球固定，瞳孔散大，头扭向一侧，牙关紧闭，继而口角及面部肌肉颤动，数秒后全身及四肢肌肉强直（背侧强于腹侧），双手紧握，双臂伸直，发生强烈的抽动。抽搐时呼吸暂停，面色青紫。持续1分钟左右，抽搐强度减弱，全身肌肉松弛，随即深长吸气而恢复呼吸。抽搐期间患者神志丧失。病情较轻时，抽搐次数减少，抽搐后很快苏醒，但有时抽搐频繁且持续时间较长，患者可陷入深昏迷状态。抽搐过程中易发生唇舌咬伤、摔伤甚至骨折等多种创伤，昏迷时呕吐可造成窒息或吸入性肺炎。

4. **慢性高血压并发子痫前期** 高血压孕妇于妊娠20周以前无蛋白尿，若孕20周后出现尿蛋白≥0.3g/24h；或妊娠20周后突然出现尿蛋白增加、血压进一步升高，或血小板减少（<100×10^9/L）。

5. **妊娠合并慢性高血压** 妊娠前或妊娠20周前血压≥140/90mmHg，但妊娠期无明显加重；或妊娠20周后首次诊断高血压并持续到产后12周以后。

三、处理原则

妊娠期高血压疾病的基本处理原则是镇静、解痉、降压、利尿，适时终止妊娠以达到预防子痫发生，降低孕产妇及围产儿病死率及严重后遗症的目的。

1. 轻症　加强孕期检查，密切观察病情变化，注意休息、调节饮食、采取左侧卧位，以防发展为重症。

2. 子痫前期　需住院治疗，积极处理，防止发生子痫及并发症。治疗原则为解痉、降压、镇静，合理扩容及利尿，适时终止妊娠。常用药物如下。

（1）解痉药物：首选硫酸镁。硫酸镁有预防子痫和控制子痫发作的作用，适用于先兆子痫和子痫。

（2）镇静药物：镇静剂兼有镇静和抗惊厥作用，常用地西泮和冬眠合剂，可用于硫酸镁有禁忌或疗效不明显者，分娩期应慎用，以免药物通过胎盘而对胎儿的神经系统产生抑制作用。

（3）降压药物：不作为常规，仅用于血压过高，特别是舒张压≥110mmHg或平均动脉压≥140mmHg者，以及原发性高血压妊娠前已用降血压药者。选用的药物以不影响心搏出量、肾血流量及子宫胎盘灌注量为宜。常用药物有肼屈嗪、卡托普利等。

（4）扩容药物：一般不主张扩容治疗，仅用于低蛋白血症、贫血的患者。采用扩容治疗应严格掌握其适应证和禁忌证，并应严密观察患者的脉搏、呼吸、血压及尿量，防止肺水肿和心力衰竭的发生。常用的扩容剂有人血白蛋白、全血、平衡液和低分子右旋糖酐。

（5）利尿药物：一般不主张应用，仅用于全身性水肿、急性心力衰竭、肺水肿、脑水肿或血容量过多且伴有潜在性脑水肿者。用药过程中应严密监测患者的水、电解质平衡情况，以及药物的不良反应。常用药物有呋塞米、甘露醇。

适时终止妊娠是彻底治疗妊娠期高血压疾病的重要手段。其指征包括：①重度子痫前期孕妇经积极治疗24~48小时无明显好转者。②重度子痫前期孕妇的孕龄＜34周，但胎盘功能减退，胎儿估计已成熟者。③重度子痫前期孕妇的孕龄＞34周，经治疗好转者。④子痫控制后2小时可考虑终止妊娠。终止妊娠的方式，根据具体情况选择剖宫产或阴道分娩。

3. 子痫患者的处理　子痫是本疾病最严重的阶段，直接关系到母儿安危，应积极处理。处理原则为：控制抽搐，纠正缺氧和酸中毒，在控制血压、抽搐的基础上终止妊娠。

四、护理评估

（一）健康史

详细询问患者于妊娠前及妊娠20周前有无高血压、蛋白尿和（或）水肿及抽搐等征象；既往病史中有无原发性高血压、慢性肾炎及糖尿病等；有无家族史；此次妊娠经过中出现异常现象的时间及治疗经过。应特别注意有无头痛、视力改变、上腹不适等症状。

（二）身心状况

典型的患者表现为妊娠20周后出现高血压、水肿、蛋白尿。根据病变程度不同，不同临床类型的患者有相应的临床表现。护士除评估患者一般健康状况外，需重点评估患者的血压、尿蛋白、水肿、自觉症状及抽搐、昏迷等情况。在评估过程中应注意以下几点。

1.初测血压有升高者，需休息1小时后再测，方能正确反映血压情况。同时不要忽略测的血压与其基础血压的比较。而且也可经过翻身试验（roll over test, ROT）进行判断，即在孕妇左侧卧位时测血压直至血压稳定后，嘱其翻身仰卧5分钟再测血压，若仰卧位舒张压较左侧卧位≥20mmHg，提示有发生子痫前期的倾向，其阳性预测值为33%。

2.留取24小时尿进行尿蛋白检查。凡24小时尿蛋白定量≥0.3g者为异常。蛋白尿的出现及量的多少，反映了肾小管痉挛的程度、肾小管细胞缺氧及其功能受损的程度，护士应给予高度重视。

3.妊娠后期水肿发生的原因除妊娠期高血压疾病外，还可由于下腔静脉受增大子宫压迫使血液回流受阻、营养不良性低蛋白血症以及贫血等引起，因此水肿的轻重并不一定反映病情的严重程度。但是水肿不明显者，也有可能迅速发展为子痫，应引起重视。此外，还应注意水肿不明显，但体重于1周内增加超过0.5kg的隐性水肿。

4.孕妇出现头痛、眼花、胸闷、恶心、呕吐等自觉症状时，提示病情的进一步发展，即进入子痫前期阶段，护士应高度重视。

5.抽搐与昏迷是最严重的表现，护士应特别注意发作状态、频率、持续时间、间隔时间、神志情况，以及有无唇舌咬伤、摔伤甚至骨折、窒息或吸入性肺炎等。

孕妇的心理状态与病情的轻重、病程的长短、孕妇对疾病的认识、自身的性格特点及社会支持系统的情况有关。有些孕妇及其家属误认为是高血压或肾病而没有对妊娠期高血压疾病给予足够的重视；有些孕妇对自身及胎儿预后过分担忧和恐惧而终日心神不宁；也有些孕妇产生否认、愤怒、自责、悲观、失望等情绪。孕妇及其家属均需要不同程度的心理疏导。

（三）辅助检查

1.尿常规检查 根据蛋白定量确定病情严重程度；根据镜检出现管型判断肾功能受损情况。

2.血液检查 包括测定血红蛋白、血细胞比容、血浆黏度、全血黏度以了解血液浓缩程度；重症患者应测定血小板计数、凝血时间，必要时测定凝血酶原时间、纤维蛋白原和鱼精蛋白副凝试验（3P试验）等，以了解有无凝血功能异常。测定血电解质及二氧化碳结合力，以及时了解有无电解质紊乱及酸中毒。

3.肝、肾功能测定 如进行丙氨酸氨基转移酶、血尿素氮、肌酐及尿酸等测定。

4.眼底检查 眼底视网膜小动脉变化是反映妊娠期高血压疾病严重程度的一项重要参考指标。眼底检查可见眼底小动脉痉挛，动静脉管径比例可由正常的2∶3，变为1∶2甚至1∶4，或出现视网膜水肿、渗出、出血，甚至视网膜脱离、一过性失明。

5.其他检查　如心电图、超声心动图、胎盘功能、胎儿成熟度检查等，可视病情而定。

五、常见护理诊断/问题

1.体液过多　与下腔静脉受增大子宫压迫使血液回流受阻或营养不良性低蛋白血症有关。

2.有受伤的危险　与发生抽搐有关。

3.潜在并发症　胎盘早期剥离。

六、护理目标

1.妊娠期高血压疾病患者病情缓解，未发生子痫及并发症。

2.妊娠期高血压疾病患者明确孕期保健的重要性，积极配合产前检查及治疗。

七、护理措施

（一）妊娠期高血压疾病的预防指导

1.加强孕期教育　护士应重视孕期健康教育工作，使孕妇及其家属了解妊娠期高血压疾病的知识及其对母儿的危害，从而促使孕妇自觉于妊娠早期开始接受产前检查，并主动坚持定期检查，以便及时发现异常，及时得到治疗和指导。

2.进行休息及饮食指导　孕妇应采取左侧卧位休息以增加胎盘绒毛血供，同时保持心情愉快也有助于妊娠期高血压疾病的预防。护士应指导孕妇合理饮食，减少过量脂肪和盐的摄入，增加蛋白质、维生素及富含铁、钙、锌的食物，对预防妊娠期高血压疾病有一定作用。从妊娠20周开始，每天补充钙剂1～2g，可降低妊娠期高血压疾病的发生。

（二）一般护理

1.保证休息　轻度妊娠期高血压疾病孕妇可住院也可在家休息，但建议子痫前期患者住院治疗。保证充分的睡眠，每日休息不少于10小时。在休息和睡眠时，以左侧卧位为宜，左侧卧位可减轻子宫对腹主动脉、下腔静脉的压迫，使回心血量增加，改善子宫胎盘的血供。左侧卧位24小时可使舒张压降低10mmHg。

2.调整饮食　轻度妊娠期高血压孕妇需摄入足够的蛋白质（100g/d以上）、蔬菜，补充维生素、铁和钙剂。食盐不必严格限制，因为长期低盐饮食可引起低钠血症，易发生产后血液循环衰竭，而且低盐饮食也会影响食欲，对母儿均不利。全身水肿的孕妇应限制食量。

3.密切监护母儿状态　护士应询问孕妇是否出现头痛、视力改变、上腹不适等症状。每日测体重及血压，每日或隔日复查尿蛋白。定期监测血压、胎儿发育状况和胎盘功能。

4.间断给氧　可提升血氧含量，改善全身主要脏器和胎盘的氧供。

（三）用药护理

硫酸镁为目前治疗子痫前期和子痫的首选解痉药物，护士应明确硫酸镁的用药方法、毒性反应及注意事项。

1.用药方法　硫酸镁可采用肌内注射或静脉给药。

（1）肌内注射：25%硫酸镁溶液20mL（5g），臀部深部肌内注射，每日1～2次。通常于用药2小时后血药浓度达高峰，且体内浓度下降缓慢，作用时间长，但局部刺激性强。注射时应使用长针头行深部肌内注射，也可加利多卡因于硫酸镁溶液中，以缓解疼痛刺激。注射后用无菌棉球或创可贴覆盖针孔，防止注射部位感染，必要时可行局部按揉或热敷，促进肌肉组织对药物的吸收。

（2）静脉给药：25%硫酸镁溶液20mL+10%葡萄糖20mL，静脉注射，5～10分钟内推注；或25%硫酸镁溶液20mL+5%葡萄糖200mL，静脉注射，1～2g/h，每日4次。静脉用药后可使血药浓度迅速达到有效水平，用药后约1小时血药浓度可达高峰，停药后血药浓度下降较快，但可避免肌内注射引起的不适。

基于不同用药途径的特点，临床多采用两种方式互补长短，以维持体内有效浓度。

2.毒性反应 硫酸镁的治疗浓度和中毒浓度相近，因此在进行硫酸镁治疗时应严密观察其毒性作用，并严格控制入量。通常主张硫酸镁的滴注速度以1g/h为宜，不超过2g/h。每天用量15～20g。硫酸镁过量会使呼吸及心肌收缩功能受到抑制甚至危及生命。中毒现象首先表现为膝反射减弱或消失，随着血镁浓度的增加可出现全身肌张力减退及呼吸抑制，严重者心跳可突然停止。

3.注意事项 护士在用药前及用药过程中均应监测孕妇血压，同时还应检测以下指标：①膝腱反射必须存在。②呼吸不少于16次/分。③尿量每24小时不少于600mL，或每小时不少于25mL。尿少提示排泄功能受抑制，镁离子易积蓄而发生中毒。由于钙离子可与镁离子争夺神经细胞上的同一受体，阻止镁离子的继续结合，因此应随时备好10%葡萄糖酸钙注射液，以便出现毒性作用时及时予以解毒。10%葡萄糖酸钙10mL在静脉推注时宜在3分钟以上推完，必要时可每小时重复1次，直至呼吸、排尿和神经抑制恢复正常，但24小时内不超过8次。

（四）子痫患者的护理

1.协助医生控制抽搐 患者一旦发生抽搐，应尽快控制。硫酸镁为首选药物，必要时可加用强有力的镇静药物。

2.专人护理，防止受伤 子痫发生后，首先应保持呼吸道通畅，并立即给氧，用开口器或于上、下磨牙间放置一缠好纱布的压舌板，用舌钳固定舌以防患者咬伤唇舌或致舌后坠的发生。患者取头低侧卧位，以防黏液吸入呼吸道或舌头阻塞呼吸道，也可避免发生低血压综合征。必要时，用吸引器吸出喉部黏液或呕吐物，以免窒息。在患者昏迷或未完全清醒时，禁止给予饮食和口服药，以防误入呼吸道而致吸入性肺炎。

3.减少刺激，以免诱发抽搐 患者应安置于单人暗室，保持绝对安静，以避免声、光刺激；一切治疗活动和护理操作尽量轻柔且相对集中，避免干扰患者。

4.严密监护 密切注意血压、脉搏、呼吸、体温及尿量，记出入量。及时进行必要的血、尿化验和特殊检查，及早发现脑出血、肺水肿、急性肾衰竭等并发症。

5.为终止妊娠做好准备 子痫发作后多自然临产，应严密观察，及时发现产兆，并做好母儿抢救准备。如经治疗病情得以控制但仍未临产者，应在孕妇清醒后24～48小时内引产，或子痫患者经药物控制6~12小时后考虑终止妊娠。护士应做好终止妊娠的准备。

（五）妊娠期高血压孕妇的产时及产后护理

妊娠期高血压孕妇的分娩方式应根据母儿的情形而定。

1. 若决定经阴道分娩，需加强各产程护理　在第一产程中，应密切监测患者的血压、脉搏、尿量、胎心、子宫收缩情况及有无自觉症状；血压升高时应及时与医生联系。在第二产程中，应尽量缩短产程，避免产妇用力，初产妇可行会阴侧切并用产钳或胎吸助产。在第三产程中，必须预防产后出血，在胎儿娩出前肩后立即静推缩宫素，禁用麦角新碱，及时娩出胎盘并按摩宫底，观察血压变化，重视患者的主诉。

2. 开放静脉，测量血压　病情较重者于分娩开始即开放静脉。胎儿娩出后测血压，病情稳定后方可送回病房。在产褥期仍需继续监测血压，产后48小时内应至少每4小时观察1次血压。

3. 继续硫酸镁治疗，加强用药护理　重症患者产后应继续硫酸镁治疗1~2天，产后24小时至5天内仍有发生子痫的可能，故不可放松治疗及护理措施。此外，产前未发生抽搐的患者产后48小时亦有发生的可能，故产后48小时内仍应继续硫酸镁的治疗和护理。使用大量硫酸镁的孕妇，产后易发生子宫收缩乏力，恶露较常人多，因此应严密观察子宫复旧情况，严防产后出血。

（六）健康教育

对轻度妊娠期高血压疾病患者，应进行饮食指导并提醒注意休息，以左侧卧位为主，加强胎儿监护，自数胎动，掌握自觉症状，加强产前检查，定期接受产前保护措施；对重度妊娠期高血压疾病患者，应使患者掌握识别不适症状及用药后的不适反应。还应掌握产后的自我护理方法，加强母乳喂养的指导。同时，注意家属的健康教育，使孕妇得到心理和生理的支持。

八、结果评价

1. 妊娠期高血压疾病患者休息充分、睡眠良好、饮食合理，病情缓解。
2. 妊娠期高血压重度子痫前期患者病情得到控制，未出现子痫及并发症。
3. 妊娠期高血压疾病患者分娩经过顺利。
4. 治疗中，患者未出现硫酸镁的中毒反应。

第五节　妊娠期肝内胆汁淤积症

妊娠期肝内胆汁淤积症（intrahepatic cholestasis of pregnancy，ICP）是一种在妊娠期出现，以皮肤瘙痒及黄疸为特点的重要的妊娠期并发症，主要危害胎儿，使围产儿发病率、死亡率及早产率增高。其发病率为0.8%~12.0%，有明显的地域和种族差异。

一、病因及发病机制

妊娠期肝内胆汁淤积症的发病原因及发病机制尚不十分明确,但大量的流行病学研究、临床观察和实验室研究提示本病的发病原因可能与雌激素升高、遗传和环境因素有关。

1.雌激素升高　临床上有很多表现提示雌激素水平过高,可能是诱发妊娠期肝内胆汁淤积症的病因。①ICP多发生在妊娠晚期,正值雌激素分泌的高峰期。②ICP在双胎中发生率较单胎高6倍(双胎的胎盘体积明显大于单胎,所分泌的雌激素较单胎多)。③应用含雌激素及孕激素的避孕药的妇女发生胆汁淤积症的表现与ICP的症状十分相似。④应用避孕药的妇女妊娠时发生ICP者,再次妊娠时复发率一般较高。

2.遗传和环境因素　一些文献报道ICP在世界各地的发病率明显不同,在智利、瑞典发病率最高,且智利的印第安混血种人的发病率居首,提示该病的发生与种族遗传有关。而且,相关研究发现在母亲或姐妹中有ICP病史的妇女ICP发病率明显增高,具有完全外显及母婴垂直传播的特性,符合孟德尔优势遗传规律。另外,ICP发病率还与季节有关,在冬季的发病率高于夏季。

二、临床表现

(一)症状

1.皮肤瘙痒　是首先出现的症状,常发生于妊娠28~30周,亦有极少数患者在妊娠12周左右出现瘙痒症状。瘙痒常呈持续性,白昼轻,夜间加剧,一般先从手掌和脚掌开始,然后逐渐向肢体近端延伸甚至可发展到面部,但极少侵及黏膜。瘙痒程度不一,可自轻度瘙痒至重度瘙痒,个别因重度瘙痒引起失眠、疲劳、恶心、呕吐、食欲减退及脂肪痢。另外,大多数患者在分娩后数小时或数日内迅速消失,少数在1周或以上消失。

2.黄疸　部分患者出现黄疸为轻、中度。通常在瘙痒发生后10日内出现,发生黄疸时,患者尿色变深,粪便色变浅。

(二)体征

患者四肢皮肤可见抓痕,部分患者在瘙痒发生后的数日至数周内(平均为2周)出现轻度黄疸,有时仅巩膜有轻度黄染。黄疸一般在分娩后数日内消退,同时伴尿色加深等高胆红素血症表现。孕妇有无黄疸与胎儿预后关系密切,有黄疸者羊水粪染、新生儿窒息及围产儿死亡率均较高。患者无急慢性肝病体征,肝大但质地软,有轻度压痛。

三、处理原则

缓解瘙痒症状,恢复肝功能,降低血胆酸水平,加强胎儿宫内状况监护以改善妊娠结局。由于目前尚无特殊治疗方法,临床以对症和保肝治疗为主。

四、护理评估

(一)健康史

孕妇在妊娠中、晚期出现皮肤瘙痒和黄疸是ICP最主要的表现。护士在询问病史时应着重了解患者发生皮肤瘙痒及黄疸开始的时间、持续时间、部位及伴随症状，如恶心、呕吐、失眠等。另外，护士还应仔细询问患者的家族史，尤其是患者的母亲或姐妹是否有ICP病史，以及患者的用药史，如是否使用过含雌激素、孕激素的药物。

（二）身心状况

患者多因瘙痒而在四肢皮肤留下抓痕。护士应注意评估患者皮肤是否受损。若患者出现重度瘙痒，护士应特别注意评估患者的全身状况。对于出现黄疸的患者，护士还应评估患者黄疸的程度，以及有无急慢性肝病的体征。

ICP主要危害胎儿及新生儿。由于胆汁酸毒性作用，可引起胎膜早破、胎儿宫内窘迫、自发性早产或孕期羊水胎粪污染。此外，也可导致胎儿生长受限、胎死宫内、新生儿颅内出血、新生儿神经系统后遗症等。但是由于患者自身的症状以皮肤瘙痒为特点，出现或不出现黄疸，且瘙痒程度不一，患者及其家属有可能对该病认识不足，尤其是对胎儿的影响估计不足，从而对可能的妊娠结局没有充分的心理准备，出现极端的情绪反应。因此，护士应评估患者及其家属对该病的认知，了解他们的情绪波动及心理状况。

（三）辅助检查

1. 血清胆酸测定　血清胆酸升高是ICP最主要的特异性实验室证据，在瘙痒症状出现或转氨酶升高前几周，血清胆酸就已升高，其水平越高，病情越重，出现瘙痒时间越早，因此测定母血胆酸是早期诊断ICP最敏感的方法，对判断病情严重程度和及时监护、处理均有参考价值。临床上常检测血清甘胆酸值以了解血中胆酸水平。ICP患者血清甘胆酸浓度在妊娠30周时突然升高，可达正常水平100倍左右，并持续至产后下降，5~8周后恢复正常。

2. 肝功能测定　大多数ICP患者的天冬氨酸氨基转移酶（AST）、丙氨酸氨基转移酶（ALT）轻至中度升高。ALT较AST更敏感。部分患者血清胆红素轻至中度升高。

3. 病理检查　毛细胆管胆汁淤积及胆栓形成。电镜切片发现毛细胆管扩张合并微绒毛水肿或消失。

五、常见护理诊断/问题

1. 有皮肤完整性受损的危险　与皮肤瘙痒致孕妇频繁抓挠有关。
2. 知识缺乏　缺乏有关妊娠期肝内胆汁淤积症对胎儿影响的知识。

六、护理目标

1. 孕妇皮肤瘙痒症状缓解。
2. 孕妇了解妊娠期肝内胆汁淤积症对胎儿的影响，并配合治疗。

七、护理措施

1. 一般护理　护士应嘱患者适当卧床休息，取左侧卧位以增加胎盘血流量。给予吸氧、高渗葡萄糖、维生素及能量，既保肝又可提高胎儿对缺氧的耐受性。

2. 产科监护　由于ICP主要危害胎儿，因此护士应加强胎儿监护的管理，及时发现问题，并及时报告医生。适时终止妊娠是降低围产儿发病率的重要措施。因此，当孕妇出现黄疸，胎龄已达36周者；无黄疸、妊娠已足月或胎肺成熟者；有胎儿宫内窘迫者应及时做剖宫产术前准备，及时终止妊娠。同时，积极预防产后出血。

3.皮肤护理　护士应注意患者因瘙痒而造成的皮肤受损。对重度瘙痒患者，护士可采取预防性的皮肤保护，如建议患者勿留长且尖的指甲，戴柔软的棉质手套等。

4.健康教育　护士应向患者及其家属讲解有关妊娠期肝内胆汁淤积症的知识，尤其是其对胎儿的影响，以引起患者及其家属足够的重视，从而积极配合治疗。

此外，护士还应配合相关的实验室检查，如检测肝功能、血胆酸以监测病情。

八、结果评价

1.孕妇的瘙痒症状缓解或消失。
2.未出现早产或胎儿窘迫。

本章小结

流产的主要临床症状是停经、腹痛及阴道出血。在流产发展的各个阶段，其症状发生的时间、程度不同，相应的处理原则亦不同。对于不同类型的流产孕妇，护士在全面评估孕妇身心状况的基础上，综合病史及诊断检查，明确处理原则，认真执行医嘱，积极配合医生为流产孕妇进行诊治，并为之提供相应的护理措施。

输卵管妊娠是妇产科常见急腹症之一，当输卵管妊娠流产或破裂时，可引起腹腔内严重出血，如不及时诊断、处理，可危及生命。输卵管妊娠的临床表现与受精卵着床部位、有无流产或破裂及出血量多少与时间长短等有关。处理原则以手术治疗为主，其次是药物治疗。输卵管妊娠的预后在于防止输卵管的损伤和感染，因此护士应做好妇女的健康指导工作，防止发生盆腔感染。

早产是指妊娠满28周至不满37足周之间的分娩。此时娩出的新生儿称为早产儿，出生体重多小于2 500g，各器官发育尚不够成熟。防止早产是降低围产儿死亡率的重要环节之一。应做好孕期保健工作，指导孕妇加强营养，保持平静的心情，避免诱发宫缩的活动。

妊娠期高血压疾病是妊娠期特有的疾病，包括妊娠期高血压、子痫前期、子痫、慢性高血压并发子痫前期及妊娠合并慢性高血压。本病的基本病理生理变化是全身小动脉痉挛。妊娠期高血压疾病的基本处理原则是镇静、解痉、降压、利尿，适时终止妊娠以达到预防子痫发生，降低孕产妇及围产儿患病率、病死率及严重后遗症的目的。硫酸镁为目前治疗子痫前期和子痫的首选解痉药物，护士应明确硫酸镁的用药方法、毒性反应及注意事项。

妊娠期肝内胆汁淤积症是一种在妊娠期出现，以皮肤瘙痒及黄疸为特点的重要的妊娠期并发症，主要危害胎儿。处理原则是缓解瘙痒症状，恢复肝功能，降低血胆酸水平，加强胎儿宫内状况监护以改善妊娠结局。

第九章
胎儿及其附属物异常

章前引言

妊娠期间各种内在及外界因素的综合作用，如产妇营养不良或过度，或因遗传、合并其他疾病、感染等因素，影响着母体和胎儿的健康。双胎妊娠的产妇并发症较多，为高危妊娠，孕期应加强监护。作为胎儿附属物的胎盘与胎膜，在胎儿生长发育过程中起着非常重要的作用，尤其胎盘作为胎儿生长的土壤，若发生异常，将对母儿造成较大影响；正常妊娠过程中的羊水是处于动态平衡的，若羊水的产生和吸收失衡，将造成羊水量的异常。应加强围产期的卫生宣教与指导，积极预防和治疗生殖道感染，补充维生素、钙、铜、锌等营养素，避免突然的负压，积极预防胎膜早破的发生。

本章主要介绍包括双胎妊娠、胎儿窘迫及新生儿窒息、胎盘早剥、前置胎盘、羊水量异常、胎膜早破等胎儿及其附属物异常的相关内容。

学习目标

1. 了解异常胎儿及其附属物的定义、临床表现、处理原则。
2. 掌握异常胎儿及其附属物的护理评估、常见护理问题与护理措施。
3. 正确识别和区分胎盘早剥与前置胎盘的临床表现及处理原则。
4. 运用整体护理程序为胎儿及其附属物异常的母儿提供整体护理。

思政目标

1. 培养护理临床循证思维方式。
2. 培养独立思考与解决问题的能力。
3. 培养良好沟通能力，关爱母儿健康。

案例导入

孕妇，32岁，G3P0，妊娠31周，主诉"夜间无明显诱因下发生阴道流血2小时"急诊入院。急诊室测量生命体征：体温36.5℃，脉搏88次/分，呼吸频率18次/分，血压90/60mmHg；阴道有少量血液流出。急诊B超检查提示：单胎，头胎，宫内孕31周，完全性前置胎盘。

思考题

1. 如何进一步评估母儿情况？
2. 该孕妇存在哪些护理诊断/问题？
3. 针对上述护理诊断/问题的主要护理措施有哪些？

第一节 双胎妊娠

一次妊娠子宫腔内同时有两个胎儿，称为双胎妊娠（twin pregnancy）。

一、分类

1. **双卵双胎** 由两个卵子分别受精而形成的双胎妊娠。两个胎儿的遗传基因不同，两个胎儿的性别、血型可相同或不同。双卵双胎各自形成自己的胎盘和胎囊，两者血液互不相通，有时胎盘紧贴在一起似融合，但两个胎囊之间仍隔有两层羊膜和两层绒毛膜，有时两层绒毛膜可融为一层（图9-1）。

2. **单卵双胎** 由一个受精卵分裂而形成的双胎妊娠。两个胎儿的遗传基因相同，两个胎儿的性别、血型完全相同。由于受精卵在早期发育阶段发生分裂的时间不同，形成双羊膜囊双绒毛膜单卵双胎、双羊膜囊单绒毛膜单卵双胎、单羊膜囊单绒毛膜单卵双胎、联体双胎四种类型，前三种类型见图9-2。

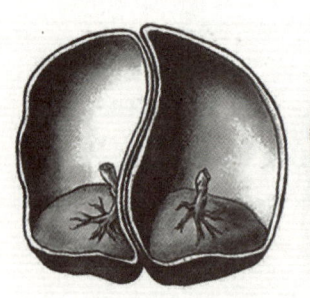

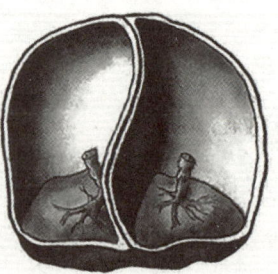

图9-1 双卵双胎

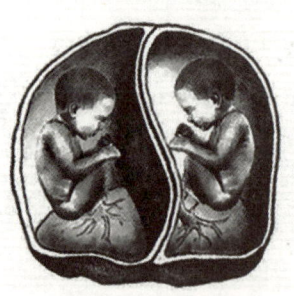

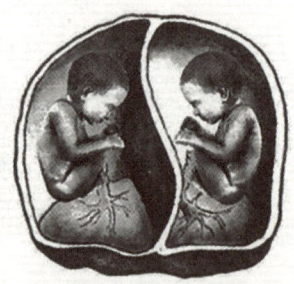

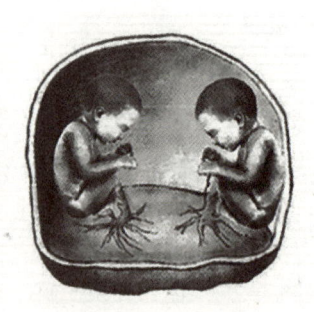

图9-2 单卵单胎

二、临床表现

妊娠期早孕反应较重。妊娠中期后体重增加迅速，子宫增大明显。妊娠晚期常有呼吸困难，活动不便；胃部受压、胀满，食欲下降，摄入量减少；孕妇感到极度疲劳和腰背部疼痛，下肢水肿、静脉曲张等压迫症状。

三、对母儿的影响

1. 对孕妇的影响

（1）妊娠期并发症：包括流产、妊娠期高血压疾病、羊水过多、妊娠期肝内胆汁淤积症、胎膜早破、胎盘早剥、早产等。

（2）异常分娩：常发生原发性宫缩乏力，造成产程延长。第一个胎儿娩出后，宫腔容积骤然缩小，易导致胎盘早剥。

（3）产后出血：产后宫缩乏力及胎盘附着面积大，易发生产后出血。

2. 对胎儿的影响　包括双胎输血综合征（TTTS）、胎儿畸形、双胎中某一胎儿死亡、选择性胎儿生长受限（sIUGR）、胎头交锁及胎头碰撞、脐带异常缠绕或扭转、脐带脱垂、一胎无心畸形等。

四、处理原则

双胎妊娠应按照高危妊娠进行管理，增加产前检查的次数和项目，积极防治妊娠期并发症，提前住院待产，分娩方式的选择应根据孕妇的健康情况、过去的分娩史、孕周、胎儿大小、胎位、有无并发症和合并症、产道情况等综合判断。积极预防产后出血。

五、护理评估

1. **健康史** 询问家族中有无多胎史、孕妇的年龄、胎次,孕前是否使用促排卵药。了解本次妊娠经过及产前检查情况等。

2. **身心评估** 评估孕妇的早孕反应、饮食、呼吸、下肢水肿、静脉曲张程度等。评估孕妇是否过度担心影响胎儿及自身的健康,或因睡眠环境改变、输液等出现焦虑、睡眠质量下降。

3. **产科检查** 子宫大于停经周数,妊娠中晚期腹部可触及多个肢体;孕妇腹部不同部位可听到两个胎心音,其间隔有无音区,或同时听诊1分钟,两个胎心率相差10次以上。双胎妊娠时,胎位多为纵产式,以两个头位或一头一臀最常见(图9-3)。

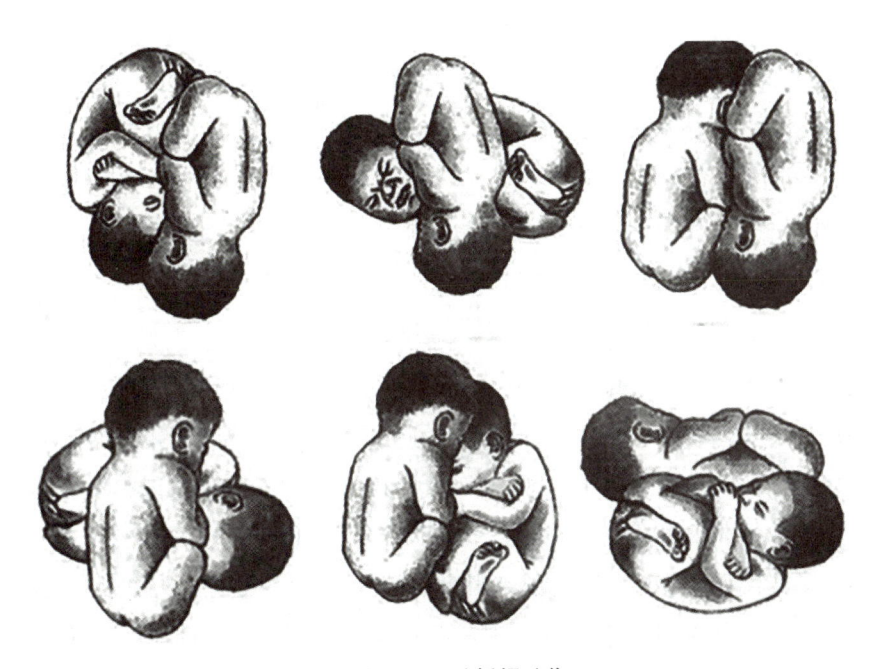

图9-3 双胎妊娠胎位

4. **辅助检查**

(1) B超检查:妊娠早期可发现宫腔内有两个妊娠囊及两个原始心管搏动。妊娠中晚期可筛查胎儿结构畸形和确定两个胎儿的胎位。

(2) 电子胎儿监护:若两个胎儿同时发生胎心率加速或相差15秒以内称为同步加速,是双胎宫内良好的表现之一。若两个胎儿中任一胎儿发生胎心率加速而另一个没有发生,则称为不同步加速,要联合其他检测结果判断胎儿安危。

(3) 绒毛膜性判断:由于单绒毛膜性双胎特有的双胎并发症较多,因此在妊娠早期进行绒毛膜性判断非常重要。妊娠6~10周,可通过宫腔内孕囊数目进行绒毛膜性判断,若宫腔内有两个孕囊,为双绒毛膜双胎;若仅见一个孕囊,则单绒毛膜性双胎可能性较大。妊娠10~14周,可通过胎膜与胎盘插入点呈"双胎峰"或者"T"字征来判断双胎的绒毛膜性。前者为双绒毛膜性双胎，后者为单绒毛膜性双胎。妊娠早期之后，绒毛膜性的检查难度增加，此时可通过胎儿性别、两个羊膜囊间隔厚度、胎盘是否独立做综合判断。

六、常见护理诊断／问题

1. 营养失调（低于机体需要量） 与营养摄入不足，不能满足双胎妊娠需要有关。
2. 有出血的危险 与子宫肌纤维弹力下降或断裂有关。

七、护理目标

1. 孕妇摄入足够营养，保证母婴需要。
2. 产妇未发生产后出血或产后出血得到及时处理。

八、护理措施

1. 营养指导 护士应鼓励孕妇少量多餐。指导孕妇多进食含高蛋白质、高维生素、必需脂肪酸的食物，尤其是注意补充铁、钙、叶酸、维生素等，预防贫血、妊娠期高血压疾病、胎儿生长发育受限，满足妊娠需要。

2. 病情观察 护士应动态监测孕妇的宫高、腹围、体重，评估胎儿生长发育、胎心和胎位。加强病情观察，及时发现异常情况并协助处理。

3. 分娩期护理 应保证产妇足够的摄入量及睡眠，保持良好体力。严密观察胎心、胎位、宫缩及产程进展，做好输血、输液、抢救新生儿准备。第一个胎儿娩出后，胎盘侧脐带必须立即夹紧，以防第二个胎儿失血。助手应在腹部固定第二个胎儿为纵产式，并密切观察胎心、宫缩及阴道流血情况，及时阴道检查了解胎位及排除脐带脱垂，及早发现胎盘早剥。通常在20分钟左右，第二个胎儿自然娩出。若等待15分钟仍无宫缩，可行人工破膜并给予低剂量缩宫素静脉滴注，促进子宫收缩。若发现脐带脱垂、胎盘早剥，立即用产钳助产或臀牵引，迅速娩出胎儿。第二个胎儿娩出后立即使用缩宫素。若发现宫缩乏力或产程延长，协助医生及时处理。

九、结果评价

1. 孕妇摄入足够营养，能够保证母婴需要。
2. 产妇未发生因护理不当而引起的产后出血。

第二节 胎儿窘迫和新生儿窒息

一、胎儿窘迫

胎儿窘迫（fetal distress）是胎儿在子宫内因急性或慢性缺氧（hypoxia）危及胎儿健康和生命的综合征，发生率为2.7%~38.5%。急性胎儿窘迫多发生在分娩期；慢性胎儿窘迫常发生在妊娠晚期，但在临产后常表现为急性胎儿窘迫。

（一）病因

1.母体因素　孕妇存在高血压、慢性肾炎、妊娠期高血压疾病、重度贫血、心脏病、肺心病、高热、产前出血性疾病和创伤、子宫过度膨胀、胎膜早破、长期仰卧位、吸烟等因素；子宫收缩药使用不当、急产或子宫不协调性收缩；镇静剂、麻醉剂使用不当，产程延长等。

2.胎儿因素　胎儿心血管系统功能障碍，如严重的先天性心血管病；胎儿畸形；母婴血型不合引起的胎儿溶血；胎儿贫血；胎儿宫内感染等。

3.脐带、胎盘因素　脐带因素有长度异常、缠绕、打结、扭转、狭窄、血肿、帆状附着。胎盘因素有植入异常、形状异常、发育障碍、循环障碍等。

（二）病理生理变化

胎儿窘迫是由于缺血缺氧引起的一系列病理生理变化。缺氧早期或者一过性缺氧，胎儿交感神经兴奋，血压上升，心率加快，体内血流重新分布以维持胎儿重要脏器的血流量，而肾的血供减少，胎儿尿液形成减少，羊水量下降；若缺氧状态继续发展，胎儿迷走神经兴奋，动、静脉血管扩张，有效循环血量减少，主要脏器缺血缺氧加重，甚至引起严重的脏器功能损害；中枢神经系统功能抑制，胎动减少，胎心基线变异降低甚至消失。缺血缺氧后肠蠕动加快，肛门括约肌松弛，引起胎粪排出，重度缺氧可导致胎儿呼吸运动加深、羊水吸入，出生后可发生新生儿吸入性肺炎。

（三）临床表现

1.急性胎儿窘迫　主要发生在分娩期。多因脐带异常、胎盘早剥、宫缩过强、产程延长及休克等引起。

（1）产时胎心率异常：产时胎心率变化是急性胎儿窘迫的重要征象。应在产时定期胎心听诊或进行连续电子胎心监护，胎心听诊应在一次宫缩之后，持续60秒。当出现胎心率基线无变异并且反复出现晚期减速、变异减速或胎心过缓（胎心率基线<110次/分），即Ⅲ类电子胎心监护图形时，提示胎儿缺氧严重。

（2）羊水胎粪污染：胎儿可在宫内排出胎粪，尽管胎儿宫内缺氧可能促发胎儿排出胎粪，但影响胎粪排出最主要的因素是孕周，孕周越大，羊水胎粪污染的概率越高。某些高危因素也会增加胎粪排出的概率，如妊娠期肝内胆汁淤积症。10%～20%的分娩会出现羊水胎粪污染，羊水中胎粪污染不是胎儿窘迫的征象。依据胎粪污染的程度不同，羊水污染分三度：Ⅰ度浅绿色、Ⅱ度黄绿色、浑浊、Ⅲ度稠厚、呈棕黄色。出现羊水胎粪污染时，可考虑连续电子胎心监护。如果胎心监护正常，不需要进行特殊处理；如果胎心监护异常，存在宫内缺氧情况，会引起胎粪吸入综合征，造成胎儿不良结局。

（4）胎动异常：缺氧初期为胎动频繁，继而减弱及次数减少，进而消失。单纯的胎动频繁不属于胎动异常。

（5）酸中毒：采集胎儿头皮血进行血气分析，若pH<7.20（正常值为7.25～7.35），PO_2<10mmHg（正常值为15～30mmHg），PCO_2>60mmHg（正常值为35～55mmHg），

可诊断为胎儿酸中毒。但该方法对新生儿缺血缺氧性脑病的阳性预测值仅3%，应用较少。

2.慢性胎儿窘迫　主要发生在妊娠晚期，常延续至临产并加重。多因妊娠期高血压疾病、慢性肾炎、糖尿病等所致。

（1）胎动减少或消失：胎动减少为胎儿缺氧的重要表现，应予警惕，临床常见胎动消失24小时后胎心消失。若胎动计数≥10次/2小时为正常，＜10次/2小时或减少50%者提示胎儿缺氧可能。

（2）产前电子胎心监护异常：无应激试验（NST）异常，提示胎儿有缺氧可能。

（3）胎儿多普勒超声血流异常：胎儿生长受限的胎儿脐动脉多普勒血流可表现为S/D比值升高，提示有胎盘灌注不足；若出现脐动脉舒张末期血流缺失或倒置和静脉导管反向a波，提示随时有胎死宫内的危险。

（四）处理原则

急性胎儿窘迫者，积极寻找原因并进行宫内复苏，采取一系列干预措施以提高胎儿的血氧饱和度。病情紧迫或经宫内复苏处理无效者，立即剖宫产。慢性胎儿窘迫者，应根据孕周、胎儿成熟度和胎儿缺氧程度决定处理方案。

（五）护理评估

1.健康史　了解孕妇的年龄、生育史、既往史；本次妊娠经过；产程情况等。

2.身心状况

（1）急性胎儿窘迫：多发生在分娩期，主要表现为产时胎心率异常、羊水胎粪污染、胎动异常、酸中毒。在急性胎儿窘迫的早期，可表现为胎动过频，如缺氧未纠正或加重则胎动转弱且次数减少，进而消失。胎儿缺氧，引起迷走神经兴奋，肠蠕动亢进，肛门括约肌松弛，使胎粪排入羊水中，羊水呈绿色、黄绿色，进而呈混浊的棕黄色，即羊水Ⅰ度、Ⅱ度、Ⅲ度污染。破膜后羊水流出，可直接观察羊水的性状。若未破膜可经羊膜镜窥视，透过胎膜以了解羊水的性状。

（2）慢性胎儿窘迫：常发生在妊娠末期，主要表现为胎动减少或消失、电子胎儿监护异常、胎儿生物物理评分低、脐动脉多普勒超声血流异常。胎动减少是慢性胎儿窘迫的一个重要指标，每日监测胎动可预知胎儿的安危。胎动消失后，胎心在24小时内也会消失。胎动过频则往往是胎动消失的前驱症状，也应予以重视。

（3）心理-社会评估：孕妇及其家人因为胎儿的生命遭遇危险而产生焦虑，对需要手术结束分娩产生犹豫、无助感。若胎儿不幸死亡，则更难以接受，情感上受到强烈的创伤。

3.辅助检查

（1）电子胎儿监护：胎心率＞160次/分或＜110次/分，出现胎心晚期减速、变异减速和（或）基线缺乏变异，均表示胎儿窘迫。评估胎心改变不能只凭一次检查而确定，应多次检查并改变体位为侧卧位后，再持续监护数分钟。

（2）胎儿生物物理评分：用于判断胎儿宫内安危。8～10分提示胎儿健康；5～7分提示可疑胎儿窘迫（具体内容见第七章第二节高危妊娠妇女的护理）。

（3）胎盘功能检查：检测孕妇血液或尿液中的雌三醇、血液中的人胎盘生乳素（HPL）和妊娠特异性β_1糖蛋白等（具体内容见第七章第二节高危妊娠妇女的护理）。

（4）胎儿头皮血血气分析：若胎儿头皮血pH＜7.20（正常值为7.25～7.35）、PaO_2＜10mmHg（正常值为15～30mmHg）、PCO_2＞60mmHg（正常值为35～55mmHg），可诊断为胎儿酸中毒。

（5）羊膜镜检查：见羊水混浊，呈黄染至深褐色，有助于胎儿窘迫诊断。

（6）超声多普勒血流测定：包括子宫动脉血流测定、胎儿大脑中动脉血流测定、胎儿脐动脉血流测定。

（六）常见护理诊断/问题

1. 气体交换障碍　与子宫-胎盘血流改变/中断（脐带受压）、血流速度减慢有关。
2. 有生育进程无效的危险　与胎儿窘迫未缓解，需要立即终止妊娠有关。

（七）护理目标

1. 胎儿缺氧情况改善，胎心率恢复正常。
2. 妊娠维持至足月或接近足月时终止。

（八）护理措施

1. 改变体位　指导产妇取侧卧位休息，降低子宫收缩频率，降低子宫内压，改善子宫-胎盘循环，增加胎儿血氧分压。
2. 孕妇吸氧　增加孕妇氧气供给，通过面罩或鼻导管给氧，提高胎儿血氧饱和度。
3. 病情观察　密切观察胎心、胎动、产程进展。做好新生儿复苏的准备。
4. 协助治疗　遵医嘱静脉补液，增加子宫-胎盘血液灌注，积极纠正脱水、酸中毒、低血压及电解质紊乱。
5. 分娩期护理　宫口开全、胎先露部已达坐骨棘平面以下3cm者，应尽快助产娩出胎儿。宫颈尚未完全扩张，胎儿窘迫情况不严重，可予吸氧，同时指导产妇左侧卧位，观察10分钟，若胎心率变为正常，可继续观察。若因使用缩宫素造成胎心率异常，应立即停止滴注，继续观察能否转为正常。病情紧迫或经上述处理无效者，应立即行剖宫产。

（九）结果评价

1. 胎儿缺氧情况得到改善，胎心率转为正常。
2. 未发生因护理不当而导致的早产。

二、新生儿窒息

新生儿窒息（neonatal asphyxia）是指由于分娩过程中的各种原因使新生儿出生后不能建立正常呼吸，引起缺氧、酸中毒，严重时可导致全身多脏器损害的一种病理生理状况。新生儿窒息不仅可造成新生儿器官和组织不同程度的急性缺血缺氧性损害，甚至造成严重的神经系统损害及发育障碍、癫痫及认知功能落后，是围产期新生儿致残和死亡的主要原因之一。

（一）病因

胎儿窘迫；胎儿吸入羊水、黏液致呼吸道阻塞，造成气体交换受阻；缺氧、滞产、产钳术使胎儿颅内出血致呼吸中枢受损；产妇在分娩过程中不恰当使用麻醉剂、镇静剂；早产、肺发育不良、呼吸道畸形等。

（二）临床表现

根据新生儿出生后1分钟Apgar评分情况，将窒息程度分为轻度窒息和重度窒息。

1.轻度（青紫）窒息　　1分钟Apgar评分4～7分，伴脐动脉血pH＜7.20。新生儿面部与全身皮肤呈青紫色；呼吸表浅或不规律；心跳规则且有力，心率80～120次/分；对外界刺激有反应；喉反射存在；肌张力好；四肢稍屈。

2.重度（苍白）窒息　　1分钟Apgar评分0～3分，伴脐动脉血pH＜7.00。新生儿皮肤苍白；口唇暗紫；无呼吸或仅有喘息样微弱呼吸；心跳不规则；心率＜80次/分且弱；对外界刺激无反应；喉反射消失；肌张力松弛。

（三）处理原则

以预防为主，估计胎儿娩出后有窒息的危险时应做好复苏准备。一旦发生新生儿窒息，应立即实施新生儿复苏计划（neonatal resuscitation program，NRP），以降低新生儿死亡率，预防远期后遗症。

（四）护理评估

1.健康史　　了解有无胎儿窘迫和新生儿窒息的高危因素，有无胎儿先天性心脏病、颅内出血、胎儿畸形、脐带脱垂、脐带过长或过短、胎儿窘迫；电子胎儿监护是否出现晚期减速。

2.身心状况　　新生儿娩出前或娩出即刻应进行第一次评估，以决策新生儿是否需要复苏，评估内容包括是否孕足月、羊水是否清亮、新生儿是否有哭声（呼吸）、肌张力如何。

3.辅助检查

（1）血气分析：用于了解低氧血症的程度，判断呼吸功能和体液酸碱平衡，指导氧疗和机械通气，是辅助诊断和指导治疗呼吸系统疾病和代谢疾病的重要手段，检测血液pH（正常值为7.35～7.45）、PaO_2（正常值为60～90mmHg）、$PaCO_2$（正常值为35～45mmHg）。

（2）影像学检查：头颅B超、CT或磁共振有助于缺血缺氧性脑病及颅内出血的评估。

（五）常见护理诊断/问题

1.自主呼吸障碍　　与呼吸道内存在羊水、黏液导致低氧血症和高碳酸血症有关。

2.有受伤的危险　　与抢救操作、脑缺氧有关。

（六）护理目标

1.新生儿呼吸道通畅，呼吸频率正常，血气分析结果在正常范围。

2.新生儿未发生因护理不当而受伤。

（七）护理措施

1. 分娩前准备

（1）产前咨询：复苏团队在分娩前要询问四个问题：孕周多少？羊水清吗？预期分娩新生儿数目？母婴有何高危因素？根据信息决定应准备的人员及物品。

（2）组成团队：每次分娩必须至少有1名能够实施初步复苏并启动正压通气的医护人员在场负责护理新生儿。

（3）物品准备：备齐新生儿复苏所需的设备和物品，检查新生儿复苏气囊安全阀门是否在工作状态，安装吸痰管并测试是否在工作状态。准备气管插管、喉镜，打开开关检查电量是否充足，旋紧小灯泡。准备肾上腺素、10mL和100mL生理盐水、各种型号注射器等。

2. 快速评估　新生儿出生后立即快速评估四项指标：足月吗？羊水清吗？有哭声或呼吸吗？肌张力好吗？如均为"是"，应快速彻底擦干新生儿，让其与产妇皮肤接触，进行常规护理。如其中有一项为"否"，则需进行初步复苏。若羊水有胎粪污染，应进行有无活力的评估及决定是否气管插管吸引胎粪。

3. 初步复苏　包括五个步骤：保暖（减少氧耗）；摆正体位（打开气道）；清理呼吸道（通畅气道）；擦干全身，撤掉湿巾（进一步保暖），重新摆正体位；触觉刺激诱发呼吸。初步复苏后评估内容为新生儿呼吸、心率、皮肤颜色。

新生儿复苏成功的关键是建立充分的通气。正压通气的指征：①呼吸暂停或喘息样呼吸。②心率<100次/分。如果新生儿有呼吸，心率>100次/分，但有呼吸困难或持续发绀，应清理气道，监测脉搏血氧饱和度，可常压给氧或给予持续气道正压通气，特别是早产儿。正压通气可以在气囊面罩、T-组合复苏器或气管插管下进行。正压通气的频率为40~60次/分，持续正压通气时间为30秒，然后再次评估新生儿心率。

在有效的30秒正压通气两次后，若新生儿心率低于60次/分，在正压通气的同时插入胸外按压。按压方法：①拇指法：双手拇指的指端按压胸骨，根据新生儿体型不同，双拇指重叠或并列，双手环抱胸廓支撑背部。②双指法：右手示指和中指两指尖放在胸骨上进行按压，左手支撑背部。按压和放松的比例为按压时间稍短于放松时间，放松时拇指或其他手指应不离开胸壁。由于通气障碍是新生儿窒息的首要原因，因此，胸外按压和正压通气的比例应为为3:1，即90次/分按压和30次/分呼吸，达到每分钟约120个动作。每个动作约0.5秒，2秒内行3次胸外按压加1次正压通气。

45~60秒的正压通气和胸外按压后重新评估心率，若心率持续<60次/分，除继续胸外按压外，应给予1:10 000肾上腺素，给药途径首选脐静脉给药。给药后继续正压通气和胸外按压，30秒后再次评估心率。若心率在60~100次/分，应停止心脏按压，继续正压通气；若心率>100次/分，可停止心脏按压和正压通气，给予新生儿常压吸氧。

4. 复苏后护理　复苏后还需加强新生儿护理，保证呼吸道通畅，密切观察生命体征、血氧饱和度、神志、肌张力、面色及肤色、尿量等。合理给氧，注意喂养，做好重症监护记录。新生儿出生后5分钟Apgar评分有利于估计疗效和预后，若5分钟Apgar评分仍低于6分，新生儿神经系统受损较明显，应注意观察是否出现神经系统症状。

（八）结果评价

1. 新生儿能建立有效呼吸。
2. 新生儿没有因护理不当而受伤。

第三节 胎盘早剥

妊娠20周后或分娩期，正常位置的胎盘在胎儿娩出前部分或全部从子宫壁剥离，称为胎盘早剥（placental abruption）。胎盘早剥是妊娠中晚期出血最常见的原因之一。严重者迅速出现弥散性血管内凝血、急性肾功能衰竭等危及母儿生命，是妊娠期的一种严重并发症。

一、病因

确切发病机制不清，考虑与下述因素有关。

1. **孕妇血管病变** 孕妇患有严重的子痫前期、慢性高血压、慢性肾脏疾病或全身血管病变等，底蜕膜螺旋小动脉痉挛或硬化，引起远端毛细血管缺血坏死以致破裂出血，血液流至底蜕膜层形成血肿，导致胎盘剥离。另外，孕妇长时间仰卧位时由于子宫静脉淤血，静脉压升高，引起蜕膜静脉床淤血或破裂，也可导致胎盘剥离。

2. **宫腔内压力骤减** 未足月胎膜早破；多胎妊娠、羊水过多等发生胎膜早破，或孕妇在破膜时羊水流出过快，或双胎妊娠的孕妇分娩第一个胎儿后，均可使宫腔压力剧减而发生胎盘早剥。

3. **机械性因素** 当孕妇腹部受撞击、挤压或摔伤等均可造成血管破裂而发生胎盘早剥。此外，脐带过短或脐带绕颈时，分娩过程中胎儿下降牵拉脐带也可造成胎盘早剥。

4. **其他高危因素** 如高龄多产、胎盘早剥史、剖宫产史、吸烟、营养不良、吸毒、有血栓形成倾向、子宫肌瘤（尤其是胎盘附着部位肌瘤）、接受辅助生殖技术助孕等。

二、病理及病理生理

主要病理改变是底蜕膜出血，形成血肿，使该处胎盘自子宫壁剥离。剥离面小、出血停止、血液凝固，临床多无症状。若继续出血，胎盘剥离面也随之扩大，形成较大胎盘后血肿，血液可冲开胎盘边缘及胎膜经宫颈管流出，称为显性剥离（revealed abruption）。如胎盘边缘或胎膜与子宫壁未剥离，或胎头进入骨盆入口压迫胎盘边缘，使血液积聚于胎盘与子宫壁之间而不能外流，故无阴道流血表现，称为隐性剥离（concealed abruption）（图9-4）。

当隐性剥离内出血急剧增多时，胎盘后血液积聚于胎盘与子宫壁之间，压力不断增加，血液浸入子宫肌层，引起肌纤维分离、断裂乃至变性。血液浸入浆膜层时，子宫表面呈紫蓝色瘀斑，以胎盘附着处明显，称为子宫胎盘卒中（uteroplacental apoplexy），又称为库弗莱尔子宫（Couvelaire uterus）。

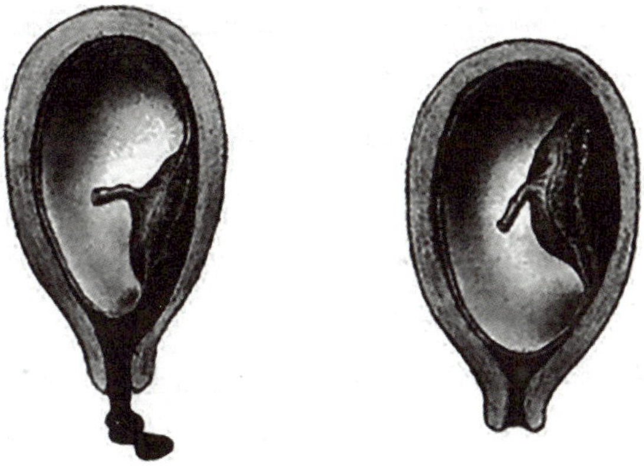

显性剥离　　　　　隐性剥离
图9-4 胎盘早剥

三、临床表现

典型临床表现是阴道流血、腹痛，可伴有子宫张力增高和子宫压痛，尤以胎盘早剥处最为明显。阴道流血特征为陈旧不凝血，但出血量往往与疼痛程度、胎盘剥离程度不一定符合，尤其是后壁胎盘的隐性剥离。早期表现通常以胎心率异常为首发变化，宫缩间歇期子宫呈高张状态，胎位触诊不清。严重时子宫呈板状，压痛明显，胎心率改变或消失，甚至出现恶心、呕吐、出汗、面色苍白、脉搏细弱、血压下降等休克征象。临床上推荐按照胎盘早剥的Page分级标准评估病情的严重程度（表9-1）。出现胎儿宫内死亡的患者胎盘剥离面积常超过50%；接近30%的胎盘早剥会出现凝血功能障碍。

表9-1 胎盘早剥的Page分级标准

分级	标准
0级	分娩后回顾性产后诊断
Ⅰ级	外出血，子宫软，无胎儿窘迫
Ⅱ级	胎儿宫内窘迫或胎死宫内
Ⅲ级	产妇出现休克症状，伴或不伴弥散性血管内凝血

四、对母儿的影响

1.对孕妇的影响

（1）凝血功能障碍：胎盘早剥是孕妇发生凝血功能障碍最常见的原因。由于从剥离处的胎盘绒毛和蜕膜中释放大量的组织凝血活酶进入孕妇血液循环，激活凝血系统而发生弥散性血管内凝血（DIC）。

（2）羊水栓塞：羊水可经剥离面开放的子宫血管进入孕妇血液循环，羊水中的有形成分栓塞肺血管，引起肺动脉高压。

（3）急性肾功能衰竭：大量出血使肾脏灌注严重受损，导致肾皮质或肾小管缺血坏死，出现急性肾衰竭。胎盘早剥多伴发妊娠期高血压疾病、慢性高血压、慢性肾脏疾病等，肾脏血管痉挛也影响其血流量。

（4）产后出血：子宫胎盘卒中易导致产后出血。若并发DIC，产后出血难以纠正，易引起休克、多脏器功能衰竭、脑垂体及肾上腺皮质坏死，甚至导致产妇发生希恩综合征。

2.对胎儿/新生儿的影响　胎儿窘迫、早产、新生儿窒息或死亡的发生率高。

五、处理原则

治疗原则为早期识别、积极纠正休克、及时终止妊娠、防治并发症。

1.纠正休克　对处于休克状态的危重患者，开放静脉通道，迅速补充血容量，改善血液循环。休克抢救成功与否，取决于补液量和补液速度。最好输新鲜血液，既可补充血容量，又能补充凝血因子，应使血细胞比容提高到0.30以上，尿量＞30mL/h。

2.及时终止妊娠　胎儿娩出前，胎盘剥离有可能继续加重。一旦确诊Ⅱ级或Ⅲ级胎盘早剥，应及时终止妊娠。根据孕妇病情轻重、胎儿宫内状况、产程进展、胎产式等决定终止妊娠的方式。

六、护理评估

1.健康史　孕妇在妊娠晚期或临产时突然发生腹部剧痛，有急性贫血或休克现象，应引起高度重视。护士需全面评估孕妇既往史与产前检查记录。

2.身心状况　典型症状是阴道出血、腹痛、子宫收缩和子宫压痛。触诊时子宫张力增大，宫底增高，严重者可出现恶心、呕吐、面色苍白、出汗、脉弱及血压下降等休克征象，子宫呈板状，压痛明显，胎位触不清楚。孕妇可无阴道流血或少量阴道流血及血性羊水。胎盘早剥孕妇入院时情况危急，孕妇及其家属常常感到高度紧张和恐惧。

3.辅助检查

（1）实验室检查：包括血常规、凝血功能、肝肾功能、电解质、二氧化碳结合力、血气分析、DIC筛选试验等。

（2）B超检查：可协助了解胎盘的部位及胎盘早剥的类型，并可明确胎儿大小及存活情况。但是，B超检查阴性结果不能完全排除胎盘早剥，尤其是位于子宫后壁的胎盘。

（3）电子胎儿监护：可出现胎心基线变异消失、变异减速、晚期减速、胎心过缓等。

七、常见护理诊断/问题

1.有心脏组织灌注不足的危险　与胎盘剥离导致子宫-胎盘循环血量下降有关。

2.潜在并发症　出血性休克。

3.母乳喂养中断　与早产儿转至NICU治疗有关。

八、护理目标

1. 胎儿未出现宫内窘迫或出现后得到及时处理。
2. 孕妇血液循环维持在正常范围。
3. 产妇在母婴分离时能保持正常泌乳。

九、护理措施

1. **纠正休克** 迅速开放静脉通道，遵医嘱给予红细胞、血浆、血小板等积极补充血容量，改善血液循环，抢救中给予吸氧、保暖等。

2. **心理护理** 向孕产妇及其家属提供相关信息，包括医疗护理措施的目的、操作过程、预期结果及孕产妇需做的配合，说明积极配合治疗与护理的重要性，对他们的疑虑给予适当解释，帮助他们使用合理的压力应对技巧和方法。

3. **病情观察** 密切监测孕妇生命体征、阴道流血、腹痛、贫血程度、凝血功能、肝肾功能、电解质等。监测胎儿宫内情况。及时发现异常，报告医生并配合处理。

4. **分娩期护理** 密切观察产妇心率、血压、宫缩、阴道流血情况，监测胎心。做好抢救新生儿和急诊剖腹产的准备。胎儿娩出后，遵医嘱立即给予缩宫素，预防产后出血。

5. **产褥期护理** 密切观察生命体征、宫缩、恶露、伤口愈合等情况。保持外阴清洁干燥，预防产褥感染。若发生母婴分离，为了保持泌乳功能，护士应指导和协助产妇在产后6小时后进行挤奶，及时将母乳送至NICU，夜间也要坚持，并及时发现有无乳房肿块。

十、结果评价

1. 胎儿未出现宫内窘迫。
2. 孕妇未发生出血性休克。
3. 产妇维持正常泌乳功能。

第四节 前置胎盘

正常的胎盘附着于子宫体部的前壁、后壁或侧壁。妊娠28周后，若胎盘附着于子宫下段，其下缘达到或覆盖宫颈内口，位置低于胎儿先露部，称为前置胎盘（placenta previa）。前置胎盘是妊娠晚期阴道流血的常见原因，也是妊娠期严重并发症之一。

一、病因

1. **子宫内膜病变与损伤** 多次流产、刮宫、分娩、剖宫产、产褥感染等可导致子宫内膜损伤或瘢痕，引起子宫内膜炎和内膜萎缩病变。再次妊娠时子宫蜕膜血管生长不良，营养不足，致使胎盘为摄取足够的营养而伸展到子宫下段，形成前置胎盘。

2.胎盘异常　由于多胎妊娠或巨大儿而形成的大胎盘伸展至子宫下段或遮盖子宫颈内口；或有副胎盘延伸至子宫下段。

3.受精卵滋养层发育迟缓　受精卵到达宫腔时，因滋养层发育迟缓尚未达到植入条件而继续下移植入子宫下段，在该处生长发育形成前置胎盘。

4.宫腔形态异常　当子宫畸形或子宫肌瘤等原因使宫腔的形态改变，致胎盘附着在子宫下段。

5.其他高危因素　辅助生殖技术使用的促排卵药物改变了体内激素水平，由于受精卵的体外培养和人工植入，造成子宫内膜与胚胎发育不同步，人工植入时可诱发宫缩，导致其着床于子宫下段。吸烟、吸毒可引起胎盘血流减少，缺氧使胎盘代偿性增大，也可导致前置胎盘。

二、分类

按胎盘边缘与宫颈内口的关系，前置胎盘可分为四种类型（图9-5）。

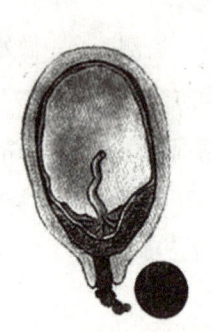

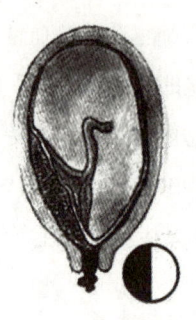

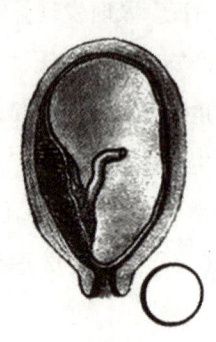

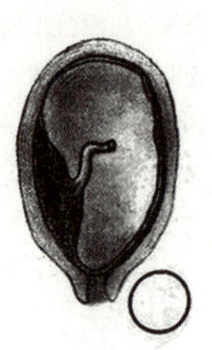

完全性前置胎盘　　部分性前置胎盘　　边缘性前置胎盘　　低置胎盘

图9-5　前置胎盘的类型

1.完全性前置胎盘（complete placenta previa）　或称为中央性前置胎盘（central placenta previa），宫颈内口完全被胎盘组织覆盖。

2.部分性前置胎盘（partial placenta previa）　宫颈内口部分被胎盘组织覆盖。

3.边缘性前置胎盘（marginal placenta previa）　胎盘下缘附着于子宫下段，但未超越宫颈内口。

4.低置胎盘（low lying placenta）　胎盘附着于子宫下段，其边缘距宫颈内口的距离<20mm，但未到达宫颈内口。

胎盘下缘与宫颈内口的关系随子宫下段的逐渐伸展、宫颈管的逐渐消失、宫颈口的逐渐扩张而改变，诊断时期不同，分类也可不同，目前均以处理前最后一次检查结果决定分类。

凶险性前置胎盘（pernicious placenta previa）是指既往有剖宫产史或子宫肌瘤剔除术史，此次妊娠为前置胎盘，胎盘附着于原手术瘢痕部位者，发生胎盘粘连、植入和致命性大出血的风险高。

三、临床表现

1. 无痛性阴道流血　典型症状是妊娠晚期或临产时，突然发生无诱因、无痛性反复阴道流血。妊娠晚期子宫下段逐渐伸展，牵拉宫颈内口，宫颈管缩短；临产后宫缩使宫颈管消失成为软产道的一部分，而附着于子宫下段及宫颈内口的胎盘不能随之相应地伸展，导致前置部分的胎盘自其附着处剥离，血窦破裂而出血。初次出血量通常不多，剥离处血液凝固后，出血可暂时停止；偶尔有第一次即发生大量出血而导致休克。随着子宫下段不断伸展，出血往往反复发生，且出血量越来越多。

2. 贫血、休克　由于反复多次流血或大量阴道流血，患者出现贫血貌，严重者可出现休克表现。

3. 腹部检查　子宫软，无压痛，子宫大小与停经月份相符，胎方位清楚。因前置胎盘占据了子宫下段，影响胎先露入盆，故常并发胎位异常、胎先露高浮。当前置胎盘位于子宫下段前壁时，可于耻骨联合上方听到胎盘血管杂音。

四、对母儿的影响

1. 对孕妇的影响

（1）植入性胎盘：子宫下段蜕膜发育不良，胎盘绒毛穿透底蜕膜，侵入子宫肌层，形成植入性胎盘，使胎盘剥离不全而发生产后出血。

（2）产时、产后出血：附着于前壁的胎盘行剖宫产时，当子宫切口无法避开胎盘，则出血明显增多。胎儿娩出后，子宫下段肌组织菲薄，收缩力较差，附着于此处的胎盘不易完全剥离，开放的血窦不易关闭，易发生产后出血。

（3）产褥期感染：前置胎盘剥离面接近宫颈外口，细菌易经阴道上行侵入胎盘剥离面，加上多数产妇因反复失血而致贫血、体质虚弱，容易发生产褥期感染。

2. 对胎儿的影响　反复出血或一次出血量过多可使胎儿宫内缺氧，严重者胎死宫内。早产率和新生儿死亡率有所增加。

五、处理原则

治疗原则是抑制宫缩、纠正贫血、预防感染和适时终止妊娠。根据前置胎盘类型、阴道流血量、妊娠周数、胎儿宫内情况、是否临产等综合考虑，给予相应治疗。治疗的目的是在孕妇和胎儿安全的前提下延长妊娠周数，提高胎儿存活率。

六、护理评估

1. 健康史　评估孕妇有无前置胎盘的高危因素，阴道流血的具体经过及产前检查记录等。

2. 身心状况

（1）症状：询问阴道流血的次数、频率，有无伴随腹痛；完全性前置胎盘初次出血时间多在妊娠28周左右，边缘性前置胎盘出血多发生在妊娠晚期或临产后，部分性前置胎盘的初次出血时间、出血量及反复出血次数介于两者之间。

(2)体征：正确评估阴道流血量。孕妇一般情况与出血量、出血速度有关。大量出血可出现贫血貌、面色苍白、脉搏增快、血压下降等休克表现。腹部检查：子宫软，无压痛，轮廓清楚，子宫大小符合妊娠周数。胎位清楚，胎先露高浮，常伴有胎位异常。

(3)心理-社会支持情况：孕妇及其家属可因阴道突然流血而感到恐惧或焦虑，既担心孕妇的健康，也担心胎儿的安危，显得恐慌、紧张、手足无措等。

3.辅助检查

(1)B超检查：可显示子宫壁、胎盘、胎先露部及宫颈的位置，并根据胎盘下缘与宫颈内口的关系，确定前置胎盘类型。

(2)产后检查胎盘胎膜：对产前出血的孕妇，产后应仔细检查胎盘胎儿面边缘有无血管断裂，可提示有无副胎盘。若前置部位的胎盘母体面有陈旧性黑紫色血块附着，或胎膜破口距胎盘边缘距离<7cm，则为前置胎盘。

(3)其他：电子胎儿监护、血常规、凝血功能检查等。

七、常见护理诊断/问题

1.有心脏组织灌注不足的危险　与阴道反复流血导致循环血量下降有关。

2.有感染的危险　与阴道流血、胎盘剥离面靠近子宫颈口有关。

3.舒适度减弱　与绝对卧床休息、活动无耐力有关。

4.有胎儿受伤的危险　大量阴道流血，可发生胎儿窘迫，甚至死亡。

八、护理目标

1.孕妇出血得到控制，循环血量维持在正常水平。

2.产前和产后未发生感染。

3.给予孕妇生活护理，提高孕妇自理能力。

4.胎心率正常，接受期待疗法的孕妇能维持妊娠至36周。

九、护理措施

（一）一般护理

1.保证休息，减少刺激　孕妇绝对卧床休息，取左侧卧位，提供生活护理。避免各种刺激，以减少出血的机会。医护人员进行腹部检查时动作要轻柔，禁止做阴道检查及肛查。增加粗纤维食物摄入，保持大便通畅，避免食用生冷食物引发腹泻，诱发宫缩。

2.病情观察　严密观察并记录孕妇生命体征，及时发现病情变化；观察阴道流血的时间、出血量及一般情况。注意观察胎心变化，教会孕妇自数胎动；间断给氧以增加胎儿血氧供应。

3.预防感染　保持室内空气流通，指导孕妇注意个人卫生，及时更换会阴垫，每日为产妇进行两次会阴擦洗，指导孕妇大小便后保持会阴部清洁、干燥。严密观察产妇生命体征、恶露、子宫复旧、阴道流血、白细胞计数及分类等。严密观察感染征象，遵医嘱使用抗生素。

4.纠正贫血　鼓励孕妇多进食含铁丰富的食物，如动物肝脏、绿叶蔬菜等，以纠正贫血，增加机体抵抗力，促进胎儿发育。

（二）心理护理

针对孕妇的心理变化，护士应给予患者和家属安慰，缓解其焦虑情绪。并将疾病情况、治疗方案及时讲解清楚，以取得理解和积极配合。

（三）缓解症状的护理

1.期待疗法患者的护理

（1）绝对卧床休息，避免各种刺激，同一般护理。

（2）观察生命体征，严密监测血压、脉搏，尤其是大出血时，观察休克的症状及体征。了解阴道流血情况，如有病情变化，及时处理。

（3）注意观察胎心变化，同一般护理。

（4）完全性前置胎盘的孕妇应提前住院待产。

2.终止妊娠患者的护理

（1）严密观察孕妇生命体征的变化，积极配合医生纠正休克。快速建立静脉通道，做好输液、输血及术前准备，如皮肤准备、药物皮试、放置尿管、术前给药等。

（2）监测胎心的变化，做好母儿监护和抢救准备工作。

（3）术后严密观察患者伤口有无渗血、阴道出血、腹痛、发热等情况。

3.产后护理　产后注意观察子宫收缩情况，防止产后出血。加强会阴护理。观察恶露性状、气味，遵医嘱应用抗生素，预防感染。

（四）健康教育

1.做好宣教，避免多产、多次刮宫，减少子宫内膜损伤、宫腔感染。

2.加强产前宣教，妊娠期如有阴道出血及时就医，以便早诊断、早处理。

十、结果评价

1.妊娠维持至足月或接近足月终止。

2.孕妇未发生因护理不当引起的感染。

3.孕妇对护士提供的生活护理感到满意，且自我护理能力提高。

4.胎心率正常，接受期待疗法的孕妇维持妊娠至36周及以上。

第五节　羊水量异常

正常妊娠时羊水的产生与吸收处于动态平衡中，妊娠20周前羊水的主要来源是羊膜上皮细胞的分泌，也主要由羊膜上皮细胞吸收；妊娠20周后胎儿各器官的功能逐渐完善，羊水的主要来源是胎儿排尿和肺脏液体的分泌，通过胎儿体表和胎儿吞咽羊水来吸收。

正常情况下，羊水量于妊娠20周时约350mL，36～38周时为1 000mL～1 500mL，以后羊水量逐渐减少，妊娠40周时约800mL，妊娠42周时减少为540mL。临床上，羊水量500～2 000mL为正常。若羊水产生和吸收失衡，会导致羊水量过多或过少的病理状态。

一、羊水过多

妊娠期间羊水量超过2 000mL者，称为羊水过多（polyhydramnios）。

（一）病因

1.胎儿疾病　包括胎儿畸形、胎儿肿瘤、神经肌肉发育不良、代谢性疾病、染色体或遗传基因异常等。胎儿畸形以神经系统畸形和消化道畸形最为常见。

2.多胎妊娠　双胎妊娠羊水过多的发生率约是单胎妊娠的10倍，双胎输血综合征也可导致羊水过多。

3.妊娠合并症　妊娠期糖尿病、母儿Rh血型不合、胎儿免疫性水肿、胎盘绒毛水肿、妊娠期高血压疾病、重度贫血，均可导致羊水过多。

4.胎盘脐带病变　胎盘绒毛血管瘤直径＞1cm时，15%～30%合并羊水过多。巨大胎盘、脐带帆状附着也可导致羊水过多。

5.特发性羊水过多　约1/3的孕妇存在原因不明的羊水过多。

（二）临床表现

1.急性羊水过多　较少见。多发生于妊娠20～24周。由于羊水量急剧增多，在数日内子宫急剧增大，横膈膜上抬，孕妇出现呼吸困难，不能平卧，甚至出现发绀。孕妇表情痛苦，腹部因张力过大而感到疼痛，食量减少，子宫压迫下腔静脉，影响静脉回流，导致孕妇下肢及外阴部水肿、静脉曲张。子宫明显大于妊娠周数，胎位不清，胎心音遥远或听不清。

2.慢性羊水过多　较多见。多发生于妊娠晚期。羊水可在数周内逐渐增多，多数孕妇能适应，常在产前检查时发现。孕妇子宫大于妊娠周数，腹部膨隆，腹壁皮肤发亮、变薄，触诊时感到皮肤张力大，胎位不清，胎心音遥远或听不到。

（三）对母儿的影响

1.对孕妇的影响　孕妇易并发妊娠期高血压疾病、胎膜早破、早产、胎盘早剥、子宫收缩乏力、产后出血、产褥感染等，由于腹部增大，自觉呼吸困难。

2.对胎儿的影响　胎位异常、胎儿窘迫、早产、脐带脱垂的发生率增加，羊水过多的程度越重，围产儿的病死率越高。

（四）处理原则

羊水过多合并胎儿畸形者，确诊后应尽早终止妊娠。羊水过多合并正常胎儿者，应寻找病因，并积极治疗原发病。症状严重者可经腹行羊膜腔穿刺放出适量羊水，缓解压迫症状。

（五）护理评估

1.健康史　详细询问健康史，了解孕妇年龄、有无妊娠合并症、有无先天畸形家族史及生育史等。

2.身心状况　观察孕妇的生命体征。定期测量宫高、腹围和体重，判断病情进展，了解孕妇有无因羊水过多而引发症状，及时发现并发症，观察胎心、胎动及宫缩，及早发现胎儿宫内窘迫及早产的征象。孕妇及其家属因担心胎儿可能会有某种畸形而感到紧张、焦虑不安，甚至产生恐惧。

3.辅助检查

（1）B超检查：是羊水过多的重要辅助检查方法，不仅能测量羊水量，还可了解胎儿畸形（如无脑儿、脊柱裂）、胎儿水肿及双胎等情况。B超诊断羊水过多的标准：①羊水最大暗区垂直深度（AFV）：AFV≥8cm诊断为羊水过多，其中AFV在8～11cm为轻度羊水过多，12～15cm为中度羊水过多，>15cm为重度羊水过多。②羊水指数（AFI）：AFI≥25cm诊断为羊水过多，其中AFI在25～35cm为轻度羊水过多，36～45cm为中度羊水过多，>45cm为重度羊水过多。

（2）甲胎蛋白（AFP）测定：母血、羊水AFP值明显增高，提示胎儿可能存在神经管畸形、上消化道闭锁等。

（六）常见护理诊断/问题

1.有受伤的危险　与宫腔压力增加易致早产、胎膜早破、脐带脱垂等有关。

2.自主呼吸障碍　与子宫过度膨胀导致呼吸困难等有关。

3.焦虑　与担心胎儿畸形及自身安危有关。

（七）护理目标

1.胎儿未发生因护理不当而导致的受伤。

2.孕妇呼吸困难明显改善，舒适感增加。

3.孕妇情绪稳定，能积极配合治疗。

（八）护理措施

1.一般护理　指导孕妇摄取低钠饮食，多食蔬菜和水果，防止便秘，减少增加腹压的活动；给予吸氧，每日2次，每次30分钟。

2.病情观察　应动态监测孕妇的宫高、腹围、体重，及时发现胎膜早破、胎盘早剥和脐带脱垂的征象，发现异常情况及时协助处理。

3.增加舒适度　尽量卧床休息，活动以不出现不良反应为宜，指导孕妇采取左侧卧位、半坐卧位、抬高下肢，加强巡视，及时发现孕妇需求，协助孕妇做好日常生活护理。

4.配合治疗

（1）羊膜腔穿刺护理：B超监测下，避开胎盘部位以15～18号腰椎穿刺针穿刺，放羊水的速度不宜过快，每小时约500mL，一次放羊水量不超过1 500mL。注意严格消毒，预防感染。密切观察孕妇血压、心率、呼吸变化，监测胎心，必要时3～4周后再次放羊水，以降低宫腔内压力。放羊水后腹部放置沙袋或腹带包扎以防腹压骤降甚至休克，同时遵医嘱给予抗生素预防感染。

(2) 人工破膜的护理：在严密消毒下，经阴道做针刺高位破膜，应使羊水缓慢流出，不宜过快过多，防止宫腔内压力骤降引起胎盘早剥、脐带脱垂，密切观察胎心及宫缩情况，同时注意观察孕妇血压、脉搏及阴道流血情况，避免因腹压骤降引起休克等严重并发症。

5.产后观察　应密切观察子宫收缩情况及阴道流血量，防止产后出血。

6.心理护理　加强与孕妇的交流，提供心理支持，讲解羊水过多的产生原因及预后，减轻孕妇的紧张、疑虑心理，使其主动配合治疗。指导产妇出院后注意休息，加强营养，防止感染；再次妊娠时应进行遗传咨询和产前检查。

（九）结果评价

1.胎儿未发生因护理不当而导致的受伤。

2.孕妇的呼吸困难得到改善。

3.孕妇情绪平稳，配合治疗护理。

二、羊水过少

妊娠晚期羊水量少于300mL，称为羊水过少（oligohydramnios）。发病率为0.4%～4%，羊水过少严重影响围产儿预后，羊水量少于50mL，围产儿死亡率高达88%，应高度重视。

（一）病因

羊水过少主要与羊水产生减少或羊水外漏增加有关。

1.胎儿畸形　以胎儿泌尿系统畸形为主，引起少尿或无尿，导致羊水过少。染色体异常、脐膨出、膈疝、法洛四联症、水囊状淋巴管瘤、小头畸形、甲状腺功能减低等也可引起羊水过少。

2.胎盘功能减退　过期妊娠、胎盘退行性变均能导致胎盘功能减退。胎儿生长受限和胎儿慢性缺氧可引起胎儿血液重新分配，为保障胎儿脑和心脏血供，肾血流量降低，胎儿尿液生成减少，导致羊水过少。

3.母体因素　妊娠期高血压疾病可致胎盘血流减少。孕妇脱水、血容量不足时，孕妇血浆渗透压增高，使胎儿血浆渗透压相应增高，尿液生成减少。孕妇长时间服用某些具有抗利尿作用的药物，也可发生羊水过少。

4.羊膜病变　某些原因不明的羊水过少与羊膜通透性改变，以及炎症、宫内感染有关。胎膜破裂后羊水外漏速度超过羊水生成速度，可导致羊水过少。

（二）临床表现

羊水过少临床表现多不典型。孕妇于胎动时感觉腹部不适，检查时发现宫高、腹围小于同期正常妊娠孕妇，子宫的敏感度较高，轻微的刺激即可引起宫缩。临产后阵痛明显，且宫缩多不协调。阴道检查发现前羊膜囊不明显，人工破膜时羊水量很少。

（三）对母儿的影响

1.对孕妇的影响　手术分娩率和引产率均增加。

2.对胎儿的影响　胎儿缺氧、胎儿畸形等使围产儿病死率明显增高。

（四）处理原则

羊水过少合并胎儿畸形应尽早终止妊娠。羊水过少合并正常胎儿应积极寻找病因，尽量延长孕周，适时终止妊娠。对妊娠未足月者，应采用期待疗法，延长孕周，根据孕龄及胎儿宫内情况适时终止妊娠。

（五）护理评估

1. 健康史　了解孕妇月经与生育史、用药史、有无妊娠合并症、有无先天畸形家族史等，同时了解孕妇感觉到的胎动情况。

2. 身心状况　测量孕妇宫高、腹围、体重，羊水过少者宫高、腹围增长缓慢。了解孕妇子宫的敏感度，以及胎动情况。孕妇及其家属因担心胎儿可能有畸形，常感到焦虑。

3. 辅助检查

（1）B超检查：妊娠晚期羊水最大暗区垂直深度（AFV）≤2cm为羊水过少，≤1cm为严重羊水过少。羊水指数（AFI）≤5cm诊断为羊水过少，≤8cm为羊水偏少，B超检查还能发现胎儿生长受限、胎儿畸形等。

（2）羊水量测量：破膜时可以测量羊水量，但不能做到早期发现。

（六）常见护理诊断/问题

1. 有胎儿受伤的危险　与羊水过少导致胎儿畸形或生长受限等有关。

2. 焦虑　与担心胎儿畸形有关。

（七）护理目标

1. 胎儿没有发生因护理不当而导致的宫内窘迫。

2. 孕妇焦虑有所改善。

（八）护理措施

1. 一般护理　指导孕妇休息时取左侧卧位，改善胎盘血液供应；加强营养，保证孕妇及胎儿发育需求，避免各种不良刺激。教会孕妇自我监测宫内胎儿情况的方法和技巧，胎儿出生后应认真全面评估。

2. 病情观察　观察孕妇的生命体征，定期测量宫高、腹围和体重，评估胎盘功能、胎动、胎心和宫缩的变化，及时发现异常并汇报医生。

3. 配合治疗　协助进行羊膜腔灌注治疗，注意严格无菌操作，防止发生感染，同时按医嘱给予抗感染药物，分娩时做好阴道助产或剖宫产、抢救新生儿的准备。

4. 心理护理　耐心倾听孕妇的诉说，鼓励孕妇说出内心的担忧，向孕妇及其家属解释病情，提供支持，帮助孕妇积极应对病情变化、配合治疗与护理，增加孕妇信心，减轻孕妇焦虑，理性对待妊娠和分娩结局。

（九）结果评价

1. 胎儿是否发生因护理不当而导致的宫内窘迫。

2. 孕产妇是否情绪稳定，能积极配合治疗和护理。

第六节　胎膜早破

胎膜早破（premature rupture of membrane，PROM）是指胎膜在临产前发生的自然破裂。依据发生的孕周分为足月PROM和未足月PROM（preterm premature rupture of membrane，PPROM），后者指在妊娠20周以后、未满37周发生的胎膜破裂。单胎足月PROM发生率为8%；单胎PPROM的发生率为2%～4%。未足月胎膜早破是早产的主要原因之一，胎膜早破时孕周越小，围产儿预后越差。

一、病因

1.生殖道感染　是胎膜早破的主要原因。孕妇存在生殖器官感染，病原微生物上行性感染可引起胎膜炎，使胎膜局部抗张能力下降而破裂。

2.羊膜腔压力增高　宫内压力增加时，覆盖于宫颈内口处的胎膜成为薄弱环节而容易发生破裂。

3.胎膜受力不均　头盆不称、胎位异常使胎先露部不能衔接，前羊膜囊所受压力不均，导致胎膜破裂。因手术创伤或先天性宫颈组织结构薄弱，宫颈内口松弛，前羊膜囊植入，受压不均；宫颈过短或宫颈功能不全，宫颈锥形切除，胎膜接近阴道，缺乏宫颈黏液保护，易受病原微生物感染，导致胎膜早破。

4.营养因素　缺乏维生素C、钙、锌及铜，可使胎膜抗张能力下降，易引起胎膜早破。

5.其他高危因素　细胞因子IL-6、IL-8、TNF-α升高，可激活溶酶体酶，破坏羊膜组织；妊娠晚期性生活不当、过度负重及腹部受碰撞等。

二、临床表现

孕妇突感有液体自阴道流出或无控制的"漏尿"，不伴有腹痛，少数孕妇仅感到外阴较平时湿润。当腹压增加时，阴道流液增加。足月胎膜早破时检查触不到前羊膜囊，上推胎儿先露时阴道流液量增多，可见胎脂和胎粪。

三、对母儿的影响

1.对孕妇的影响　易发生羊膜腔感染、胎盘早剥、羊水过少、产后出血、剖宫产率增加。

2.对胎儿的影响　易发生绒毛膜羊膜炎、脐带受压、脐带脱垂、早产、新生儿吸入性肺炎，严重者发生败血症、颅内感染、胎儿窘迫、胎肺发育不全、骨髓畸形、新生儿呼吸窘迫综合征等。

四、处理原则

应根据孕周、有无感染、胎儿宫内情况等制订合理的处理方案或及时转诊。对于PROM的期待治疗包括预防感染、促胎儿肺成熟等。

五、护理评估

1.健康史　　了解诱发胎膜早破的原因,确定胎膜破裂的时间、妊娠周数、是否有宫缩及感染的征象等。

2.身心状况　　评估孕妇阴道液体流出的情况,包括腹压增加后液体流出是否增加,检查触前羊膜囊,上推胎儿先露部可见流液量增多。评估孕妇有无感染。绒毛膜羊膜炎是PROM发生后的主要并发症,临床表现包括孕妇体温升高、脉搏增快、胎心率增快、宫底有压痛、阴道分泌物有异味、外周血白细胞计数升高。但是多数绒毛膜羊膜炎呈亚临床表现,症状不典型,给早期诊断带来困难。评估胎儿宫内情况,包括胎心、胎动、胎儿成熟度、胎儿大小等。评估有无宫缩、脐带脱垂、胎盘早剥。

3.辅助检查

（1）阴道液酸碱度测定：正常女性阴道液pH为4.5~6.9,羊水pH为7.0~7.5。胎膜破裂后阴道液pH升高。通常采用硝嗪或石蕊试纸测试。值得注意的是,宫颈炎、阴道炎、血液、尿液或精液可能会造成pH试纸测定的假阳性。

（2）阴道液涂片检查：阴道液干燥涂片检查有羊齿植物叶状结晶出现即为羊水。但是,精液和宫颈黏液可造成假阳性。用苏丹Ⅲ染色见黄色脂肪小粒,确定羊水准确率达95%。

（3）羊水培养：超声引导下羊膜腔穿刺抽取羊水检查是产前辅助诊断绒毛膜羊膜炎的重要方法,可行羊水细胞革兰染色、培养、白细胞计数、羊水血糖和乳酸脱氢酶水平测定。

六、常见护理诊断/问题

1.有感染的危险　　与胎膜破裂后易造成羊膜腔内感染有关。

2.潜在并发症　　早产、脐带脱垂、胎盘早剥。

3.恐惧　　与胎膜早破诱发早产、担心胎儿及自身生命安危有关。

七、护理目标

1.未发生因护理不当而产生的生殖系统感染。

2.妊娠结局良好。

八、护理措施

1.注意休息　　胎先露尚未衔接的孕妇应绝对卧床休息,抬高臀部,预防脐带脱垂。积极预防久卧导致的并发症,如血栓形成、肌肉萎缩等。护士应协助孕妇的基本生活,将呼叫器放在孕妇方便可及的位置。

2.减少刺激　　避免腹压增加的动作。治疗与护理时,动作应轻柔,减少对腹部的刺激。应尽量减少不必要的肛查和阴道检查。

3.观察病情　　评估胎心、胎动、羊水性质及羊水量、NST及胎儿生物物理评分等。指导孕妇监测胎动情况。

4.预防感染　　监测孕妇的体温、血常规、C反应蛋白等。指导孕妇保持外阴清洁,每日会阴擦洗2次；使用吸水性好的消毒会阴垫，勤换会阴垫，保持清洁干燥。破膜时间超过12小时，遵医嘱预防性使用抗生素。

5. 协助治疗　如果足月PROM破膜后未临产，在排除其他并发症的情况下，无剖宫产指征者破膜后2～12小时内行积极引产。对于宫颈条件成熟的足月PROM孕妇，行缩宫素静脉滴注是首选的引产方法；对宫颈条件不成熟且无促宫颈成熟及阴道分娩禁忌证者，可用机械方法（包括低位水囊Foley管、昆布条、海藻棒等）和药物促进宫颈成熟（主要是前列腺素制剂）。对于PPROM，若妊娠<24周应终止妊娠；若妊娠在24～27^{+6}周且符合保胎条件，应根据孕妇及其家属的意愿进行保胎或终止妊娠，但保胎过程长、风险大，要充分告知孕妇及其家属保胎过程中的风险；若妊娠在28～33^{+6}周且符合保胎条件，应保胎、延长孕周至34周，保胎过程中给予糖皮质激素和抗生素治疗，密切监测母儿状况。

6. 心理护理　耐心向孕妇及其家属进行胎膜早破知识宣教，让其了解胎膜早破对母儿的影响及分娩的征兆，减轻焦虑；告知治疗方案及注意事项，稳定情绪，使其保持良好的心态，积极配合治疗及护理。

7. 健康教育　指导孕妇重视孕期卫生保健，积极参与产前保健指导活动；指导孕妇妊娠晚期禁止性交；保持外阴清洁，积极预防和控制生殖道炎症，以防胎膜破裂和感染；合理饮食，保持孕期营养均衡，补充足够的维生素和微量元素铜、锌等；宫颈内口松弛者，应卧床休息，并于妊娠14～16周行宫颈环扎术。

九、结果评价

1. 孕妇体温、血象正常，未发生感染。
2. 妊娠结局较好，未发生早产、脐带脱垂、胎盘早剥。

本章小结

胎儿及其附属物的生长发育受遗传因素、母体因素、医源性因素、机械性因素、环境因素等的影响，在妊娠过程中可能会出现异常情况。本章介绍了双胎、胎儿窘迫、新生儿窒息这三种胎儿异常，也介绍了胎盘、羊水、胎膜的临床常见异常情况。这些异常均属于高危妊娠范畴，若发现和处理不及时、不恰当，会导致不良的妊娠和分娩结局，包括影响胎儿生长发育，增加产科出血、胎膜早破、胎儿窘迫、早产、产后出血、产褥感染、新生儿窒息等的发生率，导致剖宫产率和围产儿死亡率增加。

护士应重视和加强孕妇围产期保健工作，积极预防、及时发现和协助处理，运用整体护理程序对母儿进行科学、全面、系统的评估，发现母儿存在的健康相关问题，并有针对性地制订护理计划和落实护理措施，为母儿健康提供安全、科学的护理。

第十章
妊娠合并症妇女的护理

章前引言

妊娠是一个正常的生理过程，但异常情况随时都可能发生。尤其对于妊娠前已合并某些疾病的孕产妇，由于原有疾病所具有的潜在风险，可能会影响妊娠的结局和母儿安全。

学习目标

1.识别妊娠与心脏病、糖尿病、病毒性肝炎、缺铁性贫血之间的相互影响，以及疾病对母儿的影响。

2.分析妊娠合并心脏病、糖尿病、病毒性肝炎、缺铁性贫血孕妇的临床表现，并掌握其预防和治疗原则。

3.应用护理程序，与妊娠合并症妇女及其家属合作制订护理计划，落实护理措施，确保母儿安全。

思政目标

培养学生批判性思维及分析、解决问题的能力，在关注女性妊娠健康的同时，融入人文关怀，引导和启发学生建立高尚的职业道德、职业素养、职业精神和社会责任感，从而帮助产妇更早发现合并症，及时干预，保护母儿安全。

案例导入

孕妇，23岁，G1P0，妊娠37周，枕左前位。患者有先天性房间隔缺损介入治疗病史。现心功能Ⅱ级，血压110/80mmHg，脉搏96次/分，规律宫缩，宫颈口开大8cm，胎头在坐骨棘水平下2cm，胎心128次/分。

思考题

1. 可能的护理诊断/问题是什么？
2. 目前最适宜的治疗及护理措施是什么？
3. 在该孕妇的分娩期和产褥期，护士应为其采取什么样的护理措施？

第一节 心脏病

妊娠合并心脏病（包括妊娠前已患有的心脏病、妊娠后发现或发生的心脏病）是妇女在围产期患有的一种严重的妊娠合并症，在我国发病率约为1%。妊娠、分娩及产褥期间心脏及血流动力学的改变，可加重心脏疾病孕产妇的心脏负担而诱发心力衰竭，是孕产妇死亡的重要原因之一，在我国孕产妇死因顺位中高居第二位，为非直接产科死因的首位。

随着心血管外科诊疗技术的发展，先天性心脏病患者可获得早期根治或部分纠正，越来越多的先天性心脏病女性获得妊娠和分娩机会。因此，妊娠合并心脏疾病的类型构成比也随之发生改变。其中，先天性心脏病占35%～50%，位居第一位。其余依次为风湿性心脏病、妊娠期高血压疾病性心脏病、围产期心肌病、贫血性心脏病及心肌炎等。随着社会经济的发展、广谱抗生素的应用及人们保健意识的增强，风湿性心脏病的发生率呈逐年下降的趋势，但在发展中国家及我国相对贫困落后的地区，妊娠合并风湿性心脏病仍较常见。

一、妊娠、分娩对心脏病的影响

（一）妊娠期

妊娠期妇女循环血量于妊娠第6周开始逐渐增加，于32～34周达高峰，较妊娠前增加30%～45%。此后维持在较高水平，产后2～6周逐渐恢复正常。总循环血量的增加可引起心排血量增加和心率加快。妊娠早期主要引起心排血量增加，妊娠4～6个月时增加最多，平均较妊娠前增加30%～50%。孕妇体位对心排血量影响较大，约5%的孕妇可因体位改变使心排血量减少而出现不适，如仰卧位低血压综合征。妊娠中晚期需增加心率以适应血容量的增多，至妊娠末期，孕妇心率每分钟平均约增加10次。随妊娠进展，子宫增大、膈肌升高，使心脏向上、向左前发生移位，心尖搏动向左移位2.5～3cm，导致心脏大血管轻度扭曲；又由于心率增快和心排血量增加，使心脏负荷进一步加重；对于妊娠合并血流限制性损害心脏病的孕妇，如二尖瓣狭窄及肥厚性心肌病，易出现明显症状甚至诱发心力衰竭而危及生命。

（二）分娩期

分娩期是孕妇血流动力学变化最显著的阶段，加之机体能量及氧气的消耗增加，是心脏负担最重的时期。每次宫缩时有250～500mL液体被挤入体循环，回心血量增多使心排血量增加24%，同时有血压增高、脉压增宽及中心静脉压升高。第二产程中，除子宫收缩外，腹肌和骨骼肌的收缩使外周循环阻力增加，且分娩时产妇屏气使肺循环压力增加，如患有先天性心脏病的孕妇可使之前左向右分流转为右向左分流而出现发绀。腹腔压力增高，内脏血液向心脏回流增加，此时心脏前后负荷显著加重。第三产程，胎儿娩出后，腹腔内压力骤减，大量血液流向内脏，回心血量减少；继之胎盘娩出，胎盘循环停止，使回心血量骤增，造成血流动力学急剧变化，妊娠合并心脏病的孕妇极易诱发心力衰竭和心律失常。

（三）产褥期

产后3日内，子宫收缩使大量血液进入体循环，且产妇体内组织间隙内潴留的液体也开始回流至体循环；而妊娠期出现的一系列心血管系统的变化尚不能立即恢复至非孕状态，加之产妇伤口和宫缩疼痛、分娩疲劳、新生儿哺乳等负担，仍须警惕心力衰竭的发生。

综上所述，妊娠32～34周、分娩期（第一产程末、第二产程）及产褥期的最初3日内，是患有心脏病孕产妇最危险的时期，护理时应严密监护，确保母儿安全。

二、心脏病对妊娠、分娩及胎儿的影响

心脏病不影响患者受孕。心脏病变较轻、心功能Ⅰ～Ⅱ级、无心力衰竭病史且无其他并发症者，在密切监护下可以妊娠，必要时给予治疗。但有下列情况者一般不宜妊娠：心脏病变较重、心功能Ⅲ～Ⅳ级、既往有心力衰竭病史、肺动脉高压、严重心律失常、右向左分流型先天性心脏病（法洛四联症等）、围产期心肌病遗留有心脏扩大、并发细菌性心内膜炎、风湿热活动期者，因患者在孕期极易诱发心力衰竭，故不宜妊娠。若已妊娠，应在早期终止。

心脏病孕妇心功能状态良好者，母儿相对安全，且多以剖宫产终止妊娠。不宜妊娠的心脏

病患者一旦受孕或妊娠后心功能状态不良者，流产、早产、死胎、胎儿生长受限、胎儿宫内窘迫及新生儿窒息的发生率明显增加，围产儿死亡率增高，是正常妊娠的2~3倍。并且部分治疗心脏病的药物对胎儿也存在潜在毒性反应，如地高辛可通过胎盘屏障到达胎儿体内，对胎儿产生影响。多数先天性心脏病为多基因遗传，双亲中任何一方患有先天性心脏病，其后代先天性心脏病及其他畸形的发生机会较对照组增加5倍，如室间隔缺损、肥厚型心肌病、马方综合征等均有较高的遗传性。

三、处理原则

积极防治心力衰竭和感染，建立妊娠合并心脏病孕产妇抢救体系。

（一）非孕期

根据患者所患有的心脏病类型、病情程度及心功能状态，进行妊娠风险咨询和评估，确定是否可以妊娠。对不宜妊娠者，应指导其采取正确的避孕措施。

（二）妊娠期

1.凡不宜妊娠者应终止妊娠，早期妊娠宜在妊娠12周前行治疗性人工流产术。妊娠超过12周者，应根据妊娠风险分级、心功能状态、医院的医疗技术水平和条件、患者及其家属的意愿、对疾病风险的了解和承受程度等综合判断和分层管理。

2.定期产前检查，防治心力衰竭妊娠者应从妊娠早期开始定期进行产前检查。是否进行系统产前检查的心脏病孕妇，心力衰竭发生率和孕产妇死亡率可相差10倍。心脏病高危患者应接受多学科诊治和监测。正确评估母体和胎儿情况，积极预防和治疗各种引起心力衰竭的诱因，动态观察心脏功能，减轻心脏负荷，适时终止妊娠。

（三）分娩期

1.心功能Ⅰ~Ⅱ级，胎儿不大，胎位正常、宫颈条件良好者，在严密监护下可经阴道分娩，第二产程时需给予阴道助产，防止心力衰竭和产后出血的发生。

2.心功能Ⅲ~Ⅳ级，胎儿偏大、宫颈条件不佳、合并有其他并发症者，可选择剖宫产终止妊娠。剖宫产可减少孕产妇长时间子宫收缩而引起的血流动力学改变，从而减轻心脏负担。不宜再次妊娠者，可同时行输卵管结扎术。

（四）产褥期

产后3日内，尤其是产后24小时内，仍是心力衰竭发生的危险时期，产妇应充分休息，且需严密监护。心功能Ⅲ级及以上者不宜哺乳。

四、护理评估

（一）健康史

护士在孕妇就诊时应详细、全面地了解产科病史和既往病史，包括有无不良孕产史，有无心脏病诊治史如心脏矫治术、瓣膜置换术、射频消融术等及手术时间、手术方式，与心脏病有关的疾病史、相关检查、心功能状态及诊疗经过，有无心衰病史等。了解孕妇和家人对妊娠的适应状况及遵医行为，如药物的使用、日常活动、睡眠与休息、营养与排泄等。动态观察心功能状态及妊娠经过。

（二）身心状况

1. 判定心功能状态　根据美国纽约心脏病协会（NYHA）分级方案，确定孕产妇的心功能。根据患者的生活能力状况，将心脏病孕妇的心功能分为四级。

Ⅰ级：一般体力活动不受限制。

Ⅱ级：一般体力活动轻度受限制，活动后心悸、轻度气短，休息时无症状。

Ⅲ级：一般体力活动明显受限制，休息时无不适，轻微活动即感不适、心悸、呼吸困难，或既往有心力衰竭史者。

Ⅳ级：一般体力活动严重受限制，不能进行任何体力活动，休息时有心悸、呼吸困难等心力衰竭表现。

此种分级方案简便易行，但主要依据为主观症状，与客观检查有一定的差异性。体力活动的能力受平时训练、体力强弱、感觉敏锐性的影响，个体差异很大。因此，NYHA对心脏病心功能分级进行了多次修订，1994年采用并行的两种分级方案，第一种即上述患者主观功能容量（functionalcapacity），第二种是根据客观检查手段（心电图、负荷试验、X线、B超心动图等）来评估心脏病的严重程度。后者将心脏病分为A、B、C、D四级。

A级：无心血管病的客观依据。

B级：客观检查表明属于轻度心血管病患者。

C级：客观检查表明属于中度心血管病患者。

D级：客观检查表明属于重度心血管病患者。

其中轻、中、重的标准未做出明确规定，由医生根据检查结果进行判断。临床上将患者的两种分级并列，如心功能Ⅱ级C、Ⅰ级B等。

2. 评估与心脏病有关的症状和体征　如呼吸、心率、有无活动受限、发绀、心脏增大征、肝大、水肿等。尤其注意评估有无早期心力衰竭的表现。对于存在诱发心力衰竭因素的孕产妇，须及时识别心衰指征。

（1）妊娠期：评估胎儿宫内健康状况，胎心胎动计数。评估孕妇宫高、腹围及体重的增长是否与停经月份相符。评估患者的睡眠、活动、休息、饮食、出入量等情况。

（2）分娩期：评估宫缩及产程进展情况。

（3）产褥期：评估母体康复及身心适应状况，尤其注意评估与产后出血和产褥感染相关的症状和体征，如生命体征、宫缩、恶露的量/色及性质、疼痛与休息、母乳喂养及出入量等，注意及时识别心衰先兆。

3. 心理-社会状况　随着妊娠的进展，心脏负担逐渐加重，由于缺乏相关知识，孕产妇及其家属的心理负担较重，甚至产生恐惧心理而不能合作。如产后分娩顺利，母婴平安，产妇则逐渐表现出情感性和动作性护理婴儿的技能；如分娩不顺利则心情抑郁，少言寡语。因此，应重点评估孕产妇及其家属的相关知识掌握情况、母亲角色的获得及心理状况。

（三）辅助检查

1. 常规12导联心电图　可帮助诊断心率（律）异常、心肌缺血、心肌梗死及梗死的部位等，有助于判断心脏起搏状况和药物或电解质对心脏的影响。

2. 24小时动态心电图　可协助阵发性或间歇性心律失常和隐匿性心肌缺血的诊断，提供心律失常的持续时间和频次等，为临床诊治提供依据。

3. 超声心动图（UCG）　可精确地反映各心腔大小的变化，心瓣膜结构及功能情况。

4. X线检查　显示有心脏扩大，尤其个别心腔扩大。

5. 其他　胎儿电子监护仪、无应激试验、胎动评估、预测宫内胎儿储备能力可评估胎儿健康状况。心肌酶学和肌钙蛋白检测可提示有无心肌损伤。脑钠肽的检测可作为有效的心力衰竭筛查和判断预后的指标。血常规、肝肾功能、凝血功能、血气分析等检查可根据病情酌情选择。

五、常见护理诊断/问题

1. 活动无耐力　与心排血量下降有关。
2. 潜在并发症　心力衰竭、感染。

六、护理目标

1. 孕产妇能结合自身情况，描述可以进行的日常活动。
2. 孕产妇不发生心力衰竭、感染。

七、护理措施

（一）非孕期

根据心脏病的类型、病变程度、心功能状态及是否有手术矫治史等，进行妊娠风险咨询和评估，综合判断耐受妊娠的能力。对不宜妊娠者，指导患者采取有效措施严格避孕。

（二）妊娠期

1. 加强孕期保健

（1）定期产前检查或家庭访视：妊娠20周前，每2周行产前检查1次；妊娠20周后，尤其是32周后，需每周检查1次，由产科医生和其他多学科医生共同完成，并根据病情需要调节检查间期。重点评估心脏功能情况及胎儿宫内情况，可早期发现诱发心力衰竭的各种潜在危险因素。有早期心力衰竭征象者，应立即住院。若孕期经过顺利，也应在36～38周提前住院待产。

（2）识别早期心力衰竭的征象：①轻微活动后即有胸闷、心悸、气短。②休息时心率每分钟超过110次，呼吸每分钟大于20次。③夜间常因胸闷而需坐起呼吸，或需到窗口呼吸新鲜空气。④肺底部出现少量持续性湿啰音，咳嗽后不消失。患者出现上述征象时应考虑为早期心力衰竭，需及时处理。

2. 预防心力衰竭

（1）充分休息，避免过劳：每日至少10小时睡眠。避免过劳及情绪激动。休息时应采取左侧卧位或半卧位。提供良好的家庭支持系统,避免因过劳及精神压力诱发心力衰竭。

(2) 营养科学合理:限制过度加强营养而导致的体重过度增长。以体重每周增长不超过0.5kg,整个妊娠期不超过12kg为宜。保证合理的高蛋白质、高维生素饮食的摄入及铁剂的补充,妊娠20周以后预防性应用铁剂防止贫血。适当限制食盐量,一般每日食盐量不超过4~5g。宜少量多餐,多食新鲜蔬菜和水果,防止便秘加重心脏负担。

(3) 预防性治疗:卧床休息期间注意翻身拍背,协助排痰,保持外阴清洁,加强保暖。必要时持续监测心率、心律、呼吸、血压、血氧饱和度等。使用输液泵严格控制输液速度。风心病致心力衰竭者,协助患者经常变换体位,活动双下肢,以防血栓的形成。临产后及时加用抗生素以防感染。

(4) 健康教育:促进家庭成员适应妊娠造成的压力,协助并提高孕妇自我照顾能力,完善家庭支持系统。指导孕妇及其家属掌握妊娠合并心脏病的相关知识,包括如何自我照顾,限制活动程度,预防诱发心力衰竭的因素;识别早期心衰的常见症状和体征,尤其是遵医嘱服药的重要性,掌握应对措施。及时为家人提供信息,使其了解孕妇目前的身心状况,妊娠的进展情况,监测胎动的方法及产时、产后的护理方法,以减轻孕妇及家人的焦虑心理,安全度过妊娠期。

3.急性心力衰竭的紧急处理

(1) 体位:患者取半卧位或端坐位,双腿下垂,减少静脉血回流。

(2) 给氧:立即高流量鼻导管给氧,根据动脉血气分析结果进行氧流量调整,严重者采用无创呼吸机持续加压(continuous positive airway pressure, CPAP),增加肺泡内压,加强气体交换,对抗组织液向肺泡内渗透。

(3) 开放静脉通道,按医嘱用药:注意观察用药时的不良反应。对妊娠晚期且有严重心力衰竭者,宜与内科医生联系,在控制心力衰竭的同时,紧急行剖宫产术取出胎儿,以减轻心脏负担,挽救孕妇的生命。

(三) 分娩期

1.严密观察产程进展,防止心力衰竭发生

(1) 左侧卧位,避免仰卧,防止仰卧位低血压综合征的发生。分娩时采取半卧位,臀部抬高,下肢放低。密切观察子宫收缩、胎头下降及胎儿宫内情况,随时评估孕妇的心功能状态,正确识别早期心力衰竭的症状及体征。第一产程,每15分钟测血压、脉搏、呼吸、心率各1次,每30分钟测胎心率1次。第二产程,每10分钟测1次上述指标,或使用胎儿电子监护仪持续监护。遵医嘱给予高浓度面罩吸氧,药物治疗并注意用药后观察。

(2) 缩短第二产程,减少产妇体力消耗。宫缩时不宜用力,指导并鼓励产妇以呼吸及放松技巧减轻不适感,必要时给予硬膜外麻醉。宫口开全后需行产钳术或胎头吸引术缩短产程,以免产妇消耗大量体力,同时应做好抢救新生儿的各种准备工作。

(3) 预防产后出血和感染。胎儿娩出后,腹部应立即放置沙袋,持续24小时,以防腹压骤降诱发心力衰竭。为防止产后出血过多,可静脉或肌内注射缩宫素10~20u,禁用麦角新碱，以防静脉压升高。遵医嘱进行输血、输液时，使用输液泵控制滴速和补液量，以免增加心脏额外负担，并随时评估心脏功能。一切操作严格遵循无菌操作规程，并按医嘱给予抗生素预防感染。

2.给予生理及情感支持，减轻产妇及其家属焦虑　医护人员有责任提供并维护安静、舒适、无刺激性分娩环境，给予产妇情感及生理上的支持与鼓励，及时提供信息，协助产妇及其家属了解产程进展情况，并取得配合，减轻其焦虑感，保持情绪平稳，维护家庭关系和谐。

（四）产褥期

1.监测并协助产妇恢复孕前的心功能状态

（1）产后72小时严密监测生命体征：正确识别早期心力衰竭症状，产妇应半卧位或左侧卧位，保证充足的休息，必要时遵医嘱给予镇静剂；在心脏功能允许的情况下，鼓励其早期下床适度活动，以减少血栓的形成。制订循序渐进式的自我照顾计划，逐渐恢复自理能力。

（2）一般护理及用药护理：心功能Ⅰ~Ⅱ级的产妇可以母乳喂养，但应避免过劳；保证充足的睡眠和休息。Ⅲ级或以上者，应及时回乳，指导家属人工喂养的方法。及时评估有无膀胱胀满，保持外阴部清洁；指导摄入清淡饮食，少量多餐，防止便秘，必要时遵医嘱给予缓泻剂。产后按医嘱预防性使用抗生素及协助恢复心功能的药物，并严密观察不良反应。

2.促进亲子关系建立，避免产后抑郁发生　心脏病产妇通常非常担心新生儿是否有心脏缺陷，同时由于自身原因而不能亲自参与照顾，会产生愧疚、烦躁的心理。因此，护士应详细评估其身心状况及家庭功能，并与家人一起制订康复计划，采取渐进式、恢复其自理能力为目的的护理措施。若心功能状态尚可，应鼓励产妇适度地参与照顾婴儿的活动，若可以母乳喂养，护士应详细予以指导，以增加母婴互动。如果新生儿有缺陷或死亡，应允许产妇表述其情感，并给予理解和安慰，减少产后抑郁症的发生。

3.做好出院指导　制订详细的出院计划，包括社区家庭访视相关内容，确保产妇和新生儿得到良好的照顾。指导产妇和家人与心内科医生定期交流，积极治疗原发心脏疾病，根据病情及时复诊。未做绝育术者，应建议采取适宜的避孕措施，严格避孕。

八、结果评价

1.孕产妇知晓心脏病对身心的影响，掌握自我保健措施。
2.孕产妇能列举预防心力衰竭和感染的措施，分娩过程顺利，母婴健康。

第二节　糖尿病

妊娠合并糖尿病属于高危妊娠，孕妇可增加与之有关的围产期疾病的患病率和病死率。由于胰岛素等药物的应用，糖尿病得到了有效的控制，围产儿死亡率下降至3%，但糖尿病孕妇的临床经过复杂，母婴并发症仍较高，临床上须予以重视。妊娠合并糖尿病包括两种类型：①糖尿病合并妊娠为原有糖尿病（diabetes mellitus，DM）的基础上合并妊娠，又称孕前糖尿病（pre-gestational diabetes mellitus，PGDM），临床上该类患者不足10%。②妊娠期糖尿病（gestational diabetes mellitus，GDM）为妊娠前糖代谢正常，妊娠期才出现的糖尿病。糖尿病孕妇中，90%以上为GDM，多数患者血糖于产后恢复正常，但将来患2型糖尿病的概率增加。

一、妊娠、分娩对糖尿病的影响

妊娠可使原有糖尿病患者的病情加重，使隐性糖尿病显性化，使既往无糖尿病的孕妇发生GDM。

1.妊娠期　正常妊娠时，孕妇本身代谢增强，加之胎儿从母体摄取葡萄糖增加，使葡萄糖需要量较非孕时增加；妊娠早期，空腹血糖较低，部分患者可能会出现低血糖。随妊娠进展，拮抗胰岛素样物质增加，胰岛素用量需要不断增加。

2.分娩期　分娩过程中，子宫收缩消耗大量糖原，产妇进食量减少，若未及时调整胰岛素使用剂量，易发生低血糖。临产后孕妇紧张及疼痛，可能引起血糖发生较大波动，使得胰岛素用量不易掌握。因此，产程中应严密观察血糖变化，根据孕妇血糖水平调整胰岛素用量。

3.产褥期　分娩后，胎盘分泌的抗胰岛素物质迅速消失，胰岛素用量应立即减少。随后，全身内分泌系统逐渐恢复至非孕期水平。

妊娠合并糖尿病的孕产妇，在妊娠期、分娩期、产褥期体内糖代谢复杂多变，应用胰岛素治疗时，若未及时调整胰岛素用量，部分患者可能出现血糖过低或过高，严重者甚至导致低血糖昏迷及酮症酸中毒，护士应注意观察。

二、糖尿病对妊娠、分娩的影响

糖尿病对母儿的危害及其程度取决于糖尿病病情及血糖控制水平。孕前及孕期血糖控制不良者，母儿的近、远期并发症将明显增加。

（一）对孕妇的影响

1.流产　妊娠合并糖尿病孕妇的流产发生率达15%～30%。糖尿病患者宜在血糖控制正常后妊娠。

2.妊娠期并发症　糖尿病导致患者血管病变，小血管内皮细胞增厚，管腔狭窄，组织供血不足，存在严重胰岛素抵抗状态及高胰岛素血症，易并发妊娠期高血压疾病，为非糖尿病孕妇的2～4倍。当并发肾脏疾病时，妊娠期高血压及子痫前期发病率高达50%以上，且孕妇及围产儿预后较差。同时，因巨大儿发生率明显增高，故手术产率、产伤及产后出血发生率明显增高。

3.感染　是糖尿病主要的并发症。未能很好控制血糖的孕妇极易发生感染，感染亦可加重糖尿病代谢紊乱，甚至诱发酮症酸中毒等急性并发症。与糖尿病有关的妊娠期感染有外阴阴道假丝酵母菌病、肾盂肾炎、无症状菌尿症、产褥感染及乳腺炎等。

4.羊水过多　较非糖尿病孕妇多10倍,可能与胎儿高血糖、高渗性利尿致胎尿排出增多有关。孕期发现糖尿病越晚,孕妇血糖水平越高,羊水过多越常见。血糖得到控制后,羊水量也能逐渐转为正常。

5.糖尿病酮症酸中毒　由于妊娠期复杂的代谢变化,加之高血糖及胰岛素相对或绝对不足,代谢紊乱进一步发展为脂肪分解加速,血清酮体急剧升高进一步发展为代谢性酸中毒。糖尿病酮症酸中毒不仅是孕妇死亡的主要原因,也可导致胎儿畸形、胎儿窘迫及胎死宫内。

6.增加再次妊娠患GDM的风险　孕妇再次妊娠时,复发率高达30%～50%。远期患糖尿病概率增加,17%～63%将发展为2型糖尿病。同时,远期心血管系统疾病发生概率亦随之增加。

(二) 对胎儿的影响

1.巨大胎儿　发生率高达25%～40%,其原因为胎儿长期处于母体高血糖所致的高胰岛素血症环境中,促进蛋白质、脂肪合成和抑制脂解作用,导致躯体过度发育。GDM孕妇体重指数过高是发生巨大儿的重要危险因素。

2.流产和早产　妊娠早期导致胚胎死亡而流产。合并羊水过多易发生早产,并发妊娠期高血压疾病、胎儿窘迫等,常需提前终止妊娠,早产发生率为10%～25%。

3.胎儿生长受限（fetal growth restriction,FGR）　发生率为21%。妊娠早期高血糖有抑制胚胎发育的作用,可导致妊娠早期胚胎发育落后。糖尿病合并微血管病变者,胎盘血管常出现异常,影响胎儿发育。

4.胎儿畸形　以心血管畸形和神经系统畸形最为常见。严重畸形发生率为正常妊娠的7～10倍,与受孕后最初数周高血糖水平密切相关,是构成围产儿死亡的重要原因。孕前患糖尿病者应在妊娠期加强对胎儿畸形的筛查。

(三) 对新生儿的影响

1.新生儿呼吸窘迫综合征（neonatal respiratory distress syndrome,NRDS）　高血糖刺激胎儿胰岛素分泌增加,形成高胰岛素血症,后者具有拮抗糖皮质激素、促进肺泡Ⅱ型细胞表面活性物质合成及释放的作用,使胎儿肺表面活性物质产生及分泌减少,胎儿肺成熟延退,故NRDS发生率增加。

2.新生儿低血糖　新生儿脱离母体高血糖环境后,高胰岛素血症仍存在,若不及时补充糖,易发生低血糖,严重时危及新生儿生命。

三、处理原则

加强孕期母儿监护,严格控制孕产妇血糖值,选择正确的分娩方式,减少并发症发生。

1.糖尿病妇女于妊娠前应判断糖尿病的病情,以确定妊娠的可能性。

2.允许妊娠者,需在内分泌科医生、产科医生及营养师的密切监护指导下,尽可能将孕妇血糖控制在正常或接近正常的范围内,并选择正确的分娩方式,防止并发症的发生。

四、护理评估

(一) 健康史

评估孕妇糖尿病病史及家族史，有无复杂性外阴阴道假丝酵母菌病、不明原因反复流产、死胎、巨大儿或分娩足月新生儿呼吸窘迫综合征史，或胎儿畸形、新生儿死亡等不良孕产史等；本次妊娠经过、病情管理及目前用药情况；有无胎儿偏大或羊水过多等潜在高危因素。同时，注意评估有无肾脏、心血管系统及视网膜病变等合并症的症状及体征。

(二) 身心状况

1. 症状与体征　评估孕妇有无三多症状（多饮、多食、多尿），重症者症状明显；妊娠前体重超重或肥胖、糖耐量异常史；孕妇有无皮肤瘙痒，尤其外阴瘙痒；因高血糖可导致眼房水与晶体渗透压改变而引起眼屈光改变，患病孕妇可出现视力模糊；评估糖尿病孕妇有无产科并发症，如低血糖、高血糖、妊娠期高血压疾病、酮症酸中毒、感染等。确定胎儿宫内发育情况，注意有无巨大儿或胎儿生长受限。分娩期重点评估孕妇有无低血糖及酮症酸中毒症状，如心悸、出汗、面色苍白、饥饿感或出现恶心、呕吐、视力模糊、呼吸快且呼出气有烂苹果味等；评估静脉输液的性质与速度；监测产程的进展、子宫收缩、胎心率、母体生命体征等有无异常。产褥期主要评估有无低血糖或高血糖症状，有无产后出血及感染征兆，评估新生儿状况。

2. 评估糖尿病的病情及预后　按White分类法，即根据患者糖尿病的发病年龄、病程长短及有无血管病变进行分期，有助于判断病情的严重程度及预后。

A级：妊娠期诊断的糖尿病。

A1级：经控制饮食，空腹血糖<5.3mmol/L，餐后2小时血糖<6.7mmol/L。

A2级：经控制饮食，空腹血糖≥5.3mmol/L，餐后2小时血糖≥6.7mmol/L。

B级：显性糖尿病，20岁以后发病，病程<10年。

C级：发病年龄10～19岁，或病程达10～19年。

D级：10岁前发病，或病程≥20年，或合并单纯性视网膜病。

F级：糖尿病性肾病。

R级：眼底有增生性视网膜病变或玻璃体积血。

H级：冠状动脉粥样硬化性心脏病。

T级：有肾移植史。

3. 心理-社会状况　由于糖尿病的特殊性，应评估孕妇及其家属对疾病知识的掌握程度、认知态度，有无焦虑、恐惧心理，社会及家庭支持系统是否完善等。

(三) 辅助检查

1. 血糖检查　妊娠前未进行过血糖检查的孕妇，尤其存在糖尿病高危因素者，首次产前检查时需明确是否存在糖尿病，妊娠期血糖升高达到以下任何一项标准应诊断为PGDM。①空腹血糖（fasting plasma glucose，FPG）≥7.0mmol/L（126mg/dL）。②75g口服葡萄糖耐量试验（OGTT），服糖后2小时血糖≥11.1mmol/L（200mg/dL）。③伴有典型的高血糖症状或高血糖危象，同时随机血糖≥11.1mmol/L（200mg/dL）。④糖化血红蛋白（glycosylatedhemoglobin，HbA1c）≥6.5%。

（1）医疗资源缺乏地区或孕妇具有GDM高危因素，建议妊娠24～28周首先检查FPG。FPG≥5.1mmol/L，可以直接诊断为GDM，不必再做75gOGTT；而4.4mmol/L≤FPG<5.1mmol/L者，应尽早做75gOGTT；FPG<4.4mmol/L，可暂不行75gOGTT。

（2）推荐医疗机构在孕妇妊娠24～28周及28周后首次就诊时，对所有尚未被诊断为PGDM或GDM的孕妇进行75gOGTT检测。

75gOGTT的方法：OGTT前日晚餐后禁食至少8小时至次日晨（最迟不超过上午9时）。OGTT试验前连续3日正常体力活动、正常饮食，即每日进食糖类（碳水化合物）不少于150g，检查期间静坐、禁烟。检查时，5分钟内口服含75g葡萄糖液体300mL，分别抽取服糖前、服糖后1小时、服糖后2小时的静脉血（从开始饮用葡萄糖液体计算时间），放入含有氟化钠的试管中，采用葡萄糖氧化酶法测定血浆葡萄糖水平。

75gOGTT的诊断标准：空腹及口服葡萄糖后1小时、2小时的血糖值分别为5.1、10.0、8.5mmol/L（92、180、153mg/dL）。任何一点血糖值达到或超过上述标准即诊断为GDM。

2.胎儿监测

（1）胎儿超声心动图检查：胎儿发育的监测尤其应注意检查胎儿中枢神经系统和心脏的发育；妊娠晚期应每4～6周进行1次超声检查，尤其注意监测胎儿腹围和羊水量的变化。

（2）无应激试验（NST）：需要应用胰岛素或口服降糖药物者，应自妊娠32周起，每周行1次NST检查，36周后每周2次，了解胎儿宫内储备能力，可疑胎儿生长受限时尤应严密监测。

（3）胎盘功能测定：连续动态测定孕妇尿雌三醇及血中HPL值，及时判定胎盘功能。

3.肝肾功能检查　24小时尿蛋白定量、尿酮体及眼底等相关检查。

五、常见护理诊断／问题

1.有血糖不稳定的危险　与血糖代谢异常有关。

2.知识缺乏　缺乏血糖监测、妊娠合并糖尿病自我管理等相关知识。

六、护理目标

1.孕妇及其家属能够描述个体化饮食方案，孕妇体重增长保持在正常范围。

2.孕妇及其家属能描述监测血糖的方法，识别发生高血糖及低血糖的症状及掌握应对措施，维持母儿健康。

七、护理措施

（一）非孕期

为确保母婴健康，减少畸形儿及并发症的发生，显性糖尿病妇女在妊娠前应寻求产前咨询和详细的评估，由内分泌科医生和产科医生共同研究，确定糖尿病的病情程度。按White分类法，病情达D、F、R级，易造成胎儿畸形、智力障碍、死胎，并可加重孕妇原有病情等严重不良后果，不宜妊娠；对器质性病变较轻者，指导控制血糖水平在正常范围内再妊娠。

（二）妊娠期

由于妊娠期糖代谢复杂多变，为预防并减少孕妇及围产儿的并发症，妊娠合并糖尿病孕妇的产前监护及治疗应由产科医生、内分泌医生、营养师、糖尿病专科护士等多学科成员的密切配合完成，从而确保母婴的健康与安全。

1.健康教育　通过多媒体授课、手机短信、微信、健康教育短片、床边一对一等多种方式，进行妊娠期糖尿病相关知识宣教。指导孕妇正确控制血糖，提高自我监护和自我护理能力，与家人共同制订有针对性的健康教育干预计划，使孕妇掌握注射胰岛素的正确方法，药物作用的药峰时间，配合饮食及合适的运动和休息，并能自行测试血糖或尿糖。讲解妊娠合并糖尿病对母儿的危害，预防各种感染的方法，指导孕妇听一些优美抒情的音乐，在专业人员指导下，进行孕期瑜伽练习，保持身心愉悦。教会孕妇掌握高血糖及低血糖的症状及紧急处理步骤，鼓励其外出携带糖尿病识别卡及糖果，避免发生不良后果。

2.孕期母儿监护　孕前患糖尿病孕妇早期应每周产前检查1次至第10周。妊娠中期每2周检查1次，一般妊娠20周时需要依据孕妇的血糖控制水平及时调整胰岛素的用量。妊娠32周后每周检查1次。指导孕妇每周测量体重、宫高、腹围，每天监测血压，定期监测胎心音等，确保胎儿安全。

（1）孕妇监护：除常规的产前检查内容外，应对孕妇进行糖尿病相关检查，降低并发症的发生。①血糖监测：包括自我血糖监测（self-monitored blood glucose, SMBG）、连续动态血糖监测（continuous glucose monitoring, CGM）和糖化血红蛋白（HbA1c）监测。SMBG能反映实时血糖水平，其结果有助于评估糖尿病患者糖代谢紊乱的程度，为患者制订个性化生活方式干预和优化药物干预方案提供依据，提高治疗的有效性和安全性。②肾功能监测及眼底检查：每次产前检查做尿常规监测尿酮体和尿蛋白。每1~2个月测定肾功能及眼底检查。

（2）胎儿监测：①超声和血清学筛查胎儿畸形。②胎动计数。③无激惹试验。④胎盘功能测定。

3.营养治疗　通过个体化的饮食方案实现血糖控制，饮食方案的设计应综合考虑个人饮食习惯、体力活动水平、血糖水平及孕妇妊娠期生理学特点，在限制碳水化合物摄入的同时保证充足的营养供给和产妇体重适当增加，并将血糖维持在正常水平，减少酮症的发生。

（1）控制能量摄入：可协助管理体重、控制血糖及避免巨大儿发生。根据孕前体重指数（BMI）决定妊娠期能量摄入量：孕前超重的孕妇，妊娠期每日应摄入能量25~30kcal/kg；孕前肥胖的孕妇，每日能量摄入应减少30%，但不低于1 600kcal/d。每日摄入的碳水化合物应占总能量的35%~45%，且每日碳水化合物的摄入量应≥175g（非妊娠期女性为130g/d），并将其分为3份小或中量餐及2~4份加餐，睡前适当加餐可避免夜间酮症的发生。

(2)饮食指导:请营养师协助制订营养配餐;糖类应多选择血糖生成指数较低的粗粮,如小麦面、荞麦面、燕麦面、玉米面、薯类等富含B族维生素、多种微量元素及食物纤维的主食,长期食用可降低血糖、血脂;鱼、肉、蛋、牛奶、豆类食品等富含蛋白质、无机盐和维生素,且含不饱和脂肪酸,能降低血清胆固醇及三酰甘油;增加含铬丰富及降糖食物的摄入量,如猕猴桃、苦瓜、洋葱、香菇、柚子、南瓜、牡蛎等是糖尿病患者理想的食物。同时,患者不宜吃各种糖果、蜜饯、饮料、果汁、糖制糕点等,食用易出现高血糖;不宜吃含高胆固醇的食物及动物脂肪,如动物的肝、蛋黄、黄油、猪牛羊油等,易使血脂升高,易发生动脉粥样硬化;不宜饮酒。增加含铁、钙等微量元素的食物摄入,适当限制钠盐的摄入。

(3)体重管理:肥胖或超重的女性应在减轻体重后妊娠。妊娠前BMI为25.0~29.9kg/m^{2}的孕妇应增重7.0~11.5kg,中晚孕期平均每周增重0.28kg(0.23~0.33kg);妊娠前BMI>30.0kg/m^{2}的孕妇,妊娠期应增重5~9kg。

4.运动干预　安全有效的运动有利于改善妊娠糖尿病患者对葡萄糖的有效利用,改善葡萄糖代谢异常,降低血糖水平。在护理干预中,应充分体现个体化及安全性的特点,指导孕妇结合自身身体条件,科学把握运动的时间和强度,避免在空腹或胰岛素剂量过大的情况下运动,避免做剧烈运动如球类等,运动方式以有氧运动为佳,如瑜伽、散步、上臂运动、太极拳、孕妇操、游泳等方式,强度以孕妇自己能够耐受为原则。不宜下床活动的孕妇,可选择在床上活动,如做上肢运动。进食30分钟后运动,每次30~40分钟的连续有氧运动,休息30分钟。对于空腹血糖升高的患者,有氧运动可以降低个别高血糖患者的血糖水平,延缓对胰岛素的用药需求。每日运动时间和量基本不变,通过饮食和适度运动,使孕期体重增加控制在10~12kg内较为理想。先兆流产者或者合并其他严重并发症者不宜采取运动疗法。

5.合理用药　多数GDM孕妇通过饮食、运动等生活方式的干预,使血糖达标,不能达标的GDM患者,为避免低血糖或酮症酸中毒的发生,首选胰岛素进行药物治疗。显性糖尿病孕妇应在孕前即改为胰岛素治疗。

6.心理支持　维护孕妇自尊,积极开展心理疏导。糖尿病孕妇了解糖尿病对母儿的危害后,可能会因无法完成"确保自己及胎儿安全顺利地度过妊娠期和分娩期"而产生焦虑、恐惧及低自尊的反应,严重者造成身体意象紊乱。若妊娠分娩不顺利,胎儿产生不良后果,则孕妇心理压力更大,因此,护士应主动建议患者向有资质的机构咨询和改善心理问题。多学科之间的合作可以有效改善糖尿病管理质量,减轻心理问题造成的不良影响。提供各种交流的机会,对孕产妇及家属介绍妊娠合并糖尿病的相关知识,血糖控制稳定的重要性和降糖治疗的必要性,鼓励其讨论面临的问题及心理感受。以积极的心态面对压力,并协助澄清错误的观念和行为,促进身心健康。

(三)分娩期

1.终止妊娠时机　GDM孕妇,若血糖控制达标,无母儿并发症,在严密监测下可待预产期，到时间仍未临产者，引产终止妊娠；PGDM及胰岛素治疗的GDM孕妇，若血糖控制良好且无母儿并发症，在严密监测下，妊娠39周后可终止妊娠；血糖控制不满意或出现母儿并发症，应及时收入院观察，根据病情决定终止妊娠时机。

2.分娩方式　妊娠合并糖尿病本身不是剖宫产指征，若有胎位异常、巨大儿、糖尿病伴微血管病变及其他产科指征，病情严重需终止妊娠时，常选择剖宫产。若决定阴道分娩者，应制订产程中分娩计划，产程中密切监测孕妇血糖、宫缩、胎心变化，避免产程过长。

3.分娩时护理　严密监测血糖、尿糖和尿酮体。血糖为5.6～7.8mmol/L，静脉滴注胰岛素1.0U/h；血糖7.8～10.0mmol/L，静脉滴注胰岛素1.5U/h；血糖>10.0mmol/L，静脉滴注胰岛素2.0U/h，提供热量，预防低血糖。准备阴道分娩者，鼓励产妇左侧卧位，改善胎盘血液供应。密切监护胎儿状况，产程不宜过长，否则可增加酮症酸中毒、胎儿缺氧和感染危险。糖尿病孕妇在分娩过程中，仍需维持身心舒适，给予支持以减缓分娩压力。

4.新生儿护理

（1）无论体重大小均按高危儿处理，注意保暖和给氧等。

（2）新生儿出生时取脐血检测血糖，定时滴服葡萄糖液防止低血糖，注意预防低血钙、高胆红素血症及NRDS的发生。

（3）糖尿病产妇即使接受胰岛素治疗，哺乳也不会对新生儿产生不良影响。

（四）产褥期

1.调整胰岛素用量　由于胎盘娩出，抗胰岛素激素迅速下降，妊娠期应用胰岛素者需重新评估胰岛素的需要量，根据产妇血糖情况调整胰岛素用量。妊娠期无须胰岛素治疗的GDM产妇，产后可恢复正常饮食，但应避免高糖及高脂饮食。

2.预防产褥感染　糖尿病患者抵抗力下降，易合并感染，应及早识别患者的感染征象，并及时处理。鼓励糖尿病产妇实施母乳喂养，做到尽早吸吮和按需哺乳。

3.建立亲子关系，提供避孕指导　及时提供有关新生儿的各种信息，积极为母亲创造各种亲子互动机会，促进家庭和谐关系的建立。遵医嘱采取避孕措施。

4.随访指导　产妇定期接受产科和内科复查，GDM妇女在产后6～12周进行随访，指导其改变生活方式、合理饮食及适当运动，鼓励母乳喂养。随访时建议进行身高、体重指数、腰围及臀围的测定，了解产后血糖的恢复情况，建议所有GDM妇女产后行OGTT测定，如产后正常也需每3年复查OGTT一次，以减少或推迟患有GDM者发展成为2型糖尿病。同时建议对糖尿病患者的子代进行随访及健康生活方式的指导。

八、结果评价

1.孕妇及家人掌握饮食治疗原则，摄入满足营养需求，母婴健康。

2.孕妇血糖控制良好，无并发症发生。

第三节　病毒性肝炎

病毒性肝炎是由肝炎病毒引起，以肝细胞变性坏死为主要病变的传染性疾病。根据病毒类型分为甲型、乙型、丙型、丁型、戊型等，其中以乙型最为常见，我国约8%的人群是慢性乙型肝炎病毒（hepatitis B virus，HBV）携带者。HBV主要经血液传播，但母婴传播是其重要的途径，我国高达50%的慢性HBV感染者是经母婴传播造成的。乙型病毒性肝炎在妊娠期更容易进展为重型肝炎，是我国孕产妇死亡的主要原因之一。

一、妊娠、分娩对病毒性肝炎的影响

妊娠期某些生理变化可使肝脏负担加重或使原有肝脏疾病的病情复杂化，从而发展为重症肝炎。

1. 由于孕早期妊娠反应，母体摄入减少，体内蛋白质等营养物质相对不足，而妊娠期机体基础代谢率增高，各种营养物质需要量增加，肝内糖原储备降低，使肝脏抗病能力下降。

2. 孕妇体内产生大量内源性雌激素，均需在肝内灭活，胎儿代谢产物也需经母体肝内解毒，从而加重肝脏负担。妊娠期内分泌系统变化，可激活体内HBV。

3. 妊娠期某些并发症、分娩期的疲劳、缺氧、出血、手术及麻醉等均可加重肝脏负担。

二、病毒性肝炎对妊娠、分娩的影响

（一）对孕产妇的影响

1. 妊娠期并发症增多　妊娠期高血压疾病、产后出血发生率增加。肝功能损害使凝血因子产生减少致凝血功能障碍，重型肝炎常并发弥散性血管内凝血（DIC）。

2. 孕产妇死亡率高　与非妊娠期相比，妊娠合并肝炎易发展为重型肝炎，以乙型、戊型多见。妊娠合并重型肝炎病死率可高达60%。

（二）对胎儿及新生儿的影响

1. 围产儿患病率及死亡率高　妊娠早期患有病毒性肝炎，胎儿畸形发生率高于正常孕妇2倍。肝功能异常的孕产妇流产、早产、死胎、死产和新生儿死亡率明显增加，围产儿死亡率高。

2. 慢性病毒携带状态　妊娠期内，胎儿由于垂直传播而被肝炎病毒感染，以乙型肝炎病毒多见。围产期感染的婴儿，部分转为慢性病毒携带状态，易发展为肝硬化或原发性肝癌。

（三）乙型肝炎病毒母婴传播

1. 垂直传播　HBV通过胎盘引起宫内传播。

2. 产时传播　是母婴传播的主要途径，占40%～60%。胎儿通过产道接触母血、羊水、阴道分泌物，或子宫收缩使胎盘绒毛破裂，母血进入胎儿血液循环，导致新生儿感染。一般认为，母血清HBV DNA含量越高，产程越长，感染率越高。目前还没有足够证据支持剖宫产可降低母婴传播风险。

3.产后传播　可能与新生儿密切接触母亲的唾液和乳汁有关。关于母乳喂养问题，多年来一直争议较多。近年来有证据显示，新生儿经主动、被动免疫后，母乳喂养是安全的。

三、处理原则

感染HBV的育龄女性在妊娠前应行肝功能、血清HBV DNA检测及肝脏B超检查。最佳受孕时机是肝功能正常、血清HBV DNA低水平、肝脏B超无特殊改变。

1.妊娠期轻型肝炎　与非孕期肝炎患者相同，主要采用护肝、对症、支持疗法。有黄疸者立即住院，按重症肝炎处理。

2.妊娠期重症肝炎　应抗炎护肝，预防肝性脑病，预防DIC及肾衰竭。妊娠末期重症肝炎者，经积极治疗24小时后，以剖宫产结束妊娠。

治疗期间严密监测肝功能、凝血功能等指标。患者经治疗后病情好转，可继续妊娠。治疗效果不好、肝功能及凝血功能继续恶化的孕妇，应考虑终止妊娠。分娩方式以产科指征为主，但对于病情较严重者或血清胆汁酸明显升高的患者建议剖宫产。

四、护理评估

（一）健康史

评估有无与肝炎患者密切接触史或半年内曾输血、注射血制品史，有无肝炎病家族史及当地流行病史等。重症肝炎应评估其诱发因素，同时评估患者的治疗用药情况及家属对肝炎相关知识的知晓程度。

（二）身心状况

1.症状与体征　甲型病毒性肝炎的潜伏期为2～7周（平均30日），起病急、病程短、恢复快。乙型病毒性肝炎的潜伏期为1.5～5个月（平均60日），病程长、恢复慢、易发展成慢性。临床上孕妇常出现不明原因的食欲减退、恶心、呕吐、腹胀、厌油腻、乏力、肝区叩击痛等消化系统症状。重症肝炎多见于妊娠末期，起病急、病情重，表现为畏寒发热、皮肤巩膜黄染迅速、尿色深黄、食欲极度减退、频繁呕吐、腹胀、腹水、肝臭气味、肝脏进行性缩小、急性肾衰竭及不同程度的肝性脑病症状，如嗜睡、烦躁、神志不清甚至昏迷。

2.心理-社会状况　评估孕妇及家人对疾病的认知程度及家庭社会支持系统是否完善。由于担心感染胎儿，孕妇会产生焦虑、矛盾及自卑心理，应给予重点评估。

（三）辅助检查

1.肝功能检查　主要包括丙氨酸氨基转移酶（ALT）、天氨酸氨基转移酶（AST）等，其中ALT是反映肝细胞损伤程度最常用的敏感指标。1%的肝细胞发生坏死时，血清ALT水平即可升高1倍。胆红素持续上升而氨基转移酶下降，称为胆酶分离，提示重型肝炎的肝细胞坏死严重，预后不良。凝血酶原时间百分活度（prothromb in time activity percentage，PTA）正常值为80%～100%，＜40%是诊断重型肝炎的重要指标之一。

2.血清病原学检测及其临床意义

（1）甲型病毒性肝炎：急性期患者血清中抗HAV-IgM阳性有诊断意义。

（2）乙型病毒性肝炎：感染HBV后，患者血液中可出现一系列有关的血清学标志物（表10-1）。

表10-1 乙型肝炎病毒血清病原学检测及其意义

血清学标志物	意义
HBsAg	HBV感染的特异性标志，与乙型病毒性肝炎传染性强弱相关，可预测抗病毒治疗效果
HBsAb	是保护性抗体，机体具有免疫力，也是评价接种疫苗效果的指标之一
HBeAg	肝细胞内有HBV活动性复制，具有传染性
HBeAb	血清中病毒颗粒减少或消失，传染性减低
抗HBc-IgM	抗HBc-IgM阳性可确诊为急性乙肝
抗HBc-IgG	肝炎恢复期或慢性感染

（3）丙型病毒性肝炎：血清中检测出HCV抗体多为既往感染，不可作为抗病毒治疗的证据。

（4）丁型病毒性肝炎：急性感染时HDV-IgM呈阳性。慢性感染者HDV-IgM呈持续阳性。

（5）戊型病毒性肝炎：由于HEV抗原检测困难，而抗体出现较晚，需反复检测。

3.影像学检查 主要是B超检查，必要时可行磁共振成像（MRI）检查，主要观察肝脾大小，有无肝硬化存在，有无腹腔积液，有无肝脏脂肪变性等。

4.凝血功能及胎盘功能 检查凝血酶原时间、HPL及孕妇血或尿雌三醇检测等。

五、常见护理诊断/问题

1.知识缺乏 缺乏有关病毒性肝炎的感染途径、传播方式、母儿危害及预防保健等知识。

2.有复杂性悲伤的危险 与肝炎病毒感染造成的母儿损害有关。

3.潜在并发症 肝性脑病、产后出血。

六、护理目标

1.孕产妇及家人能描述病毒性肝炎的病程、感染途径、自我保健及应对措施等。

2.建立良好的家庭支持系统，减轻孕妇负面情绪，促进母亲角色的获得。

3.母儿在妊娠期、分娩期及产褥期维持良好的健康状态，无并发症发生。

七、护理措施

（一）卫生宣教

重视高危人群和婴幼儿疫苗接种，开展以切断传播途径为重点的综合性预防措施。重视围婚期保健，提倡生殖健康，夫妇一方患有肝炎者应使用避孕套以免交叉感染。已患肝炎的育龄妇女应做好避孕。患急性肝炎者应于痊愈后半年、最好是2年后在医生指导下妊娠。

（二）妊娠期

1.妊娠合并轻型肝炎者　护理内容与非孕期肝炎患者相同，更需注意以下内容。

（1）保证休息，避免体力劳动：加强营养，增加优质蛋白质、高维生素、富含碳水化合物、低脂肪食物的摄入，保持大便通畅。详细讲解疾病的相关知识，取得家属的理解和配合。减缓孕妇的自卑心理，提高自我照顾能力，评估孕妇在妊娠期母亲角色获得情况，并及时给予帮助。

（2）定期产前检查，防止交叉感染：医疗机构开设隔离诊室，所有用物使用2 000mg/L含氯制剂浸泡，严格执行传染病防治法中的有关规定。定期进行肝功能、肝炎病毒血清病原学标志物的检查。积极治疗各种妊娠并发症，加强基础护理，预防各种感染以免加重肝损害。

2.妊娠合并重症肝炎者

（1）保护肝脏，积极防治肝性脑病：遵医嘱给予各种保肝药物。严格限制蛋白质的摄入量，每日应<0.5g/kg，增加碳水化合物，保持大便通畅。遵医嘱口服新霉素或甲硝唑抑制大肠埃希菌，以减少游离氨及其他毒素的产生及吸收，严禁肥皂水灌肠。严密观察患者有无性格改变、行为异常、扑翼样震颤等肝性脑病的前驱症状。

（2）预防DIC及肝肾综合征：严密监测生命体征，准确严格限制入液量，记录出入量。应用肝素治疗时，应注意观察有无出血倾向。为防产后出血，产前4小时及产后12小时内不宜使用肝素治疗。

（三）分娩期

1.密切观察产程进展，促进产妇身心舒适　为产妇及家人提供安全、温馨、舒适的待产分娩环境，注意语言保护，避免各种不良刺激，提供无痛分娩措施。密切观察产程进展，防止并发症发生。

2.监测凝血功能　为预防DIC，于分娩前1周肌内注射维生素K_1，20~40mg/d，配备新鲜血液。密切观察产妇有无口鼻、皮肤黏膜出血倾向，监测出血、凝血时间及凝血酶原等。

3.正确处理产程，防止母婴传播及产后出血　第二产程给予阴道助产，严格执行操作程序，避免软产道损伤及新生儿产伤等引起的母婴传播。胎儿娩出后，抽脐血做血清病原学检查及肝功能检查。正确应用缩宫素，预防产后出血。

4.预防感染并严格执行消毒隔离制度　产时严格消毒并应用广谱抗生素。凡病毒性肝炎产妇使用过的医疗用品，均需用2 000mg/L的含氯消毒液浸泡后按相关规定处理。

（四）产褥期

1.预防产后出血　观察子宫收缩及阴道流血情况，加强基础护理，并继续遵医嘱给予对肝脏损害较小的抗生素预防感染。同时开始评价母亲角色的获得，协助建立良好的亲子关系，提高母亲的自尊心。

2. **指导母乳喂养** 新生儿在出生12小时内注射乙型肝炎免疫球蛋白和乙型肝炎疫苗后，可接受HBsAg阳性母亲的哺乳。对不宜哺乳者，应教会产妇和家人人工喂养的知识和技能。

3. **新生儿免疫** 我国《慢性乙型肝炎防治指南（2022年版）》指出，HBsAg阳性母亲分娩的新生儿应在出生后12小时内尽早注射免疫球蛋白，并在不同部位接种乙型肝炎疫苗。新生儿在1个月和6个月时分别接种第二和第三针乙型肝炎疫苗，可显著提高阻断母婴传播的效果。

4. **健康教育** 遵医嘱继续为产妇提供保肝治疗指导，加强休息和营养，指导避孕措施，促进产后康复，必要时及时就诊。

八、结果评价

1. 产妇及其家属获得有关病毒性肝炎的相关知识，积极地面对现实。
2. 产妇表现出较好的母性行为，母亲角色适应良好。
3. 妊娠及分娩经过顺利，母婴健康。

第四节 缺铁性贫血

贫血（anemia）是由多种病因引起，通过不同的病理过程，使人体外周血红细胞容量减少，低于正常范围下限的一种常见的临床症状。常以血红蛋白（Hb）浓度作为诊断标准。孕妇外周血血红蛋白＜110g/L及血细胞比容＜0.33为妊娠期贫血，其中血红蛋白≤60g/L为重度贫血，以缺铁性贫血最为常见。

妊娠期妇女由于血容量增加需铁650～750mg，胎儿生长发育需铁250～350mg，仅妊娠期需铁1 000mg左右。因此，每日需从食物中摄取至少4mg。孕妇每日从饮食中可摄取铁10～15mg，但机体吸收利用率仅为10%，即1～1.5mg。妊娠晚期，机体对铁的最大吸收率达40%，但仍不能满足母儿需求，如不及时补充铁剂，则易耗尽体内储存铁导致贫血。

一、贫血与妊娠的相互影响

（一）对母体的影响

妊娠可使原有贫血病情加重，而贫血则使孕妇妊娠风险增加。由于贫血，母体耐受力差，孕妇易产生疲倦感，而长期倦怠感会影响孕妇在妊娠期的心理适应，将妊娠视为一种负担而影响亲子间的感情及产后心理康复。重度贫血可导致贫血性心脏病、妊娠期高血压疾病性心脏病、产后出血、失血性休克、产褥感染等并发症的发生，危及孕产妇生命。

（二）对胎儿的影响

孕妇骨髓与胎儿在竞争摄取母体血清铁的过程中，一般以胎儿组织占优势。由于铁通过胎盘的转运为单向性运输，胎儿缺铁程度不会太严重。若孕妇缺铁严重，会影响骨髓造血功能致重度贫血，则胎儿缺乏生长发育所需的营养物质和胎盘养分，可造成胎儿生长受限、胎儿宫内窘迫、早产、死胎或死产等不良后果。

二、处理原则

补充铁剂、输血、治疗并发症；预防产后出血和感染。

三、护理评估

（一）健康史

评估既往有无月经过多等慢性失血性病史，有无因不良饮食习惯如长期偏食或胃肠道功能紊乱导致的营养不良病史。

（二）身心状况

1. **症状** 轻度贫血者多无明显症状或只有皮肤、口唇黏膜和睑结膜苍白。重者可表现为头晕、乏力、耳鸣、心悸、气短、面色苍白、倦怠、食欲缺乏、腹胀、腹泻等症状，甚至出现贫血性心脏病、妊娠期高血压疾病性心肌病、胎儿生长受限、胎儿窘迫、早产、死胎、死产等并发症的相应症状。同时，由于贫血，孕产妇机体抵抗力低下，容易导致各种感染性疾病的发生。

2. **体征** 皮肤黏膜苍白，毛发干燥、无光泽且易脱落，指（趾）甲干瘪、脆薄易裂或反甲（指甲呈勺状），并可伴发口腔炎、舌炎等，部分孕妇出现脾脏轻度肿大。

3. **心理-社会状态** 重点评估孕妇因长期疲倦或知识缺乏而引起的倦怠心理。同时评估孕妇及家人对缺铁性贫血疾病的认知情况，以及家庭、社会支持系统是否完善等。

（三）辅助检查

1. **血象** 外周血涂片为小红细胞低血红蛋白性贫血。血红蛋白<110g/L，血细胞比容<0.33，红细胞<3.5×10^{12}/L，白细胞计数及血小板计数均在正常范围。

2. **血清铁测定** 孕妇血清铁<6.5μmol/L（正常成年妇女血清铁为7~27μmol/L），即可诊断为缺铁性贫血。

3. **骨髓象** 骨髓象为红细胞系统呈轻度或中度增生活跃，中、晚幼红细胞增生为主，骨髓铁染色可见细胞内外铁均减少，细胞外铁减少明显。

四、常见护理诊断/问题

1. **有活动无耐力的危险** 与贫血引起的乏力有关。
2. **有感染的危险** 与血红蛋白低、机体免疫力低下有关。
3. **有受伤的危险** 与贫血引起的头晕、眼花等症状有关。

五、护理目标

1. 孕产妇能结合自身情况描述可以进行的日常活动。
2. 妊娠期、分娩期母儿维持最佳的身心状态，无感染等并发症发生。
3. 孕产妇住院期间得到满意的生活护理，无跌倒、受伤等意外发生。

六、护理措施

（一）预防

妊娠前应积极治疗慢性失血性疾病，改变长期偏食等不良饮食习惯，调整饮食结构，增加营养，必要时补充铁剂，以增加体内铁的储备。

（二）妊娠期

1. 饮食护理　建议孕妇摄取含铁丰富的食物，如动物血、肝脏、瘦肉等，同时多摄入富含维生素C的深色蔬菜、水果（如橘子、橙子、柚子、猕猴桃、草莓、鲜枣等），以促进铁的吸收和利用。纠正偏食、挑食等不良习惯。

2. 正确补充铁剂　铁剂的补充应首选口服制剂。每日遵医嘱服用铁剂，同时服维生素C，促进铁的吸收。铁剂对胃黏膜有刺激作用，可引起恶心、呕吐、胃部不适等症状，应饭后或餐中服用。服用铁剂后，由于铁与肠内硫化氢作用而形成黑色便，应予以解释。服用抗酸药时须与铁剂交错时间服用。对于妊娠末期重度缺铁性贫血或口服铁剂胃肠道反应较重者，可采用深部肌内注射法补充铁剂，利用率高达90%～100%，常见制剂有右旋糖酐铁及山梨醇铁。

3. 加强母儿监护　产前检查时常规给予血常规检测，妊娠晚期应重点复查。注意胎儿宫内生长发育状况的评估，并积极地预防各种感染。

4. 健康指导　注意劳逸结合，依据贫血的程度安排工作及活动量。轻度贫血患者可下床活动，并适当减轻工作量；重度贫血患者需卧床休息，避免因头晕、乏力引起意外伤害。同时加强口腔护理，轻度口腔炎患者可于餐前、餐后、睡前、晨起用漱口液漱口；重度口腔炎患者每日应做口腔护理，有溃疡的患者按医嘱可局部用药。

（三）分娩期

重度贫血产妇于临产后应配血备用。输血时监控输血速度和输注总量，遵循少量多次的原则，以防止发生急性左心衰竭。严密观察产程，鼓励产妇进食；加强胎心监护，给予低流量吸氧；防止产程过长，可阴道助产缩短第二产程，但应避免发生产伤。积极预防产后出血，当胎儿前肩娩出后，肌内注射或静脉注射缩宫素10～20u。若无禁忌证，胎盘娩出后可应用前列腺素类制剂，同时，应用缩宫素20u加于5%葡萄糖注射液中静脉滴注，持续至少2小时。出血多时应及时输血。产程中严格无菌操作，产时及产后应用广谱抗生素预防感染。同时，为产妇提供心理支持。

（四）产褥期

1. 密切观察子宫收缩及阴道流血情况。

2. 指导母乳喂养，对于因重度贫血不宜哺乳者，详细讲解原因，并指导产妇及家人掌握人工喂养的方法。采取正确的回奶方法，如口服生麦芽冲剂或芒硝外敷乳房。

3. 提供家庭支持，增加休息和营养，避免疲劳。加强亲子互动，提供避孕指导，避免产后抑郁。

七、结果评价

1. 孕产妇能够积极地应对缺铁性贫血对身心的影响,掌握自我保健措施,能够完成日常生活所需的活动。
2. 妊娠分娩经过顺利,无并发症发生,母婴健康。

本章小结

孕妇在妊娠期间可发生各种内外科疾病,妊娠前已有的各种内外科疾病也可在妊娠期间加重。本章详细阐述了妊娠合并心脏病、糖尿病、病毒性肝炎及缺铁性贫血等妊娠期常见的合并症,疾病与妊娠的相互关系及对母儿的影响。若处理不当,可对母儿造成严重危害。

妊娠合并心脏病是妇女在围产期患有的一种严重的妊娠合并症。妊娠期妇女循环血量于32~34周达高峰,心脏负荷加重。分娩期血流动力学的急剧变化及产褥期最初3日内,极易诱发心力衰竭。准确判定孕产妇心功能分级,正确处理产程,积极防治心力衰竭和感染,是确保母儿安全的首要措施。

妊娠合并糖尿病包括糖尿病合并妊娠和妊娠期糖尿病,临床经过复杂,需在多学科医生配合下,指导孕妇及其家属掌握饮食、运动等血糖控制方法,选择正确的分娩方式,减少并发症发生。

病毒性肝炎以乙型病毒性肝炎最为常见,在妊娠期易进展为重型肝炎,母婴传播是其重要的传播途径。定期产前检查,正确处理产程,采取正确的阻断母婴传播的措施,防止交叉感染,预防产后出血等并发症的发生。

贫血以缺铁性贫血最为常见。孕妇外周血血红蛋白<110g/L及血细胞比容<0.33为妊娠期贫血。

因此,针对妊娠合并症妇女,应遵循护理程序对孕妇及其家属进行专业的护理干预,采取适宜的应对措施,降低合并症对母儿的不良影响,确保母儿安全,改善孕妇及其家属的生育体验,促进家庭和谐发展。

第十一章
异常分娩女性的护理

章前引言

异常分娩（abnormal labor）又称难产（dystocia），主要的影响因素包括产力、产道、胎儿及社会-心理因素，任何一个或一个以上因素发生异常及四个因素相互间不能适应，进而使分娩进程受到阻碍，称为异常分娩。异常分娩的处理原则以预防为主，及时、准确发现产程进展的异常情况，给予适时、适当的处理，以保障母婴安全。应及时识别宫缩特点的变化、宫颈扩张的进展情况、胎头下降的程度，同时警惕难产的可能，因为这些因素的异常都会导致异常分娩。

学习目标

1. 识记产力异常、产道异常的分类和临床表现；产力异常、产道异常妇女的护理要点；掌握产程异常的临床表现。
2. 理解胎位异常的类型、常见的临床表现及护理要点。
3. 学会运用所学知识对异常分娩不同类型的妇女进行护理及健康教育；对异常分娩进行早期识别、采取护理措施及医护合作。

> **思政目标**

1. 培养较强的责任心，工作、沟通耐心细致，关注产妇应对异常产程时的情绪变化，及时给予疏导。
2. 学会尊重产妇的主观感受，及时帮助解决其不适的症状。
3. 护理操作中动作应轻柔，操作前获得知情同意，提供人文关怀。

> **案例导入**

王女士，24岁，初产妇，孕40周，夜间因阴道流液伴不规律宫缩4小时入院。入院检查：胎心率145次/分，头先露，宫缩20秒/4~5分钟，宫口开大2cm，测pH试纸变色，胎膜已破，羊水色清，量约20mL。今晨8点查房：胎心率138次/分，宫口开大6cm，S-2，羊水色清，量少，宫缩25~30秒/4分钟。2小时后再次行阴道检查，宫口开大6cm，S-2，宫缩20秒/5分钟，宫缩时按压宫底肌壁有凹陷，宫缩间歇子宫壁完全放松，胎心率145次/分。

> **思考题**
>
> 1. 王女士的产程进展是否正常？为什么？
> 2. 针对王女士目前的情况，护士应采取哪些处理措施？

第一节　产力异常

产力异常包括各种收缩力异常（子宫、腹肌及膈肌、肛提肌），其中主要是子宫收缩力异常。子宫收缩力是临产后贯穿于分娩全过程的主要动力，具有节律性、对称性、极性及缩复作用的特点。任何原因引发的子宫收缩的节律性、对称性及极性不正常，或收缩力的强度、频率变化，均称为子宫收缩力异常，简称产力异常。子宫收缩力异常主要有两类：子宫收缩乏力（简称宫缩乏力）和子宫收缩过强（简称宫缩过强），每一类又分为协调性子宫收缩异常和不协调性子宫收缩异常。

一、子宫收缩乏力

（一）病因

1.头盆不称或胎位异常　临产后，当骨盆异常或胎位异常时，胎儿先露部下降受阻，胎先露不能紧贴子宫下段及子宫颈内口，不能有效刺激子宫阴道神经丛引起有力的反射性子宫收缩，是导致继发性宫缩乏力的最常见原因。

2.子宫局部因素　子宫壁过度膨胀（如双胎、羊水过多、巨大胎儿等），可使子宫肌纤维过度伸展，失去正常收缩能力；高龄产妇、经产妇或宫内感染者，因子宫肌纤维变性、结缔组织增生而影响子宫收缩；子宫肌瘤、子宫发育不良、子宫畸形（如双角子宫）等也能引起原发性宫缩乏力。

3.精神因素　多见于初产妇，尤其是35岁以上的高龄初产妇。由于初产妇缺乏分娩经历，对分娩知识不甚了解，因此对分娩有恐惧心理，精神过度紧张，干扰了中枢神经系统正常功能，导致大脑皮质功能紊乱，睡眠减少；加之临产后进食不足及过多体力消耗，水、电解质紊乱，均可导致原发性宫缩乏力。

4.内分泌失调　临产后，产妇体内雌激素、缩宫素、前列腺素合成及释放减少，一方面使子宫平滑肌间连接蛋白数量减少，另一方面缩宫素受体量减少，以上各因素均可直接导致子宫收缩乏力。临产后孕激素下降缓慢，子宫对乙酰胆碱的敏感性降低，从而影响子宫肌兴奋阈，也是导致子宫收缩乏力的原因之一。子宫平滑肌细胞钙离子浓度的降低、肌浆蛋白轻链激酶不足，均可影响肌细胞收缩，导致宫缩乏力。

（二）临床表现

1.协调性子宫收缩乏力　又称低张性子宫收缩乏力，是指子宫收缩具有正常的节律性、对称性和极性，但收缩力弱，宫腔压力低于180Montevideo，宫缩<2次/10分钟，持续时间短，间歇期长且不规律。在宫缩的高峰期，宫体隆起不明显，按压宫底肌壁仍可出现凹陷。

根据宫缩乏力在产程中出现的时间可分为：①原发性宫缩乏力，指产程开始即出现子宫收缩乏力，宫口不能如期扩张，胎先露不能如期下降，致产程延长。②继发性宫缩乏力，指产程开始时子宫收缩正常，在产程进行到某一阶段（多在活跃期后期或第二产程）减弱，常表现为子宫收缩力较弱，产程进展缓慢，甚至停滞；多由于中骨盆与骨盆出口平面狭窄，胎先露下降受阻，引起持续性枕横位或枕后位等头盆不称。

2.不协调性子宫收缩乏力　又称高张性子宫收缩乏力，多见于初产妇，临床表现为子宫收缩失去正常的节律性、对称性和极性，宫缩的兴奋点不是起源于两侧子宫角部，而是来自子宫下段某处或宫体多处，子宫收缩波由下向上扩散，收缩波小而不规律，频率高，节律不协调。其特点为宫缩时底部不强，而是子宫下段强，宫缩间歇期子宫壁也不能完全松弛，表现为子宫收缩不协调。这种宫缩不能使宫口如期扩张、不能使胎先露如期下降，属于无效宫缩。此种宫缩乏力多属于原发性宫缩乏力，易使产妇自觉宫缩强，持续腹痛，拒按，精神紧张，烦躁不安，体力消耗，产程延长或停滞，严重者出现脱水、电解质紊乱、肠胀气、尿潴留等；同时因胎盘-胎儿循环障碍及静息宫内压升高，可出现胎儿宫内窘迫。

3.产程异常　产程进展的标志是宫口扩张和胎先露部下降，2014年中华医学会妇产科学分会产科学组发布了《新产程标准及处理的专家共识》，以指导临床实践（表11-1）。

表11-1　新产程标准及处理的修订

产程阶段		诊断标准及处理
第一产程	潜伏期	・潜伏期延长（初产妇＞20小时，经产妇＞14小时）不作为剖宫产指征 ・破膜后且至少给予缩宫素滴注12～18小时，方可诊断引产失败 ・在除外头盆不称及可疑胎儿窘迫的前提下，缓慢但仍有进展（宫口扩张及胎先露下降）的第一产程不作为剖宫产指征
	活跃期	・以宫口扩大6cm为活跃期的标志 ・活跃期停滞的诊断标准：当破膜且宫口扩张≥6cm后，如宫缩正常，而宫口停止扩张≥4小时可诊断活跃期停滞；如宫缩欠佳，宫口停止扩张≥6小时后可诊断活跃期停滞。活跃期停滞可作为剖宫产指征
第二产程		・第二产程延长的诊断标准：①初产妇，如行硬膜外阻滞，第二产程超过4小时产程无进展可诊断第二产程延长；如无硬膜外阻滞，第二产程超过3小时可诊断。②经产妇，如行硬膜外阻滞，第二产程超过3小时产程无进展可诊断第二产程延长；如无硬膜外阻滞，第二产程超过2小时可诊断 ・由经验丰富的医生和助产士进行的阴道助产是安全的，鼓励对阴道助产技术进行培训 ・当胎头下降异常时，在考虑阴道助产或剖宫产之前，应对胎方位进行评估，必要时进行手转胎头到合适的胎方位

常见的产程异常包括以下几种。

（1）潜伏期延长（prolonged latent phase）：从临产规律宫缩开始至活跃期起点6cm称为潜伏期。初产妇＞20小时，经产妇＞14小时为活跃期延长。

（2）活跃期异常：包括活跃期延缓和活跃期停滞。

1）活跃期延缓（protracted active-phase dilation）：活跃期宫口扩张的下限为0.5cm/h，而非原先的1.0cm/h或1.2cm/h。

2）活跃期停滞（active-phase arrest）：破膜且宫口扩张≥6cm后，如宫缩正常，而宫口停止扩张≥4小时可诊断活跃期停滞；如宫缩欠佳，宫口停止扩张≥6小时后可诊断活跃期停滞。

（3）第二产程异常：第二产程应以胎头下降为主要表现，并伴随胎头旋转。异常的第二产程包括胎头下降延缓、胎头下降停滞、第二产程延长。

1）胎头下降延缓（protracted descent）：第二产程胎头下降，初产妇＜1.0cm/h，经产妇＜2.0cm/h。

2）胎头下降停滞（arrest of descent）：第二产程胎头下降停止＞1小时。

3）第二产程延长（prolonged second-stage labor）：①对于初产妇，如行硬膜外阻滞，第二产程超过4小时产程无进展可诊断第二产程延长；如无硬膜外阻滞，第二产程超过3小时可诊断。②对于经产妇，如行硬膜外阻滞，第二产程超过3小时产程无进展可诊断第二产程延长；如无硬膜外阻滞，第二产程超过2小时可诊断。

（三）护理评估

1. 健康史　评估产前检查的一般资料，了解产妇的身高与BMI、胎儿大小与头盆关系等；注意既往病史、妊娠及分娩史；评估产妇的社会支持系统。

2. 身心状况　评估产妇精神状态、神志、腹痛、休息、进食、皮肤弹性、大小便等。产程延长，产妇持续腹痛、休息不好、呻吟和过度换气、进食减少，可出现精神疲惫、乏力、腹胀气，严重者引起水、电解质紊乱，最终导致子宫收缩乏力，手术产率增加。第二产程延长可因产道受压过久，发生尿潴留，受压组织长期缺血，继发水肿、坏死、软产道损伤，形成生殖道瘘，易导致产后出血和产褥感染。一方面不协调性子宫收缩乏力不能使子宫肌肉完全放松，胎盘-胎儿血液循环受阻，从而使胎盘供血、供氧不足；另一方面产程延长使胎头及脐带受压时间过久，增加手术助产机会。此外，两者均可导致胎心异常、胎儿宫内窘迫、新生儿窒息等。

心理方面，由于产程延长，产妇可能出现焦虑状态，休息差，进食少，甚至出现肠胀气、排尿困难等状况。产妇和家属对阴道分娩方式失去信心，表现为焦虑、恐惧，担心母儿安危，通常会要求手术分娩。

3. 辅助检查

（1）触诊宫缩：用手触摸产妇腹部，监测宫缩的节律性、对称性、极性、强度及频率的变化，初步判断宫缩乏力是协调性还是不协调性，再结合产妇临床表现以及宫口开大、先露下降情况，了解产程进展，对产程异常者及时查找原因，并进行进一步诊断，积极处理。

（2）多普勒胎心听诊仪监测：可及时发现心率减慢、过快或心律不齐。评估宫口开大及先露下降情况，了解产程进展，对产程延长者及时查找原因并进行处理。

（3）Bishop宫颈成熟度评分：可以利用Bishop宫颈成熟度评分法（表11-2），判断引产和加强宫缩的成功率。该评分法满分为13分。若产妇得分≤3分，人工破膜多失败，应该用其他方法；4~6分的成功率约为50%；7~9分的成功率约为80%；≥10分引产成功。

表11-2　Bishop宫颈成熟度评分法

指标	分数			
	0	1	2	3
宫口开大（cm）	0	1~2	3~4	≥5
宫颈管消退（%，未消退为3cm）	0~30	40~50	60~70	≥80
先露位置（坐骨棘水平=0）	-3	-2	-1~0	+1~+2
宫颈硬度	硬	中	软	
宫口位置	后	中	前	

（四）常见护理诊断/问题

1. 疲乏　与产程延长、孕妇体力消耗有关。
2. 有体液不足的危险　与产程延长、孕妇体力消耗、过度疲乏影响摄入有关。
3. 焦虑　与担心母儿安危有关。

（五）护理目标

1. 产妇能适当进食进饮和休息，保证充足体力。
2. 产妇体液的问题得到纠正，水、电解质达到平衡。
3. 产妇情绪稳定，安全度过分娩期。

（六）护理措施

1. 协调性子宫收缩乏力　无论是原发性还是继发性宫缩乏力，首先应寻找原因，检查有无头盆不称或胎位异常，阴道检查了解宫颈扩张和胎先露下降情况，若发现有头盆不称、胎位异常及骨盆狭窄等，估计不能经阴道分娩者，应及时做好剖宫产术前准备。若估计可经阴道分娩者，可采取一些促进产程进展的有益措施（表11-3）。

表11-3　促进产程进展的有益措施

内容	措施
支持	·持续给予产妇产时支持，包括情感支持、缓解舒适度的措施、必要的信息支持和语言支持。若由经验丰富或至少接受过相关培训的女性，如助产士或导乐人员提供产时支持会取得最佳的效果。这些支持能够缩短产程，减少硬膜外麻醉镇痛的应用，提高自然分娩率，改善母婴结局，提高产妇满意度 ·非专业人员、家属及朋友也可以提供温馨舒适的关怀
活动和体位改变	·在第一产程鼓励产妇活动和直立体位能够平均缩短1小时20分钟的产程，减轻疼痛感，减少硬膜外麻醉镇痛及会阴侧切的应用，降低器械助产率及剖宫产率 ·直立体位能够使打开骨盆，呈一条直线，帮助胎儿和骨盆更加贴合 ·蹲位或膝位能够显著扩大骨盆出口平面 ·即使在产妇感到疲惫时仍可以采取支撑下的直立位，这种体位一般比半卧位更为舒适
安抚	·按摩、抚摸、握手和密切接触能够增加内源性催产素的产生，刺激加强宫缩 ·允许配偶陪伴产妇，鼓励照护者给予安慰和按摩，并对此提供隐私空间 ·肢体接触较为私密，有些产妇可能不喜欢，在使用这一技巧时要谨慎
液体摄入	·WHO认为，需要鼓励低危产妇在产时进水，预防难产发生 ·不应该常规进行静脉补液，因为它会妨碍产妇活动，并增加液体负荷过多的风险 ·如果产妇恶心呕吐无法进水，或因某些刻意的特殊禁水规定，可给予静脉补液（生理盐水或乳酸林格溶液）。而当补液速度在250mL/h时，能够缩短产程，且剖宫产率明显低于125mL/h的补液速度
催眠	·在产时进行了催眠的产妇使用催产素的概率降低
温水浸浴	·刺激催产素和内啡肽的分泌，在难产的初产妇中使用温水浸浴与药物引产加强宫缩的效果相同，且减少硬膜外麻醉镇痛的使用
必要时间歇导尿	·膀胱充盈理论上会妨碍产程进展 ·如需导尿，尽可能进行一次性间歇导尿。第二产程留置导尿与产程停滞有关，且增加了3倍的剖宫产率

（1）潜伏期延长：延迟住院时间是预防潜伏期延长最理想的做法，因为住院时间越早，使用各种干预措施的风险越大，如催产素引产、硬膜外麻醉镇痛、剖宫产。伴侣支持、温水淋浴、保证饮食摄入、按摩、行走、有节奏的运动、音乐和芳香疗法等，对应对潜伏期延长具有一定的效果。建议每4小时进行阴道检查以评估产程进展。

当发生潜伏期延长时，要进行四步触诊，判断胎头入盆情况、跨耻征、阴道检查判断头盆关系。在排除明显头盆不称，母儿状况良好的情况下，可给予镇静、人工破膜及缩宫素催产，如缩宫素催产（或结合人工破膜）12~18小时产程无进展，可诊断引产失败。有头盆不称者，如胎头高浮、规律宫缩4~6小时无进展，或胎心异常，应做好剖宫产准备。

（2）活跃期延长：建议每2小时进行阴道检查以评估产程进展。当出现活跃期延长（宫口扩张＜1cm/2h）或2小时无进展时，需要仔细评估胎心情况、有无头盆不沉及胎位情况。如有明显头盆不称者，应及时做好剖宫产准备；除外头盆不称者，可加强宫缩，纠正胎位，观察产程进展，多数产妇4小时会见效。活跃期应注意，缓慢而有进展的第一产程不应考虑剖宫产；而宫缩良好情况下4小时无进展、宫缩欠佳情况下6小时无进展，考虑活跃期停滞，应考虑剖宫产。

（3）第二产程：进入第二产程后，评估产妇是否有自主屏气用力感，如不需加速产程进展，可帮助产妇先休息1~2小时。建议每小时行阴道检查以评估产程进展。宫缩乏力者若无头盆不称，应给予缩宫素静脉滴注加强宫缩，同时指导产妇配合宫缩屏气用力。若母儿状况良好，胎头下降至≥+3水平，可等待自然分娩或行阴道助产结束分娩；若处理后胎头下降无进展，位置仍在≤+2水平以上，应行剖宫产术。

（4）医疗干预加速产程的措施：具体如下。

1）人工破膜：宫颈扩张≥3cm，无头盆不称，胎头已衔接而产程延缓者，可行人工破膜，破膜后先露下降紧贴子宫下段和宫颈内口，引起宫缩加强，加速宫口扩张及产程进展。破膜前必须检查有无脐带先露，破膜应在宫缩间歇期进行；破膜后术者手指应停留在阴道内，经过1~2次宫缩待胎头入盆后，术者再将手指取出，便于查看和处理脐带脱垂。同时应观察羊水量、性状和胎心变化。

2）缩宫素静脉滴注：适用于产程延长且协调性宫缩乏力、胎心良好、胎位正常、头盆相称者。只有在排除头盆不称后才能静脉滴注缩宫素。原则上以最小浓度获得最佳宫缩，一般将缩宫素2.5u加入生理盐水或乳酸钠林格液500mL内，从1~2mu/min开始，根据宫缩强弱进行调整，调整间隔为15~30分钟，每次增加1~2mu/min为宜，最大给药剂量通常不超过20mu/min，维持宫缩时腔内压力达50~60mmHg，宫缩间隔2~3分钟，持续40~60秒。调整时观察和记录子宫收缩、胎心、血压脉搏及产程进展。通过触诊子宫、电子胎儿监护和宫腔内导管测量子宫收缩力的方法，评估宫缩强度。随时调节剂量、浓度和滴速，若10分钟内宫缩＞5次、持续1分钟以上，或胎心率异常，应立即停止滴注缩宫素。避免因子宫收缩过强而发生子宫破裂或胎儿窘迫等严重并发症。

2.不协调性宫缩乏力　处理原则是调节子宫收缩，恢复正常节律性和极性。可给予哌替啶100mg或吗啡10mg肌内注射，充分休息后，不协调性宫缩多能恢复为协调性子宫收缩，产程得以顺利进展。强镇静剂可产生一些不良反应，如母体呼吸抑制、欣快感、眩晕、恶心、呕吐等，以及新生儿呼吸抑制；一般在接近分娩时不使用该类药物，因其需要若干小时的代谢过程。在协调性宫缩恢复之前，严禁应用缩宫素。若宫缩仍不协调或出现胎儿窘迫征象，或有头盆不称、胎位异常等，应及时通知医生，并做好剖宫产术和抢救新生儿的准备。

3.提供心理支持，减少焦虑与恐惧　产妇的心理状态是影响子宫收缩的重要因素，护士或助产士必须重视评估产妇的心理状况，可用语言和非语言性沟通技巧以示关心，及时给予解释和支持，防止产妇精神紧张，使产妇对分娩有信心，并鼓励家属为产妇提供持续性心理支持。

（七）护理评价

1.产妇在待产和分娩过程中满足了基本生理需要，保证充足体力。

2.产妇未发生水和电解质失衡、酸中毒等问题。

3.产妇能客观应对分娩过程，焦虑情绪明显缓解。

二、子宫收缩过强

（一）临床表现

1.协调性子宫收缩过强　子宫收缩的节律性、对称性和极性均正常，仅子宫收缩力过强（宫腔压力≥60mmHg）、过频（10分钟内宫缩大于5次）。若产道无阻力、无头盆不称及胎位异常情况，往往产程进展很快，初产妇总产程＜3小时，称为急产（precipitate delivery）。若存在产道梗阻或瘢痕子宫，宫缩过强可能出现病理性缩复环（pathologic retraction ring），甚至子宫破裂（uterine rupture）。协调性子宫收缩过强、过频，产程过快，可致初产妇宫颈、阴道及会阴撕裂伤。此外，宫缩过强、过频使子宫胎盘的血液减少，胎儿在子宫内缺氧，易发生胎儿窘迫甚至胎死宫内及新生儿窒息。胎儿娩出过快，胎头在产道内受到的压力突然解除可致新生儿颅内出血。如果来不及消毒即分娩，新生儿易发生感染，若坠地可致骨折、外伤等。

2．不协调性子宫收缩过强

（1）强直性子宫收缩（tetanic contraction of uterus）：特点是子宫强烈收缩，失去节律性，宫缩无间歇。常见于缩宫素使用不当时，如缩宫素静脉滴注剂量过大、肌内注射缩宫素或米索前列醇引产等。产妇烦躁不安、持续腹痛、拒按。胎方位触诊不清，胎心音听不清。合并产道梗阻时，可在脐下或平脐处见一环状凹陷即病理性缩复环，导尿出现血尿等先兆子宫破裂的征象。

（2）子宫痉挛性狭窄环（constriction ring of uterus）：子宫局部平滑肌持续不放松，痉挛性不协调性收缩形成的环状狭窄，称为子宫痉挛性狭窄环。多因精神紧张、过度疲劳及不适当的应用缩宫药物或粗暴地进行阴道内操作所致。狭窄环多在子宫上下段交界处，也可在胎体某一狭窄部,以胎颈、胎腰处常见,不随宫缩上升,与病理性缩复环不同。产妇持续性腹痛、烦躁、宫颈扩张慢、胎先露下降停滞、胎心时快时慢。不协调性子宫收缩过强形成子宫痉挛性狭窄环或强直性子宫收缩时,可导致产程异常、胎盘嵌顿、产后出血、手术产概率增加。若有梗阻则可发生子宫破裂,危及产妇生命。

(二)处理原则

识别发生急产的高危人群和急产征兆,正确处理急产,预防并发症。有急产史孕妇,应提前住院待产。临产后慎用缩宫药物及人工破膜等促进宫缩的处理方法,纠正导致子宫痉挛性狭窄环的原因。提前做好待产及新生儿窒息抢救的准备。胎儿娩出时,嘱产妇勿向下屏气。产后仔细检查宫颈、阴道、外阴,若有撕裂,应及时缝合。若属未消毒的接产,应给予抗生素预防感染。

(三)护理评估

1.健康史　认真阅读产前检查记录,包括胎儿情况及妊娠并发症等有关资料,有无中孕引产史,经产需了解有无急产史。重点评估临产时间、宫缩频率、强度及胎心、胎动情况。估计胎儿大小及胎位情况,早产儿、足月小样儿易产程进展较快。

2.身心状况　协调性子宫收缩过强,可致产妇宫颈、阴道以及会阴撕裂伤,甚至发生子宫破裂,危及产妇生命,同时增加羊水栓塞的风险。接产时来不及消毒可致产褥感染。不协调性子宫收缩过强形成子宫痉挛性狭窄环或强直性子宫收缩时,可导致产程异常,产妇极度痛苦、疲乏、体力衰竭等。

此外,由于产妇临产后腹部宫缩阵痛难忍,子宫收缩过频、过强,无喘息之机,产程进展很快,产妇毫无思想准备,产妇有恐惧和极度无助感,同时担心胎儿与自身的安危。

(四)常见护理诊断/问题

1.急性疼痛　与过频、过强的子宫收缩有关。
2.焦虑　与担心自身及胎儿安危有关。

(五)护理目标

1.分娩过程中能应用减轻疼痛的技巧。
2.产妇能描述自己的焦虑及应对方法。

(六)护理措施

1.分娩前护理　有急产或异常分娩史的孕妇在预产期前1~2周不宜外出,以免发生意外,可提前住院待产,以防院外分娩造成损伤和意外。经常巡视住院的孕妇,嘱其勿远离病房。产妇主诉有便意时,先判断宫口大小及胎先露下降情况,以防在厕所分娩造成意外伤害。与孕产妇充分沟通,让其了解分娩过程,减轻其焦虑与紧张等不良情绪。

2.分娩期护理　有临产征兆后,提供缓解疼痛、减轻焦虑的支持性措施。鼓励产妇做深呼吸,提供背部按摩,嘱其不要向下屏气,以减慢分娩过程,便于宫颈和会阴的充分扩张。密切观察产程进展及产妇状况，发现异常及时通知医生并配合处理。宫缩过强时按医嘱给予宫缩抑制剂，如25%硫酸镁20mL加入5%葡萄糖注射液20mL内缓慢静脉推注（不少于5分钟），必要时使用哌替啶。若发生强直性子宫收缩或子宫痉挛性狭窄环时，应禁止阴道内操作、停用缩宫素等。当子宫收缩恢复正常时，可行阴道助产或等待自然分娩。经上述处理不能缓解，出现病理性缩复环而宫口未开全，或伴有胎儿窘迫征象，均应行剖宫产。若胎死宫内，宫口已开全，使用药物缓解宫缩，随后以不损害母体为原则，阴道助产处理死胎。

3. 产后护理　除观察子宫复旧、会阴伤口、阴道出血、生命体征等情况外，应向产妇进行健康教育及出院指导。若新生儿出现意外，需协助产妇及家属顺利度过哀伤期，并为产妇提供出院后的避孕指导。

4. 急产的急救　护理人员发现胎先露已拨露，立即打铃呼叫救援，拉床栏、拉隔离帘，劝退无关人员，救援人员携阴检物品、多普勒、急产急救包迅速至床旁，同时将消毒溶液浇于产妇会阴部，并垫无菌消毒巾，迅速将产妇安置为侧卧或平卧于床上，用手堵住会阴部的胎先露处，指导正确哈气及用力，减少腹部压力，控制分娩速度，按常规接生。及时呼叫儿科医生到场，准备抢救物品及药品，做好新生儿急救准备。注意保护产妇的隐私，做好产妇及其家属的心理安抚。

（七）结果评价
1. 产妇能应用减轻疼痛的技巧，舒适感增加。
2. 产妇分娩经过顺利，身心健康。

第二节　产道异常

产道异常包括骨产道异常及软产道异常，临床上以骨产道异常多见，可使胎儿娩出受阻。分娩时应通过产科检查评估骨盆大小与形态，明确狭窄骨盆的类别和程度，并结合产力、胎儿等因素综合判断，决定分娩方式。

一、产道异常的分类

（一）骨产道异常及临床表现

由于骨盆径线过短或形态异常，致使骨盆腔小于胎先露可通过的限度，阻碍胎先露下降，影响产程顺利进展，称为狭窄骨盆。狭窄骨盆可以为一条径线过短或多条径线过短，也可以为一个平面狭窄或多个平面狭窄（表11-4），临床上需要综合分析后做出判断。

表11-4　骨盆三个平面狭窄的分级

分级	入口平面狭窄	中骨盆平面狭窄		出口平面狭窄
主要径线	对角径	坐骨棘间径	坐骨结节间径	坐骨结节间径＋出口后矢状径
Ⅰ级（临界性）	11.5cm	10cm	7.5cm	15.0cm
Ⅱ级（相对性）	10.0～11.0cm	8.5～9.5cm	6.0～7.0cm	12.0～14.0cm
Ⅲ级（绝对性）	≤9.5cm	≤8.0cm	≤5.5cm	≤11.0cm

1.骨盆入口平面狭窄　扁平骨盆最为常见，以骨盆入口平面前后径狭窄为主，其形态呈横扁圆形。扁平型骨盆常见有单纯扁平骨盆（simple flat pelvis）和佝偻病性扁平骨盆（rachitic flat pelvis）两种。骨盆入口平面狭窄的程度可分为三级。

临床表现：由于骨盆入口平面狭窄，于妊娠末期或临产后影响胎头衔接，不能入盆。一般情况下初产妇在预产期前1～2周胎头已衔接，若骨盆入口狭窄时，即使已经临产，胎头如未入盆，初产妇腹部多呈尖腹，经产妇多呈悬垂腹，经检查胎头跨耻征阳性。若已经临产，骨盆入口临界狭窄时，临床表现为潜伏期及活跃早期延长，活跃晚期产程进展顺利；若胎头迟迟不入盆，此时常出现胎膜破裂及脐带脱垂，其发生率为正常骨盆的4～6倍。胎头不能紧贴宫颈内口诱发反射性宫缩，常出现继发性宫缩乏力；若已经临产，骨盆入口绝对狭窄，即使产力、胎儿大小及胎位均正常，胎头仍不能入盆，常发生梗阻性难产。产妇出现腹痛拒按、排尿困难，甚至尿潴留等症状。检查可见产妇下腹部压痛明显、耻骨联合分离、宫颈水肿，甚至出现病理性缩复环、肉眼血尿等先兆子宫破裂征象，若未及时处理可发生子宫破裂。如胎先露长时间嵌入骨盆入口平面，引起血液循环障碍，可形成泌尿生殖道瘘。在强大的宫缩压力下，胎头颅骨重叠，严重时可出现颅骨骨折及颅内出血。

2.中骨盆平面狭窄　中骨盆平面狭窄较入口平面狭窄更为常见，主要见于男型骨盆及类人猿型骨盆，以坐骨棘间径及中骨盆后矢状径狭窄为主，分为三级。

临床表现：临产后先露入盆不困难，胎头能正常衔接，但胎头下降至中骨盆时，由于内旋转受阻，胎头双顶径被阻于中骨盆狭窄部位以上，常出现持续性枕横位或枕后位，同时出现继发性宫缩乏力，产程进入活跃晚期及第二产程后进展缓慢，甚至停滞。胎头受阻于中骨盆，有一定可塑性的胎头开始发生变形，颅骨重叠，胎头受压，使软组织水肿，产瘤较大，严重时可发生颅内出血及胎儿宫内窘迫。若中骨盆狭窄程度严重，宫缩又较强，可发生先兆子宫破裂及子宫破裂。强行阴道助产可导致软产道严重裂伤及新生儿产伤。

3.骨盆出口平面狭窄　常与中骨盆平面狭窄相伴行，主要见于男型骨盆，以坐骨结节间径及骨盆出口后矢状径狭窄为主，骨盆出口平面狭窄的程度可分为三级。出口平面狭窄的表现主要为继发性宫缩乏力和第二产程停滞，胎头双顶径不能通过骨盆出口平面；若强行产道助产，可导致软产道严重裂伤及新生儿产伤。常见于以下两种类型：①漏斗型骨盆：骨盆入口平面各径线正常，两骨盆壁向内收，状似漏斗；其特点是中骨盆及骨盆出口平面均明显狭窄，使坐骨棘间径和坐骨结节间径缩短，坐骨切迹宽度＜两横指，耻骨弓角度＜90°，坐骨结节间径与出口后矢状径之和小于15cm。②横径狭窄骨盆：与类人猿型骨盆类似，骨盆各平面横径均缩短，入口平面呈纵椭圆形。

4．骨盆三个平面狭窄　骨盆外形属正常女性骨盆，但骨盆三个平面各径线均比正常值小2cm或更多，称为均小骨盆（transversely contracted pelvis），多见于身材矮小、体形匀称的妇女。

5．畸形骨盆　骨盆失去正常形态及对称性，包括跛行及脊柱侧凸所致的偏斜骨盆和骨盆骨折所致的畸形骨盆。偏斜骨盆的特征是骨盆两侧的侧斜径（一侧髂后上棘与对侧髂前上棘间径）或侧直径（同侧髂后上棘与髂前上棘间径）之差＞1cm。骨盆骨折常见于尾骨骨折使尾骨尖前翘或尾关节融合，致骨盆出口前后径缩短，导致骨盆出口狭窄而影响分娩。

（二）软产道异常及临床表现

软产道包括阴道、宫颈、子宫及盆底软组织。软产道异常可由先天发育异常及后天疾病引起。应在妊娠早期常规行妇科检查，了解软产道有无异常。

1．子宫异常

（1）子宫畸形：包括纵隔子宫、双子宫、双角子宫等，子宫畸形时难产发生率明显增加，胎位和胎盘位置异常的发生率增加，易出现子宫收缩乏力、产程异常、宫颈扩张慢和子宫破裂。子宫畸形合并妊娠者，临产后应严密观察，适当放宽剖宫产手术指征。

（2）瘢痕子宫：包括既往行剖宫产、穿过子宫内膜的肌瘤挖除、输卵管间质部及宫角切除术、子宫成形术后形成的瘢痕子宫，此类女性再孕分娩时子宫破裂的风险增加。

2．宫颈异常

（1）宫颈粘连和瘢痕：可因损伤性刮宫、感染、手术和物理治疗所致，易致宫颈性难产，严重时应行剖宫产术。

（2）宫颈坚韧：常见于高龄初产妇，宫颈成熟不良、缺乏弹性或精神过度紧张使宫颈挛缩，致宫颈不易扩张。

（3）宫颈水肿：多见于扁平骨盆、持续性枕后位或滞产，宫口未开全时过早使用腹压，致使宫颈前唇长时间被压于胎头与耻骨联合之间，血液回流受阻引起水肿，影响宫颈扩张。轻者可采用手膝卧位、分开式膝胸卧位或趴在分娩球上，抬高产妇臀部，减轻胎头对宫颈的压力；也可于宫颈两侧各注入0.5%利多卡因5～10mL，待宫口近开全，用手将水肿的宫颈前唇上推，使其逐渐越过胎头，即可经阴道分娩。若上述处理无明显效果，可行剖宫产术。

（4）宫颈癌：癌肿质地硬而脆，经阴道分娩易致宫颈裂伤、出血及癌肿扩散，应行剖宫产术。

3．阴道异常

（1）阴道横膈：多位于阴道上中段，在横膈中央或稍偏一侧常有一小孔，易被误认为宫颈外口。其影响胎先露部下降，当横膈被撑薄，此时可在直视下自小孔处将横膈做X形切开；

若横膈高且坚厚，阻碍胎先露部下降，则需行剖宫产结束分娩。

（2）阴道纵隔：若伴有双子宫、双宫颈，位于一侧子宫内的胎儿下降，通过该侧阴道分娩时，纵隔被推向对侧，分娩多无阻碍。当阴道纵隔发生于单宫颈时，有时纵隔位于胎先露的前方，胎先露部继续下降，若纵隔薄可自行断裂，分娩无阻碍；若纵隔厚阻碍胎先露部下降时，须从纵隔中间剪断才能分娩。

（3）阴道包块：包括阴道囊肿、阴道肿瘤和阴道尖锐湿疣。若阴道囊肿较大时，阻碍胎先露下降，可行囊肿穿刺抽出其内容物，待产后再选择时机进行处理。阴道肿瘤影响胎先露部下降而又不能经阴道切除者，应行剖宫产，原有病变待产后再行处理。较大或者范围广的尖锐湿疣可阻塞产道，阴道分娩可造成严重的阴道裂伤，以行剖宫产术为宜。

4.盆腔肿瘤

（1）子宫肌瘤：对分娩的影响主要取决于肌瘤大小、数量和生长部位。黏膜下肌瘤合并妊娠，容易发生流产及早产。肌壁间肌瘤可引起子宫收缩乏力，产程延长。宫颈肌瘤和子宫下段肌瘤或嵌顿于盆腔内的浆膜下肌瘤，均可阻碍胎先露衔接及下降，应行剖宫产术。子宫腺肌病由于子宫肌层增生和纤维化，影响产后子宫正常收缩，可增加产后出血风险。

（2）卵巢肿瘤：妊娠合并卵巢肿瘤时，由于卵巢随子宫提升，子宫收缩的激惹和胎儿先露部下降的挤压，卵巢肿瘤容易发生蒂扭转、破裂和感染。卵巢肿瘤位于骨盆入口阻碍胎先露衔接者，应行剖宫产术，并同时切除卵巢肿瘤。

二、护理评估

（一）健康史

仔细阅读产妇产前检查的有关资料，包括骨盆各径线测量值及妇科检查记录、曾经处理情况等。了解内、外科疾病史，询问产妇有无佝偻病、脊髓灰质炎、脊柱和关节结核及骨外伤史。经产妇还应了解既往分娩史，有无难产史及新生儿有无产伤等。

（二）身心状况

本次妊娠经过及身体反应，妊娠早、中、晚期的经过，是否有病理妊娠与妊娠并发症的发生，以及产妇的心理状态及社会支持系统等情况。

1.一般检查　观察产妇的体型、步态有无异常。身高低于150cm者，应警惕均小骨盆。注意有无脊柱及关节畸形，米氏菱形窝是否对称等。脊柱侧凸或跛行者可伴有偏斜骨盆。骨骼粗壮、颈部较短者易合并漏斗型骨盆。米氏菱形窝对称但过扁者易伴有扁平骨盆、过窄者易伴有中骨盆狭窄，两髂后上棘对称突出且狭窄者多是类人猿型骨盆特征；米氏菱形窝不对称、一侧髂后上棘突出者则偏斜骨盆可能性大。测量子宫底高度和腹围，可协助判断胎儿与骨盆的相对关系。

2.腹部检查　观察产妇腹部形态，尖腹及悬垂腹者提示可能有盆腔入口平面狭窄。测量子宫底高度和腹围，估计胎儿大小；采用腹部四步触诊法，了解胎先露、胎方位及胎先露是否衔接。临产后应持续观察评估胎头下降情况，有无胎头跨耻征阳性。检查胎头方法：产妇排空膀胱后仰卧，两腿伸直，检查者将一手放于耻骨联合上方，另一手将胎头向盆腔方向推压。若胎头低于耻骨联合平面，为胎头跨耻征阴性，提示头盆相称；若胎头与耻骨联合在同一平面，为跨耻征可疑阳性，表示可疑头盆不称；若胎头高于耻骨联合平面，为跨耻征阳性，则表示头盆明显不称。对出现跨耻征阳性的孕妇，应让其取两腿屈曲半卧位，再次检查胎头跨耻征，若转为阴性，提示为骨盆倾斜度异常，而不是头盆不称。头盆不称提示可能有骨盆相对性或绝对性狭窄，但是不能单凭胎头跨耻征阳性而轻易做出临床诊断，需要观察产程进展或试产后方可做出最终诊断。此项检查在初产妇预产期前2周或经产妇临产后胎头尚未入盆时有一定的临床意义。

3.骨产道 主要评估骨盆大小与形态、骨产道异常的类型和程度。主要检查内容包括：测量对角径、中骨盆前后径、出口前后径、出口后矢状径、坐骨结节间径、耻骨弓角度等；检查骶岬是否突出、坐骨切迹宽度、坐骨棘凸出程度、骶凹弧度、骶尾关节活动度等。

4.软产道 评估产妇阴道的通畅程度，是否合并阴道横膈、纵隔及阴道包块，评估产妇宫颈的软硬程度，是否合并宫颈粘连、瘢痕和水肿，有无局部出血及癌肿；评估产妇有无子宫畸形及子宫手术史；评估产妇有无合并盆腔肿瘤，如子宫肌瘤和卵巢肿瘤。

（三）辅助检查

1.B超检查 观察胎先露与骨盆的关系，测量胎头双顶径、头围、胸围、腹前后径、腹左右径、股骨长，为胎儿估重，判断胎儿能否通过骨产道。

2.电子胎儿监护 监测子宫收缩和胎儿胎心率的情况。

三、常见护理诊断／问题

1.有感染的危险 与胎膜早破、产程延长、手术操作有关。

2.有窒息的危险 与产道异常、产程延长有关。

3.潜在并发症 子宫破裂、胎儿窘迫。

四、护理目标

1.产妇的感染征象得到预防和控制。

2.新生儿出生状况良好，Apgar评分＞7分。

3.产妇能平安分娩，无并发症发生。

五、护理措施

1.处理原则 应明确狭窄骨盆的类型和程度，了解产力、胎方位、胎儿大小、胎心率、宫口扩张程度、胎先露下降程度、破膜与否，同时结合年龄、产次、既往史进行综合分析和判断，决定分娩方式。

2.剖宫产的护理 有明显头盆不称、不能从阴道分娩者，做好剖宫产术的围术期护理。

3.阴道试产的护理

（1）心理护理：为产妇及其家属提供心理支持，做好产妇心理护理。①向产妇及其家属说明阴道分娩的可能性及优点，增强其自信心。②认真解答产妇及其家属提出的疑问，使其了解目前产程进展状况。③向产妇及其家属讲明产道异常对母儿的影响,解除他们对未知的焦虑,以取得良好的合作。④提供人文关怀护理,使他们建立对医护人员的信任感,缓解恐惧心理,确保产妇安全度过分娩期。

(2) 保证良好的产力:关心产妇饮食、营养、水分、休息。必要时遵医嘱补充水和电解质、维生素C、热量。

(3) 观察产程进展:护士用手放于产妇腹部,或用胎儿电子监护仪监测子宫收缩及胎心率变化,发现异常及时通知医生处理。轻度头盆不称者在严密监护下可以试产,试产充分与否的判断,除参考宫缩强度外,应以宫口扩张的程度为衡量标准。骨盆入口狭窄的试产应使宫口扩张4cm以上。胎膜未破者可在宫口扩张3cm时行人工破膜。若破膜后宫缩较强,产程进展顺利,多数能经阴道分娩。试产过程中若出现宫缩乏力,可用缩宫素静脉滴注加强宫缩。试产后,胎头仍未入盆,宫口扩张停滞或出现胎儿窘迫,应及时行剖宫产术结束分娩。

(4) 协助处理:中骨盆狭窄者,若宫口已开全,胎头双顶径达坐骨棘水平或更低,可经阴道徒手旋转胎头为枕前位,待其自然分娩,或用胎头吸引或产钳等阴道助产术,并做好抢救新生儿的准备;若胎头双顶径未达坐骨棘水平,或出现胎儿窘迫征象,应做好剖宫产术前准备。骨盆出口狭窄者,应在临产前对胎儿大小、头盆关系做充分估计,及早决定分娩方式,出口平面狭窄者不宜试产。临床上常用坐骨结节间径与后矢状径之和估计胎儿大小,若两者之和>15cm,多数可经阴道分娩,有时需行产钳或胎头吸引助产术;若两者之和≤15cm者,足月胎儿不易经阴道分娩,应行剖宫产术前准备。

4. 预防产后出血和感染 胎儿娩出后,及时按医嘱使用宫缩剂、抗生素,预防产后出血及感染。保持外阴清洁,每日擦洗会阴2次,使用消毒会阴垫。胎先露长时间压迫阴道或出现血尿时,应及时留置导尿管,必须保证导尿管通畅,以防止发生生殖道瘘;做好留置尿管产妇的管道护理,定期更换尿袋,防止感染。

5. 新生儿护理 胎头在产道压迫时间过长或经手术助产的新生儿,应按产伤处理,严密观察颅内出血或其他损伤的症状。

六、结果评价

1. 产妇无感染征象,产后体温、恶露、白细胞计数均正常,伤口愈合良好。
2. 新生儿窒息被及时发现并处理。
3. 产妇能配合处理方案,实施的母儿平安度过分娩过程。

第三节 胎儿异常

胎儿的胎位异常或发育异常均可导致不同程度的异常分娩。

一、胎位异常及临床表现

胎位异常是造成难产的主要原因,包括头先露、臀先露及肩先露等胎位异常。头位难产是指在头先露中,因产力、产道、胎儿及精神心理因素异常而造成胎头在盆腔内旋转受阻,形成持续性枕后位（persistent occipital posterior position）、枕横位；或因胎头俯屈不良,形成胎头高直位、前不均倾位或胎头呈不同程度的仰伸如面先露、额先露、顶先露等,最终以手术结束分娩；胎位异常约占分娩总数的23.98%,占难产总数的81.63%。臀先露占妊娠足月分娩总数的3%~4%。肩先露占妊娠足月分娩总数的0.25%,是对母儿最不利的胎位,可造成胎儿宫内窘迫、死胎、围产儿死亡及子宫破裂等,威胁母儿生命。

（一）持续性枕后位

当胎头以枕后位衔接时,枕部在下降至中骨盆平面时完成内旋转,大多数能够向前旋转成枕前位,以最小径线通过产道自然分娩。若胎头枕骨持续不能转向前方,直至临产后仍位于母体骨盆后方,致使分娩发生困难者,称为持续性枕后位,是头位难产最多见的一种异常胎方位。发生率报道不一,国内为4%~12%,国外为10%~30%,其中约60%为枕右后位（right occipital posterior, ROP）,约30%为枕左后位（left occipital posterior, LOP）,约10%为枕直后位（occipital posterior, OP）。主要是由于骨盆异常和胎头俯屈不良,多见于骨盆入口平面前半部狭窄而后半部宽敞者,当胎头以枕后位或枕横位衔接入盆后,由于中骨盆平面狭窄,阻碍胎头内旋转,造成持续性枕后位。另外,头盆不称、前置胎盘、胎儿过大或过小、子宫下段肌瘤等均可影响胎头内旋转,形成持续性枕后位。

临床表现：分娩发动后胎头枕后位衔接,引起胎头俯屈不良及下降缓慢,枕后位的胎先露部不易紧贴宫颈及子宫下段,常导致宫颈不能有效扩张及反射性刺激内源性缩宫素释放,以致协调性子宫收缩乏力,致使活跃晚期及第二产程延长。同时,由于胎儿枕部位于母体骨盆后方,直接压迫直肠,产妇自觉肛门坠胀及排便感,子宫颈口尚未开全时,过早用力屏气使用腹压,使产妇疲劳,宫颈前唇水肿,胎头水肿,影响产程进展。若阴道口已见到胎发,但历经多次宫缩屏气却不见胎头顺利下降时,应考虑持续性枕后位可能。持续性枕后位与一些不良结局的发生有关,包括第一产程延长、第二产程停滞、手术助产的风险增加2倍,以及会阴裂伤发生率增加。新生儿结局包括较高的脐血酸血症发生率、羊水胎粪污染和新生儿收治ICU率。

（二）胎头高直位

胎头以不屈不仰姿势衔接入盆,其矢状缝与骨盆入口前后径相一致,称为胎头高直位（sincipital presentation）。包括高直前位（胎头枕骨向前靠近耻骨联合者,又称枕耻位,occipitopubic position）和高直后位（胎头枕骨向后靠近骶岬者,又称枕骶位,occipitosacral position）。约占分娩总数的1%。高直前位时,若无骨盆狭窄,且胎儿大小适中、产力正常,应给予阴道试产机会：指导产妇侧卧或半卧位,促进胎头衔接和下降。高直后位一经确诊,需立即行剖宫产术。

临床表现：由于临产后胎头不俯屈,进入骨盆入口的胎头径线增大,入盆困难,活跃期宫口扩张延缓或停滞。若胎头一直不能衔接入盆，可出现活跃期停滞。高直后位时，胎头不下降，不能通过骨盆入口，可导致先露部高浮。腹部检查时，高直前位的胎儿胎背占据腹前壁，不易触及胎儿肢体，胎心位置稍高靠近腹中线。高直后位时胎儿肢体占据腹后壁，有时可在耻骨联合上方触及胎儿下颏。阴道检查宫口常停滞在3～5cm，很难开全；胎头矢状缝在骨盆入口的前后径上，偏斜度不超过15°。

（三）持续性枕横位

凡正式临产后，经充分试产至分娩结束时，无论胎头在骨盆的哪一个平面，只要胎头矢状缝与骨盆横径平行，胎头仍持续处于枕横位，均称为持续性枕横位（persistent occiput transverse position）。通常情况下，约50%的胎儿以枕横位入盆，到产程晚期会自然转为枕前位娩出，仅有约5%的胎儿最终以枕横位娩出。也有国外学者给出简洁的定义：第二产程枕横位持续1小时以上可诊断持续性枕横位，并采取相关干预措施。

临床表现：持续性枕横位常致活跃晚期及第二产程延长。腹部检查时容易在前腹壁触及胎儿肢体，听诊胎心多位于母体后方或侧方。阴道检查时可根据胎头矢状缝与骨盆的位置关系协助确定胎方位：若矢状缝与骨盆横径一致，后囟位于骨盆左侧则为枕左横位，后囟位于骨盆右侧则为枕右横位；若矢状缝位于骨盆左斜径，前囟在骨盆右前方，后囟在骨盆左后方则为枕左后位，反之为枕左后位。

（四）前不均倾位

枕横位入盆的胎头前顶骨先入盆，称为前不均倾位（anterior asynclitism）。前不均倾位时，因耻骨联合后面直而无凹陷，前顶骨紧紧嵌顿于耻骨联合后，使后顶骨无法越过骶岬而入盆，需行剖宫产术。枕横位的胎先露是否存在不均倾位需要进行仔细判断，一般来说，均倾位的枕横位其胎头矢状缝位于耻骨联合和骶骨岬之间，如靠近耻骨联合则可能为后不均倾位，如靠近骶骨岬则需警惕前不均倾位。枕横位中多数为后顶骨入盆，形成后不均倾势，此时骶骨弧面后顶骨向后移动可使顶骨由耻骨联合上方滑下入盆，形成均倾势，在盆底完成内旋转，则可经阴道分娩。

临床表现：因后顶骨入盆困难，使胎头下降停滞，产程延长。若膀胱颈受压于耻骨联合于前顶骨之间，产妇可能会过早出现排尿困难和尿潴留。腹部检查可出现衔接入盆的假象。阴道检查时胎头矢状缝与骨盆入口横径方向一致，矢状缝偏向后方靠近骶岬侧；宫颈前唇因前顶骨持续压迫导致水肿，尿道亦因受压导致导尿管插入困难。可借助肛门检查了解骨盆后部情况，协助判断胎方位。

（五）面先露

胎头以极度仰伸的姿势通过产道，使胎儿枕部与胎背接触，以颜面为先露，称为面先露（face presentation），多于临产后发现，且经产妇多于初产妇。面先露发生率不高，我国15所医院统计发病率为0.8%～2.7%，国外资料显示为1.7%～2.0%。常由额先露继续仰伸形成，以颏骨为指示点，有六种胎位，颏左（右）前、颏左（右）横、颏左（右）后。颏前位时，若产力强、无头盆不称、胎心正常，应给予阴道试产。伴有头盆不称，或出现胎儿窘迫征象，或持续性颏后位，均应行剖宫产术。

临床表现：颏前位时，胎儿颜面部不能紧贴子宫下段及宫颈，引起子宫收缩乏力，产程延长。由于颜面部骨质不易变形，容易发生会阴裂伤。颏后位可发生梗阻性难产，处理不及时可致子宫破裂。腹部检查时，若为颏前位，则胎儿肢体侧的下腹部听诊胎心更为清晰；若为颏后位，可在胎背侧触及枕骨粗隆，于耻骨联合上方可触及枕骨隆突于胎背之间的明显凹沟，胎心遥远而弱。阴道检查时可触及胎儿口腔及下颏，无法触及圆而硬的颅骨。

（六）额先露

额先露（brow presentation）是最少见的先露类型，当胎儿眼窝至前囟之间的部分先露于骨盆入口时可诊断。持续性额先露时基本不会发生衔接进而分娩。当胎儿小而骨盆大时，分娩通常比较容易。而胎儿过大时一般分娩比较困难，除非发生显著的胎头变形或转为枕先露或面先露。否则，经阴道分娩的预后较差。

（七）臀先露

臀先露（breech presentation）是胎儿以臀、足或膝为先露，以骶骨为指示点，在骨盆的前、侧、后方构成六种胎方位（骶左前、骶左横、骶左后、骶右前、骶右横、骶右后）的总称。根据胎儿双下肢所取姿势又可分为单臀先露（胎儿双关节屈曲，双膝关节伸直，以臀部为先露）、完全臀先露（胎儿双关节及关节均屈曲呈盘膝坐，以臀部和双足先露）或不完全臀先露（胎儿以一足或双足、一膝或双膝、一足一膝为先露）。单臀先露最多见，因胎臀周径小于胎头，不能紧贴子宫下段及宫颈内口，影响宫颈扩张进展。多见于胎龄较小，如晚期流产儿或早产儿；胎儿活动空间过大或受限，如双胎及多胎妊娠、羊水过多或过少、经产妇腹壁过于松弛、子宫畸形、脐带过短等。由于臀围小于头围，后出头困难，易发生胎膜早破、脐带脱垂、胎儿窘迫、新生儿产伤等并发症，新生儿死亡率是枕先露的3~8倍。

临床表现：孕晚期孕妇胎动时常感季肋下或上腹部有胀痛感，由于胎臀不能紧贴子宫下段、宫颈，常导致子宫收缩乏力，产程延长，手术产机会增多。胎臀形状不规则，对前羊膜囊压力不均匀，易致胎膜早破。胎膜早破易致早产，脐带脱垂发生率是头先露的10倍。腹部检查可触及宫底部圆而硬的胎头，按压时有浮球感。常在脐左上方或脐右上方胎背侧听诊胎心音响亮，衔接后听诊脐下位置最为明显。阴道检查时，若胎膜已破或宫颈扩张3cm以上，可触及胎臀，准确触及胎儿骶骨对明确胎方位很重要。

（八）肩先露

胎儿横卧于骨盆入口以上，其纵轴与母体纵轴垂直，称为横产式，先露为肩称肩先露（shoulder presentation）。占分娩总数的0.25%，是对母儿最不利的胎位。临产后由于先露部不能紧贴子宫下段，常出现宫缩乏力和胎膜早破，破膜后可伴有脐带和上肢脱出等情况，可导致胎儿窘迫甚至死亡，足月活胎不可能经阴道娩出，均应行剖宫产术。

腹部检查时子宫呈横椭圆形，宫底高度低于孕周，宫底无法触及胎头或胎臀；宫体横径较宽，一侧可触及胎头，另一侧触及胎臀。听诊胎心时在脐周两侧最为清晰。临产时胎膜多已破，阴道检查可触及胎儿肩胛骨或肩峰、肋骨及腋窝等。

（九）复合先露

胎头或伴有胎儿肢体（上肢或下肢）作为先露部同时进入骨盆入口，称为复合先露（compound presentation），发生率为0.08%~0.1%，常见于早产，以一手或一前臂沿胎头脱出。复合先露时产程进展缓慢，常在行阴道检查时发现。

二、胎儿发育异常及临床表现

（一）巨大胎儿

巨大胎儿（fetal macrosomia）指出生体重达到或超过4 000g者。多见于父母身材高大、孕妇患轻型糖尿病、经产妇、过期妊娠等。巨大胎儿发生肩难产的概率大大增加，即胎头娩出后，胎儿前肩被嵌顿于耻骨联合上方，用常规的助产方法不能娩出胎儿双肩者，为肩难产。其发生率因胎儿体重而异，2 500~4 000g时发生率为0.3%~1%，4 000~4 500g时为3%~12%，≥4 500g为8.4%~14.6%。高危因素包括产前因素，如巨大儿、肩难产史、妊娠期糖尿病、过期妊娠、孕妇骨盆解剖结构异常；产时因素，如第一产程活跃期延长、第二产程延长伴"龟缩征"（胎头娩出后胎头由前冲状态转为回缩状态）、使用胎头吸引或产钳助产。

临床表现为妊娠期子宫增大较快，妊娠后期孕妇可出现呼吸困难，自觉腹部及肋两侧胀痛等症状。常引起头盆不称、肩难产、软产道损伤、新生儿产伤等不良后果。可导致母体产后出血、严重会阴裂伤等，也可导致新生儿臂丛神经损伤、锁骨骨折、新生儿窒息、颅内出血，甚至死亡。

（二）胎儿畸形

1.脑积水　指胎头颅腔内、脑室内外有大量脑脊液（500~3 000mL）潴留，使头颅体积增大，头围大于50cm，颅缝明显增宽，囟门增大。临床表现为明显头盆不称，跨耻征阳性，若不及时处理可致子宫破裂。

2.联体儿　胎儿颈、胸、腹等处发育异常或发生肿瘤，使局部体积大致难产，通常于第二产程出现胎先露下降受阻，经阴道检查时被发现。

三、护理评估

（一）健康史

仔细阅读产前检查的资料，如身高、骨盆测量值、胎方位，估计胎儿大小、羊水量、有无前置胎盘及盆腔肿瘤等。询问既往分娩史，注意有无头盆不称、糖尿病史。了解是否有分娩巨大儿、畸形儿等家族史。评估待产过程中产程进展、胎头下降、胎膜早破等情况，当胎位异常时，也可因前羊膜囊受力不均匀发生胎膜早破。

（二）身心状况

胎位异常或胎儿发育异常均可导致产程延长、继发宫缩无力，或出现胎膜早破、脐带先露或脐带脱垂的危险，导致胎心不规则，甚至窒息死亡。产妇因产程时间过长、极度疲乏、失去信心而产生急躁情绪，同时也十分担心自身及胎儿的安危，应做好心理评估。结合前述胎位异常的临床表现及腹部检查、阴道检查，综合判断胎方位，尽早识别异常胎位的发生。

（三）辅助检查

1.腹部检查　持续性枕后位、臀位时胎体纵轴与母体纵轴一致，子宫呈纵椭圆形。如在宫底部触及胎臀，胎背偏向母体后方或侧方，前腹壁触及胎体，胎心在脐下偏外侧处听得最清楚时，一般为枕后位。臀位可在宫底部触到圆而硬、按压时有浮球感的胎头，在耻骨联合上方触及软而宽、不规则的胎臀，在母体脐上左侧或右侧可听到胎心音。

2.阴道检查　阴道检查判断胎方位时，需要触及胎头的骨标志、颅缝及囟门位置加以确定。胎头先露部软组织受到产道挤压时，可使头皮或皮下组织水肿，形成产瘤。在胎头产瘤和颅骨明显重叠时，胎方位不易查清。菱形的大囟门缩小呈"十"字形，三角形的小囟门则由于枕骨嵌入两顶骨下方形成凹陷呈"Y"字形，应注意与大囟门鉴别。在活跃早期，产程图一旦出现异常，应尽早行阴道检查以协助诊断，在胎头水肿及颅骨重叠尚不严重时，易于查清囟门及颅缝。

3.B超检查　产前检查可估计头盆是否相称，探测胎头的位置、大小及形态，做出胎位及胎儿发育异常的诊断。

4.实验室检查　可疑为巨大胎儿的孕妇，孕晚期可抽羊水做胎儿肺成熟度检查、胎盘功能检查，产前应做血糖、尿糖检查。疑为脑积水合并脊柱裂者，妊娠期可查孕妇血清或羊水中的甲胎蛋白水平。

四、常见护理诊断/问题

1.有新生儿窒息的危险　与分娩因素异常有关。
2.恐惧　与难产及胎儿发育异常的结果有关。

五、护理目标

1.新生儿健康。
2.产妇能正视分娩障碍，与医护合作；分娩过程顺利，无并发症。

六、护理措施

1.处理原则　加强孕期保健，定期产前检查，通过产前检查及时发现并处理异常情况。根据产妇及胎儿具体情况综合分析，以对产妇和胎儿造成最少的损伤为原则，采用阴道助产或剖宫产术。各种畸形儿一经确诊，结合临床及时终止妊娠。一旦发现为巨大胎儿，应及时查明原因，若为妊娠合并糖尿病孕妇则需积极治疗。妊娠36周后根据胎儿成熟度、胎盘功能及血糖控制情况择期引产或行剖宫产。

2.纠正异常胎位

（1）调整体位：孕晚期要尽量避免仰卧位和半卧位，因为这些体位容易导致枕后位；

鼓励孕妇采用身体前倾的体位，如直立位、垂直坐位、手膝位等，并摆动骨盆，侧卧睡眠。臀位者于30周前多能自行转为头先露，若30周后仍不纠正，可指导孕妇行胸膝卧位：孕妇排空膀胱，松解裤带，双膝跪于床上或垫子上，胸部及头部尽可能向下贴紧床面或地面，每日2~3次，每次15分钟，连做1周后复查。还可以采用激光或艾灸"至阴穴"（足小外侧，距趾甲角1分）等。若矫治失败，提前1周住院待产，以决定分娩方式。

（2）持续性枕后/横位：若骨盆无异常，胎儿不大时可以试产。试产时应严密观察产程，注意胎头下降、宫口扩张程度、宫缩强弱及胎心有无变化。持续性枕后位和枕横位时，可采用手膝位或侧卧位纠正异常胎位。枕后位时应选择同侧侧卧，即枕左后位时选择左侧卧位，重力将胎儿枕骨和躯干拉向枕左横位。频繁地变换姿势，比采取任何单一体位更加有助于矫正枕后位。

（3）徒手旋转胎头术：大多数枕后位、枕横位在第二产程开始阶段能够自然转至枕前位，但仍有少部分在第二产程未能纠正，可考虑助产手段帮助纠正异常胎方位。第二产程中发现产程延长或缓慢时，只要骨盆空间足够，进行徒手旋转胎头术成功率可达90%，能显著提高阴道分娩成功率。在初产妇进入第二产程持续1小时、经产妇持续30分钟后，可尝试使用手掌法或手指法旋转胎头。常在宫口完全扩张、产妇膀胱排空且胎膜破裂以后进行，目的是避免宫颈裂伤及增加成功率。徒手旋转胎头术中有两个关键步骤：俯屈和旋转。俯屈时，将手指置于枕部后方，在宫缩时手指稳定持续地用力，这时手指像一个楔形面帮助胎头俯屈，从而转成枕前位。旋转时，手指张开抓握胎头（避免直接在囟门上加压），必要时同时使用拇指，整个手像翻书一样内旋，将胎头轻轻地转到枕前位。

3.阴道分娩孕妇的护理

（1）鼓励待产妇进食：保持待产妇良好的营养状况，遵医嘱必要时给予补液，维持水、电解质平衡；指导产妇合理用力，避免体力消耗；枕后位者，嘱其不要过早屏气用力，以防宫颈水肿及疲乏。

（2）缓解腰骶部酸痛：约有30%胎方位异常的产妇出现严重的腰骶部疼痛，缓解措施包括腰骶部按摩、冷热敷、自由体位。枕后位产妇常在活跃期出现不可抑制的向下屏气，采用手膝卧位可减轻屏气欲望，从而减少因宫颈水肿导致的宫颈撕裂伤。

（3）防止脐带脱垂：一旦胎膜早破，立即行阴道指检并观察胎心；若胎心有改变，及时报告医生，并立即行阴道检查，及早发现脐带脱垂情况。如触及条索状物，且有搏动感，切不可将阴道指检的手指脱出，应立即呼叫同伴，做好剖宫产准备。

（4）助产准备：协助医生做好阴道助产及新生儿抢救的准备，必要时为缩短第二产程可行阴道助产，做好产钳助产或胎头吸引助产的准备。新生儿出生后应仔细检查有无产伤。第三产程应仔细检查胎盘、胎膜的完整性及母体产道的损伤情况。按医嘱及时应用缩宫剂与抗生素，预防产后出血与感染。

4.心理护理 针对产妇及家属的疑问、焦虑与恐惧，护士在执行医嘱及提供护理照护时应给予充分解释，消除产妇与家属的精神紧张状态，并将产妇及胎儿状况及时告知。为待产妇提供分娩过程中增加舒适感的措施，如松弛身心、抚摸腹部等持续的关照。鼓励产妇更好地与医护配合，以增强其对分娩的自信心，安全度过分娩期。

5.肩难产的处理　美国妇产科学会提出了"HELPERR"的肩难产处理口诀，即Help（呼叫帮助），Evaluate for episiotomy（评估是否需要会阴侧切），Legs（屈大腿手法），Pressure（耻骨联合上加压），Enter（内部旋肩法），Remove（牵后臂娩后肩法），Roll（产妇四肢着床体位）。一旦发生肩难产，应立即呼叫有经验的产科医生、麻醉医生、助产士和儿科医生到场，同时行会阴切开或加大会阴切口，增加阴道内操作空间。让产妇双腿极度屈曲贴近腹部，双手抱膝，使嵌顿在耻骨联合上方的前肩自然松解，同时助产者适当用力向下牵引胎头而娩出前肩。进一步在耻骨上加压，于耻骨联合上方触及胎儿前肩部位，并向后向下加压，使双肩径缩小，同时轻柔牵拉胎头，切忌使用暴力。经过以上步骤，超过50%的肩难产可得到解决。

6.剖宫产的护理　有明显头盆不称、胎位异常或确诊为巨大胎儿的产妇，应做好剖宫产围术期护理。

七、结果评价

1.无胎儿宫内窘迫，新生儿出生后1分钟的Apgar评分＞7分，母子平安。
2.产妇能与医护配合，顺利度过分娩期。

本章小结

在分娩过程中，产力、产道、胎儿及产妇精神心理因素，任何一个或一个以上因素发生异常，都可导致异常分娩。子宫收缩力异常主要表现为子宫收缩乏力和子宫收缩过强两类，每类又分为协调性和不协调性。子宫收缩力异常的处理原则是调节子宫收缩，预防分娩期和分娩后并发症。产道异常以骨产道异常多见，分娩时应明确狭窄骨盆的类型和程度，结合软产道、产力和胎儿因素综合判断，决定分娩方式。在分娩过程中，出于对未知产程的恐惧、宫缩疼痛产生的心理应激及对胎儿预后的担忧，产妇容易出现焦虑情绪。这种情绪会使机体出现心率加快、呼吸急促、子宫收缩乏力、宫口扩张缓慢、产程延长等，且产妇神经内分泌发生变化，交感神经兴奋，导致胎儿缺血、缺氧。

对于阴道试产者，应基于个体差异密切观察产程进展，正确判断分娩过程是否正常，加强支持性照顾，及时发现异常并协助医生积极处理，同时做好阴道助产、抢救新生儿和剖宫产的准备，减少并发症，促进母儿健康。

第十二章
分娩期并发症妇女的护理

章前引言

分娩虽是一个正常的生理过程，但在该过程中，若由于某些因素发生异常，产妇在分娩期可能出现一些严重威胁母儿生命安全的并发症，如产后出血、子宫破裂、羊水栓塞等，可不同程度地对母儿造成影响，甚至威胁母儿生命。

学习目标

1. 识记产后出血、子宫破裂及羊水栓塞的定义、病因、临床表现及处理原则。
2. 评估产后出血量，早期识别先兆子宫破裂及羊水栓塞。
3. 运用相关知识提出产后出血、子宫破裂及羊水栓塞患者可能的护理诊断/问题。
4. 针对产后出血、子宫破裂及羊水栓塞患者制订科学合理的护理措施。

思政目标

培养学生的批判性思维及分析、解决问题的能力，在关注女性分娩健康的同时，警惕产后并发症的发生，及时发现并抢救，融入人文关怀，引导和启发学生建立高尚的职业道德、职业素养、职业精神和社会责任感，从而帮助产妇更快恢复。

> **案例导入**
>
> 产妇，38岁，因"G2P0，孕34周，双胎妊娠，水肿3个月，血压增高1周"入院。胎心正常，宫高42cm，腹围122cm，血压150/98mmHg，水肿（++++），无头昏眼花等不适。入院后给予解痉、降压、利尿、促胎肺成熟等治疗，10日后行剖宫产术。术中宫缩乏力，出血约700mL，给予缩宫素10u宫体注射后好转。返回病房1小时后患者诉心慌、胸闷，情绪极其紧张，按压子宫见阴道流出大量暗红色血液，伴血凝块，子宫轮廓不清。
>
> **思考题**
>
> 1. 该产妇发生产后出血的主要原因是什么？本病例中有哪些导致产后出血的高危因素？
> 2. 该产妇的主要护理诊断是什么？
> 3. 针对产妇的病情应采取哪些护理措施？

第一节　产后出血

产后出血（postpartum hemorrhage，PPH）是指胎儿娩出后24小时内，阴道分娩者出血量超过500mL，剖宫产者出血量超过1 000mL。产后出血是分娩期的严重并发症，居我国产妇死亡原因的首位。产后出血的发生率占分娩总数的2%～3%，其中80%以上发生在产后2小时内，其预后随失血量、失血速度及孕产妇的体质不同而异。短时间内大量失血可迅速发生失血性休克、死亡，存活者可因休克时间过长引起垂体缺血坏死，继发严重的腺垂体功能减退，即希恩综合征（Sheehan syndrome），由于精确的测量和收集分娩时失血量有一定困难，主观因素较大，造成估计的失血量往往低于实际出血量，故实际发病率可能更高。因此，应特别重视产后出血的防治与护理，以降低产后出血发生率及孕产妇死亡率。

一、病因

子宫收缩乏力、胎盘因素、软产道损伤及凝血功能障碍是引起产后出血的主要原因。产后出血既可由以上单一因素所致，也可多因素并存，相互影响或互为因果。

（一）子宫收缩乏力

是产后出血最常见的原因，占产后出血总数的70%～80%。正常情况下，胎儿娩出后，由于子宫平滑肌的收缩和缩复作用使胎盘剥离面迅速缩小；同时，子宫平滑肌肌束间血管受压闭合，出血控制。因此，任何影响子宫平滑肌收缩及缩复功能的因素，均可引起子宫收缩乏力性产后出血。

1. 全身因素　产妇精神过度紧张，对分娩过度恐惧，尤其对阴道分娩缺乏足够信心；产程时间过长或难产，造成产妇体力消耗过多乃至衰竭；临产后过多使用镇静剂、麻醉剂或子宫收缩抑制剂；产妇合并慢性全身性疾病等。

2. 局部因素　①子宫肌纤维过度伸展，如多胎妊娠、巨大胎儿、羊水过多使子宫肌纤维过度伸展失去弹性。②子宫肌纤维发育不良，如妊娠合并子宫畸形或子宫肌瘤，影响子宫平滑肌正常收缩。③子宫肌壁损伤，如剖宫产史、子宫肌瘤剔除术后、子宫穿孔等子宫手术史，或产次过多、急产等均可造成子宫肌纤维受损。④子宫肌水肿或渗血，如妊娠期高血压疾病、严重贫血、宫腔感染等产科并发症使子宫平滑肌层水肿或渗血，引起子宫收缩乏力。⑤胎盘早剥所致子宫胎盘卒中以及前置胎盘等均可引起子宫收缩乏力，导致产后出血。

（二）胎盘因素

根据胎盘剥离情况，胎盘因素所致产后出血的类型包括以下几种。

1. 胎盘滞留（retained placenta）　胎儿娩出后，胎盘多在15分钟内排出。若超过30分钟仍未排出，胎盘剥离面血窦不能正常关闭，导致产后出血。常见原因有：①膀胱充盈：阻碍已剥离胎盘下降，使其滞留于宫腔，影响子宫收缩而出血。②胎盘嵌顿：宫缩剂使用不当，宫颈内口附近子宫平滑肌出现环形收缩，使已剥离的胎盘嵌顿于宫腔内，多为隐性出血。③胎盘剥离不全：第三产程胎盘完全剥离前过早牵拉脐带或按压子宫，影响胎盘正常剥离，导致胎盘剥离不全，已剥离部分血窦开放致出血。

2. 胎盘植入　指胎盘绒毛在其附着部位与子宫肌层紧密相连。根据胎盘绒毛侵入子宫肌层的深度分为胎盘粘连、胎盘植入和穿透性胎盘植入。胎盘绒毛全部或部分黏附于子宫肌层表面，不能自行剥离者称为胎盘粘连（placenta accreta）。绒毛穿透子宫壁表层，植入子宫肌层者称为胎盘植入（placenta increta）。绒毛穿透子宫肌层到达或超过子宫浆膜面为穿透性胎盘植入（placenta percreta）。完全性胎盘粘连或植入者因胎盘未剥离而出血不多；部分胎盘粘连或植入者因胎盘部分剥离导致子宫收缩不良，已剥离面血窦开放，可能引发致命性出血。胎盘植入可引起产时出血、产后出血、子宫破裂和感染等并发症，穿透性胎盘植入也可导致膀胱或直肠损伤。引起胎盘植入的常见原因有：①子宫内膜损伤，如多次人工流产史、宫腔感染等。②胎盘附着部位异常，如胎盘附着于内膜菲薄的子宫下段、子宫颈或子宫角部，使绒毛容易侵入子宫壁肌层。③子宫手术史，如剖宫产史、子宫肌瘤剔除术后。④经产妇发生子宫内膜损伤及炎症的机会增多，易引起蜕膜发育不良而发生植入。

3. 胎盘部分残留（retained placenta fragment）　部分胎盘小叶、副胎盘或胎膜残留于宫腔，影响子宫收缩导致产后出血。

（三）软产道裂伤

分娩过程中软产道裂伤，尤其是未及时发现者，可导致产后出血。常与下列因素有关：①外阴组织弹性差，子宫收缩过强、产程进展过快、软产道未经充分扩张。②急产、产力过强、巨大胎儿。③阴道手术助产（如产钳、胎吸、臀牵引术等）操作不规范。④会阴切口缝合时止血不彻底，宫颈或阴道穹隆部裂伤未能及时发现等。常见的软产道裂伤有会阴、阴道、宫颈裂伤，严重者裂伤可深达阴道穹隆、子宫下段甚至盆壁，形成腹膜后血肿、阔韧带内血肿而致大量出血。

（四）凝血功能障碍

任何原发或继发的凝血功能异常均可引起产后出血。临床包括两种情况：①妊娠合并凝血功能障碍性疾病，如原发性血小板减少、白血病、再生障碍性贫血、重症肝炎等，因凝血功能障碍可引起手术创面及子宫剥离面出血。②妊娠并发症所致凝血功能障碍，如重度子痫前期、重度胎盘早剥、羊水栓塞、死胎滞留过久等均可影响凝血功能，引起弥散性血管内凝血（DIC）。凝血功能障碍所致的产后出血常为难以控制的大量出血，特征为血液不凝。

二、临床表现

产后出血主要表现为胎儿娩出后阴道流血量过多和（或）伴有失血引起的相应症状。

1.阴道流血　不同原因所致的产后出血，其临床表现不同。①子宫收缩乏力所致出血：常表现为胎盘娩出后阴道大量出血，色暗红，子宫软，轮廓不清。②胎盘因素所致出血：多在胎儿娩出数分钟后出现大量阴道流血，色暗红。③软产道裂伤所致出血：多表现为胎儿娩出后立即出现阴道流血，色鲜红。隐匿性软产道损伤时，常伴阴道疼痛或肛门坠胀感，而阴道流血不多。④凝血功能障碍性出血：胎儿娩出后阴道流血呈持续性，且血液不凝。

2.低血压症状　阴道出血量多时，产妇可出现面色苍白、出冷汗、诉口渴、心慌、头晕，以及脉搏细数、血压下降等低血压甚至休克的临床表现。

三、处理原则

产后出血的处理原则：①针对出血原因，迅速止血。②补充血容量，纠正失血性休克。③防治感染。

四、护理评估

（一）健康史

除收集一般健康史外，尤其应注意收集与产后出血病因相关的健康史，如孕前是否患有出血性疾病、重症肝炎、子宫肌壁损伤史；有无多次人工流产史及产后出血史；有无妊娠期高血压疾病、前置胎盘、胎盘早剥、多胎妊娠、羊水过多；产妇是否于分娩期精神过度紧张，有无体力消耗过多致产妇衰竭；镇静剂、麻醉剂的使用情况；有无产程过长、急产及软产道裂伤等导致产后出血的相关因素。

（二）身心状况

注意评估由于产后出血所致症状和体征的严重程度。一般情况下，出血早期由于机体自身的代偿功能，失血的症状、体征可不明显。若出现失代偿状况，则很快进入休克，表现出相应的症状和体征。当产妇全身状况较差或合并有内科、产科等易致产后出血的相关高危因素时，即使出血量不多，也可能发生休克。发生产后出血后，产妇和家属常常表现出惊慌、焦虑、恐惧，产妇更是担心自己的生命安危，迫切希望得到医护人员的全力救治，应注意密切观察产妇的表现和倾听其主诉。

1.评估产后出血量　临床上目测估计的阴道流血量往往低于实际失血量。目前常用的评估出血量的方法有以下几种。

（1）称重法：失血量（mL）=［胎儿娩出后所有敷料湿重（g）-胎儿娩出前所有敷料干重（g）］/1.05（血液比重g/mL）。此法可较准确的评估出血量，但操作烦琐，分娩过程中操作可行性小，而且当敷料被羊水浸湿时无法准确估计。对于产后的产妇，可通过称量产垫的重量变化评估产后出血量。

（2）容积法：用专用的产后接血容器收集阴道出血，放入量杯测量。此法可简便准确地了解出血量，但与称重法一样，当容器中混入羊水时，其测值不准确。临床上主要用于阴道分娩过程中，第二产程结束后在产妇臀下放置接血器，以计量产时出血量。

（3）面积法：根据接血纱布血湿面积粗略估计，将血液浸湿的面积按10cm×10cm（4层纱布）为10mL计算。该法简便易行，但不同估计者对于纱布浸湿程度的掌握不尽相同，导致估计的出血量不准确。

（4）休克指数法（shock index，SI）：休克指数=脉率/收缩压（mmHg）。SI=0.5为正常；SI=1.0时为轻度休克；若SI>2.0，则为重度休克。此法方便、快捷，可第一时间粗略估计出血量。

上述评估方法可因操作者不同而有一定的误差。值得注意的是，有些产妇即使未达到产后出血的诊断标准，也可能会出现严重的病理、生理改变，如合并妊娠期高血压疾病、贫血、脱水或身材矮小等血容量本身储备不足的产妇，对失血的耐受性差，极易发生失血性休克。因此，建议同时结合产妇的生命体征、尿量和精神状态等估算失血量。同时，需注意出血速度也是反映病情轻重的重要指标，如出血速度>150mL/min；3小时内出血量超过总血容量的50%，24小时内出血量超过全身总血容量，为重症产后出血。

2.初步评估产后出血的原因　结合不同原因所致产后出血的临床表现，初步评估出血原因。子宫收缩乏力及胎盘因素所致出血者，子宫轮廓不清，触不到宫底，按摩后子宫收缩变硬，停止按摩又变软，按摩子宫时阴道有大量出血，尤其子宫收缩乏力者宫腔内常有血凝块积存。血液积存或胎盘已剥离而滞留于子宫腔内者，宫底可升高，按摩子宫并挤压宫底部刺激宫缩，可促使胎盘和血凝块排出。因软产道裂伤或凝血功能障碍所致的出血，腹部检查宫缩较好，子宫轮廓清晰。

（三）辅助检查

1.实验室检查　抽血查血常规，出、凝血时间，纤维蛋白原，凝血酶原时间等。其中血红蛋白每下降10g/L，估计出血量为400~500mL。但需注意产后出血早期，由于血液浓缩，血红蛋白值常不能准确反映实际出血量。

2.测量中心静脉压　若中心静脉压低于2cmH$_2$O，常提示右心房充盈压力不足，即静脉回流不足，血容量不足。

五、常见护理诊断/问题

1.恐惧　与大量失血、担心自身安危有关。

2.潜在并发症　出血性休克。

3.有感染的危险　与失血后抵抗力降低及手术操作有关。

六、护理目标

1.产妇的血容量能尽快得到恢复，血压、脉搏、尿量正常。

2.产妇体温正常，恶露、伤口无异常，白细胞总数和中性粒细胞分类正常。无感染症状。

3.产妇情绪稳定，积极配合治疗和护理。

七、护理措施

（一）积极预防产后出血

1.妊娠期

（1）加强孕期保健，定期接受产前检查，及时治疗高危妊娠或必要时终止妊娠。

（2）对具有产后出血高危因素的孕妇，如妊娠期高血压疾病、妊娠合并血液系统疾病及肝病、贫血、多胎妊娠、巨大胎儿、羊水过多、子宫手术史等，要加强产前检查，建议孕妇提前入院。

（3）提供积极的心理支持。精神因素是决定分娩的四大要素之一，为孕妇提供积极的心理和情感上的支持，让其了解分娩的相关知识，可使孕妇感到舒适安全，树立分娩自信心。

2.分娩期　严密观察及正确处理产程。

（1）第一产程：密切观察产程进展，合理使用子宫收缩药物，防止产程延长；注意水和营养的补充，防止产妇疲劳；消除产妇紧张情绪，必要时给予镇静剂以保证良好的休息。

（2）第二产程：对于有高危因素的产妇，应建立静脉通道，正确掌握会阴切开指征并熟练助产；指导产妇正确使用腹压，避免胎儿娩出过急过快；阴道检查及手术助产时动作轻柔、规范；严格执行无菌技术操作。

（3）第三产程：胎肩娩出后立即肌内注射或静脉滴注缩宫素，以加强子宫收缩，减少出血；正确处理胎盘娩出，胎盘未剥离前，不可过早牵拉脐带或按摩、挤压子宫，见胎盘剥离征象后，及时协助胎盘娩出，并仔细检查胎盘、胎膜是否完整，检查软产道有无裂伤及血肿；准确收集和测量出血量。

3.产褥期

（1）产后2小时是发生产后出血的高峰期，约80%的产后出血发生在这一时，产妇应留在产房接受严密观察。注意观察产妇的子宫收缩、阴道出血及会阴伤口情况，定时测量生命体征，发现异常及时处理。

（2）督促产妇及时排空膀胱，以免影响子宫收缩致产后出血。

（3）若无特殊情况，应尽早实施母乳喂养，以刺激子宫收缩，减少阴道出血。

（4）对可能发生大出血的高危产妇，注意保持静脉通道，充分做好输血和急救的准备，并为产妇做好保暖。

（二）迅速止血，纠正失血性休克，控制感染

1.子宫收缩乏力所致出血　加强宫缩是最迅速、有效的止血方法。另外，还可通过宫腔内填塞纱布条或结扎血管等方法达到止血的目的。

（1）按摩子宫：①腹壁单手按摩宫底：是最常用的方法。助产者一手置于产妇腹部（拇指在子宫前壁，其余四指在子宫后壁），触摸子宫底部，均匀而有节律地按摩子宫，促使子宫收缩。②腹壁双手按摩子宫：助产者一手在产妇耻骨联合上缘按压下腹中部，将子宫向上托起，另一手握住宫体，使其高出盆腔，在子宫底部有节律地按摩，同时间断用力挤压子宫，使积存在子宫腔内的血块及时排出。③腹壁-阴道双手按摩子宫：助产者一手戴无菌手套伸入阴道，握拳置于阴道前穹隆顶住子宫前壁，另一手在腹部按压子宫后壁使宫体前屈，两手相对紧压子宫，均匀有节律地进行按摩，此法不仅可刺激子宫收缩，还可压迫子宫内血窦，减少出血。

（2）应用宫缩剂：根据产妇情况，可采用肌内注射、静脉滴注、舌下含服、阴道上药等方式给药，达到促进子宫收缩而止血的目的。①缩宫素：预防和治疗产后出血的一线药物。常用10u加入生理盐水500mL中静脉滴注，必要时根据医嘱给予缩宫素10u直接宫体注射。②前列腺素类药物：米索前列醇200μg舌下含化，或地诺前列酮0.5～1mg经腹或直接宫体注射，注入子宫肌层。缩宫素无效时，应尽早使用前列腺素类药物。

（3）宫腔纱条填塞：适用于子宫松弛无力，经按摩及宫缩剂等处理仍无效者。由助手在腹部固定子宫，术者用卵圆钳将无菌特制的长1.5～2m、宽6～8cm的4～6层无菌不脱脂棉纱布条送入宫腔，自宫底由内向外填紧，达到压迫止血的目的。若填塞不紧，留有空隙，可造成隐性出血。宫腔填塞纱布条后应密切观察产妇生命体征及宫底高度和子宫大小，警惕因填塞不紧，宫腔内继续出血、积血而阴道不出血的止血假象。24小时后取出纱布条，取出前应先使用宫缩剂，并给予抗生素预防感染。由于宫腔内填塞纱布条可增加感染的机会，故只有在缺乏输血条件、病情危急时考虑使用。也可采用宫腔放置球囊的方法代替宫腔纱条填塞止血。

（4）结扎盆腔血管：经上述积极处理无效，仍出血不止时，为抢救产妇生命，可经阴道结扎子宫动脉上行支。若仍无效，则经腹结扎子宫动脉或髂内动脉。

（5）髂内动脉或子宫动脉栓塞：适用于经保守治疗无效的难治性产后出血，需在产妇生命体征稳定时进行。行股动脉穿刺插入导管至髂内动脉或子宫动脉，注入吸收性明胶海绵颗粒栓塞动脉。通常栓塞剂可于2～3周后吸收，血管复通。

（6）切除子宫：经积极抢救无效，危及产妇生命时，需行子宫次全切除或子宫全切除术，按医嘱做好切除子宫的术前准备。

2.胎盘因素所致出血　正确处理第三产程，胎盘剥离后及时将胎盘取出，并检查胎盘、胎膜是否完整，必要时做好刮宫准备。胎盘已剥离尚未娩出者，可协助产妇排空膀胱，然后牵拉脐带，按压宫底协助胎盘娩出；胎盘粘连者，可行徒手剥离胎盘后协助娩出；胎盘、胎膜残留者，可行钳刮术或刮宫术；胎盘植入者，应及时做好子宫切除术的术前准备；若为子宫狭窄环所致胎盘嵌顿，应配合麻醉师使用麻醉剂，待环松解后徒手协助胎盘娩出。

3.软产道损伤所致出血　按解剖层次逐层缝合，彻底止血。宫颈裂伤<1cm且无活动性出血者，通常无须缝合；若裂伤>1cm且有活动性出血，应立即予以缝合。缝合时第一针需超过裂口顶端0.5cm，避免止血不彻底造成继续出血。缝合阴道及会阴裂伤时，对齐解剖层次，逐层缝合，第一针均需超过裂伤顶端，不留死腔，同时注意避免缝线穿透直肠黏膜。软产道血肿应切开血肿、清除积血、彻底止血、缝合，必要时可放置橡皮引流条。

4.凝血功能障碍所致出血　首先应排除子宫收缩乏力、胎盘因素、软产道损伤等原因所致的出血。尽快输新鲜全血，补充血小板、纤维蛋白原或凝血酶原复合物、凝血因子等。若并发DIC，则按DIC处理。

5.失血性休克的护理　休克程度与出血量、出血速度及产妇自身状况有关。应严密观察并详细记录患者的意识状态、皮肤颜色、血压、脉搏、呼吸及尿量，发现早期休克，迅速建立静脉通道，纠正低血压；对失血过多尚未有休克征象者，应及早补充血容量；对失血多甚至休克者应予输血，以补充同等血量为原则；去枕平卧、给氧、保暖；观察子宫收缩情况、有无压痛，恶露的量、色、气味，观察会阴伤口情况并严格会阴护理；抢救过程中注意无菌操作，按医嘱给予抗生素防治感染；注意为产妇提供安静的休养环境。

（三）心理护理与健康教育

1.积极做好产妇及其家属的安慰、解释工作，避免精神紧张。

2.大量失血后，产妇抵抗力低下，体质虚弱，医护人员应主动关心并为其提供帮助，使其增加安全感。

3.鼓励产妇进食营养丰富、易消化饮食，多进食含铁、蛋白质、维生素的食物。

4.出院时，告知继续观察子宫复旧及恶露的变化情况，发现异常及时就诊。

5.做好产褥期卫生指导及产后避孕指导，告知产妇产褥期禁止盆浴及性生活。

6.做好产后复查指导，告知产后复查的时间、目的和意义，使产妇能按时接受检查。

八、结果评价

1.产妇生命体征稳定，尿量、血红蛋白正常，全身状况改善。

2.产妇体温、白细胞数正常，恶露、伤口无异常，无感染征象。

3.产妇焦虑、疲劳感减轻，情绪稳定。

第二节 子宫破裂

子宫破裂（rupture of uterus）是指妊娠晚期或分娩期发生的子宫体部或子宫下段的破裂。子宫破裂直接危及产妇及胎儿生命，是导致母婴死亡最严重的产科并发症之一。子宫破裂的发生率为1∶18 500～1∶3 000，多发生于经产妇，尤其是瘢痕子宫的孕妇。随着剖宫产率的增加及我国人口政策的调整，子宫破裂的发生率有上升的趋势。

一、病因

子宫破裂分为自然破裂和损伤性破裂两种。自然破裂可发生在梗阻性难产致子宫下段过度延伸而破裂，也可发生在子宫手术后的切口瘢痕处；损伤性破裂是由难产手术操作不规范所致。

1.瘢痕子宫　是近年来导致子宫破裂的常见原因。如既往剖宫产史、子宫肌瘤剔除术史、子宫穿孔史、宫角切除术后等，因子宫肌壁留有瘢痕，在妊娠晚期或分娩期由于子宫收缩的牵拉及宫腔内压力升高而致瘢痕破裂。前次手术后伤口愈合不良、剖宫产后间隔时间过短或伴感染者，妊娠晚期或临产后发生子宫破裂的危险性更大。宫体部瘢痕常在妊娠晚期自发破裂，多为完全性破裂；子宫下段瘢痕破裂多发生于临产后，多为不完全性破裂。

2.梗阻性难产　常见于骨盆狭窄、头盆不称、胎位异常、胎儿畸形、软产道阻塞（宫颈瘢痕、肿瘤或阴道横膈等）等，由于胎先露下降受阻，子宫为克服阻力而强烈收缩，使子宫下段过度伸展变薄而发生子宫破裂。

3.子宫收缩药物使用不当　胎儿娩出前，缩宫素使用指征或使用剂量不当，或前列腺素类制剂导致子宫收缩过强，加之先露下降受阻或瘢痕子宫等原因，最终造成子宫破裂。

4.产科手术创伤　多发生于不恰当或粗暴的阴道助产手术，如宫口未开全时行产钳或臀牵引术，中-高位产钳牵引时可发生宫颈撕裂，严重时延及子宫下段，发生子宫下段破裂；穿颅术、毁胎术可因器械、胎儿骨片损伤子宫导致破裂；肩先露无麻醉条件下的内倒转术、强行剥离植入性胎盘或严重粘连胎盘时，因操作不慎，也可造成子宫破裂。

二、临床表现

子宫破裂多发生在分娩过程中，也可发生在妊娠晚期尚未临产时，通常为渐进的发展过程，多数可分为先兆子宫破裂和子宫破裂两个阶段。根据发生的时间、部位、原因、程度，子宫破裂可分为妊娠期破裂和分娩期破裂，子宫体部破裂和子宫下段破裂，自然破裂和损伤性破裂，完全性破裂和不完全性破裂。

（一）先兆子宫破裂

子宫病理性缩复环、子宫压痛、胎心率改变及血尿是先兆子宫破裂的主要临床表现。常见于产程长、有梗阻性难产因素的产妇。

1.子宫病理性缩复环　因胎先露部下降受阻，子宫收缩过强，强有力的宫缩使子宫下段肌肉拉长变薄，而子宫体部肌肉增厚变短，两者间形成明显的环状凹陷，此凹陷逐渐上升达脐部或脐部以上，压痛明显，称为病理性缩复环。

2.下腹部疼痛　子宫呈强直性或痉挛性收缩，产妇烦躁不安、呼吸急促、心率加快，下腹剧痛难忍，拒按。

3.血尿　由于胎先露部紧压膀胱使其充血，出现排尿困难及血尿。

4.胎心率改变　由于宫缩过强、过频，胎儿供血受阻，胎心率加快、减慢或听不清。

（二）子宫破裂

1.不完全性子宫破裂　子宫浆膜层完整，肌层部分或全层破裂，宫腔与腹腔不相通，胎儿及其附属物位于宫腔内，称为不完全性子宫破裂。多见于子宫下段剖宫产切口瘢痕破裂，仅在子宫不全破裂口处有压痛，常无先兆子宫破裂症状，体征也不明显。若破裂口累及子宫动脉，可导致急性大出血或形成阔韧带内血肿，此时常伴胎心率异常，查体可在子宫一侧扪及逐渐增大的包块，有压痛。

2.完全性子宫破裂　子宫肌层全层破裂，宫腔与腹腔相通，称为完全性子宫破裂。继先兆子宫破裂症状后，产妇突感下腹部撕裂样剧痛，子宫收缩骤然停止。腹痛稍缓解后，待羊水、血液进入腹腔，又出现持续性全腹疼痛，伴面色苍白、出冷汗、脉搏细数、呼吸急促、血压下降等休克征象。全腹压痛明显，反跳痛，腹壁可清楚扪及胎体，子宫缩小位于侧方，胎心、胎动消失。阴道检查可见鲜血流出，曾扩张的宫颈口缩小，下降中的胎先露升高甚至消失（胎儿进入腹腔内），部分产妇可扪及宫颈及子宫下段裂口。子宫体部瘢痕破裂多为完全性破裂，常无先兆破裂典型症状。

三、处理原则

1.先兆子宫破裂　立即采取有效措施抑制子宫收缩，如全身麻醉或肌内注射哌替啶100mg，之后立即剖宫产结束分娩。

2.子宫破裂　在积极输液、输血、给氧并抢救休克的同时，无论胎儿是否存活均应尽快剖宫产终止妊娠。手术方式应根据产妇全身情况、破裂部位、程度及有无严重感染而定，手术前后给予大剂量广谱抗生素控制感染。

四、护理评估

（一）健康史

在收集一般健康史的同时，注意收集与子宫破裂相关的既往史与现病史，如是否有既往剖宫产史、子宫肌瘤剔除术史、子宫穿孔史；是否有骨盆狭窄、头盆不称、胎位异常；是否有子宫收缩药物使用不当或阴道助产手术操作史等。

（二）身心状况

主要评估产妇的临床表现及情绪变化。评估产妇宫缩强度、宫缩持续时间、间隔时间，腹部疼痛的部位、性质、程度；有无排尿困难、血尿；有无出现病理性缩复环；监测胎心、胎动情况，评估有无胎儿宫内窘迫表现；产妇有无烦躁不安、疼痛难忍、恐惧、焦虑等。腹部检查可发现子宫破裂不同阶段相应的临床症状和体征。

（三）辅助检查

1.实验室检查　血常规检查可见血红蛋白值下降，白细胞计数增加。尿常规检查可见红细胞或肉眼血尿。

2.其他　B超检查可协助确定子宫破裂的部位及胎儿与子宫的关系；腹腔穿刺可证实腹腔内出血。

五、常见护理诊断/问题

1.急性疼痛　与强直性子宫收缩、病理性缩复环或子宫破裂血液刺激腹膜有关。

2.有心输出量减少的危险　与子宫破裂后大量出血有关。

3.有感染的危险　与多次阴道检查、宫腔内损伤、大量出血等有关。

4.悲伤　与切除子宫及胎儿死亡有关。

六、护理目标

1.强直性子宫收缩得到抑制，产妇疼痛减轻。

2.产妇低血容量得到纠正和控制。

3.产妇无感染症状，白细胞总数和中性粒细胞分类正常。

4.产妇情绪得到调整，哀伤程度减轻。

七、护理措施

1.预防子宫破裂

（1）建立健全三级保健网，宣传孕妇保健知识，加强产前检查。

（2）有瘢痕子宫、产道异常等高危因素者，应提前住院待产。对有剖宫产史的孕妇，应详细了解上次分娩情况，如手术适应证、手术方式及术中、术后、新生儿情况等。

（3）严密观察产程进展，警惕并尽早发现先兆子宫破裂征象，及时处理。

（4）严格掌握缩宫素、前列腺素制剂等宫缩剂的使用指征和方法，避免滥用。

（5）正确掌握产科手术助产指征及操作常规，阴道助产术后仔细检查软产道，及时发现宫颈损伤并予修补。

2.先兆子宫破裂患者的护理

（1）密切观察产程进展，及时发现导致难产的诱因，注意胎心变化。

（2）待产过程中，出现宫缩过强及下腹部压痛或腹部出现病理性缩复环时，应立即报告医生并停止缩宫素使用和一切操作，同时密切监测产妇生命体征，按医嘱抑制宫缩、给氧，并做好剖宫产的术前准备。

（3）做好心理护理，安抚产妇及其家属的紧张、恐惧情绪。

3.子宫破裂患者的护理

（1）遵医嘱迅速给予输液、输血、吸氧等处理，短时间内补足血容量；同时补充电解质及碱性药物，纠正酸中毒；积极进行抗休克处理。

（2）快速做好术前准备。

（3）术中、术后按医嘱应用大剂量抗生素以防感染。

（4）严密观察并记录生命体征、出入量。

4.提供心理支持

（1）耐心安慰产妇，向产妇及其家属解释子宫破裂的治疗计划及对再次妊娠的影响。

（2）对胎儿已死亡的产妇，认真倾听产妇诉说内心感受，帮助其尽快调整情绪，接受现实，度过悲伤阶段。

（3）为产妇及其家属提供舒适的环境，给予生活上的护理和更多的陪伴，鼓励其进食，以更好地恢复体力。

（4）为产妇提供产褥期休养计划，并做好避孕指导。

八、结果评价

1.住院期间产妇的低血容量状态得到及时纠正和控制，手术经过顺利。

2.出院时产妇白细胞计数、血红蛋白正常，伤口愈合良好，无并发症。

3.出院时产妇情绪较为稳定，饮食、睡眠基本恢复正常。

第三节　羊水栓塞

羊水栓塞（amniotic fluid embolism，AFE）是指羊水突然进入母体血液循环引起的急性肺栓塞、过敏性休克、弥散性血管内凝血（DIC）、多器官功能衰竭或猝死等一系列严重症状的综合征。其发病急、病情凶险，是造成孕产妇死亡的重要原因之一。发生在足月分娩者，产妇死亡率可高达60%～70%及以上。也可发生在妊娠早、中期的流产、引产或钳刮术中，但情况较为缓和，极少造成产妇死亡。近年研究认为，羊水栓塞主要是过敏反应，建议将其命名为"妊娠过敏反应综合征"。

一、病因

一般认为，羊水栓塞是由羊水中的有形物质（胎儿毳毛、角化上皮、胎脂、胎粪）进入母体血液循环引起。目前认为与下列因素有关：①羊膜腔内压力过高（子宫收缩过强），临产后，尤其是第二产程子宫收缩时，羊膜腔压力升高可达100～175mmHg，羊水被挤入破损的微血管而进入母体血液循环。②血窦开放，分娩过程中，胎膜与宫颈壁分离或宫颈口扩张引起宫颈黏膜损伤处有开放的静脉或血窦，羊水进入母体血液循环；宫颈裂伤、子宫破裂、前置胎盘、胎盘早剥或剖宫产术中羊水通过病理性开放的子宫血窦进入母体血液循环。③胎膜破裂，大部分羊水栓塞发生于胎膜破裂之后，羊水可从子宫蜕膜或宫颈管破损处的小血管进入母体血液循环；羊膜腔穿刺或钳刮术时，子宫壁损伤处静脉窦亦可成为羊水进入母体的通道。

综上所述，羊膜腔内压力过高、胎膜破裂、宫颈或宫体损伤处有开放的静脉或血窦，是导致羊水栓塞发生的基本条件。高龄初产妇、多产妇（易发生子宫损伤）、子宫收缩过强、急产、胎膜早破、前置胎盘、胎盘早剥、剖宫产术、子宫不全破裂等，是羊水栓塞的诱发因素。

二、病理生理

研究资料提示，羊水栓塞的核心问题是过敏性变态反应。羊水进入母体血液循环后，通过阻塞肺小动脉引起过敏反应和凝血机制异常，导致机体发生了一系列复杂而严重的病理生理变化。

1.肺动脉高压　羊水进入母体血液循环后，其中的有形成分如胎儿毳毛、上皮细胞、胎脂、胎粪等直接形成栓子，经肺动脉进入肺循环，阻塞小血管并刺激血小板和肺间质细胞释放5-羟色胺等血管活性物质，引起肺小血管痉挛；同时，羊水中的有形物质还可激活凝血过程，使肺毛细血管内形成广泛的血栓，进一步阻塞肺小血管，反射性引起迷走神经兴奋，致小支气管痉挛和支气管分泌物增多，使肺通气、换气量减少。肺小血管阻塞引起的肺动脉高压可导致急性右心衰竭，继而呼吸循环功能衰竭，出现休克，甚至死亡。

2.过敏性休克　羊水中的有形成分作为致敏原，作用于母体引起Ⅰ型变态反应，导致过敏性休克。多在羊水栓塞后立即发生，表现为血压骤降甚至消失。休克后出现心肺功能衰竭。

3.弥散性血管内凝血（DIC）　妊娠时母体血液呈高凝状态，由多种凝血因子及纤维蛋白原增加所致，羊水中所含大量促凝物质可激活凝血系统，在血管内产生大量的微血栓，消耗大量凝血因子及纤维蛋白原而发生DIC，同时羊水中也含有纤溶激活酶，当纤维蛋白原下降时可激活纤溶系统，由于大量凝血物质的消耗和纤溶系统的激活，产妇血液由高凝状态迅速转变为纤溶亢进，血液不凝，极易发生严重产后出血及失血性休克。

4.急性肾功能衰竭　由于休克和DIC的发生，母体多脏器受累，常见为肾急性缺血，进一步发展为肾功能障碍和衰竭。

三、临床表现

羊水栓塞起病急骤，来势凶险，临床表现复杂。典型的羊水栓塞以血压骤然下降（血压下降程度与失血量不符）、组织缺氧和消耗性凝血病（consumptive coagulopathy）为特征。多发生于分娩过程中，尤其是胎儿娩出前后的短时间内，也有极少数病例发生在外伤时、羊膜腔穿刺术中或羊膜腔灌注等情况下。典型临床表现可分为三个阶段。

1.休克期　主要表现为心肺功能衰竭和休克。发生于分娩过程中或分娩前后一段时间内，尤其是刚破膜不久，产妇突然出现寒战、呛咳、气急、烦躁不安、恶心、呕吐等前驱症状，继而出现呼吸困难、发绀、抽搐、昏迷、脉搏细数、血压急剧下降、心率加快、肺底湿啰音，短时间内迅即进入休克状态，约1/3患者可在数分钟内死亡，少数出现右心衰竭症状。病情严重者，产妇仅在惊叫一声或打一个哈欠或抽搐一下后，即发生呼吸心搏骤停，于数分钟内死亡。

2.出血期　度过休克期后，便进入凝血功能障碍阶段，临床表现为难以控制的大量阴道流血、切口渗血、全身皮肤黏膜出血、针眼渗血、血尿及消化道大出血等。产妇可死于出血性休克。

3.肾功能衰竭期　由于循环功能衰竭引起肾缺血，以及DIC前期形成的血栓堵塞肾内小血管引起肾脏缺血、缺氧，患者出现少尿（或无尿）和尿毒症的表现。部分患者在休克、出血控制后亦可因肾功能衰竭而死亡。

上述三个阶段的典型临床表现通常按顺序出现，有时也可不完全出现。部分不典型羊水栓塞病例病情发展缓慢，症状隐匿。如缺乏急性呼吸循环系统症状或症状较轻；胎膜破裂时突然出现一阵呛咳，之后缓解；或者仅表现为分娩或剖宫产过程中的一次寒战，几小时后才出现大量阴道出血、伤口渗血、血尿等，并出现休克表现。

分娩期常以肺动脉高压、心功能衰竭和中枢神经系统严重损害为主要表现，而产后则以出血和凝血功能障碍为主要特征。

四、处理原则

一旦怀疑或确诊羊水栓塞，应立即抢救。主要原则是抗过敏、纠正呼吸循环功能衰竭、改善低氧血症、抗休克、防止DIC和肾功能衰竭。

五、护理评估

（一）健康史

评估发生羊水栓塞的各种诱因，如胎膜是否破裂（胎膜早破或人工破膜），有无宫缩过强或强直性子宫收缩，有无前置胎盘或胎盘早剥，是否中期妊娠引产或钳刮术，有无羊膜腔穿刺术等病史。

（二）身心状况

结合羊水栓塞的诱发因素、临床症状和体征进行评估。处于不同临床阶段的羊水栓塞患者，临床表现特点不同。常见患者于破膜后、第一产程末、第二产程宫缩较强时或在胎儿娩出后的短时间内，突然出现烦躁不安、呛咳、气促、呼吸困难、发绀、面色苍白、四肢厥冷、心率加快，并迅速出现循环衰竭，进入休克及昏迷状态；还可能表现有全身皮肤黏膜出血点及瘀斑，切口、针眼渗血，消化道出血，阴道大量流血且不凝等难以控制的出血倾向，继而出现少尿、无尿等肾功能衰竭表现。少数患者可无任何先兆症状，产妇窒息样惊叫一声或打哈欠后即进入昏迷状态，呼吸心跳停止。

（三）辅助检查

1.实验室检查　采集下腔静脉血，镜检可见羊水中的有形物质；DIC各项血液检查指标呈阳性。

2.床旁胸部X线摄片　约90%的患者可见双侧肺部弥漫性点状、片状浸润影，沿肺门周围分布，伴轻度肺不张及心脏扩大。

3.床旁心电图或心脏彩色多普勒超声检查　提示ST段下降，右心房、右心室扩大，左心室缩小。

4.尸检　可见肺水肿、肺泡出血，主要脏器如肺、胃、心、脑等血管及组织中或心内血液经离心处理后，镜检找到羊水中的有形物质。

六、常见护理诊断/问题

1.气体交换受损　与肺动脉高压致肺血管阻力增加及肺水肿有关。

2.外周组织灌注无效　与弥散性血管内凝血及失血有关。

3.有窒息的危险　与羊水栓塞、母体呼吸循环功能衰竭有关。

4.恐惧　与病情危重、濒死感有关。

5.潜在并发症　休克、肾衰竭、DIC。

七、护理目标

1.产妇胸闷、呼吸困难症状有所改善。

2.产妇能维持体液平衡，并维持最基本的生理功能。

3.胎儿或新生儿安全。

4.产妇病情平稳，恐惧感减轻。

八、护理措施

（一）羊水栓塞的预防

1.密切观察产程进展，严格掌握子宫收缩药物的使用指征及方法，防止宫缩过强。

2.人工破膜时不兼行剥膜，以减少宫颈管部位的小血管破损；不在宫缩时行人工破膜。

3.剖宫产术中，刺破羊膜前保护好子宫切口，避免羊水进入切口处开放性血管。

4.及时发现前置胎盘、胎盘早剥等并发症并及时处理，对死胎、胎盘早剥的孕产妇，应密切观察出凝血等情况。

5.中期妊娠引产者，羊膜穿刺次数不应超过3次；行钳刮术时应先刺破胎膜，待羊水流尽后再钳夹胎块。

（二）羊水栓塞患者的护理

一旦出现羊水栓塞的临床表现，应及时识别并立即给予紧急处理。

1.改善低氧血症

（1）给氧：出现呼吸困难、发绀者，立即面罩给氧，必要时行气管插管或气管切开正压给氧。保持呼吸道通畅，保证氧气的有效供给，可有效改善肺泡毛细血管缺氧，减轻肺水肿。同时，也可改善心、脑、肾等重要脏器的缺氧状态。

（2）解痉：按医嘱使用阿托品、罂粟碱、氨茶碱等药物，以缓解肺动脉高压、改善肺血流灌注，预防呼吸、循环衰竭。

2.抗过敏　给氧的同时，按医嘱立即予肾上腺皮质激素静脉推注，以改善和稳定溶酶体，保护细胞，对抗过敏反应。通常首选氢化可的松100～200mg加于5%～10%葡萄糖溶液50～100mL快速静脉滴注，随后300～800mg加入5%葡萄糖溶液250～500mL静脉滴注。也可用地塞米松20mg加入25%葡萄糖溶液静脉推注，随后20mg加入5%～10%葡萄糖溶液静脉滴注。

3.抗休克　按医嘱使用低分子右旋糖酐扩容，多巴胺或间羟胺升压，毛花苷纠正心衰，5%碳酸氢钠纠正酸中毒等处理。

4.防治DIC　早期抗凝，按医嘱使用肝素，以对抗羊水栓塞早期的高凝状态；及时输新鲜全血或血浆、纤维蛋白原，补充凝血因子；晚期抗纤溶，防止大出血。

5.预防肾功能衰竭　补足血容量仍少尿者，按医嘱给予20%甘露醇或呋塞米等利尿剂。

6.预防感染　严格无菌操作，按医嘱使用广谱抗生素预防感染。

7.产科处理　原则上应在产妇呼吸循环功能得到明显改善，并已纠正凝血功能障碍后再处理分娩。

（1）临产者密切观察产程进展、宫缩强度与胎儿情况。在第一产程发病者，待产妇病情平稳后立即行剖宫产结束分娩，以去除病因，若在第二产程发病，可在条件允许的情况下经阴道助产结束分娩；密切观察出血量、血凝情况，若子宫出血不止，应及时报告医生，并做好子宫切除术的术前准备。

（2）中期妊娠钳刮术中或于羊膜腔穿刺时发病者，应立即终止手术，积极实施抢救。

（3）发生羊水栓塞时，若正在滴注缩宫素，应立即停止，同时严密监测患者的生命体征变化，同时做好出入量记录。

（三）提供心理支持

对于神志清醒的患者，应给予安慰和鼓励，使其放松心情，配合治疗和护理。对于家属的恐惧情绪表示理解和安慰，适当的时候允许家属陪伴患者，向家属介绍患者病情的严重性，以取得配合。待病情稳定后与其共同制订康复计划，针对患者具体情况提供健康教育与出院指导。

九、结果评价

1.产妇胸闷、呼吸困难症状改善。

2.血压稳定、尿量正常，阴道流血量减少，全身皮肤、黏膜出血停止。

3.胎儿或新生儿无生命危险，产妇出院时无并发症。

4.产妇情绪稳定。

本章小结

产后出血指胎儿娩出后24小时内阴道分娩者出血量超过500mL，剖宫产者出血量超过1 000mL，居我国产妇死亡原因首位。常见原因有子宫收缩乏力、胎盘因素、软产道裂伤、凝血功能障碍，短期内大量出血可导致失血性休克。尤应注意80%以上的产后出血发生在产后2小时内。

子宫破裂是指妊娠晚期或分娩期发生的子宫体部或子宫下段的破裂，是最严重的产科并发症之一，常引起母儿死亡。瘢痕子宫、梗阻性难产、子宫收缩药物使用不当及产科手术创伤是导致子宫破裂发生的主要原因。随着孕期保健的加强及产时管理的规范，梗阻性难产、子宫收缩药物使用不当及产科手术创伤所导致的子宫破裂将会进一步下降，而由于我国近年的高剖宫产率及人口政策的调整，瘢痕子宫所致的子宫破裂已引起广泛关注。

羊水栓塞是指羊水突然进入母体血液循环引起的急性肺栓塞、过敏性休克、DIC、多器官功能衰竭或猝死等一系列严重症状的综合征，是极严重的分娩期并发症。发生在足月妊娠分娩者，产妇死亡率可高达60%~70%及以上。因其病因不明，难以预测，需注意早期识别并立即启动抢救流程。

第十三章
女性生殖系统炎症患者的护理

章前引言

女性生殖系统炎症是指来自外阴、阴道、宫颈、子宫、输卵管、卵巢、盆腔腹膜和盆腔结缔组织的炎症。炎症可局限于一个部位，或多个部位同时受累。临床表现多样，轻者无症状，重者可引起败血症甚至感染性休克、死亡。女性生殖系统炎症不仅危害患者，还可危害胎儿及新生儿。

学习目标

1. 陈述女性生殖系统的自然防御功能，生殖系统炎症的病原体、传染途径、发展与转归。
2. 识记阴道炎症、子宫颈炎、盆腔炎性疾病常用检查项目及其临床意义。
3. 结合盆腔炎性疾病的发病机制和高危因素，开展预防为主的健康教育。
4. 陈述淋病、尖锐湿疣、梅毒对妊娠、分娩及胎儿、新生儿的影响。
5. 运用所学知识，识别女性生殖系统炎症患者的临床表现，解释处理原则，分析常见护理诊断/问题，制订护理措施。

思政目标

通过本章学习，旨在培养学生树立"妇女健康即家庭幸福，妇女保健即社会稳定"的理念，引导他们在学习和实践中深刻理解妇女保健的综合性质。学生将通过批判性思维，分析和解释各种妇女生殖系统炎症问题，同时融入人文关怀，倡导高尚的职业道德和社会责任感。通过这样的培养，使得学生能够运用所学知识，准确识别女性生殖系统炎症患者的临床表现，制订相应护理方案，保障产妇及新生儿的健康平安，为社会稳定贡献一份积极力量。

案例导入

患者女性，33岁。因持续性下腹痛伴尿急、尿痛4日，高热1日入院。既往月经规律，周期30日，经期5日。已婚，G1P1。入院后查体：体温39℃，脉搏96次/分，急性面容。下腹有压痛及反跳痛。妇科检查：外阴正常，阴道可见脓性臭味分泌物，子宫颈充血，子宫颈口见脓性分泌物流出，宫颈举痛；子宫后倾，宫体稍大，有压痛，活动受限，左侧附件区可触及一边界不清的囊实相间的包块，活动欠佳，有压痛。B超提示子宫左侧有一个6cm×7cm×5cm的液性包块，内容物较稠，边界不清，与子宫关系不明。

思考题

1. 该患者可能患了什么疾病？
2. 该患者的护理问题有哪些？
3. 应采取的护理措施是什么？

第一节 概述

一、女性生殖系统的自然防御功能

女性生殖系统的解剖、生理、生化和免疫学特点具有比较完善的自然防御功能，以抵御感染的发生。若防御功能下降或遭到破坏，阴道内源性菌群会发生变化或外源性致病菌侵入，即可发生生殖系统炎症。

1. **外阴** 外阴皮肤为鳞状上皮；两侧大阴唇自然合拢，遮掩阴道口和尿道口，防止外界微生物污染。

2.阴道　自然状态下，阴道口闭合，阴道前、后壁紧贴，可减少外界微生物的侵入。经产妇阴道松弛，防御功能较差。生理情况下，阴道上皮在卵巢分泌的雌激素影响下增生变厚，增加抵抗病原体侵入的能力，同时上皮细胞中含有丰富糖原，在阴道乳杆菌的作用下分解为乳酸，维持阴道正常的酸性环境（pH在3.8~4.4），使其他病原体的生长受到抑制，称为阴道自净作用。此外，阴道分泌物可维持巨噬细胞活性，防止细菌侵入阴道黏膜。若体内雌激素水平下降、性生活频繁、阴道灌洗等，阴道pH上升，不利于乳杆菌生长；长期应用广谱抗生素，也会抑制乳杆菌生长，机体免疫力下降，阴道其他致病菌成为优势菌，则引起炎症。

3.子宫颈　子宫颈内口紧闭，宫颈管黏膜分泌大量黏液，形成胶冻状黏液栓，成为上生殖道感染的机械屏障；宫颈管黏液栓内含乳铁蛋白、溶菌酶等，可抑制病原体侵入子宫内膜。

4.子宫内膜　育龄妇女子宫内膜周期性剥脱，是消除宫腔感染的有利条件。此外，子宫内膜分泌液也含有乳铁蛋白、溶菌酶，可清除少量进入宫腔的病原体。

5.输卵管　输卵管黏膜上皮细胞的纤毛向宫腔方向摆动及输卵管的蠕动，均有利于阻止病原体的侵入。输卵管分泌液与子宫内膜分泌液一样，含有乳铁蛋白、溶菌酶，清除偶尔进入输卵管的病原体。

6.生殖道的免疫系统　生殖道黏膜聚集有不同数量的淋巴组织及散在的淋巴细胞，包括T细胞、B细胞。此外，中性粒细胞、巨噬细胞、补体及一些细胞因子，均在局部有重要的免疫功能，发挥抗感染作用。

女性生殖系统虽具有自然防御功能，但是外阴阴道与尿道和肛门邻近，易受污染；外阴与阴道又是性交、分娩及宫腔操作的必经之道，容易受到损伤及外界病原体的感染。此外，妇女在特殊生理时期，如月经期、妊娠期、分娩期和产褥期，防御功能受到破坏，机体免疫力下降，病原体容易侵入生殖道而形成炎症。

二、病原体

1.细菌　大多为化脓菌，如葡萄球菌、链球菌、大肠埃希菌、厌氧菌、变形杆菌、淋病奈瑟菌、结核杆菌等。

葡萄球菌为革兰阳性球菌，是产后、手术后生殖器炎症及伤口感染常见的病原菌，金黄色葡萄球菌致病力最强。革兰阳性链球菌的种类很多，其中乙型溶血性链球菌的致病力强，可使感染扩散，并引起败血症。大肠埃希菌为革兰阴性杆菌，是肠道及阴道的正常寄生菌，一般不致病，但当机体极度衰弱时，可引起严重感染，甚至产生内毒素。厌氧菌主要有革兰阴性脆弱类杆菌及革兰阳性消化链球菌、消化球菌等，脆弱类杆菌致病力最强，感染的特点是容易形成盆腔脓肿、感染性血栓性静脉炎，脓液有粪臭并有气泡。消化链球菌和消化球菌多见于产褥感染、感染性流产及输卵管炎。

2.原虫　以阴道毛滴虫最为多见，其次为阿米巴原虫。

3.真菌　以假丝酵母菌为主。

4.病毒 以疱疹病毒、人乳头瘤病毒为多见。

5.螺旋体 多见苍白密螺旋体。

6.衣原体 常见为沙眼衣原体，感染症状不明显，但常导致输卵管黏膜结构及功能的严重破坏，并引起盆腔广泛粘连。

7.支原体 是正常阴道菌群的一种，在一定条件下可引起生殖道炎症，包括人型支原体、生殖支原体及解脲支原体。

三、传染途径

1.沿生殖器黏膜上行蔓延 病原体侵入外阴、阴道后，或阴道内的菌群沿阴道黏膜经宫颈、子宫内膜、输卵管黏膜至卵巢及腹腔，是非妊娠期、非产褥期盆腔炎性疾病的主要感染途径。淋病奈瑟菌、沙眼衣原体及葡萄球菌等沿此途径扩散（图13-1）。

2.经血液循环蔓延 病原体先侵入人体的其他系统，再经过血液循环感染生殖器，为结核菌感染的主要途径（图13-2）。

3.经淋巴系统蔓延 细菌经外阴、阴道、宫颈和宫体创伤处的淋巴管侵入盆腔结缔组织及内生殖器其他部分，是产褥感染、流产后感染及放置宫内节育器后感染的主要传播途径，多见于链球菌、大肠埃希菌、厌氧菌感染（图13-3）。

4.直接蔓延 腹腔其他脏器感染后直接蔓延到内生殖器，如阑尾炎可引起右侧输卵管炎。

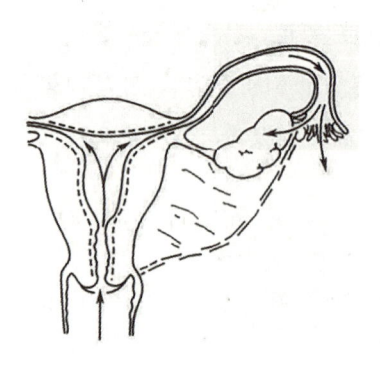

图13-1 炎症经黏膜上行蔓延　　图13-2 炎症经血行蔓延　　图13-3 炎症经淋巴系统蔓延

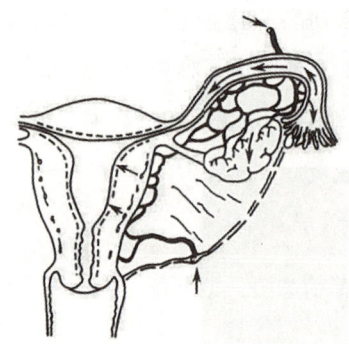

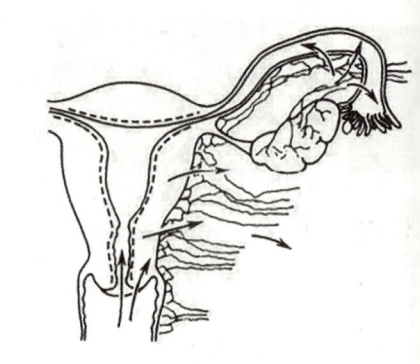

四、炎症的发展与转归

1.痊愈 患者抵抗力强、病原体致病力弱或治疗及时、抗生素使用恰当，病原体完全被消灭，炎症很快被控制，炎性渗出物完全被吸收，患者得以痊愈。一般情况下，痊愈后组织结构、功能都可以恢复正常，不留痕迹。但如果坏死组织、炎性渗出物机化形成瘢痕或粘连，则组织结构和功能不能完全恢复，只是炎症消失。

2.转为慢性炎症 治疗不彻底、不及时或病原体对抗生素不敏感，身体防御功能和病原体的作用处于相持状态，炎症长期持续存在。机体抵抗力强时，炎症可以被控制并逐渐好转，一且机体抵抗力降低，慢性炎症可急性发作。

3.扩散与蔓延　患者抵抗力低下而病原体数量多且致病力强时，炎症可经淋巴和血行扩散或蔓延到邻近器官。严重时可形成败血症，危及生命。由于抗生素的快速发展，此种情况已不多见。

五、临床表现

1.阴道分泌物异常　女性阴道内常有少量分泌物，主要是由阴道黏膜渗出物、宫颈管及子宫内膜腺体分泌物等混合而成，又称白带。白带的形成与雌激素的作用有关。正常白带呈白色稀糊状或蛋清样，黏稠，无腥臭味，量少，称为生理性白带。若生殖道出现炎症，特别是阴道炎和宫颈炎时，白带量显著增多，有臭味，且性状亦有改变，称为病理性白带。

2.外阴不适　外阴受到异常阴道分泌物刺激，常出现瘙痒、灼热或疼痛。外阴瘙痒常为阵发性发作，也可为持续性，通常夜间加重。瘙痒程度因不同疾病和不同个体而有明显差异。因长期搔抓，外阴可见抓痕、血痂或继发毛囊炎；由于外阴皮肤完整性受损，患者常感到局部灼热或疼痛。

3.下腹不适　患者下腹不适的临床表现依据炎症侵及的部位、范围及程度不同而不同。常表现为下腹痛，通常分为急性下腹痛与慢性下腹痛两种。急性下腹痛起病急剧，疼痛剧烈，常伴有恶心、呕吐、出汗及发热等症状，盆腔炎性疾病、子宫内膜炎或输卵管卵巢脓肿患者常有急性下腹痛伴发热；慢性下腹痛起病缓慢，多为隐痛或钝痛，病程长，慢性输卵管炎常有非周期性慢性下腹痛，盆腔炎性疾病常有月经期慢性下腹痛。

4.不孕　阴道及宫颈管炎症不利于精子穿过；输卵管炎症狭窄或子宫内膜炎症，妨碍受精卵到达宫腔并顺利着床。

六、处理原则

1.加强预防　注意个人卫生，经常更换内裤，穿纯棉内裤，保持外阴清洁、干燥。增加营养，增强体质，提高机体抵抗力。避免私自滥用抗生素。

2.控制炎症　一旦发生生殖系统炎症，应及时就医并遵医嘱治疗。针对病原体选用敏感的抗生素进行治疗，要求及时、足量、规范、有效地使用。可口服全身用药，也可局部药物治疗，或局部热敷、坐浴、冲洗或熏洗，以改善症状。

3.病因治疗　积极寻找病因，针对病因进行治疗或手术修补。

4.物理或手术治疗　物理治疗有微波、短波、超短波、激光、冷冻、离子透入（可加入各种药物）等，促进局部血液循环，改善组织营养状态，提高新陈代谢，以利炎症吸收和消退。手术治疗可根据情况选择经阴道、经腹部或腹腔镜手术，手术以彻底治愈为原则，避免遗留病灶而再复发。

5.中药治疗　根据具体情况，可选用清热解毒、清热利湿或活血化瘀的中药。

七、护理评估

(一) 健康史

询问患者的年龄、月经史、婚育史、哺乳史、生殖系统手术史、性生活史、肺结核病史及糖尿病病史,了解有无吸毒史、输血史,有无接受大剂量雌激素治疗或长期应用抗生素治疗史;宫腔内手术操作后、产后、流产后有无感染史,所采用的避孕或节育措施,个人卫生及月经期卫生保健情况;发病后有无发热、寒战、腹痛、阴道分泌物增多、阴道分泌物颜色和性质改变,有无排尿、排便改变;外阴有无瘙痒、疼痛、肿胀、灼热感等,此次疾病的治疗经过和效果,识别发病的可能诱因。

(二) 身心状况

结合病史,通过询问和观察,评估患者的症状和出现症状后相应的心理反应。

1. 外阴 询问外阴皮肤瘙痒、疼痛、烧灼等主观感觉,及其与活动、性交、排尿、排便的关系。

2. 阴道分泌物 阴道炎、宫颈炎患者往往出现阴道分泌物显著增多、性状改变或伴有臭味。护理人员应评估患者阴道分泌物的量、性状、气味。生殖系统炎症患者病理性白带常见的有灰黄色或黄白色泡沫稀薄白带、凝乳块状或豆渣样白带、灰白色均质鱼腥味白带、脓性白带等。

3. 阴道流血 妇女生殖道任何部位均可发生出血,内生殖器官发生的异常出血常经阴道流出,称为阴道流血。护理人员应评估患者的出血部位、出血量、出血时间(经前、经间、经后、性交后、停经后或绝经后)、持续时间和伴随症状。

4. 炎症扩散症状 当炎症扩散到盆腔时,可有腰骶部疼痛、盆腔部下坠痛,常在劳累、性交后及月经前后加剧。若有腹膜炎,则出现消化系统症状,如恶心、呕吐、腹胀、腹泻等;若有脓肿形成,则有下腹包块及局部压迫刺激症状。

5. 不孕 注意不孕发生的时间、类型,与生殖系统炎症的关系等。

6. 全身症状 患者可出现精神不振、食欲减退、体重下降、乏力、头痛、四肢疼痛等。

7. 心理反应 通过与患者接触、交谈,观察其行为变化,以了解患者情绪、心理状态的改变。多数患者在出现典型的临床症状后,出于无奈被迫就医。有些未婚或未育女性,常因害羞、恐惧、担心遭人耻笑和遗弃等原因未及时就诊,或自行寻找非正规医疗机构处理,以致延误病情,也给治疗和护理带来了一定的困难。

(三) 辅助检查

1. 阴道分泌物检查 ①pH测定:采用精密pH试纸测定阴道上1/3处分泌物的pH。滴虫性阴道炎患者的阴道pH一般在5.0~6.6,多数>6.0。而外阴阴道假丝酵母菌病的pH多在4.0~4.7,通常 pH<4.5。②病原菌检查:取阴道分泌物分别放于滴有生理盐水及10%氢氧化钾的两张玻片上,进行显微镜检查。生理盐水湿片用于检查滴虫、线索细胞,10%氢氧化钾湿片用于假丝酵母菌的检查及胺臭味试验。阴道分泌物中若找到滴虫或假丝酵母菌,可确诊滴虫性阴道炎、外阴阴道假丝酵母菌病;若找到线索细胞或胺臭味试验阳性,结合分泌物的性

状及pH，可明确细菌性阴道病的诊断。生理盐水湿片法是检测滴虫的最简便方法，敏感性为60%～70%。对可疑患者，若多次湿片法未能发现滴虫，分泌物应送培养，准确性可达98%。③白细胞检查：滴虫性阴道炎、淋病奈瑟菌及衣原体感染可引起宫颈管黏膜炎白细胞增加，而细菌性阴道病及外阴阴道假丝酵母菌病白细胞不增加。

2.宫颈分泌物检查　主要检测病原体，包括淋病奈瑟菌和衣原体。检测淋病奈瑟菌常用的方法有：①分泌物涂片革兰染色，查找中性粒细胞内有无革兰阴性双球菌。②淋病奈瑟菌培养是诊断淋病的金标准方法。③核酸扩增试验。检测沙眼衣原体常用的方法有：①衣原体培养，因其方法复杂，临床少用。②酶联免疫吸附试验，检测沙眼衣原体抗原，为临床常用的方法。③核酸检测，包括核酸杂交及核酸扩增，尤其是核酸扩增方法，为检测衣原体感染敏感、特异的方法。宫颈分泌物还可进行白细胞检查，宫颈分泌物革兰染色中性粒细胞＞30个/高倍视野对于诊断宫颈管炎症有意义。

3.宫颈刮片或分段诊刮术　对有血性白带者，应与子宫恶性肿瘤相鉴别，需常规做宫颈刮片，必要时行分段诊刮术。

4.阴道镜检查　有助于发现宫颈微小病变，并可取可疑部位活组织做病理检查。

5.聚合酶链反应（PCR）　PCR方法简便、快速、灵敏度高，特异性强，可检测、确诊人乳头瘤病毒、淋病奈瑟菌等感染。

6.局部组织活检　活体组织检查可明确诊断。

7.腹腔镜　能直接观察到子宫、输卵管浆膜面，并可取腹腔液行细菌培养，或在病变处取活组织检查。此项检查应避免损伤肠道。

8.B超　以了解子宫、附件及盆腔情况。

八、常见护理诊断/问题

1.组织完整性受损　与炎性分泌物刺激引起局部瘙痒、搔抓等有关。

2.舒适度减弱　与炎症引起的瘙痒、疼痛等不适有关。

3.焦虑　与治疗效果不佳有关。

九、护理目标

1.患者接受治疗措施后，外阴皮肤愈合。

2.患者瘙痒症状减轻，诉说舒适感增加。

3.患者的焦虑缓解，接受医务人员指导，积极配合治疗。

十、护理措施

1.一般护理　嘱患者多休息，避免劳累。炎症急性期应卧床休息。指导患者增加营养，进食高热量、高蛋白质、高维生素饮食。发热时多饮水。

2.缓解症状，促进舒适　指导患者定时更换消毒会阴垫，便后冲洗及会阴擦洗时遵循由前向后、从尿道到阴道、最后达肛门的原则，以保持会阴部清洁。炎症急性期，患者宜采取半卧位，以利于盆腔分泌物积聚于子宫直肠陷窝，使炎症局限或便于引流。为发热患者做好物理降温并及时为其更换衣服、床单。疼痛症状明显者，按照医嘱给予止痛剂。若患者局部奇痒难忍，酌情给予止痒药膏，并嘱咐患者避免搔抓。

3.执行医嘱，配合治疗 评估患者对诊疗方案的了解程度及执行能力后，帮助护理对象接受妇科诊疗时的体位、方法及各种治疗措施，护士应尽可能陪伴患者并为其提供有助于保护隐私的环境，解除患者不安、恐惧的情绪。执行医嘱时应尽量使用通俗易懂的语言与患者及其家属沟通，认真回答其问题，准确执行医嘱。及时、正确收集各种送检标本，协助医生完成诊疗过程。

4.心理护理，精神支持 由于炎症部位处于患者的隐私处，患者往往有害羞心理，不愿及时就医，护理人员应耐心向患者解释，告知及时就医的重要性，并鼓励坚持治疗和随访。对待慢性患者要及时了解其心理问题，尊重患者，耐心倾听其诉说，主动向患者解释各种诊疗的目的、作用、方法、不良反应和注意事项，与患者及家属共同讨论治疗、护理方案，减轻患者的恐惧和焦虑，争取家人的理解和支持，必要时提供直接帮助。

5.病情观察，做好记录 巡视过程中，认真对待患者的主诉，注意观察患者的生命体征、阴道分泌物的量和性状、用药反应等情况，并详细记录，若有异常情况，及时与医生取得联系。

6.健康教育，出院指导

（1）卫生宣教：指导妇女穿棉织品内裤，以减少局部刺激。告知治疗期间勿去公共浴室、游泳池，浴盆、浴巾等用具应消毒，并禁止性生活。注意经期、孕期、分娩期和产褥期的卫生。

（2）普查普治：积极开展普查普治，指导护理对象定期进行妇科检查，及早发现异常，并积极治疗。

（3）指导用药：对需局部用药治疗者，要耐心教会患者会阴区清洁、自己用药的方法及注意事项，请患者独立操作至确定其完全理解并掌握为止。此外，向患者讲解有关药物的作用、不良反应，使患者明确不同剂型药物的用药途径，以保证疗程和疗效。

（4）传授知识：向患者及其家属讲解常见生殖系统炎症的病因、诱发因素、预防措施，并与患者及其家属共同讨论适用于个人、家庭的防治措施，并鼓励其使用。

（5）信息告知：向患者及其家属告知相关诊断检查可能出现的不适。如腹腔镜检查术后出现上腹部不适及肩痛，是CO_2对膈肌刺激所致，术后数日内可自然消失。

十一、结果评价

1.患者外阴皮肤愈合，能够主动实施促进健康的行为，保持外阴清洁、干燥。

2.患者诉说外阴瘙痒症状减轻，不再搔抓外阴。

3.患者描述自己的焦虑和焦虑的表现，接受医务人员指导，焦虑缓解或消失。

第二节 外阴部炎症

一、非特异性外阴炎

非特异性外阴炎（non-specific vulvitis）是由物理、化学因素而非病原体所致的外阴皮肤或黏膜的炎症。

（一）病因

首先，外阴暴露于外，与尿道、肛门、阴道邻近，若不注意皮肤清洁，月经血、产后恶露、阴道分泌物、尿液、粪便等刺激均可引起外阴不同程度的炎症。其次，为糖尿病患者的糖尿刺激、粪瘘患者的粪便刺激、尿瘘患者尿液长期浸渍等。此外，穿紧身化纤内裤、月经垫通透性差、外阴局部潮湿等均可引起外阴部炎症。

（二）临床表现

外阴皮肤黏膜痛痒、疼痛、红肿、灼热感，于性交、活动、排尿、排便时加重。检查见外阴局部充血、肿胀、糜烂，常有抓痕，严重者形成溃疡或湿疹。慢性炎症者，外阴局部皮肤增厚粗糙、皲裂等，甚至苔藓样变。

（三）处理原则

保持局部清洁、干燥，包括局部治疗和病因治疗。局部治疗应用抗生素；病因治疗，若发现糖尿病则积极治疗糖尿病，若有尿瘘、粪瘘，应及时行修补术。

（四）护理要点

1. 治疗指导　非特异性外阴炎患者的局部治疗可用0.1%聚维酮碘溶液或1∶5 000高锰酸钾溶液坐浴，每日1～2次，每次15～30分钟，5～10次为一个疗程。护士应教会患者坐浴的方法，包括浴液的配制、温度、坐浴的时间及注意事项。注意提醒患者浴液浓度不宜过浓，以免灼伤皮肤。坐浴时要使会阴部浸没于溶液中，月经期停止坐浴。坐浴后，局部涂抗生素软膏或紫草油。也可用中药水煎熏洗外阴部，每日1～2次。急性期患者还可选用微波或红外线进行局部物理治疗。

2. 健康教育　指导护理对象注意保持外阴的清洁、干燥，穿纯棉内裤并经常更换，做好经期、孕期、分娩期及产褥期卫生保健。勿饮酒，少食辛辣食物。外阴部严禁搔抓，勿用刺激性药物或肥皂擦洗。外阴溃破者要预防继发感染，使用柔软无菌会阴垫，减少摩擦和感染的机会。

二、前庭大腺炎

病原体侵入前庭大腺引起的炎症，称为前庭大腺炎（Bartholinitis）。前庭大腺位于两侧大阴唇后1/3深部，其直径为0.5～1.0cm，出口管长1.5～2.0cm，腺管开口于处女膜与小阴唇之间。外阴部受污染时，易发生炎症。育龄妇女多见，幼女及绝经后期妇女少见。

（一）病因

主要病原体为葡萄球菌、链球菌、大肠埃希菌、肠球菌等，随着性传播疾病发病率的增加，淋病奈瑟菌及沙眼衣原体已成为常见病原体。急性炎症发作时，病原体首先侵犯腺管，导致前庭大腺导管炎，腺管开口往往因肿胀或渗出物凝聚而阻塞，脓液不能外流，因此积存而形成脓肿，称为前庭大腺脓肿（abscess of Bartholin gland）。

（二）临床表现

炎症多发生于一侧。初起时局部肿胀、疼痛、灼烧感，行走不便，有时致大小便困难。部分患者出现发热等全身症状。检查见局部皮肤红肿、发热、压痛明显，患侧前庭大腺开口处有时可见白色脓点。当脓肿形成时，疼痛加剧，脓肿直径可达3~6cm，局部可触及波动感。当脓肿内压力增大时，表面皮肤发红、变薄，脓肿可自行破溃，若破孔大，可自行引流，炎症较快消退而痊愈；若破孔小，引流不畅，则炎症持续不消退，并可反复急性发作。发热患者可有腹股沟淋巴结不同程度增大。

（三）处理原则

根据病原体选择敏感的抗生素控制急性炎症；脓肿/囊肿形成后可切开引流并行造口术。

（四）护理要点

1.急性期患者应卧床休息，保持局部清洁；由前庭大腺开口处取分泌物进行细菌培养和药敏试验，按医嘱给予抗生素及止痛剂。也可选用蒲公英、紫花地丁、金银花、连翘等局部热敷或坐浴。

2.脓肿或囊肿切开术后，局部放置引流条引流，引流条需每日更换。外阴用消毒液常规擦洗，伤口愈合后，可改用坐浴。

三、前庭大腺囊肿

前庭大腺囊肿（Bartholin cyst）系因前庭大腺腺管开口部阻塞、分泌物积聚于腺腔而形成。前庭大腺囊肿可继发感染，形成脓肿并反复发作。

（一）病因

1.前庭大腺脓肿消退后，腺管口粘连闭塞，腺管阻塞，分泌物不能排出，脓液吸收后由黏液分泌物所代替。

2.先天性腺管狭窄或腺腔内黏液浓稠分泌物排出不畅，导致囊肿形成。

3.前庭大腺管损伤，如分娩时会阴与阴道裂伤后瘢痕阻塞腺管口，或会阴后侧切开术损伤腺管。

（二）临床表现

前庭大腺囊肿多由小逐渐增大，囊肿多为单侧，也可为双侧。若囊肿小且无感染，患者可无自觉症状，往往于妇科检查时被发现；若囊肿大，可有外阴坠胀感或性交不适。检查见囊肿多呈椭圆形，大小不等，位于外阴部后下方，可向大阴唇外侧突起。

（三）处理原则

行前庭大腺囊肿造口术，造口术方法简单、损伤小，术后还能保留腺体功能。还可采用CO_2激光或微波行囊肿造口术。

（四）护理要点

同前庭大腺炎患者的护理。

第三节　阴道炎症

一、滴虫性阴道炎

滴虫性阴道炎（trichomonal vaginitis）是由阴道毛滴虫引起的阴道炎，是常见的性传播疾病。

（一）病因

阴道毛滴虫呈梨形，体积为多核白细胞的2~3倍，其顶端有4根鞭毛，体侧有波动膜，后端尖并有轴柱凸出，无色透明如水滴（图13-4）。鞭毛随波动膜的波动而活动。阴道毛滴虫适宜在温度为25~40℃、pH为5.2~6.6的潮湿环境中生长，在pH<5.0或pH>7.5的环境中则不能生长。滴虫能在3~5℃生存21日，在46℃生存20~60分钟，在半干燥环境中生存约10小时；在普通肥皂水中也能生存45~120分钟。月经前、后阴道pH发生变化，月经后接近中性，故隐藏在腺体及阴道皱襞中的滴虫于月经前、后常得以繁殖，引起炎症的发作。另外，妊娠期、产后等阴道环境也发生改变，适于滴虫生长繁殖。滴虫能消耗或吞噬阴道上皮细胞内的糖原，也可吞噬乳杆菌，阻碍乳酸生成，使阴道pH升高而有利于繁殖。滴虫性阴道炎患者的阴道pH一般在5.0~6.5，多数>6.0。滴虫不仅寄生于阴道，还常侵入尿道或尿道旁腺，甚至膀胱、肾盂及男性的包皮皱褶、尿道或前列腺中。滴虫能消耗氧，使阴道成为厌氧环境，利于厌氧菌繁殖，约60%的患者合并有细菌性阴道病。

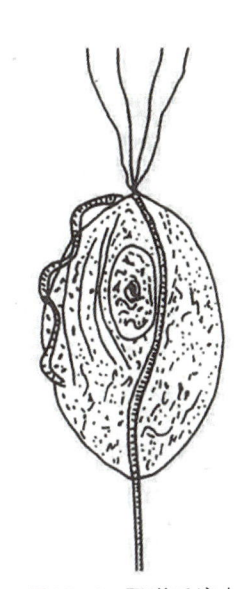

图13-4　阴道毛滴虫

（二）传播方式

1. 经性交直接传播　是主要的传播方式。男性感染滴虫后常无症状，易成为感染源。

2. 间接传播　经公共浴池、浴盆、浴巾、游泳池、坐式便器、衣物等间接传播，还可通过污染的器械及敷料传播。

（三）临床表现

潜伏期4~28日，25%~50%的患者感染初期无症状，主要症状是阴道分泌物增多及外阴瘙痒，间或有灼热、疼痛、性交痛等。典型分泌物为稀薄脓性、黄绿色，泡沫状伴有臭味。分泌物呈脓性是因分泌物中含有白细胞，若合并其他感染则呈黄绿色；泡沫状、有臭味是因滴虫无氧酵解碳水化合物，产生腐臭气体。瘙痒部位主要为阴道口及外阴。若合并尿道口感染，可有尿频、尿痛，有时可见血尿。阴道毛滴虫能吞噬精子，影响精子在阴道内存活，导致不孕。妇科检查可见患者阴道黏膜充血，严重者有散在出血斑点，甚至宫颈有出血斑点，形成"草莓样"宫颈，后穹隆有大量白带，呈泡沫状灰黄色、黄白色稀薄液体或黄绿色脓性分泌物。少数患者阴道内有滴虫存在而无炎症反应，阴道黏膜无异常，称为带虫者。

（四）处理原则

全身用药，主要治疗药物是甲硝唑和替硝唑。初次治疗可选择甲硝唑2g，单次口服；或替硝唑2g，单次口服。甲硝唑的治愈率为90%～95%，替硝唑的治愈率为86%～100%。替代方案：甲硝唑400mg，每日2次，连服7日。

（五）护理要点

1.**指导患者自我护理** 注意个人卫生，保持外阴部的清洁、干燥。勤换内裤，内裤、浴巾及洗涤用物应煮沸消毒5～10分钟以消灭病原体，避免交叉和重复感染。尽量避免搔抓阴部，以免皮肤破损。治疗期间禁止性生活。

2.**指导患者配合检查** 告知患者取分泌物前24～48小时避免性交，阴道灌洗或局部用药分泌物取出后应及时送检并注意保暖，否则滴虫活动力减弱，可造成辨认困难。

3.**告知全身用药注意事项** 甲硝唑口服后偶见胃肠道反应，如食欲减退、恶心、呕吐。此外，偶见头痛、皮疹、白细胞减少等，一旦发现应报告医生并停药。由于药物可抑制乙醇在体内氧化而产生有毒的中间代谢产物，因此，甲硝唑用药期间及停药24小时内、替硝唑用药期间及停药72小时内禁止饮酒。甲硝唑能通过乳汁排泄，用药期间及用药后12～24小时内不宜哺乳；替硝唑服药后3日内不宜哺乳。

4.**男性患者同时治疗** 滴虫性阴道炎主要由性行为传播，男性患者应同时进行治疗，治愈前避免无保护性交。

5.**随访及治疗失败者的处理** 对症状持续存在或症状复发的患者进行随访及病原体检测，滴虫性阴道炎患者再感染率高，患有滴虫性阴道炎的性活跃女性应在最初感染3个月后重新筛查。对初次治疗失败且排除再次感染者，按医嘱增加甲硝唑疗程及剂量仍有效。可重复应用甲硝唑400mg，每日2次，连服7日；若再次治疗仍失败，给予甲硝唑2g，每日1次，连服5日，同时进行耐药性监测。

6.**妊娠期治疗的注意事项** 滴虫性阴道炎可致胎膜早破、早产及低出生体重儿，治疗可采用甲硝唑2g顿服，或甲硝唑400mg，每日2次，连服7日。治疗有症状的滴虫性阴道炎，可以减轻患者症状，减少传播，防止新生儿呼吸道和生殖道感染。但是目前关于甲硝唑治疗是否能够改善滴虫性阴道炎的产科并发症及是否增加胎儿致畸率尚无统一结论，因此应用甲硝唑时，最好取得孕妇及其家属的知情同意。

二、外阴阴道假丝酵母菌病

外阴阴道假丝酵母菌病（vulvovaginal candidiasis，VVC）是由假丝酵母菌引起的外阴阴道炎症，曾称为外阴阴道念珠菌病，发生率高。国外资料显示，约75%的妇女一生中至少患过1次外阴阴道假丝酵母菌病，其中40%~45%的妇女经历过2次或以上的发病。

（一）病因

80%~90%的病原体为白假丝酵母菌，10%~20%由非白假丝酵母菌（光滑假丝酵母菌、近平滑假丝酵母菌、热带假丝酵母菌等）引起。酸性环境适宜假丝酵母菌生长，假丝酵母菌感染的患者阴道pH多在4.0~4.7，通常小于4.5。假丝酵母菌对热的抵抗力不强，加热至60℃后1小时即可死亡，但对于干燥、日光、紫外线及化学制剂等抵抗力较强。

白假丝酵母菌是有酵母相和菌丝相的双相菌。酵母相为芽生孢子，在无症状寄居和传播中起作用；菌丝相为芽生孢子生长为假菌丝，侵袭组织能力强。白假丝酵母菌为条件致病菌，10%~20%的非孕妇女及30%~40%的孕妇阴道中有此菌寄生，但数量极少，且呈酵母相，并不引起症状，只有在全身及阴道局部免疫能力下降、假丝酵母菌大量繁殖并转变为菌丝相时才出现症状。常见发病诱因：①长期应用抗生素，抑制了乳杆菌生长，有利于假丝酵母菌繁殖。②妊娠时机体免疫力下降，雌激素水平高，阴道组织内糖原增加，酸度增高，有利于假丝酵母菌生长。③糖尿病患者机体免疫力下降，阴道内糖原增加，适合假丝酵母菌繁殖。④大量应用免疫抑制剂，如皮质类固醇激素或免疫缺陷综合征，使机体的抵抗力降低。⑤其他诱因有胃肠道假丝酵母菌、应用含高剂量雌激素的避孕药、穿紧身化纤内裤和肥胖等，后者可使会阴局部的温度及湿度增加，利于假丝酵母菌繁殖。

（二）传播方式

1. 内源性感染　为主要感染途径，假丝酵母菌除作为条件致病菌寄生于阴道外，还可寄生于人的口腔、肠道，当局部环境条件适合时易发病，这三个部位的假丝酵母菌可互相传染。
2. 性交传染　部分患者可通过性交直接传染。
3. 间接传染　少数患者是接触感染的衣物而间接传染。

（三）临床表现

主要为外阴瘙痒、灼痛、性交痛及尿痛，部分患者阴道分泌物增多。尿痛特点是排尿时尿液刺激水肿的外阴及前庭导致疼痛。阴道分泌物由脱落上皮细胞和菌丝体、酵母菌和假丝菌组成，其特征是白色稠厚呈凝乳或豆腐渣样。妇科检查可见外阴红斑、水肿，常伴有皮肤抓痕，严重者可见皮肤皲裂、表皮脱落。阴道黏膜红肿，小阴唇内侧及阴道黏膜附有白色块状物，擦除后露出红肿黏膜面，急性期还可见到糜烂及浅表溃疡。

目前根据流行情况、临床表现、微生物学、宿主情况可分为单纯性VVC和复杂性VVC，见表13-1。10%~20%的妇女表现为复杂性VVC。1年内有症状并经真菌学证实的VVC发作4次或以上，称为复发性外阴阴道假丝酵母菌病（recurrent vulvovaginal candidiasis，RVVC），发生率约为5%。VVC的临床表现按VVC评分标准划分（2012年中华医学会妇产科分会感染协作组修订），评分≥7分为重度VVC，＜7分为轻、中度VVC，见表13-2。

表13-1 VVC临床分类

	单纯性 VVC	复杂性 VVC
发生频率	散发或非经常发作	复发性
临床表现	轻到中度	重度
真菌种类	白假丝酵母菌	非白假丝酵母菌
宿主情况	免疫功能正常	免疫功能低下、应用免疫抑制剂、未控制的糖尿病、妊娠

表13-2 VVC临床评分标准

评分项目	0分	1分	2分	3分
瘙痒	无	偶有发作，可被忽略	能引起重视	持续发作，坐立不安
疼痛	无	轻	中	重
阴道黏膜充血、水肿	无	轻	中	重
外阴抓痕、皲裂、糜烂	无	—	—	有
分泌物量	无	较正常多	量多，无溢出	量多，有溢出

（四）处理原则

消除诱因，包括积极治疗糖尿病，及时停用广谱抗生素、雌激素及皮质类固醇激素。根据患者具体情况选择局部或全身应用抗真菌药物。单纯性VVC主要以局部短疗程抗真菌药物为主，复杂性VVC患者可采用强化治疗及巩固治疗。严重VVC者，外阴局部可应用低浓度糖皮质激素软膏或唑类霜剂。

（五）护理要点

1.**健康指导** 与患者讨论发病的因素及治疗原则，积极配合治疗方案；培养健康的卫生习惯，保持局部清洁；避免交叉感染。勤换内裤，用过的内裤、盆及毛巾均用开水烫洗。

2.**用药护理** 要向患者说明用药的目的与方法，取得配合，按医嘱完成正规疗程。指导患者正确用药。需要阴道用药的患者应洗手后戴手套，用示指将药沿阴道后壁推进达阴道深部，为保证药物局部作用时间，宜在晚上睡前放置。为提高用药效果，可用2%～4%碳酸氢钠溶液坐浴或阴道冲洗后用药。对RVVC患者，治疗期间应定期复查监测疗效及药物不良反应，一旦发现不良反应，立即停药。妊娠期合并感染者以局部治疗为主，以7日疗法效果为佳。禁止口服唑类药物。

（1）单纯性VVC治疗主要以局部短疗程抗真菌药物为主，唑类药物的疗效高于制霉菌素。可选用下列药物之一放于阴道内：①咪康唑栓剂，每晚1粒（200mg），连用7日；或每晚1粒（400mg），连用3日；或1粒（1 200mg），单次用药。②克霉唑栓剂，塞入阴道深部，每晚1粒（100mg），连用7日；或1粒（500mg），单次用药。③制霉菌素栓剂，每晚1粒

（10万U），连用14日。复杂性VVC患者局部用药可采用强化治疗；严重VVC者，外阴局部可应用低浓度糖皮质激素软膏或唑类霜剂。

单纯性VVC患者若不能耐受局部用药、未婚妇女及不愿采用局部用药者，可选用口服药物，常用药物是氟康唑150mg，顿服。严重VVC患者，若选择口服氟康唑150mg，则72小时后加服1次。

（2）RVVC的抗真菌治疗分为强化治疗及巩固治疗。根据真菌培养和药物敏感试验选择药物。在强化治疗达到真菌学阴性后，给予巩固治疗半年。强化治疗若为阴道局部治疗，可选咪康唑栓剂，每晚1粒（400mg），连用6日；若为全身用药，可口服氟康唑150mg，第4日、第7日各加服1次。巩固治疗方案：目前国内外尚无成熟方案，若为每月规律发作者，可于发作前预防用药1次，连续6个月。

3.男性患者治疗　约15%的男性与女性患者接触后患有龟头炎，对有症状男性应进行假丝酵母菌检查及治疗，预防女性重复感染。

4.随访　若症状持续存在或诊断后2个月内复发者，需再次复诊。对RVVC患者，在治疗结束后7~14日、1个月、3个月和6个月各随访1次，后两次随访时，建议进行真菌培养。

三、萎缩性阴道炎

萎缩性阴道炎（atrophic vaginitis）常见于自然绝经或人工绝经后妇女，也可见于产后闭经或药物假绝经治疗的妇女。

（一）病因

绝经后妇女因卵巢功能衰退，雌激素水平降低，阴道壁萎缩，黏膜变薄，上皮细胞内糖原含量减少，阴道内pH增高，多为5.0~7.0，嗜酸性的乳杆菌不再为优势菌，局部抵抗力降低，其他致病菌过度繁殖或外源性致病菌容易入侵而引起炎症。

（二）临床表现

主要症状为外阴灼热不适、瘙痒及阴道分泌物增多。阴道分泌物稀薄，呈淡黄色，感染严重者呈血样脓性白带。由于阴道黏膜萎缩，可伴有性交痛。妇科检查可见阴道呈萎缩性改变，上皮皱襞消失、萎缩、菲薄。阴道黏膜充血，常伴有散在小出血点或点状出血斑；有时见浅表溃疡，溃疡面可与对侧粘连，严重时造成阴道狭窄甚至闭锁；若炎症分泌物引流不畅，可形成阴道积脓或宫腔积脓。

（三）处理原则

治疗原则为应用抗生素抑制细菌生长；补充雌激素增强阴道抵抗力。

（四）护理要点

1.加强健康教育　注意保持会阴部清洁，勤换内裤，出现症状应及时到医院就诊。

2.用药护理　使患者理解用药的目的、方法与注意事项，主动配合治疗过程。阴道局部应用抗生素，如诺氟沙星100mg，放入阴道深部，每日1次，7~10日为一个疗程。也可选用中药如保妇康栓等。对于阴道局部干涩明显者，可应用润滑剂。通常在阴道冲洗后进行阴道局部用药。患者可采用1%乳酸或0.5%醋酸冲洗阴道，每日1次，以增加阴道酸度，抑制细菌生长繁殖。本人用药有困难者，指导其家属协助用药或由医务人员帮助使用。

雌激素制剂可局部给药，可用雌三醇软膏局部涂抹，每日1~2次，14日为一个疗程；或选用兼有广谱抗菌作用及局部雌激素样作用的制剂，如氯喹那多-普罗雌烯阴道片。也可全身用药。对于同时需要性激素替代治疗的患者，可口服替勃龙，2.5mg，每日1次。乳腺癌或子宫内膜癌患者要慎用雌激素。

四、细菌性阴道病

细菌性阴道病（bacterial vaginosis，BV）是阴道内正常菌群失调引起的一种混合感染，但临床及病理特征无炎症改变。

（一）病因

正常阴道微生物群中以乳杆菌为优势菌，乳杆菌不但能够维持阴道的酸性环境，还能产生H_2O_2、细菌素等抗微生物因子，可抑制致病菌微生物的生长；同时，通过竞争排斥机制阻止致病微生物黏附于阴道上皮细胞，维持阴道微生态平衡。频繁性交、多个性伴侣或阴道灌洗等情况下，乳杆菌减少，导致其他微生物大量繁殖，主要有加德纳菌、厌氧菌（动弯杆菌、普雷沃菌、紫单胞菌、类杆菌、消化链球菌等）以及人型支原体，其中以厌氧菌居多，这些微生物的数量可增加100~1 000倍。随着这些微生物的繁殖，其代谢产物使阴道分泌物的生化成分发生相应改变，胺类物质（尸胺、腐胺、三甲胺）、有机酸及一些酶类（黏多糖酶、唾液酸酶、IgA蛋白酶等）增加。胺类物质可使阴道分泌物增多并有臭味。有机酸和酶可破坏宿主的防御机制，如溶解宫颈黏液，使致病微生物更易进入上生殖道，引起炎症。

（二）临床表现

多发生在性活跃期妇女。10%~40%的患者无临床症状。有症状者表现为阴道分泌物增多，伴有鱼腥臭味，性交后加重，可出现轻度外阴瘙痒或烧灼感。检查可见阴道分泌物呈灰白色，均匀一致，稀薄，常黏附于阴道壁，但黏度很低，容易将分泌物从阴道壁拭去，阴道黏膜无充血的炎症表现。

细菌性阴道病还可引起子宫内膜炎、盆腔炎、子宫切除术后阴道断端感染；妊娠期细菌性阴道病可导致绒毛膜炎、胎膜早破、早产。

（三）处理原则

有症状者均需治疗，无症状者除早产高风险孕妇外，一般不需治疗。治疗选用抗厌氧菌药物，主要药物有甲硝唑和克林霉素。局部用药与口服药物疗效相似，治愈率为80%左右。

（四）护理要点

1.指导患者自我护理　注意个人卫生，保持外阴部清洁、干燥，尽量避免搔抓外阴部致皮肤破损。勤换内裤，出现症状应及时诊断并治疗。

2. **用药护理** 向患者说明药物治疗的目的、方法，指导患者正确用药。口服药物首选甲硝唑400mg，每日2次，口服，共7日。替代方案：替硝唑2g，口服，每日1次，连服3日；或替硝唑1g，口服，每日1次，连服5日；或克林霉素300mg，每日2次，连服7日。阴道局部用药如甲硝唑栓剂200mg，每晚1次，连用7日；或2%克林霉素软膏阴道涂布，每次5g，每晚1次，连用7日。任何有症状的细菌性阴道病，孕妇及无症状早产高风险孕妇均需筛查及治疗，用药为甲硝唑或克林霉素，剂量及用药时间同非孕妇女。

3. **随访指导** 治疗后无症状者不需常规随访。对妊娠合并BV者需要随访治疗效果。细菌性阴道病复发较常见，对症状持续或症状重复出现者，应告知患者复诊，接受治疗。

第四节　子宫颈炎症

子宫颈炎症（cervicitis）是妇科常见的疾病之一，包括宫颈阴道部炎症及宫颈管黏膜炎症。临床上多见的是急性子宫颈管黏膜炎，若急性子宫颈管黏膜炎未经及时诊治或病原体持续存在，可导致慢性子宫颈炎症。

一、急性子宫颈炎

急性子宫颈炎（acute cervicitis），又称急性宫颈炎，是指以宫颈管黏膜柱状上皮感染为主，局部充血、水肿，上皮变性、坏死，黏膜、黏膜下组织、腺体周围见大量中性粒细胞浸润，腺腔中可有脓性分泌物。急性子宫颈炎可由多种病原体引起，也可由物理因素、化学因素刺激或机械性子宫颈损伤、子宫颈异物伴发感染所致。

（一）病因

正常情况下，宫颈具有多种防御功能，是阻止病原菌进入上生殖道的重要防线。但因宫颈容易受性交、分娩、流产或手术操作的损伤；同时，宫颈管单层柱状上皮抗感染能力较差，容易发生感染。因宫颈阴道部鳞状上皮与阴道鳞状上皮相延续，阴道炎症可引起宫颈阴道部炎症。急性子宫颈炎的病原体包括性传播疾病病原体和内源性病原体。性传播疾病病原体，如沙眼衣原体、淋病奈瑟菌，主要见于性传播疾病的高危人群。沙眼衣原体及淋病奈瑟菌均可感染子宫颈管柱状上皮，沿黏膜面扩散引起浅层感染，病变以子宫颈管明显。除子宫颈管柱状上皮外，淋病奈瑟菌还常侵袭尿道移行上皮、尿道旁腺及前庭大腺。内源性病原体主要包括需氧菌和厌氧菌。部分子宫颈炎的病原体是引起细菌性阴道病的病原体，也有部分患者的病原体不清楚。

（二）临床表现

大部分患者无症状，有症状者主要表现为阴道分泌物增多，呈黏液脓性，阴道分泌物刺激可引起外阴瘙痒及灼热感。此外，可出现经间期出血、性交后出血等症状。若合并尿路感染，可出现尿急、尿频、尿痛等症状。妇科检查可见宫颈充血、水肿、黏膜外翻，有黏液脓性分泌物附着，甚至从宫颈管流出，子宫颈管黏膜质脆，容易诱发出血。若为淋病奈瑟菌感染，因尿道旁腺、前庭大腺受累，可见尿道口、阴道口黏膜充血、水肿及多量脓性分泌物。

（三）处理原则

主要为抗生素药物治疗。对有性传播疾病高危因素的患者，即使未获得病原体检测结果，也可立即给予经验性抗生素治疗；有病原体检测结果者，则选择针对病原体的抗生素。

（四）护理要点

1. 一般护理　加强会阴部护理，保持外阴清洁、干燥，减少局部摩擦。

2. 抗生素用药指导　指导患者按医嘱及时、足量、规范的应用抗生素。

（1）对于有性传播疾病高危因素的患者（年龄<25岁，有多个性伴侣或新性伴侣，并且为无保护性交），未获得病原体检测结果前，针对沙眼衣原体，可给予阿奇霉素1g，单次口服；或多西环素100mg，每日2次，连服7日。

（2）对于获得病原体者，选择针对病原体的抗生素。①单纯急性淋病奈瑟菌性子宫颈炎患者，常用药物有第三代头孢菌素，如头孢曲松钠250mg，单次肌内注射；或头孢塞肟钠1g，单次肌内注射；对不能接受头孢菌素者，可选择氨基糖苷类抗生素中的大观霉素4g，单次肌内注射。②沙眼衣原体感染所致子宫颈炎患者，治疗药物主要有四环素类，如多西环素100mg，每日2次，连服7日；红霉素类，如阿奇霉素1g，单次顿服。③由于淋病奈瑟菌感染常伴有衣原体感染，因此，淋球菌性子宫颈炎治疗时除选用抗淋病奈瑟菌的药物外，同时应用抗衣原体感染药物。④合并细菌性阴道病的患者，应同时治疗细菌性阴道病，否则将导致子宫颈炎持续存在。

3. 男性患者的处理　告知病原体为沙眼衣原体及淋病奈瑟菌的子宫颈炎患者，其性伴侣应进行相应的检查及治疗。

4. 随访　症状持续存在者，应告知治疗后症状持续存在者随诊。对持续性宫颈炎症患者，协同医生对其进行全面评估，分析原因，调整治疗方案。包括了解有无再次感染性传播疾病，性伴侣是否已进行治疗，阴道菌群失调是否持续存在等。

二、慢性子宫颈炎

慢性子宫颈炎症（chronic cervicitis），又称慢性宫颈炎，指子宫颈间质内有大量淋巴细胞、浆细胞等慢性炎细胞浸润，可伴有子宫颈腺上皮及间质的增生和鳞状上皮化生。慢性子宫颈炎症可由急性子宫颈炎症迁延而来，也可为病原体持续感染所致，病原体与急性子宫颈炎相似。

（一）病理

1. 慢性子宫颈管黏膜炎　宫颈管黏膜皱襞较多，柱状上皮抵抗力弱，感染后容易形成持续性子宫颈黏膜炎，表现为子宫颈管黏液及脓性分泌物，且反复发作。

2. 子宫颈息肉　宫颈管黏膜增生形成的局部突起病灶，称为子宫颈息肉。息肉可为一个或多个，色红，呈舌型，质软而脆，可有蒂，蒂宽窄不一，根部可附着在子宫颈外口，也可在子宫颈管内。光镜下见息肉表面被覆高柱状上皮，间质水肿、血管丰富及慢性炎性细胞浸润。子宫颈息肉极少恶变，但切除的子宫颈息肉应送病理组织学检查，以与子宫的恶性肿瘤相鉴别。

3.子宫颈肥大　宫颈比正常大。慢性炎症的长期刺激可导致子宫颈腺体及间质增生。此外子宫颈深部的腺囊肿也可使子宫颈呈不同程度肥大，质地变硬。

（二）临床表现

慢性子宫颈炎多无症状，少数患者可有阴道分泌物增多，呈淡黄色或脓性，偶有分泌物刺激引起外阴瘙痒或不适，或有性交后出血，月经间期出血。妇科检查可见子宫颈呈糜烂样改变，或有黄色分泌物覆盖子宫颈口或从子宫颈口流出，也可表现为子宫颈息肉或子宫颈肥大。

子宫颈糜烂样改变是一个临床征象，可由生理性原因引起，即子宫颈的生理性柱状上皮异位，多见于青春期、生育年龄妇女雌激素分泌旺盛者、口服避孕药或妊娠期。由于雌激素的作用，鳞-柱交界部外移，子宫颈局部呈糜烂样改变。也可为病理性改变，除慢性子宫颈炎外，子宫颈上皮内瘤变甚至早期子宫颈癌也可呈现子宫颈糜烂性改变。因此，对于子宫颈糜烂样改变需进行子宫颈细胞学检查和（或）HPV检测，必要时行阴道镜及活组织检查，以除外子宫颈上皮内瘤变或子宫颈癌。

（三）处理原则

先筛查，除外子宫颈上皮内瘤变和子宫颈癌；后针对不同病变采取不同的治疗方法。对宫颈糜烂样改变者，若为无症状的生理性柱状上皮异位，则无须处理。对宫颈糜烂样改变伴有分泌物增多、乳头状增生或接触性出血者，可给予局部物理治疗，包括激光、冷冻、微波等方法，也可给予中药保妇康治疗或将其作为物理治疗前后的辅助治疗。

（四）护理要点

1.一般护理　加强会阴部护理，保持外阴清洁、干燥，减少局部摩擦。

2.物理治疗注意事项　临床常用的物理治疗方法有激光治疗、冷冻治疗、红外线凝结疗法及微波疗法等。其原理都是破坏宫颈糜烂面的单层柱状上皮，结痂脱落后由新的鳞状上皮覆盖创面，为期3~4周，病变较深者需6~8周，之后宫颈恢复光滑外观。接受物理治疗的患者应注意：①治疗前应常规行宫颈癌筛查。②有急性生殖器炎症者列为禁忌。③治疗时间选择在月经干净后3~7日内进行。④物理治疗后应每日清洗外阴2次，保持外阴清洁，在创面尚未愈合期间（4~8周）禁盆浴、性交和阴道冲洗。⑤患者治疗后均有阴道分泌物增多，在宫颈创面痂皮脱落前，阴道有大量黄水流出，术后1~2周脱痂时可有少量血水或少许流血，若出血量多，需急诊处理，局部用止血粉或压迫止血，必要时加用抗生素。⑥一般于两次月经干净后3~7日复查了解创面愈合情况，同时注意观察有无宫颈管狭窄。未痊愈者可择期再做第二次治疗。

3.采取预防措施　①积极治疗急性宫颈炎。②定期做妇科检查，发现急性宫颈炎症者及时治疗并达到痊愈。③提高助产技术，避免分娩时或器械损伤宫颈。④产后发现宫颈裂伤应及时正确缝合。

第五节　盆腔炎性疾病

盆腔炎性疾病（pelvic inflammatory disease，PID）是指女性上生殖道的一组感染性疾病，主要包括子宫内膜炎（endometritis）、输卵管炎（salpingitis）、输卵管卵巢脓肿（tubo-ovarian abscess，TOA）和盆腔腹膜炎（peritonitis）。炎症可局限于一个部位，也可同时累及几个部位，最常见的是输卵管炎及输卵管卵巢炎，单纯的子宫内膜炎或卵巢炎较少见。盆腔炎性疾病多发生在性活跃期、有月经的妇女，初潮前、绝经后或无性生活者很少发生盆腔炎性疾病，若发生盆腔炎性疾病，也往往是由邻近器官炎症扩散所致。若盆腔炎性疾病被延误诊断或未能得到有效治疗，有可能导致上生殖道感染后遗症（不孕、输卵管妊娠、慢性腹痛、炎症反复发作等），称为盆腔炎性疾病后遗症，从而影响妇女的生殖健康，且增加家庭与社会的经济负担。

一、病因

女性生殖系统有较完整的自然防御功能，但当机体免疫力下降、内分泌发生变化及病原体侵入时，即可导致炎症的发生。据美国资料显示，盆腔炎性疾病的高发年龄为15~25岁。年轻妇女、不良性行为、下生殖道感染、宫腔内操作、不注意性卫生保健、邻近器官炎症等是发生盆腔炎性疾病的高危因素。年轻妇女容易发生盆腔炎性疾病可能与频繁性活动、宫颈柱状上皮生理性异位、宫颈黏液机械防御功能较差有关。此外，不注意性卫生保健，如使用不洁的月经垫、经期性交或不恰当阴道冲洗者均可引起病原体侵入而导致炎症。

引起盆腔炎症性疾病的病原体有：①内源性病原体，来自寄居于阴道内的菌群，包括需氧菌金黄色葡萄球菌、溶血性链球菌等）和厌氧菌（脆弱类杆菌、消化球菌等）。需氧菌或厌氧菌可以单独引起感染，但以需氧菌及厌氧菌混合感染多见。②外源性病原体，主要是性传播疾病的病原体，如淋病奈瑟菌、沙眼衣原体、支原体等。外源性和内源性病原体可单独存在，但通常为混合感染，可能是外源性的衣原体或淋病奈瑟菌感染造成输卵管损伤后，容易继发内源性的需氧菌或厌氧菌感染。

病原体可经生殖道黏膜上行蔓延，如刮宫术、输卵管通液术、子宫输卵管造影术、宫腔镜检查等，由于手术消毒不严格或手术所致生殖道黏膜损伤等，可导致下生殖道内源性菌群的病原体上行感染。病原体也可由外阴、阴道、宫颈及宫体创伤处的淋巴管经淋巴系统蔓延；或病原体先侵入人体的其他系统再经血液循环传播（结核），或因腹腔内其他脏器感染后直接蔓延到内生殖器，如阑尾炎、腹膜炎等蔓延至盆腔，导致炎症发作，病原体以大肠埃希菌为主。盆腔炎性疾病所致的盆腔广泛粘连、输卵管损伤、输卵管防御能力下降，容易造成再次感染，导致急性发作。

二、病理

1.急性子宫内膜炎及子宫肌炎　子宫内膜充血、水肿，有炎性渗出物，严重者内膜坏死脱落形成溃疡。镜下见大量白细胞浸润，炎症向深部侵入形成子宫肌炎。

2.急性输卵管炎、输卵管积脓、输卵管卵巢脓肿　急性输卵管炎症因病原体传播途径不同而有不同的病变特点：①炎症经子宫内膜向上蔓延者，首先引起输卵管黏膜炎，严重者引起输卵管黏膜粘连，导致输卵管管腔及伞端闭锁，若有脓液积聚于管腔内，则形成输卵管积脓。淋病奈瑟菌及大肠埃希菌、类杆菌及普雷沃菌除直接引起输卵管上皮损伤外，其细胞壁脂多糖等内毒素引起输卵管纤毛大量脱落，导致输卵管运输功能减退、丧失。衣原体感染后引起交叉免疫反应可损伤输卵管，导致输卵管黏膜结构及功能的严重破坏，并引起盆腔广泛粘连。②病原菌经过宫颈的淋巴扩散，首先侵及浆膜层发生输卵管周围炎，然后累及肌层，而输卵管黏膜层可不受累或受累极轻，病变以输卵管间质炎为主，其管腔常可因肌壁增厚受压变窄，但仍能保持通畅。轻者输卵管仅有轻度充血、肿胀、略增粗；严重者输卵管明显增粗、弯曲，与周围组织粘连。卵巢很少单独发炎，常与发炎的输卵管伞端粘连而发生卵巢周围炎，称为输卵管卵巢炎，又称附件炎。炎症可通过卵巢排卵的破孔侵入卵巢实质形成卵巢脓肿，脓肿壁与输卵管积脓粘连并穿通，形成输卵管卵巢脓肿。输卵管卵巢脓肿多位于子宫后方或子宫阔韧带后叶及肠管间粘连处，可破入直肠或阴道，若破入腹腔则引起弥漫性腹膜炎。

3.急性盆腔腹膜炎　盆腔内器官发生严重感染时往往蔓延到盆腔腹膜，发炎的腹膜充血水肿，并有少量含纤维素的渗出液，形成盆腔脏器粘连。当有大量脓性渗出液积聚于粘连的间隙内，可形成散在小脓肿，多见积聚于直肠子宫陷凹处形成盆腔脓肿，脓肿前面为子宫，后方为直肠，顶部为粘连的肠管及大网膜，脓肿可破入直肠而使症状突然减轻，也可破入腹腔引起弥漫性腹膜炎。

4.急性盆腔结缔组织炎　病原体经淋巴管进入盆腔结缔组织而引起结缔组织充血、水肿及中性粒细胞浸润，以宫旁结缔组织炎最为常见。若形成盆腔腹膜外脓肿，可自发破入直肠或阴道。

5.败血症及脓毒血症　当病原体毒性强、数量多、患者抵抗力降低时常发生败血症。发生盆腔炎性疾病后，若身体其他部位发现多处炎症病灶或脓肿，应考虑有脓毒血症存在，但需要经血培养证实。

6.肝周围炎（Fitz-Hugh-Curtis综合征）　是指肝包膜炎症而无肝实质损害的肝周围炎，淋病奈瑟菌及衣原体感染均可引起。由于肝包膜水肿，吸气时患者的右上腹疼痛。肝包膜上有脓性或纤维渗出物，早期在肝包膜与前腹壁腹膜之间形成松软粘连，晚期形成琴弦样粘连。5%～10%的输卵管炎患者可出现肝周围炎，临床表现为继下腹痛后出现右上腹痛，或下腹疼痛与右上腹疼痛同时出现。

7.盆腔炎性疾病后遗症　是指盆腔炎性疾病未得到及时正确的治疗，可能会发生的一系列后遗症。主要病理改变为组织破坏、广泛粘连、增生及瘢痕形成，导致输卵管阻塞、输卵管增粗、输卵管卵巢肿块、输卵管积水或输卵管卵巢囊肿，盆腔结缔组织炎的遗留改变表现为主韧带、阔韧带增生、变厚，若病变广泛，可使子宫固定。

三、临床表现

1.盆腔炎性疾病　因炎症轻重及范围大小不同，症状与体征表现也不尽相同。轻者无症状或症状轻微。常见症状为下腹痛、阴道分泌物增多。腹痛为持续性、活动或性交后加重。重者可有寒战、高热、头痛、食欲缺乏等。月经期发病者可出现经量增多、经期延长。腹膜炎者出现消化系统症状，如恶心、呕吐、腹胀、腹泻等。若有脓肿形成，可有下腹包块及局部压迫刺激症状。包块位于子宫前方可出现排尿困难、尿频等膀胱刺激症状，若引起膀胱肌炎还可有尿痛等；包块位于子宫后方可有直肠压迫或刺激症状，如腹泻、里急后重感和排便困难；若包块在腹膜外，可破溃入直肠或阴道，流出脓性液体。患者若有输卵管炎的症状及体征，同时伴有右上腹疼痛，应怀疑有肝周围炎。

轻者检查无明显异常，或妇科检查仅发现宫颈举痛、宫体压痛或附件区压痛等。重者呈急性病容，体温升高，心率加快，下腹部有压痛、反跳痛及肌紧张，叩诊鼓音明显，肠鸣音减弱或消失。盆腔检查：阴道充血，可见大量脓性臭味分泌物从宫颈口外流，穹隆有明显触痛，宫颈充血、水肿，举痛明显；宫体增大，有压痛，活动受限；子宫两侧压痛明显。若为单纯输卵管炎，可触及增粗的输卵管，压痛明显；若为输卵管积脓或输卵管卵巢脓肿，可触及包块且压痛明显，活动受限或粘连固定；宫旁结缔组织炎时可扪及宫旁一侧或两侧片状增厚，或两侧宫韧带高度水肿、增粗，压痛明显；若有盆腔脓肿形成且位置较低时，可扪及后穹隆或侧穹隆有肿块且有波动感。三合诊常能协助进一步了解盆腔情况。

2.盆腔炎性疾病后遗症　患者有时出现低热、乏力等，临床多表现为不孕、异位妊娠、慢性盆腔痛或盆腔炎性疾病反复发作等症状。根据病变涉及部位，妇科检查可呈现不同特点：通常发现子宫大小正常或稍大，常呈后位，活动受限或粘连固定，触痛；宫旁组织增厚，韧带增粗，触痛；或在附件区可触及条索状物、囊性或质韧包块，活动受限，有触痛。如果子宫被固定或封闭于周围瘢痕化组织中，则呈"冰冻骨盆"状态。

四、处理原则

主要为及时、足量及个体化的抗生素治疗，必要时手术治疗。抗生素应用原则是经验性、广谱、及时及个体化；给药途径的选择依据药物及疾病的严重程度。对于盆腔炎性疾病后遗症者，多采用综合性治疗方案控制炎症，缓解症状，增加受孕机会，包括中西药治疗、物理治疗、手术治疗等，同时注意增强机体抵抗力。

五、护理要点

1.健康教育　做好经期、孕期及产褥期的卫生宣教；指导性生活卫生，减少性传播疾病，经期禁止性交。对淋病及沙眼衣原体感染的高危妇女进行筛查和治疗，可减少盆腔炎性疾病发生率。若有盆腔炎性疾病者，需及时接受正规治疗，防止发生盆腔炎性疾病后遗症。

2.对症护理　病情严重者或经门诊治疗无效者应住院治疗，并提供相应的护理：①卧床休息，给予半卧位，有利于脓液积聚于子宫直肠陷凹，使炎症局限。②给予高热量、高蛋白质、高维生素饮食，并遵医嘱纠正电解质紊乱和酸碱失衡。③高热时采用物理降温，若有腹胀，应遵医嘱行胃肠减压。④减少不必要的盆腔检查，以避免炎症扩散。

3.执行医嘱　通常根据病原体的特点及时选择高效的抗生素，诊断48小时内及时用药将明显降低PID后遗症的发生。应配合医生选择给药途径：①若患者一般状况好，症状轻，能耐受口服抗生素，并有随访条件，可给予口服或肌内注射抗生素。常用药物有头孢曲松钠、多西环素、氧氟沙星等。②若患者一般状况差，病情重，不能耐受口服抗生素，或门诊治疗无效等，可给予静脉给药。常用药物有头孢西丁钠、多西环素等。使患者了解及时、足量抗生素治疗的重要性在于清除病原体，改善症状及体征，减少后遗症。经恰当的抗生素积极治疗，绝大多数盆腔炎性疾病患者能彻底治愈，使其建立信心，主动配合。护士应经常巡视患者，保证药液在体内的有效浓度，并观察患者的用药反应。对于药物治疗无效、脓肿持续存在或脓肿破裂者，需要手术切除病灶，根据患者情况选择经腹手术或腹腔镜手术。需要手术治疗者，为其提供相应的护理措施。

4.心理护理　关心患者的疾苦，耐心倾听患者的诉说，提供患者表达不适的机会，尽可能满足患者的需求，解除患者思想顾虑，增强其对治疗的信心。与患者及其家属共同探讨适合于个人的治疗方案，取得家人的理解和帮助，减轻患者的心理压力。

5.防治PID后遗症　为预防PID后遗症的发生，应该注意：①严格掌握手术指征，严格遵循无菌操作规程，为患者提供高质量的围术期护理。②及时诊断并积极正确治疗PID。③注意性生活卫生，减少性传播疾病。对于被确诊为PID后遗症的患者，要使其了解中、西医结合的综合性治疗方案可缓解症状，以减轻患者的焦虑情绪。综合治疗包括：①物理疗法，能促进盆腔局部血液循环，改善组织营养状态，提高新陈代谢，有利于炎症吸收和消退，常用的有激光、短波、超短波、微波、离子透入等。②中药治疗：结合患者特点，通过清热利湿、活血化瘀或温经散寒、行气活血，达到治疗目的。③西药治疗：针对病原菌选择有效抗生素控制炎症，还可采用透明质酸酶等使炎症吸收。④不孕妇女可选择辅助生育技术达到受孕目的。

6.指导随访　对于接受抗生素治疗的患者，应在72小时内随诊，以确定疗效，包括评估有无临床情况的改善，如体温下降，腹部压痛、反跳痛减轻，宫颈举痛、子宫压痛、附件区压痛减轻。若此期间症状无改善，则需进一步检查，重新进行评估，必要时行腹腔镜或手术探查。对沙眼衣原体及淋病奈瑟菌感染者，可在治疗后4~6周复查病原体。

第六节　性传播疾病

性传播疾病（sexually transmitted diseases，STD）是指主要通过性接触、类似性行为及间接接触传播的一组传染病。性传播疾病主要涉及八类病原体引起的20余种疾病类型（表13-3）。病原体包括细菌、病毒、螺旋体、衣原体、支原体、真菌、原虫及寄生虫八类。目前我国重点监测的性传播疾病有八种，包括梅毒、淋病、艾滋病、尖锐湿疣、软下疳、性病性淋巴肉芽肿、生殖器疱疹和非淋球菌性尿道炎。其中，梅毒、淋病、艾滋病列为乙类传染病。初发部位除生殖器外，也可在口唇、舌、扁桃体及肛门等处。

表13-3 性传播疾病的病原体及相关疾病

分类	病原体	疾病
细菌类	1. 淋病奈瑟菌 2. 杜克雷嗜血杆菌 3. 肉芽肿荚膜杆菌 4. 加德纳菌及动弯杆菌	淋病 软下疳 腹股沟肉芽肿 细菌性阴道病
病毒类	5. 人乳头瘤病毒 6. 单纯疱疹病毒 7. 巨细胞病毒 8. 甲型肝炎病毒 9. 乙型肝炎病毒 10. 人类免疫缺陷病毒 11. 传染性软疣病毒	尖锐湿疣 生殖器疱疹 巨细胞病毒感染症 甲型病毒性肝炎 乙型病毒性肝炎 艾滋病 传染性软疣
螺旋体类	12. 梅毒螺旋体	梅毒
支原体类	13. 解脲支原体	生殖道支原体感染
衣原体类	14. 沙眼衣原体 H～K 15. 沙眼衣原体 L1～L3	生殖道衣原体感染 性病性淋巴肉芽肿
真菌类	16. 假丝酵母菌	外阴、阴道假丝酵母菌病
原虫类	17. 阴道毛滴虫	滴虫性阴道炎
寄生虫类	18. 人疥螨 19. 阴虱	疥疮 阴虱病

传播方式包括以下六种：①性行为传播：性交是STD的主要传播方式，占95%以上。由于性行为的多样化，如口与生殖器接触、肛交、触摸、接吻等，增加了STD传播的机会。②间接接触传播：接触污染的衣物、共用浴具，可感染滴虫、假丝酵母菌病、股癣、疥疮等。③医源性传播：使用污染的医疗器械，可使STD交叉感染，如梅毒、艾滋病、乙肝等可通过输血或血液制品、器官移植、人工授精等传播。④职业性传播：由于防护措施不严，医务人员或防疫人员工作时可被污染的器械误伤而感染。⑤母儿传播：感染性传播疾病的孕妇，若未能及时诊治，妊娠时可通过垂直传播（母婴传播）使胎儿感染，导致流产、早产、死胎、死产，或分娩经产道传播，乙肝、HIV还可通过母乳传播，感染新生儿。⑥其他：不注意饮食卫生，食用污染的食物；环境卫生不良、昆虫叮咬等可也导致STD的传播。

STD对人类危害极大，已成为当今世界严重的社会经济问题和公共卫生问题。

一、淋病

淋病（gonorrhea）是由淋病奈瑟菌（简称淋球菌）引起的以泌尿生殖系统化脓性感染为

主要表现的性传播疾病。近年来其发病率居我国性传播疾病的首位。

（一）病因

淋球菌为革兰阴性双球菌，人是其唯一天然宿主，淋球菌离开人体不易生存，一般消毒剂易将其杀灭。淋球菌以侵袭生殖、泌尿系统黏膜的柱状上皮和移行上皮为特点，淋球菌外膜有菌毛，黏附于宫颈管柱状上皮而被上皮细胞吞饮，传染性强。若急性淋病治疗不当，可迁延不愈或反复急性发作。成人淋病绝大多数是通过性交直接接触传染，多为男性先感染淋球菌后再传播给女性，少数患者通过接触染菌衣物、毛巾、床单、浴盆等物品及消毒不彻底的检查器械等感染。新生儿多在分娩通过软产道时接触污染的阴道分泌物传染。

（二）临床表现

潜伏期短，通常1～10日，平均3～5日。50%～70%的患者感染淋病奈瑟菌后无症状，易被忽视或致他人感染。感染初期病变局限于下生殖道、泌尿道，引起宫颈管黏膜炎、尿道炎、前庭大腺炎，称为女性无并发症淋病；随病情发展或未经及时治疗，可累及上生殖道，引起子宫内膜炎、输卵管炎、输卵管积脓、盆腔腹膜炎、TOA、盆腔脓肿等，导致淋球菌性盆腔炎，称为女性有并发症淋病。按病理过程分为急性和慢性两种。

1. **急性淋病**　在感染淋病后1～14日出现尿频、尿急、尿痛等急性尿道炎的症状，白带增多呈黄色、脓性，外阴部红肿、有烧灼样痛，继而出现前庭大腺炎、急性宫颈炎的表现。如病程发展至上生殖道，可发生子宫内膜炎、急性输卵管炎及积脓、输卵管卵巢囊肿、盆腔脓肿、弥漫性腹膜炎，甚至中毒性休克。患者表现为发热、寒战、恶心、呕吐、下腹两侧疼痛等。

2. **慢性淋病**　急性淋病未经治疗或治疗不彻底可逐渐转为慢性淋病。患者表现为慢性尿道炎、尿道旁腺炎、前庭大腺炎、慢性宫颈炎、慢性输卵管炎、输卵管积水等。淋球菌可长期潜伏在尿道旁腺、前庭大腺或宫颈黏膜腺体深处，引起反复急性发作。

（三）对妊娠、胎儿及新生儿的影响

妊娠期任何阶段感染淋球菌对妊娠预后均有不良影响。妊娠早期，淋球菌性宫颈管黏膜炎可致感染性流产与人工流产后感染；妊娠中晚期，淋球菌性宫颈管黏膜炎使胎膜脆性增加，易发生绒毛膜羊膜炎、胎膜早破。分娩后产妇抵抗力低，易发生淋病播散，引起子宫内膜炎、输卵管炎等产褥感染，严重者可致淋球菌性盆腔炎。对胎儿的威胁则是早产和胎儿宫内感染，早产发病率约为17%，胎儿感染易发生胎儿宫内生长受限、胎儿窘迫，甚至导致死胎、死产。

约1/3的新生儿通过未治疗产妇软产道分娩时感染淋球菌，发生新生儿淋球菌性结膜炎、肺炎，甚至淋球菌败血症，使围产儿死亡率明显增加。因为淋球菌感染潜伏期为1～10日，所以新生儿淋球菌结膜炎多在生后1～2周内发病，可见双眼睑肿胀，结膜发红，有脓性分泌物流出。若未能及时治疗，结膜炎继续发展，引起淋球菌眼眶蜂窝织炎，累及角膜可形成角膜溃疡、云翳，甚至发生角膜穿孔或发展成虹膜睫状体炎、全眼球炎，导致失明。

（四）处理原则

治疗应遵循及时、足量、规范用药的原则。由于耐青霉素菌株增多，目前首选药物以第三

代头孢菌素为主。20%～40%的淋病同时合并沙眼衣原体感染，可同时应用抗衣原体药物。妊娠期禁用喹诺酮类及四环素类药物，男性患者应同时治疗。

（五）护理要点

1.急性淋病患者护理　嘱患者卧床休息，做好严密的床边隔离。将患者接触过的生活用品进行严格的消毒灭菌，污染的手需经消毒液浸泡消毒，防止交叉感染等。

2.用药护理　指导患者正确用药。例如，头孢曲松125mg，单次肌内注射，或头孢克肟400mg，单次口服；对不能耐受头孢菌素类药物者，可选用阿奇霉素2g，单次肌内注射。孕妇可首选头孢曲松钠加用阿奇霉素1g顿服或阿莫西林进行治疗。播散性淋病，头孢曲松1g肌内注射或静脉注射，24小时1次，症状改善24～48小时后改为头孢克肟400mg口服，每日2次，连用7天。

3.孕产妇护理　在淋病高发地区，孕妇应于首次产前检查时筛查淋球菌，宫颈分泌物涂片检查的检出率低，核酸扩增试验敏感性及特异性高，我国规定核酸检测须在通过相关机构认定的实验室开展，此外，可做淋病奈瑟菌培养，以便及早确诊并得到彻底治疗。对孕产妇做好解释工作，妊娠期淋病不是剖宫产指征，减轻孕产妇及其家属的焦虑。

4.新生儿护理　所有淋病产妇娩出的新生儿，应尽快使用0.5%红霉素眼膏，预防淋球菌性眼炎。若无红霉素眼膏，建议预防用头孢曲松钠25～50mg/kg（总剂量不超过125mg），单次肌内注射或静脉注射，预防新生儿淋病。

5.健康教育　治疗期间严禁性交。因为淋病患者有同时感染滴虫和梅毒的可能，所以同时监测阴道滴虫、梅毒血清反应。此外，教会患者自行消毒隔离的方法，患者的内裤、浴盆、毛巾应煮沸消毒5～10分钟，患者所接触的物品及器具用1%苯酚溶液浸泡。

6.指导随访　指导患者随访，无并发症淋病治疗后无须随访，治疗后症状持续存在者，应行淋病奈瑟菌培养及药物敏感性试验。患者于治疗结束后2周内，在无性接触史情况下符合下列标准为治愈：①临床症状和体征全部消失。②治疗结束后4～7日取宫颈管分泌物做涂片及细培养，连续3次均为阴性，方能确定治愈。

7.心理护理　尊重患者，给予其关心、安慰，解除患者求医的顾虑。向患者强调急性期及时、彻底治疗的重要性和必要性，解释抗生素治疗的作用和效果，以防疾病转为慢性，帮助患者树立治愈的信心。

二、尖锐湿疣

尖锐湿疣（condyloma acuminate，CA）是由人乳头瘤病毒（HPV）感染生殖器官及附近表皮引起的鳞状上皮瘤状增生病变。CA是常见的性传播疾病。发病率仅次于淋病，居第二位，常与多种性传播疾病同时存在。

（一）病因

HPV是环状双链DNA病毒，目前共发现100多个型别，其中50个型别与生殖道感染有关。

约90%的生殖道尖锐湿疣与低危型HPV6型和11型有关。初次性交时年龄小、多个性伴侣、免疫力低下、吸烟及高性激素水平等是发病高危因素。温暖、潮湿的外阴皮肤易于HPV的生长。糖尿病患者和免疫功能低下或受抑制者，尖锐湿疣生长迅速，且不易控制。少部分患者的尖锐湿疣可自行消退，但机制不明。

HPV主要的传播途径是经性交直接传播，患者性伴侣中约60%发生HPV感染；不排除间接传播可能。孕妇感染HPV可传染给新生儿，但其传播途径是经胎盘感染、分娩过程中感染还是出生后感染尚无定论，一般认为胎儿通过患病母亲的软产道时吞咽含HPV的羊水、血或分泌物而感染。

（二）临床表现

潜伏期3周至8个月，平均3个月，患者以20～29岁年轻妇女居多。临床症状常不明显，部分患者有外阴瘙痒、烧灼痛或性交后疼痛不适。典型体征是初起为微小散在或呈簇状增生的粉色或白色小乳头状疣，柔软，其上有细小的指样突起，或为小而尖的丘疹，质地稍硬。病灶逐渐增大、增多，互相融合成鸡冠状、桑椹状或菜花状，顶端可有角化或感染溃烂。病变多发生在外阴性交时易受损的部位，如阴唇后联合、小阴唇内侧、阴道前庭、尿道口等部位。

（三）对妊娠、胎儿及新生儿的影响

妊娠期细胞免疫功能降低，甾体激素水平增高，会阴局部血液循环丰富，致使尖锐湿疣生长迅速，数目多，体积大，多区域，多形态，巨大尖锐湿疣可阻塞产道。此外，妊娠期尖锐湿疣组织脆弱，阴道分娩时容易导致大出血。产后部分尖锐湿疣可迅速缩小，甚至可能自然消退。胎儿宫内感染极罕见，有报道个别胎儿出现畸胎或死胎。新生儿有患喉乳头瘤及眼结膜乳头瘤的可能。

（四）处理原则

目前尚无根除HPV的方法，治疗原则是去除外生疣体，改善症状和体征。妊娠36周前、病灶小、位于外阴者，可选用局部药物治疗，80%～90%三氯醋酸涂擦病灶局部，每周1次。若病灶大、有蒂，可行物理（如激光、微波、冷冻、电灼等）及手术治疗。妊娠期间禁用足叶草碱、咪喹莫特乳膏和干扰素。配偶或性伴侣应同时治疗。妊娠近足月或足月、病灶局限于外阴者，仍可行冷冻或手术切除病灶，可经阴道分娩。若病灶广泛，易发生软产道裂伤引起大出血或巨大病灶堵塞软产道时，应行剖宫产术结束分娩。

（五）护理要点

1. **尊重患者** 尊重患者的人格和隐私，以耐心、热情、诚恳的态度对待患者，了解并解除其思想顾虑、负担，使患者做到患病后及早到医院接受正规诊断和治疗。

2. **患病孕妇护理** 指导孕妇按医嘱正确用药。行物理或手术切除病灶的孕妇，术后要及时观察宫缩、胎心情况。病灶切除后每天用络合碘棉球擦洗阴道及外阴，擦洗时注意观察创面有无渗出、出血等。为行剖宫产术的孕妇提供相应的手术护理。

3.健康教育 保持外阴清洁卫生，杜绝混乱的性关系，强调预防为主的重要性。被污染的衣裤、生活用品要及时消毒。生殖器尖锐湿疣的患者不适合坐浴，以免上行感染。WHO推荐性伴侣应进行尖锐湿疣的检查，强调配偶或性伴侣同时治疗，告知患者尖锐湿疣具有传染性，推荐使用避孕套阻断传播途径。

4.随访指导 尖锐湿疣患者的治愈标准是疣体消失，治愈率高，但有复发可能，患者需要遵循医嘱随访接受指导。对反复发作的顽固病例，应取活检排除恶变。

三、梅毒

梅毒（syphilis）是由苍白密螺旋体引起的慢性全身性的性传播疾病。病变范围广泛，临床表现复杂，危害极大。

（一）病因

苍白密螺旋体在体外干燥条件下不易生存，一般消毒剂及肥皂水均可杀灭。但其耐寒力强，4℃存活3日，-78℃保存数年，仍具有传染性。95%的梅毒患者是通过性接触感染。未经治疗的患者在感染后1年内最具传染性。随病期延长，传染性逐渐减弱，病期超过4年者基本无传染性。少数患者可因医源性途径、接吻、哺乳或污染的衣裤、被褥、浴具等间接感染。个别患者可通过输入有传染性梅毒患者的血液而感染。患梅毒的孕妇即使病期超过4年，病原体仍可通过妊娠期胎盘感染给胎儿，引起先天梅毒，一般先天梅毒儿占死胎的30%左右。若孕妇软产道有梅毒病灶，新生儿可通过软产道感染，但不属于先天梅毒。

（二）临床表现

梅毒的潜伏期为2～4周。不同期的梅毒患者临床表现不同：①一期梅毒主要表现为硬下疳及硬化性淋巴结炎。②二期梅毒主要表现为皮肤梅毒疹。③三期梅毒主要表现为永久性皮肤黏膜损害，愈后留有瘢痕。故早期主要表现为皮肤黏膜损害，晚期能侵犯心血管、神经系统等重要脏器，产生各种严重症状和体征，造成劳动力丧失甚至死亡。

（三）对胎儿及婴幼儿的影响

患梅毒孕妇能通过胎盘将螺旋体传给胎儿，引起晚期流产、早产、死产或分娩先天梅毒儿；若胎儿幸存，娩出先天梅毒儿（也称胎传梅毒儿），则病情较重。早期表现有皮肤大疱、皮疹、鼻炎及鼻塞、肝脾肿大、淋巴结肿大等；晚期先天梅毒多出现在2岁以后，表现为楔状齿、鞍鼻、间质性角膜炎、骨膜炎、神经性耳聋等，病死率及致残率均明显升高。

（四）处理原则

以青霉素药物治疗为主，治疗原则是早期明确诊断，及时治疗，用药足量，疗程规范。对于妊娠合并梅毒者，一是要治疗孕妇梅毒，二是要预防和治疗先天梅毒。男性患者应同时进行检查及治疗。

（五）护理要点

1.孕妇护理 建议所有孕妇在初次产科检查时做梅毒血清学筛查，必要时在妊娠末期或分娩期重复检查，以明确诊断及时治疗。目前，首选青霉素治疗，青霉素过敏者，首选脱敏和脱敏后青霉素治疗。对用药的孕妇提供相应护理，使患有梅毒的孕妇了解治疗方案，用药目的、原则及注意事项，取得配合。青霉素用药前，应特别告知孕妇及其家属青霉素可能出现妊娠期吉海反应，表现为发热、胎动减少、胎心监护出现暂时性晚期胎心率减速等。所有已确诊为先天梅毒的新生儿均需要按医嘱接受治疗。在治疗过程中，争取患者主动配合，并严格按医嘱及时、足量、规范完成治疗方案。

2. 健康教育　治疗期间禁止性生活，男性患者应同时进行检查及治疗，治疗后接受随访。治愈标准为临床治愈及血清学治愈。各种损害消退及症状消失为临床治愈。抗梅毒治疗2年内，梅毒血清学试验由阳性转为阴性，脑脊液检查阴性，为血清学治愈。治疗后至少2年内不妊娠。

3. 随访指导　经充分治疗后，应随访2~3年。第1年每3个月复查1次，以后每半年复查1次，包括临床及非密螺旋体抗原血清试验。若在治疗后6个月内血清滴度未下降4倍，应视为治疗失败或再感染，除需重新加倍治疗剂量外，还应行脑脊液检查，观察有无神经梅毒。多数一期梅毒在1年内、二期梅毒在2年内血清学试验转阴。少数晚期梅毒血清非密螺旋体抗体滴度低水平持续3年以上，可判为血清固定。

4. 心理护理　正确对待患者，尊重患者，帮助其建立治愈的信心和生活的勇气。

本章小结

本章主要介绍了女性生殖系统炎症患者的发生发展和护理技能，主要包括：女性生殖系统的自然防御功能，引起女性生殖系统炎症的病原体、传染途径、发展与转归；性传播疾病如淋病、尖锐湿疣、梅毒等对妊娠、分娩及胎儿、婴幼儿的影响；如何运用所学知识来识别女性生殖系统炎症患者的临床表现，并依据处理原则制订个性化的护理措施，开展以预防为主的健康教育，提供治疗后的随访指导，以及对患者进行心理护理，帮助其建立正确的生活方式和树立战胜疾病的信心，从而避免疾病的发生发展。

第十四章
女性生殖内分泌疾病患者的护理

章前引言

女性生殖内分泌疾病是妇科常见病，通常由下丘脑–垂体–卵巢轴功能异常或靶器官效应异常所致，部分还涉及遗传因素、女性生殖器发育异常等。严重者还会影响女性心理、社会和经济等方面的生活质量。护理人员应通过良好的沟通使患者了解疾病的相关知识并正确认识疾病，从而积极配合治疗和护理。

学习目标

1. 理解女性生殖内分泌疾病的病因和发病机制。
2. 识记女性生殖内分泌疾病患者的身心状况和护理要点。
3. 学会运用所学知识评估患者、提出护理问题、制订并实施护理措施和健康指导。

思政目标

具备良好的人文关怀和协作精神，体现整体护理观。

> **案例导入**
>
> 王女士，45岁。近半年来月经周期紊乱，经期长短不一，经量增多，此次阴道流血已25日，经量多，伴有血块。贫血貌，神情紧张。妇科检查：外阴已婚经产式，阴道光滑通畅，宫颈光滑，大小正常，子宫体前位，如孕50天大小，质地中，活动好，无压痛，双侧附件未见异常。B超示子宫增大，子宫内膜增厚。子宫内膜病理检查为子宫内膜单纯性增生。
>
> **思考题**
>
> 1. 作为责任护士，入院护理评估的重点是什么？
> 2. 按急需解决的健康反应的顺序，用PSE公式书写该孕妇的护理诊断／问题。
> 3. 针对该孕妇目前的病情，应该给予哪些护理措施？

第一节 异常子宫出血

异常子宫出血（abnormal uterine bleeding，AUB）是妇科常见的症状和体征，是指与正常月经的周期频率、规律性、经期长度、经期出血量中任何1项不符，发生来源于子宫腔的异常出血，本节主要介绍因排卵障碍（ovulatory dysfunction）AUB-O、子宫内膜局部异常（endometrial）AUB-E、黄体功能不足（luteal phase defect，LPD）所致异常子宫出血。异常子宫出血为无排卵性异常子宫出血和排卵性异常子宫出血。

一、无排卵性异常子宫出血

绝大部分的异常子宫出血为无排卵性，无排卵性异常子宫出血常见于青春期和绝经过渡期，生育期少见。

（一）病因及发病机制

1. **青春期** 由于青春期的下丘脑-垂体-卵巢轴激素间的反馈调节尚未成熟，大脑中枢对雌激素的正反馈作用反应不足，FSH持续处于低水平状态，卵泡不能发育至成熟卵泡；LH不能形成排卵必需的峰值而致无排卵。此外，青春期发育不成熟的下丘脑-垂体-卵巢轴极容易受内、外环境因素的影响，导致排卵障碍。青春期AUB因此多发生于初潮后的前几年。

2. **绝经过渡期** 在绝经过渡期，妇女的卵巢功能不断衰退，卵泡对垂体促性腺激素的反应性降低，故雌激素分泌量下降。LH不能形成排卵前高峰而致无排卵。

3. **生育期** 育龄期妇女发生无排卵性AUB主要是受到内、外环境刺激，如劳累、应激、流产、手术等，通过中枢神经系统引起下丘脑-垂体-卵巢轴功能调节异常，引起短暂的无排卵。

各种原因引起的无排卵均导致了子宫内膜只受雌激素刺激而无黄体酮的对抗,从而发生雌激素突破性出血或雌激素撤退性出血。

(二)病理

大多数无排卵性AUB呈现出不同程度的增生性变化,少数可出现萎缩性改变。

1.增殖期子宫内膜　整个月经周期都是正常内膜增殖期形态,月经后半期甚至月经期仍然为该形态。

2.萎缩型子宫内膜　内膜萎缩菲薄,腺体少而小,腺管狭而直,腺上皮为单层立方形或矮柱状细胞,间质少而致密,胶原纤维相对增多。

3.子宫内膜增生　根据2014年世界卫生组织(WHO)女性生殖系统肿瘤学分类,分为:①不伴有不典型的增生:因长期无孕激素的拮抗,子宫内膜腺体过度增生,大小和形态不规则,腺体和间质比例高于增殖期子宫内膜,但无明显的细胞不典型。发生子宫内膜癌的风险极低。②不典型增生/子宫内膜上皮内瘤变:指子宫内膜增生伴有细胞不典型。发生子宫内膜癌的风险较高,属于癌前病变。

(三)护理评估

1.健康史　应注意患者年龄、月经史、婚育史及避孕措施;排除妊娠;是否存在引起异常子宫出血的器质性疾病,包括生殖器肿瘤、感染、血液系统及肝、肾、甲状腺疾病等相关病史;近期有无服用干扰排卵的药物等。

2.身心状况

(1)身体评估:少数无排卵妇女可有规律的月经周期,临床上称"无排卵月经",但多数不排卵女性表现为月经紊乱,即失去正常周期和出血自限性,出血间隔长短不一,短者几日,长者数月,常误诊为闭经;出血量多少不一,出血量少者只有点滴出血,多者大量出血,不能自止,导致贫血或休克。继发贫血的患者有头晕、乏力、失眠、精神不振、心悸等临床症状。

常见的异常子宫出血有:①月经过多:周期规则,但经量过多(>80mL)或经期延长(>7日)。②子宫不规则出血过多:周期不规则,经期延长,经量过多。③子宫不规则出血:周期不规则,经期延长,经量正常。④月经过频:月经频发,周期缩短(<21日)。

(2)心理-社会评估:患者会因异常出血、月经紊乱等而出现焦虑、恐慌情绪。

3.辅助检查

(1)全血细胞计数、凝血功能检查:排查有无贫血,有无凝血和出血功能障碍性疾病。

(2)尿妊娠试验或血hCG检测:除外妊娠相关疾病。

(3)超声检查:了解子宫内膜厚度及回声,以明确有无宫腔占位性病变及其他生殖道器质性病变等。

(4)基础体温测定(base body temperature,BBT):是诊断无排卵性AUB最常用的手段,无排卵性基础体温呈单相型(图14-1)。

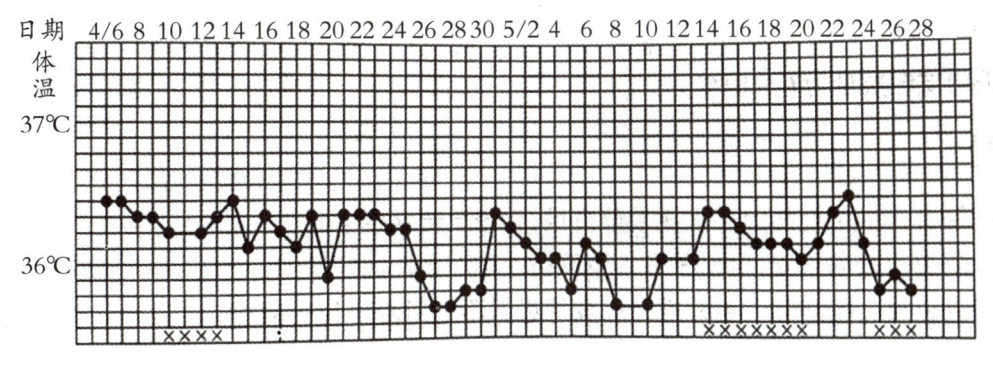

图14-1 基础体温单相型（无排卵性AUB）

（5）生殖内分泌测定：通过测定下次月经前5～9日（相当于黄体中期）血黄体酮水平评估有无排卵。同时应在早卵泡期测定血LH、FSH、催乳素（PRL）、雌二醇（E_2）、睾酮（T）、促甲状腺素（TSH）水平，了解无排卵的病因。

（6）诊断性刮宫或子宫内膜活组织检查：以明确子宫内膜病理诊断，而刮宫兼有明确诊断和止血的双重作用。为确定有无排卵或黄体功能，应在月经来潮前1～2日或月经来潮6小时内刮宫；为尽快减少大量出血、除外器质性疾病，可随时刮宫；适用于有性生活的急性大出血和绝经过渡期患者。

（7）宫腔镜检查：可直接观察到宫颈管、子宫内膜的生理和病理情况，直视下活检的诊断准确率显著高于盲取。

（8）宫颈黏液结晶检查：根据羊齿植物叶状结晶的出现与否判断有无排卵，月经前仍可见羊齿状结晶表示无排卵。目前已较少应用。

（四）护理诊断

1. 疲乏　与子宫异常出血导致的继发性贫血有关。
2. 有体液不足的危险　与子宫异常大量出血有关。
3. 焦虑　与异常出血、月经紊乱有关。
4. 防护能力低下　与贫血导致的免疫力下降有关。

（五）护理目标

1. 患者能够完成日常活动，体力逐步恢复。
2. 患者情绪稳定，能遵医嘱正确服用药物。
3. 治疗期间患者未发生感染。

（六）护理措施

内分泌治疗对无排卵型子宫出血有效。治疗原则是青春期少女以止血、调整月经周期为主；生育期妇女以止血、调整月经周期和促排卵为主；绝经过渡期妇女则以止血、调整月经周期、减少经量、防止子宫内膜癌变为主。具体根据患者的年龄、病程、既往治疗、避孕和生育的要求综合制订处理方案和相应的护理措施。

1. 一般护理　患者出血多、时间长者，免疫力弱，嘱其保证充足的睡眠与休息，避免剧烈运动；加强营养，推荐患者多摄入含铁丰富的食物，如猪肝、牛肉、蛋黄、豆角等。

2. 治疗护理

（1）用药护理：①性激素是止血的首选药物，常用的有孕激素和雌激素。孕激素使得增生的子宫内膜转化为分泌期或促进萎缩，停药后剥脱，称为药物刮宫。单纯孕激素治疗适用于体内有一定的雌激素水平、血红蛋白水平＞80g／L、生命体征稳定的患者。雌激素能使子宫内膜增生达到内膜的修复，称为子宫内膜修复法。雌激素治疗仅适用于青春期AUB，生育期和绝经过渡期AUB不宜采用；雌激素治疗时如果患者血红蛋白计数增加至90g／L以上后均须加用孕激素撤退。有血液高凝或血栓性疾病史的患者禁忌使用大剂量雌激素止血。②性激素治疗期间叮嘱患者遵医嘱用药，不得随意停服和漏服，以防因药量不足所致的撤退性出血。③激素止血治疗通常24～48小时之内能减少出血或完全止血，72小时尚未止血者应报告医生，注意检查是否有器质性疾病或用药不当。④促排卵治疗适用于有生育要求的经过前期治疗仍然无排卵的不孕患者。使用促排卵药物时，患者要正确测量基础体温，以监测排卵情况，同时观察卵巢过度刺激综合征的症状和体征，及时发现，及时处理。青春期患者一般不使用促排卵药物。

（2）做好输血及围术期护理：①贫血严重者，应遵医嘱做好配血、输血、止血等措施。②手术治疗适用于药物治疗无效或不宜用药、无生育要求的患者。如需进行诊断性刮宫、子宫内膜去除术、子宫切除术等手术，应该做好围术期护理，具体详见相关章节。

3. 病情观察　①出血量的观察及药物治疗效果观察，教会患者准确预估出血量，必要时保留出血时的会阴垫等。②预防感染，严密观察与感染有关的征象，如体温、脉搏、子宫体压痛，监测白细胞计数，做好会阴护理，保持局部清洁。若有感染征象，及时报告医生。

4. 心理护理　允许患者表达内心感受，耐心倾听患者的诉说，了解患者的疑虑；应加强对疾病的宣教，使患者了解疾病的发生发展，消除焦虑、恐惧心理。

5. 健康指导　指导患者正确测量基础体温；指导患者在治疗时及治疗后定期随访；对治疗无效者要嘱患者按医嘱进一步检查以排除其他疾病；出血时要注意外阴清洁，勤换内裤及卫生巾。出血期间避免盆浴及性生活。

（七）结果评价

1. 患者体力逐步恢复，能够完成日常活动。

2. 患者能遵医嘱正确服用药物，焦虑情绪得到改善。

3. 治疗期间患者未发生感染。

二、排卵性异常子宫出血

排卵性异常子宫出血较无排卵性少见，多发生于生育期女性。患者有周期性排卵，因此多数有可辨认的月经周期。主要包含黄体功能不足、黄体萎缩延迟（子宫内膜不规则脱落）和子宫内膜局部异常所致的AUB。

（一）病因及发病机制

1. 黄体功能不足　月经周期中有卵泡发育及排卵，但黄体期孕激素分泌不足或黄体过早衰退，导致子宫内膜分泌反应不良和黄体期缩短。其原因可能与卵泡期的FSH缺乏、LH峰值不高、卵巢本身发育不良等有关。

2. 黄体萎缩延迟（子宫内膜不规则脱落）　黄体发育良好，但萎缩过程延长，导致内膜不规则脱落。由于下丘脑-垂体-卵巢轴调节功能紊乱，引起黄体萎缩不全，内膜持续受孕激素影响而不能如期完整脱落。

3. 子宫内膜局部异常　指原发于子宫内膜局部异常引起的出血，经排查未有其他原因可解释时，可能与内膜局部凝血纤溶调节机制、子宫内膜修复等异常有关。

（二）护理评估

1. 健康史　应注意患者年龄、月经史、婚育史及避孕措施；排除妊娠；是否存在引起异常子宫出血的器质性疾病，包括生殖器肿瘤、感染、血液系统及肝、肾、甲状腺疾病等相关病史。

2. 身心状况

（1）身体评估：①黄体功能不足表现为月经周期缩短。有的月经周期虽在正常范围，但卵泡期延长，黄体期缩短，患者不易受孕或在妊娠早期流产。②子宫内膜不规则脱落表现为月经周期正常，但经期延长，可达9~10日，且出血多。③子宫内膜局部异常所致异常子宫出血表现为月经过多（>80mL），经间期出血或经期延长，而周期、持续时间正常。

（2）心理-社会评估：患者会因异常出血、月经紊乱等而出现焦虑、恐慌情绪。

3. 辅助检查

（1）诊断性刮宫或子宫内膜活组织检查：为确定黄体功能，应在月经来潮前1~2日或月经来潮6小时内刮宫；为确定是否为子宫内膜不规则脱落，需要在月经5~7日刮宫。

（2）基础体温测定：体温呈现双相型。黄体功能不足者，高温时间小于11日（图14-2）；内膜不规则脱落者高温下降缓慢（图14-3）。

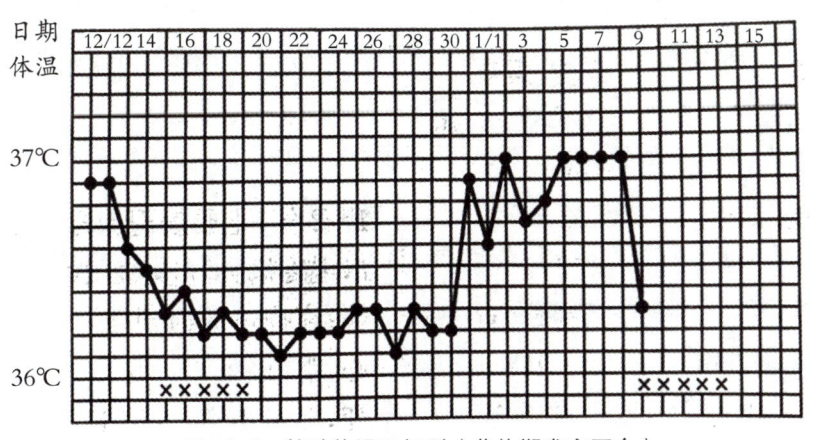

图14-2　基础体温双相型（黄体期发育不全）

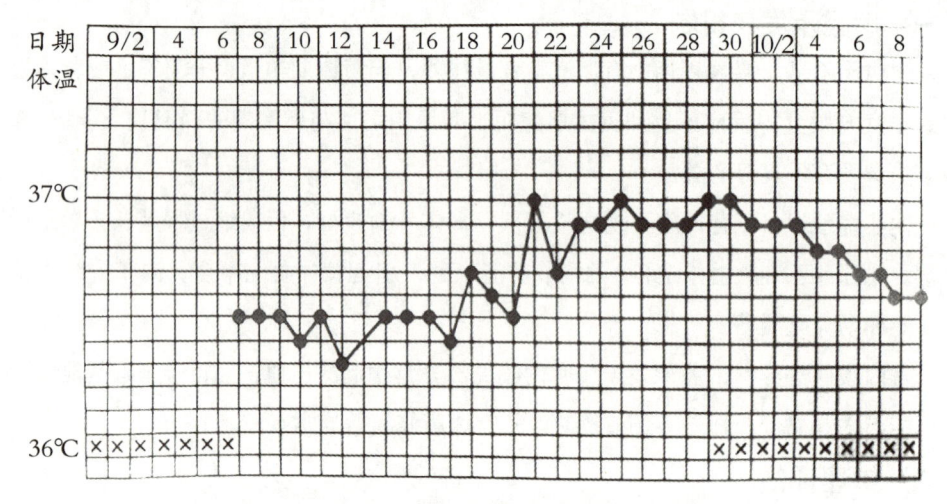

图14-3 基础体温双相型（黄体期萎缩不全）

（三）护理诊断

1. 疲乏　与子宫异常出血导致的继发性贫血有关。

2. 焦虑　与异常出血、不孕有关。

（四）护理目标

1. 患者能够完成日常活动，体力逐步恢复。

2. 患者情绪稳定，能遵医嘱正确服用药物。

（五）护理措施

1. 一般护理　嘱咐患者保证充足的睡眠与休息，避免剧烈运动；加强营养，推荐患者多摄入含铁丰富的食物，如猪肝、牛肉、蛋黄、豆角等。

2. 治疗护理

（1）用药护理：教会患者遵医嘱服用药物，不得随意停服和漏服。

（2）做好检查配合和围术期护理：如需进行诊断性刮宫，取膜时间要正确，做好术前的准备。子宫内膜去除术适用于药物治疗无效或不宜用药、无生育要求的患者。

3. 病情观察　出血量的观察及药物治疗效果观察，教会患者准确预估出血量，必要时保留出血时的会阴垫等。

4. 心理护理　允许患者表达内心感受，耐心倾听患者的诉说，了解患者的疑虑；应加强对疾病的宣教，使患者了解本病的发生发展，消除焦虑心理。

5. 健康指导　指导患者正确测量基础体温；指导患者定期随访；出血时要注意外阴清洁，勤换内裤及卫生巾。出血期间避免盆浴及性生活。

（六）结果评价

1. 患者体力逐步恢复，能够完成日常活动。

2. 患者能遵医嘱正确服用药物，焦虑情绪得到改善。

第二节 闭经

闭经（amenorrhea）为常见的妇科症状，表现为无月经或月经停止。

一、分类

根据既往有无月经来潮，分为原发性闭经和继发性闭经两类。原发性闭经（primary amenorrhea）指年龄超过14岁，第二性征未发育；或年龄超过16岁，第二性征已发育，月经还未来潮；继发性闭经（secondary amenorrhea）指正常月经建立后月经停止6个月，或按自身原有月经周期计算停止3个周期以上者。生理性月经不来潮，不在本节讨论。继发性闭经按生殖轴病变和功能失调的部位分类，可分为下丘脑性闭经、垂体性闭经、卵巢性闭经、子宫性闭经以及下生殖道发育异常导致的闭经。

世界卫生组织（WHO）也将闭经归纳为三型：Ⅰ型为无内源性雌激素产生，尿促卵泡素（FSH）水平正常或低下，催乳素（PRL）正常水平，无下丘脑-垂体器质性病变的证据；Ⅱ型为有内源性雌激素产生，FSH及PRL水平正常；Ⅲ型为FSH升高，提示卵巢功能衰竭。

二、病因

1. 原发性闭经　较少见，多为遗传原因或先天性发育异常。约30%的患者伴有生殖道异常。根据第二性征发育情况，还可分为第二性征存在和缺乏两类。

2. 继发性闭经　发生率较高，病因复杂。下丘脑闭经最为常见，依次是垂体、卵巢及子宫性闭经。

（1）下丘脑性闭经：最常见的一类闭经，是中枢神经系统及下丘脑各种功能和器质性疾病引起的闭经，以功能性原因为主。特点是下丘脑合成和分泌GnRH缺陷或下降导致垂体促性腺激素LH和FSH的分泌功能低下。具体原因包括精神因素、体重下降和神经性厌食、运动、药物、肿瘤等。

（2）垂体性闭经：主要病变在垂体。腺垂体器质性病变或功能失调影响促性腺激素的分泌，继而影响卵巢功能而引起闭经。常见于垂体肿瘤、垂体梗死、空蝶鞍综合征等。

（3）卵巢性闭经：闭经的原因在卵巢。卵巢性激素水平低落，子宫内膜不发生周期性变化而导致闭经。常见于卵巢早衰、卵巢功能性肿瘤和多囊卵巢综合征等。

（4）子宫性闭经：闭经原因在子宫。子宫内膜收到破坏或对激素不能产生正常的反应形成闭经。常见于子宫内膜炎、子宫腔内放射治疗后等。

三、护理评估

1. 健康史　详细询问月经史，包括初潮年龄、月经周期、经期、经量和闭经期限及伴随症状等。发病前有无导致闭经的诱因，如精神因素、环境改变、体重增减、饮食习惯、剧烈运动、各种疾病及用药情况、职业或学习成绩等。已婚妇女需询问生育史及产后并发症史。原发性闭经应询问第二性征发育情况，了解生长发育史，有无先天缺陷或其他疾病及家族史。

2.身心状况

（1）身体评估：因闭经的病因复杂，所以评估时注意检查全身发育状况，有无畸形，包括智力、身高、体重，第二性征发育情况，有无体格发育畸形，甲状腺有无肿大，乳房有无溢乳，皮肤色泽及毛发分布。测量体重、身高，四肢与躯干比例，五官特征。原发性闭经伴性征幼稚者还应检查嗅觉有无缺失。观察精神状态、智力发育、营养和健康状况。

（2）心理-社会评估：患者会因闭经影响健康和生育等而出现焦虑、恐慌情绪。病程过长或治疗效果不佳时还会加重患者和家属的心理压力。

3.辅助检查

（1）功能试验：具体如下。

1）药物撤退试验：用于评估体内雌激素水平，确定闭经程度。①孕激素试验：用以评估内源性雌激素水平。用孕激素后无撤退性出血，说明患者体内雌激素水平低下，对孕激素无反应，应进一步行雌、孕激素序贯试验。②雌、孕激素序贯试验：适用于孕激素试验阴性的闭经者。停药后3～7天出现撤退性出血为阳性，提示子宫内膜功能正常，可排除子宫性闭经。无撤药性出血为阴性，可再重复试验一次，若2次试验均为阴性，提示子宫内膜有缺陷或被破坏，可诊断为子宫性闭经。

2）垂体兴奋试验：又称GnRH刺激试验，用以了解垂体对GnRH的反应性。将LHRH静脉注射，若注射后15～60分钟LH较注射前升高2～4倍或以上，说明垂体功能正常，病变在下丘脑；若经多次重复试验，LH值仍无升高或增高不显著，提示垂体功能减退，引起闭经的病因可能在垂体，如希恩综合征。

（2）激素水平测定：在停用雌孕激素药物至少2周后行FSH、LH、PRL、促甲状腺激素（TSH）等激素测定。

（3）影像学检查：盆腔B超、CT或MRI可以了解盆腔脏器是否有病变等。

（4）其他检查：子宫镜、腹腔镜、染色体检查等。

四、护理诊断

1.焦虑　与担心疾病对健康、性生活、生育的影响有关。

2.知识缺乏　对疾病的相关知识缺乏了解。

五、护理目标

1.患者能够主动诉说病情及担心。

2.患者能够对疾病有一定的了解并能够配合诊治。

六、护理措施

1.一般护理　神经内分泌调控和闭经发生存在密切关联，增强患者自身体质对治疗闭经具有重要作用。针对急、慢性疾病导致的闭经患者，可通过增强体质的方式改善疾病。如果患者是营养不良导致的闭经，则嘱其适当添加营养物质，确保体重达标；如果患者是因为过度肥胖导致的闭经，则需要控制高热饮食，指导其适当参加运动锻炼，以改善全身体质。

2. 治疗护理

（1）用药护理：对待文化水平不高、理解能力有限的患者，护理人员必须做好相关解释工作，确保其可以掌握正确的用药方法。在患者接受药物治疗期间，护理人员要对各种不良反应进行密切观察，一旦发现患者出现不良反应要及时给予相关检查，并上报给医生，尽快调整治疗方案。

（2）辅助检查配合：导致闭经的原因比较复杂，临床诊断过程中应该借助多种检查设备，以明确诊断结果。检查开始前，护理人员需要向患者讲解各种特殊检查的重要性及相关注意事项。嘱患者严格按照医生指示定期复诊。

3. 心理护理　心理护理对闭经患者非常重要。月经是女性性征的一项不可缺少的指标，闭经时间过长的情况下，患者容易出现焦虑、抑郁等负性心理，护理人员应该根据患者的情况予以针对性心理指导，以使其尽快摆脱自卑焦虑心理，能积极主动配合治疗和护理工作。同时还要做好与患者家属间的沟通工作，给予患者家庭支持。①对青春期闭经或原发性闭经患者需要向其详细介绍闭经成因以及月经相关生理知识。使其充分了解闭经知识单纯的临床症状之一，积极接受治疗一定能尽快恢复正常，帮助其树立正确的患病观念和治疗观念，提高治愈的信心。②针对各因素长期作用导致不孕的患者，需要向其普及科学常识，控制外源性因素带来的各种不良刺激，促使其积极主动配合治疗。③针对流产后或产后闭经患者需要给予精神鼓励和同情，使其可以勇敢面对疾病。

4. 健康指导　指导患者遵医嘱定时、定量用药，不可随意增减药物或停药；用药期间发现不良反应要及时回到医院复查；嘱患者保持清淡饮食，增强营养，控制性生活次数，做好外阴部清洁工作，尽量降低病情再次复发的概率。

七、结果评价

1. 患者情绪稳定，积极接受治疗。
2. 患者主动与他人交流病情，对疾病有一定的了解。

第三节　痛经

痛经（dysmenorrhea）是最常见的妇科症状之一，指行经前后或月经期出现下腹部疼痛、坠胀，伴有腰骶部酸痛或恶心、呕吐等其他不适。严重者影响生活、工作及家庭关系等。痛经分为原发性和继发性，原发性痛经指生殖器无器质性病变的痛经，占90%以上，青春期多见，常在初潮后1~2年发病；继发性痛经由盆腔器质性疾病引起。本节仅叙述原发性痛经。

一、病因及发病机制

1. 前列腺素　原发性痛经的发生主要与月经来潮时子宫内膜前列腺素（prostaglandin，PG）含量增高有关。可引起子宫平滑肌过强收缩，血管挛缩，造成子宫缺血、乏氧状态而出现痛经。增多的前列腺素进入血液循环，还可引起心血管和消化道等症状。血管加压素、内源性缩宫素以及β内啡肽等物质的增加也与原发性痛经有关。

2. 子宫因素　①子宫发育不佳：因容易合并血供异常，造成子宫缺血而致痛经。②子宫位置极度后屈或前屈：因影响经血通畅而引起痛经。③子宫颈管狭窄：因使月经外流受阻而引起痛经。

3. 妇科病　子宫内膜异位症、盆腔炎、子宫腺肌病、子宫肌瘤等都可引起痛经。

4. 遗传因素　女儿发生痛经往往与母亲痛经有一定联系。

5. 精神因素　长期压力大、精神紧张等也会造成痛经。

二、护理评估

1. 健康史　了解年龄、婚姻状况、月经史与生育史，询问与诱发痛经相关的因素，疼痛与月经的关系，疼痛发生的时间、部位、性质及程度，是否服用止痛药缓解疼痛，用药量及持续时间，疼痛时伴随的症状以及自觉最能缓解疼痛的方法和体位。

2. 身心状况

（1）身体评估：下腹部疼痛是主要症状。疼痛多自月经来潮后开始，最早出现在行经前12小时，月经第1日疼痛最为严重，常呈痉挛性，持续2～3日后缓解；多数人的疼痛位于下腹中线或放射至腰骶部及大腿内侧。可伴有恶心、呕吐、腹泻、头晕、乏力等症状，严重时面色发白、出冷汗。

（2）心理-社会评估：痛经引起的不适症状会影响患者的工作、生活和社交等，会使患者认为月经是"倒霉"和"不幸"，痛恨自己的性别。

3. 辅助检查　B超检查、子宫镜、腹腔镜等检查可帮助排除继发性痛经或其他疾病，如子宫肌瘤、盆腔炎、子宫内膜异位症等。

三、护理诊断

1. 疼痛　与经期子宫过度收缩有关。

2. 焦虑　与反复疼痛有关。

四、护理目标

1. 患者学会缓解疼痛的心理疏导方法。

2. 患者焦虑情绪得到缓解。

五、护理措施

1. 一般护理　做好经期卫生，注意休息，保证足够的睡眠和营养摄入；经期禁止性生活。

2. 治疗护理　①用药护理：青春期痛经临床多用前列腺素合成酶抑制剂，如布洛芬、酮洛芬、甲氯芬那酸。月经来潮即开始服用，连服2～3日，有效率约为80%。有避孕要求的痛经妇女可使用口服避孕药，通过抑制排卵减少月经血前列腺素含量减轻疼痛，有效率可达90%以上。指导患者遵医嘱用药，服用止痛药物时应防止药物成瘾。②局部热敷或喝热饮可缓解疼痛，注意防烫伤。③配合穴位按摩、艾灸等中医治疗方式对缓解痛经也有效。

3.心理护理　通过正确的调节情志的方法来减轻疼痛。①与患者有效沟通，告知人的七情变化会引起五脏六腑气血功能紊乱，影响健康。向患者推荐观看喜剧电影、听舒缓的音乐等以积极的心态抑制消极情绪。使患者放松心情，转移注意力，减轻身体的疼痛。②了解患者情况，评估患者不良心理，讲解疾病知识，提高患者对疾病的认识，增强患者的信心。耐心倾听患者内心的想法，告知其可通过呐喊、大声哭诉、向值得信任的朋友倾诉糟糕的事件，发泄心中不满，调畅气机。③对患者的一些欲望给予满足，改善不良心态，使其心情舒畅。

4.健康指导　告知患者月经期的保健知识、指导减轻疼痛的非药物方法。

六、结果评价

1.患者疼痛症状减轻，并能说出缓解疼痛的心理疏导方法。

2.患者焦虑情绪得到缓解。

第四节　经前期综合征

经前期综合征（premenstrual syndrome）指月经来潮前1～2周，出现周期性以情感、行为和躯体障碍为特征的综合征，月经来潮后，症状迅速减轻直至消失。多见于25～45岁的妇女。

一、病因及发病机制

病因尚无定论，可能与精神-社会因素、卵巢激素失调和神经递质异常有关。

1.精神-社会因素　部分患者有精神症状，如情绪紧张时常使原有症状加重，提示社会环境与患者精神心理因素间的相互作用，参与经前期综合征的发生。

2.卵巢激素失调　近年研究发现，经前期综合征可能与黄体后期雌、孕激素撤退有关。临床补充雌、孕激素合剂减少性激素周期性生理性变动，能有效缓解症状。

3.神经递质异常　患者在黄体后期循环中类阿片肽浓度异常降低，表现出撤退症状，影响精神、神经及行为方面的变化。还包括5-羟色胺等活性改变等。

二、护理评估

1.健康史　了解患者的年龄、婚姻状况等；既往发病的特点，是否有药物治疗，近期精神状况等。

2.身心评估

(1) 身体评估：①躯体症状：头痛、背痛、乳房胀痛、腹部胀满、便秘、肢体水肿、体重增加、运动协调功能减退、食欲、睡眠、性欲改变。②行为改变：注意力不集中、工作效率低、记忆力减退、神经质、易激动等。周期性反复出现为其临床表现特点。

(2) 心理-社会评估：易怒、焦虑、抑郁、情绪不稳定、疲乏而易怒是其主要症状。

(3) 必要时排除心、肾等可能引起的水肿。

三、护理诊断

1.疼痛　与体内激素水平下降有关。

2.焦虑　与黄体后期神经递质异常有关。

四、护理目标

1.疼痛得到缓解，舒适度得到提高。

2.情绪得到改善，学会放松的活动。

五、护理措施

1.一般护理　合理饮食，多补充富含维生素B_6和微量元素镁的食物。充足的休息和睡眠，避免劳累和精神紧张；适当的有氧运动可以缓解焦虑症状。

2.用药护理　指导患者正确的服用抗焦虑、抑郁的药物，向患者解释药物的不良反应及注意事项。抗焦虑药适用于有明显焦虑及易怒倾向的患者；维生素B_6调节自主神经系统与下丘脑-垂体-卵巢轴的关系，抑制催乳激素的合成而改善症状。中医认为服用逍遥丸也可缓解经前期综合征。

3.心理护理　本病以心理治疗为主，帮助患者调整心态，认识疾病，有助于减轻症状。症状较重的可进行认知-行为心理治疗。

4.健康指导　向患者和家属讲解可能造成经前期紧张综合征的原因，以及有效的处理措施。帮助患者获得家人的理解和支持。

六、护理评价

1.患者学会情绪放松的方法，焦虑情绪缓减。

2.患者主诉舒适度得到提升，疼痛症状得到缓解。

第五节　围绝经期综合征

围绝经综合征（perimenopausal syndrome）指妇女绝经前后出现性激素波动所致的一系列躯体及精神心理症状。有10%～15%的妇女会因为症状严重而就医。通常发生在45～55岁。绝经是每一个妇女生命进程中必然发生的生理过程,提示卵巢功能衰退、生殖功能终止。

绝经(menopause)分为自然绝经和人工绝经。自然绝经是因为卵巢内卵泡生理性耗竭所致的绝经;人工绝经是指因疾病需要两侧卵巢经手术切除或放射线照射等所致的绝经。人工绝经者更易发生围绝经期综合征。

一、护理评估

1.健康史 了解年龄、职业、文化水平、婚姻等信息。了解围绝经期综合征症状出现的时间、持续的时间及严重程度;评估月经史、生育史;了解既往健康史,排除器质性病变及精神疾病;了解既往有无切除子宫和卵巢的手术和接受过盆腔放射治疗等。

2.身心评估

(1)身体评估:具体如下。

1)月经紊乱:月经紊乱是围绝经期的常见症状,由于稀发排卵或无排卵,表现为月经周期不规则、经期持续时间长及经量增多或减少。

2)血管舒缩:主要表现为潮热,是雌激素降低的特征性症状。其特点是反复出现短暂的面部、颈部及胸部皮肤阵阵发红,伴有烘热,继之出汗,一般持续1～3分钟。该症状可持续1～2年,有时长达5年或更久。

3)自主神经失调:常出现如心悸、眩晕、头痛、失眠、耳鸣等自主神经失调症状。

4)精神神经症状:常表现为注意力不易集中,并且情绪波动大,如激动易怒、焦虑不安或情绪低落、抑郁、不能自我控制等情绪症状。记忆力减退也较常见。

5)泌尿生殖器绝经后综合征:超过50%的绝经期女性会出现该综合征,主要表现为泌尿生殖道萎缩,出现阴道干燥、性交困难及反复阴道感染,排尿困难、尿痛、尿急等反复发生的尿路感染。

6)骨质疏松:绝经后妇女雌激素缺乏使骨质吸收增加,导致骨量快速丢失而出现骨质疏松。50岁以上妇女在绝经后5～10年内,半数以上会发生绝经后骨质疏松,最常发生在椎体。

7)心血管病变:绝经后妇女糖脂代谢异常增加,动脉硬化、冠心病的发病风险较绝经前明显增加,可能与雌激素低下有关。

8)阿尔茨海默病:绝经后期妇女比老年男性患病风险高,可能与绝经后内源性雌激素水平降低有关。

(2)心理-社会评估:评估女性近期有关日常生活、工作、学习的压力等可能对女性造成的影响,包括健康与容貌的改变、工作责任加重等生活事件都会加重抑郁、忧虑、多疑、孤独等,严重者还会发展成抑郁性神经官能症。

3.辅助检查 需要了解卵巢功能时,可测定血清FSH值及E_2值。

二、护理诊断

1.舒适度减弱 与存在血管舒缩症状和自主神经失调症状有关。

2.知识缺乏 缺乏正确的绝经期生理心理变化知识和积极应对知识。

三、护理目标

1. 患者围绝经综合征的症状得到改善。
2. 患者能知晓围绝经期带来的生理和心理的改变。

四、护理措施

1. **一般护理** 改善饮食，保证足够的营养，多吃豆制品；加强体育锻炼，可选择散步、太极拳、做操等，增强体质，调节情绪；必要时补充钙剂，预防骨质疏松。

2. **药物护理** 指导患者正确服用性激素，解释药物的不良反应及注意事项。雌激素剂量过大时可引起乳房胀痛、白带多、阴道出血、头疼、水肿或色素沉着等；孕激素的不良反应包括抑郁、易怒、乳腺痛和水肿。督促长期使用性激素者接受定期随访。

3. **心理护理** 帮助患者了解围绝经期的生理心理变化，认真倾听患者的述说，让患者表达对疾病的困惑和忧虑，减轻焦虑和恐惧心理；教会患者必要的保健知识，解决各种心理矛盾、情绪障碍及心理冲突，以乐观积极态度对待衰老；鼓励患者多参与社会活动及适度的体育锻炼，从而改变患者的认知、情绪和行为，使其正确评价自己；帮助家人特别是身边的亲人了解绝经期女性的生理和心理变化，取得家人的理解和配合。

4. **健康指导** 介绍绝经前后减轻症状的方法以及预防绝经综合征的措施。如规律的运动如散步、骑自行车可以促进血液循环，维持肌肉良好的张力，刺激骨细胞的活动，延缓骨质疏松症的发生，可以遵医嘱补充钙剂预防骨质疏松；关心和指导绝经期性生活；指导骨质疏松症患者预防跌倒。

五、结果评价

1. 患者围绝经期综合征的症状得到改善。
2. 患者能逐渐接受围绝经期带来的生理和心理的改变。

本章小结

排卵障碍性异常子宫出血主要由下丘脑-垂体-卵巢轴功能异常引起，常见于青春期、绝经过渡期。采用性激素治疗，可起到止血和调整月经周期的作用。告知患者严格遵医嘱用药，不随意停服、漏服性激素，保持外阴清洁、干燥，以防感染。闭经分为原发性闭经和继发性闭经，后者多见。继发性闭经又以下丘脑性闭经最为常见，主要针对病因进行治疗。原发性痛经的发生与月经时子宫内膜前列腺素含量增高或失衡有关，主要表现为月经来潮后下腹部疼痛，要重视对患者的精神心理护理。

经前期综合征是指月经前周期性发生的影响妇女日常生活和工作，涉及躯体、精神及行为的综合征。治疗以心理治疗、调整生活状态为主，药物治疗为辅。绝经综合征是由卵巢功能衰退、雌激素低落引起的一系列躯体、精神和心理症状。激素补充治疗可以有效改善相关症状，提高生活质量。长期服用激素的患者要定期体检，至少每年进行1次个体化危险/受益评估。

第十五章
妊娠滋养细胞疾病患者的护理

章前引言

妊娠滋养细胞疾病（gestational trophoblastic disease，GTD）是一组来源于胎盘绒毛滋养细胞的疾病，根据组织学特征可分为葡萄胎、侵蚀性葡萄胎、绒毛膜癌（简称绒癌）、胎盘部位滋养细胞肿瘤（placental sitetrophoblastic tumor，PSTT）及上皮样滋养细胞肿瘤（epithelioid trophoblastic tumor，ETT）。2014年，世界卫生组织（WHO）基于妊娠滋养细胞疾病的组织学特征及其生物学认识，将绒癌、PSTT、ETT归类为肿瘤，将侵蚀性葡萄胎归为葡萄胎妊娠（molar pregnancy）。该分类因颁布时间短，临床尚未广泛应用。滋养细胞疾病绝大部分继发于妊娠，极少数来源于卵巢或睾丸生殖细胞，称为非妊娠性绒毛膜癌。本章主要讨论妊娠性滋养细胞疾病。

学习目标

1. 识记妊娠滋养细胞疾病、葡萄胎、妊娠滋养细胞肿瘤的概念。
2. 识记滋养细胞肿瘤患者常用化疗药物的主要不良反应和护理要点。
3. 为葡萄胎术后患者介绍随访计划及内容。
4. 运用所学知识为妊娠滋养细胞肿瘤患者制订护理计划、提供护理措施。

思政目标

培养学生的批判性思维及分析、解决问题的能力,在关注女性肿瘤患者健康的同时融入人文关怀,引导和启发学生建立高尚的职业道德、职业素养、职业精神和社会责任感,从而帮助肿瘤患者积极治疗,提高生活质量。

案例导入

李女士,28岁。葡萄胎清宫术后6个月,停经2个月,阴道不规则流血10日,咳嗽、痰中带有血丝1周,经抗感染治疗不见好转。检查示子宫增大、变软,尿β-hCG阳性。B超显示子宫腔未见胚囊。肺部X线检查有棉球状阴影。

思考题

1. 该患者最可能的诊断是什么?
2. 针对该患者的主要治疗原则是什么?
3. 针对该患者的护理要点是什么?

第一节 葡萄胎

葡萄胎是妊娠后胎盘绒毛滋养细胞增生、间质水肿变性,形成大小不一的水泡,水泡相连成串形如葡萄而得名,也称水泡状胎块(hydatidiform mole,HM)。葡萄胎是一种滋养细胞的良性病变,可分为完全性葡萄胎和部分性葡萄胎两类。完全性葡萄胎表现为宫腔内充满水泡状组织,没有胎儿及其附属物。发生完全性葡萄胎的相关因素包括地域差异、年龄、营养状况、社会经济因素等,还包括既往葡萄胎史、流产和不孕等因素。部分性葡萄胎表现为有胚胎,胎盘绒毛部分水泡状变性,并有滋养细胞增生。部分性葡萄胎的发病率远低于完全性葡萄胎,迄今为止对部分性葡萄胎的高危因素了解较少,可能相关的因素有口服避孕药和不规则月经等。此外,葡萄胎的发生还可能与遗传基因有关。

一、病理

完全性葡萄胎大小自直径数毫米至数厘米不等，其间由纤细的纤维素相连，常混有血块及蜕膜碎片。水泡状物占满整个宫腔，无胎儿及其附属物或胎儿痕迹。镜下为弥漫性滋养细胞增生，绒毛间质水肿呈水泡样，间质内胎源性血管消失。部分性葡萄胎仅部分绒毛变为水泡，常合并胚胎或胎儿组织，胎儿多已死亡，合并足月儿极少，且常伴发育迟缓或多发性畸形。镜下见部分绒毛水肿，绒毛大小及水肿程度明显不一，绒毛呈显著的扇贝样轮廓，局限性滋养细胞增生，间质内可见胎源性血管。

二、临床表现

（一）完全性葡萄胎

由于诊断技术的进展，越来越多的患者在未出现症状或仅有少量阴道流血时已做出诊断并治疗，所以症状典型的葡萄胎患者已少见。典型症状如下。

1.停经后阴道流血　为最常见的症状。一般在停经8~12周开始出现不规则阴道流血，时出时停，量多少不定，若母体大血管破裂可造成大量出血，导致休克甚至死亡，有时在血中可发现水泡状物。若出血时间长又未及时治疗，可导致贫血和感染。

2.子宫异常增大、变软　约半数以上患者的子宫大于停经月份，质地极软，并伴血清hCG水平异常升高，其原因为葡萄胎迅速增长及宫腔内积血所致。约1/3患者的子宫大小与停经月份相符，子宫小于停经月份的只占少数，其原因可能与水泡退行性变、停止发展有关。

3.妊娠呕吐　多发生于子宫异常增大和hCG水平异常升高者，出现时间较正常妊娠早，症状严重且持续时间长。发生严重呕吐未及时纠正者可导致水、电解质紊乱。

4.子痫前期征象　多发生于子宫异常增大者，可在妊娠24周前出现高血压、蛋白尿和水肿，而且症状严重，但子痫罕见。

5.卵巢黄素化囊肿　大量绒毛膜促性腺激素（hCG）刺激卵巢卵泡内膜细胞发生黄素化而形成囊肿，称为卵巢黄素化囊肿。常为双侧性，也可单侧，大小不等，囊壁薄，表面光滑。一般无症状，偶可发生扭转。黄素化囊肿在水泡状胎块清除后2~4个月可自行消退。

6.腹痛　为阵发性下腹痛，由于葡萄胎增长迅速和子宫过度快速扩张所致。常发生在阴道流血前，一般不剧烈，可忍受。如黄素化囊肿扭转或破裂时则可出现急性腹痛。

7.甲状腺功能亢进征象　约7%的患者出现轻度甲状腺功能亢进，表现为心动过速、皮肤潮湿和震颤，但突眼少见。

（二）部分性葡萄胎

除阴道流血外，患者常没有完全性葡萄胎的典型症状，子宫大小与停经月份多数相符或小于停经月份，妊娠呕吐少见并较轻，多无子痫前期症状，常无腹痛及卵巢黄素化囊肿。易误诊为不全流产或过期流产，需对流产组织进行病理学检查方能确诊。

三、处理原则

葡萄胎一经临床诊断应及时清除子宫腔内容物，一般选用吸刮术。由于清宫时出血多，子宫大而软，容易穿孔，所以应在手术室进行，在输液、备血准备下，充分扩张宫颈管，选用大号吸管吸引，待大部分葡萄胎组织吸出、子宫明显缩小后，改用刮匙轻柔刮出。为了减少出血和预防子宫穿孔，推荐在充分扩张宫颈管和开始吸宫后使用缩宫素。对于子宫大于妊娠12周或术中感到一次刮净有困难者，可于1周后行第二次刮宫。卵巢黄素化囊肿在葡萄胎清宫后会自行消退，一般不需处理。

四、护理评估

（一）健康史

询问患者的月经史、生育史；本次妊娠早孕反应发生的时间及程度；有无阴道流血等。若有阴道流血，应询问阴道流血的量、质、时间，是否伴有腹痛，并询问是否有水泡状物质排出。询问患者及其家族的既往疾病史，包括滋养细胞疾病史。

（二）身心状况

患者往往有停经后反复不规则阴道流血症状，出血多又未得到适当的处理者可有贫血和感染的症状，急性大出血可出现休克。多数患者子宫大于停经月份，质软，扪不到胎体，无自觉胎动。患者因子宫快速增大可有腹部不适或阵发性隐痛，发生黄素化囊肿急性扭转则有急腹痛。有些患者可伴有水肿、蛋白尿、高血压等子痫前期征象。

一旦确诊，患者及家属可能会担心孕妇的安全、是否需进一步治疗、此次妊娠对今后生育的影响，并表现出对清宫手术的恐惧。对妊娠滋养细胞疾病知识的缺乏及预后的不确定性会增加患者的焦虑情绪。

（三）辅助检查

1.超声检查　是诊断葡萄胎的重要辅助检查方法，采用经阴道彩色多普勒超声效果更好。完全性葡萄胎的典型超声图像表现为子宫内无妊娠囊或胎心搏动，宫腔内充满不均质密集状或短条状回声，呈"落雪状"，若水泡较大形成大小不等的回声区，则呈"蜂窝状"。常可测到一侧或双侧卵巢囊肿。部分性葡萄胎宫腔内见水泡状胎块引起的超声图像改变及胎儿或羊膜腔，胎儿常合并畸形。

2.人绒毛膜促性腺激素测定　血清hCG测定是诊断葡萄胎的另一项重要辅助检查。患者的血、尿hCG处于高值范围且持续不降，或超出正常妊娠水平。

3.其他检查　DNA倍体分析、母源表达印迹基因检测、X线胸片等。

五、常见护理诊断/问题

1.焦虑　与担心清宫手术及预后有关。

2.自我认同紊乱　与分娩的期望得不到满足及对将来妊娠的担心有关。

3.有感染的危险　与长期阴道流血、贫血造成免疫力下降有关。

六、护理目标

1. 患者能掌握减轻焦虑的技能，积极配合刮宫手术。
2. 患者能接受葡萄胎及流产的结局。
3. 患者能陈述随访的重要性和具体方法。

七、护理措施

1. **心理护理** 详细评估患者对疾病的心理承受能力，鼓励患者表达不能得到良好妊娠结局的悲伤，对疾病、治疗手段的认识，确定其主要的心理问题。向患者及其家属讲解有关葡萄胎的疾病知识，说明尽快清宫手术的必要性，让患者以较平静的心态接受手术。

2. **严密观察病情** 观察和评估腹痛及阴道流血情况，流血过多时，密切观察血压、脉搏、呼吸等生命体征。观察每次阴道排出物，一旦发现有水泡状组织要送病理检查，并保留消毒会阴垫，以评估出血量及流出物的性质。

3. **做好术前准备及术中护理** 清宫前首先完善全身检查，注意有无休克、子痫前期、甲状腺功能亢进及贫血表现，遵医嘱对症处理，稳定病情。术前嘱患者排空膀胱，建立有效的静脉通路，备血，准备好缩宫素、抢救药品及物品，以防大出血造成的休克。术中严密观察血压、脉搏、呼吸，有无休克征象，注意观察有无羊水栓塞的表现如呼吸困难、咳嗽等。术后注意观察阴道出血及腹痛情况；由于组织学检查是葡萄胎的最终诊断依据，每次刮宫的刮出物必须送组织学检查；对合并子痫前期者做好相应的治疗配合及护理。

4. **健康教育** 让患者和家属了解坚持正规的治疗和随访是根治葡萄胎的基础，懂得监测hCG的意义。饮食中缺乏维生素A及其前体胡萝卜素和动物脂肪者发生葡萄胎的概率明显增高，因此指导患者摄取高蛋白质、富含维生素A、易消化饮食；适当活动，保证充足的睡眠时间和质量，以改善机体的免疫功能；保持外阴清洁和室内空气清新，每次刮宫手术后禁止性生活及盆浴以防感染。

5. **预防性化疗** 不常规推荐。对于年龄大于40岁、刮宫前hCG值异常升高、刮宫后hCG值不进行性下降、子宫比相应的妊娠月份明显大或短期内迅速增大、黄素化囊肿直径＞6cm、滋养细胞高度增生或伴有不典型增生、出现可疑的转移灶或无条件随访的患者，可采用预防性化疗，但不能替代随访。

6. **随访指导** 葡萄胎患者清宫后必须定期随访，可早期发现妊娠滋养细胞肿瘤并及时处理。随访内容包括：①血清hCG定量测定，葡萄胎清宫后，每周随访1次，直至连续3次正常，以后每个月1次，共6个月，然后再2个月1次，共6个月，自第一次阴性后共计1年。②询问病史，应注意月经是否规则，有无阴道异常流血，有无咳嗽、咯血及其他转移灶症状。③妇科检查，必要时做盆腔B超、胸部X线摄片或CT检查。

7. **避孕指导** 葡萄胎患者随访期间应可靠避孕1年，hCG成对数下降者阴性后6个月可以妊娠，但对hCG下降缓慢者，应延长避孕时间。避孕方法可选用避孕套或口服避孕药，一般不选用宫内节育器，以免穿孔或混淆子宫出血的原因。如再次妊娠，应早期做B超和hCG检查，以明确是否正常妊娠，产后也需hCG随访至正常。

八、结果评价

1. 患者和家属能理解清宫手术的重要性，配合医护人员顺利完成清宫术。
2. 患者情绪稳定，焦虑减轻，治愈疾病的信心增加。
3. 患者和家属了解随访的重要性，并能正确地参与随访全过程。

第二节　妊娠滋养细胞肿瘤

妊娠滋养细胞肿瘤（gestational trophoblastic tumor，GTT）是滋养细胞的恶性病变，组织学分类上包括侵蚀性葡萄胎（invasive mole）、绒毛膜癌（choriocarcinoma）、胎盘部位滋养细胞肿瘤和上皮样滋养细胞肿瘤。在临床上，由于侵蚀性葡萄胎和绒癌在临床表现、诊断和处理等方面基本相同，故又将两者合称为妊娠滋养细胞肿瘤；但胎盘部位滋养细胞肿瘤和上皮样滋养细胞肿瘤是起源于胎盘种植部位的一种特殊类型的滋养细胞肿瘤，在临床表现、发病过程及处理上与上两者不同，临床罕见，因此分别单列。本节主要讨论侵蚀性葡萄胎和绒毛膜癌。

妊娠滋养细胞肿瘤60%继发于葡萄胎，30%继发于流产，10%继发于足月妊娠或异位妊娠。其中，侵蚀性葡萄胎全部继发于葡萄胎妊娠，绒毛膜癌可继发于葡萄胎妊娠，也可继发于流产、足月妊娠、异位妊娠。侵蚀性葡萄胎恶性度低，预后较好。绒毛膜癌恶性程度极高，早期就可通过血运转移至全身，破坏组织或器官，在化疗药物问世以前死亡率高达90%。如今随着诊断技术的进展及化学治疗的发展，绒毛膜癌患者的预后已经得到极大的改善。

一、病理

侵蚀性葡萄胎的大体检查可见子宫肌壁内有大小不等、深浅不一的水泡状组织。当侵蚀病灶接近子宫浆膜层时，子宫表面可见紫蓝色结节，侵蚀较深时可穿透子宫浆膜层或阔韧带。镜下可见侵入子宫肌层的水泡状组织的形态与葡萄胎相似，可见绒毛结构及滋养细胞增生和分化不良，绒毛结构也可退化仅见绒毛阴影。

绒毛膜癌多原发于子宫，肿瘤常位于子宫肌层内，也可突入宫腔或穿破浆膜，单个或多个，无固定形态，与周围组织分界清，质地软而脆，剖视可见癌组织呈暗红色，常伴出血、坏死及感染。镜下表现为滋养细胞不形成绒毛或水泡状结构，极度不规则增生，排列紊乱，广泛侵入子宫肌层及血管，周围大片出血、坏死。肿瘤不含间质和自身血管，瘤细胞靠侵蚀母体血管获取营养。

二、临床表现

（一）无转移滋养细胞肿瘤

多数继发于葡萄胎后。

1. **不规则阴道流血**　葡萄胎清除后、流产或足月产后出现不规则阴道流血，量多少不定，也可表现为一段时间的正常月经后再停经，然后又出现阴道流血。长期流血者可致继发贫血。

2. **子宫复旧不全或不均匀增大**　葡萄胎排空后4~6周子宫未恢复正常大小，质软，也可因子宫肌层内病灶部位和大小的影响表现为子宫不均匀性增大。

3. **卵巢黄素化囊肿**　由于hCG持续作用，在葡萄胎排空、流产或足月产后，卵巢黄素化囊肿可持续存在。

4. **腹痛**　一般无腹痛，若肿瘤组织穿破子宫，可引起急性腹痛和腹腔内出血症状。黄素化囊肿发生扭转或破裂时也可出现急性腹痛。

5. **假孕症状**　由于肿瘤分泌hCG及雌、孕激素的作用，表现为乳房增大，乳头、乳晕着色，甚至有初乳样分泌，外阴、阴道、宫颈着色，生殖道质地变软。

（二）转移性妊娠滋养细胞肿瘤

更多见于非葡萄胎妊娠后或为经组织学证实的绒毛膜癌，主要经血行播散，转移发生较早而且广泛。最常见的转移部位是肺，其次是阴道、盆腔、肝、脑等。由于滋养细胞的生长特点之一是破坏血管，所以各转移部位症状的共同特点是局部出血。

1. **肺转移**　常见症状为咳嗽、血痰或反复咯血、胸痛及呼吸困难。常急性发作，少数情况下，可因肺动脉滋养细胞瘤栓形成造成急性肺梗死，出现肺动脉高压和急性肺功能衰竭。当转移灶较小时也可无任何症状。

2. **阴道转移**　转移灶常位于阴道前壁。局部表现紫蓝色结节，破溃后引起不规则阴道流血，甚至大出血。

3. **肝转移**　预后不良，多同时伴有肺转移，表现为上腹部或肝区疼痛，若病灶穿破肝包膜可出现腹腔内出血，导致死亡。

4. **脑转移**　预后凶险，为主要死亡原因。按病情进展可分为三期：①瘤栓期：表现为一过性脑缺血症状，如暂时性失语、失明、突然跌倒等。②脑瘤期：瘤组织增生侵入脑组织形成脑瘤，表现为头痛、喷射性呕吐、偏瘫、抽搐直至昏迷。③脑疝期：瘤组织增大及周围组织出血、水肿，表现为颅内压升高，脑疝形成压迫生命中枢而死亡。

5. **其他转移**　包括脾、肾、膀胱、消化道、骨等，症状视转移部位而异。

三、临床分期

采用国际妇产科联盟（International Federation of Gynecology and Obstetrics, FIGO）妇科肿瘤委员会制订的临床分期，该分期包含了解剖学分期和预后评分系统两个部分（表15-1、表15-2）。其中预后评分≤6分者为低危，≥7分者为高危。预后评分是妊娠滋养细胞肿瘤治疗方案制订和预后评估的重要依据，而解剖学分期有助于明确肿瘤进展和各医疗单位之间比较治疗效果。

表15-1 滋养细胞肿瘤解剖学分期（FIGO，2000）

分期	病变范围
Ⅰ期	病变局限于子宫
Ⅱ期	病变扩散，但局限于生殖器官（附件、阴道、阔韧带）
Ⅲ期	病变转移至肺，有或无生殖系统病变
Ⅳ期	所有其他转移

表15-2 改良FIGO预后评分系统（FIGO，2000）

评分	0	1	2	4
年龄（岁）	<40	≥40	—	—
前次妊娠	葡萄胎	流产	足月产	
距前次妊娠时间（月）	<4	4~<7	7~<13	≥13
治疗前血hCG（IU/mL）	$<10^3$	$10^3~<10^4$	$10^4~<10^5$	$≥10^5$
最大肿瘤大小（包括子宫）	—	3~<5cm	≥5cm	
转移部位	肺	脾、肾	肠道	肝、脑
转移病灶数目		1~4	5~8	>8
先前失败化疗	—	—	单药	2种或2种以上联合化疗

四、处理原则

治疗原则是以化疗为主、手术和放疗为辅的综合治疗。

1.化疗 常用一线化疗药物有甲氨蝶呤（MTX）、氟尿嘧啶（5-Fu）、放线菌素D（Act-D）或国产更生霉素（KSM）、环磷酰胺（CTX）、长春新碱（VCR）、依托泊（VP-16）。化疗方案的选择原则是低危患者选择单一药物，高危患者选择联合化疗，其中联合化疗首选EMA-CO方案或氟尿嘧啶为主的联合化疗方案。

2.手术 对控制大出血等各种并发症、切除耐药病灶、减少肿瘤负荷和缩短化疗疗程方面有一定的作用。

3.放射治疗 应用较少，主要用于肝、脑转移和肺部耐药病灶的治疗。

五、护理评估

（一）健康史

采集个人及家属的既往史，包括滋养细胞疾病史、药物使用史及药物过敏史；若既往曾患葡萄胎，应详细了解第一次清宫的时间、水泡大小、吸出组织物的量等；以后清宫次数及清宫后阴道流血的量、质、时间，子宫复旧情况；收集血、尿hCG随访的资料；肺部X线检查结果。采集阴道不规则流血的病史，询问生殖道、肺部、脑等转移的相应症状的主诉，是否用过化疗及化疗的时间、药物、剂量、疗效及用药后机体的反应情况。

（二）身心状况

大多数患者有阴道不规则流血，量多少因人而异。当滋养细胞穿破子宫浆膜层时则有腹腔内出血及腹痛；若发生转移，要评估转移灶症状，不同部位的转移病灶可出现相应的临床表现。若出血较多，患者可有休克表现。

由于不规则阴道流血，患者会有不适感、恐惧感，若出现转移症状，患者和家属会担心疾病的预后，害怕化疗药物的毒不良反应，对治疗和生活失去信心。有些患者会感到悲哀、情绪低落，不能接受现实，因为需要多次化疗而发生经济困难，表现出焦虑不安。若需要手术，生育过的患者因为要切除子宫而担心女性特征的改变；未生育过的患者则因为生育无望而产生绝望，迫切希望得到丈夫及家人的理解、帮助。

（三）辅助检查

1. 血清hCG测定　hCG水平是妊娠滋养细胞肿瘤的主要诊断依据。对于葡萄胎后滋养细胞肿瘤，凡符合下列标准中的任何一项且排除妊娠物残留或再次妊娠即可诊断为妊娠滋养细胞肿瘤：hCG测定4次呈平台状态（±10%），并持续3周或更长时间；hCG测定3次升高（＞10%），并至少持续2周或更长时间。非葡萄胎妊娠后滋养细胞肿瘤的诊断标准：足月产、流产和异位妊娠后hCG多在4周左右转为阴性，若超过4周血清hCG仍持续高水平，或一度下降后又上升，在除外妊娠物残留或再次妊娠后可做出诊断。

2. 胸部X线摄片　是诊断肺转移的重要检查方法。肺转移的最初X线征象为肺纹理增粗，以后发展为片状或小结节阴影，典型表现为棉球状或团块状阴影。

3. 影像学检查　B超检查是诊断子宫原发病灶最常用的方法。CT主要用于发现肺部较小病灶和肝、脑部位转移灶。MRI主要用于脑和盆腔病灶诊断。

4. 组织学检查　组织学检查对滋养细胞肿瘤的诊断不是必需的，但有组织学证据时应根据组织学做出诊断。在子宫肌层内或子宫外转移灶组织中若见到绒毛或退化的绒毛阴影则诊断为侵蚀性葡萄胎；若仅见成片滋养细胞浸润及坏死出血，未见绒毛结构则诊断为绒癌。

六、常见护理诊断/问题

1. 自我认同角色紊乱　与较长时间住院和接受化疗有关。
2. 潜在并发症　肺转移、阴道转移、脑转移。

七、护理目标

1. 患者能主动参与治疗护理活动。
2. 患者适应角色改变。

八、护理措施

1.心理护理　评估患者及其家属对疾病的心理反应，让患者宣泄痛苦心理及失落感；对住院者做好环境、病友及医护人员的介绍，减轻患者的陌生感；向患者提供有关化学药物治疗及其护理的信息，以减少恐惧及无助感；帮助患者分析可利用的支持系统，纠正消极的应对方式；详细解释患者所担心的各种疑虑，减轻患者的心理压力，帮助患者和家属树立战胜疾病的信心。

2.严密观察病情　严密观察患者腹痛及阴道流血情况，记录出血量，出血多时除密切观察患者的血压、脉搏、呼吸外，配合医生做好抢救工作，及时做好手术准备。动态观察并记录血清hCG的变化情况，识别转移灶症状，发现异常立即通知医生并配合处理。

3.做好治疗配合　接受化疗者按化疗患者的护理常规护理（见本章第三节），手术治疗者按妇科手术前后护理常规实施护理。

4.有转移灶者，提供对症护理

（1）阴道转移患者的护理：禁止做不必要的检查和阴道窥器检查，尽量卧床休息，密切观察阴道转移灶有无破溃出血。配血备用，准备好各种抢救器械和物品（输血、输液用物、长纱条、止血药物、照明灯及氧气等）。若发生破溃大出血时，应立即通知医生并配合抢救，用长纱条填塞阴道压迫止血。保持外阴清洁，严密观察阴道出血情况及生命体征，同时观察有无感染及休克。填塞的纱条必须于24~48小时内如数取出，取出时必须做好输液、输血及抢救的准备。若出血未止，可用无菌纱条重新填塞，记录取出和再次填入纱条数量，给予输血、输液。按医嘱用抗生素预防感染。

（2）肺转移患者的护理：卧床休息，有呼吸困难者给予半卧位并吸氧。按医嘱给予镇静剂及化疗药物。大量咯血时有窒息、休克甚至死亡的危险，应立即让患者取头低患侧卧位并保持呼吸道的通畅，轻击背部，排出积血。同时迅速通知医生，配合医生进行止血抗休克治疗。

（3）脑转移的护理：让患者尽量卧床休息，起床时应有人陪伴，以防瘤栓期的一过性症状发生时造成意外损伤。观察颅内压增高的症状，记录出入量，观察有无电解质紊乱的症状，一旦发现异常情况立即通知医生并配合处理。按医嘱给予静脉补液，给予止血剂、脱水剂、吸氧、化疗等，严格控制补液总量和补液速度，防止颅内压升高。采取必要的护理措施预防跌倒、咬伤、吸入性肺炎、角膜炎、压疮等发生。做好hCG测定、腰穿等项目的检查配合。昏迷、偏瘫者按相应的护理常规实施护理，提供舒适环境，预防并发症的发生。

5.健康教育　鼓励患者进食，向其推荐高蛋白质、高维生素、易消化的饮食，以增强机体的抵抗力。注意休息，不过分劳累，有转移灶症状出现时应卧床休息，待病情缓解后再适当活动。注意外阴清洁，防止感染，节制性生活，做好避孕指导。出院后严密随访，警惕复发。第一次在出院后3个月，然后每6个月1次至3年，此后每年1次至5年，以后可以每2年1次。随访内容同葡萄胎。随访期间需严格避孕，应于化疗停止12个月方可妊娠。

九、结果评价

1. 患者能理解并信任所采取的治疗方案和护理措施，配合治疗，树立战胜疾病的信心。
2. 患者获得一定的化疗自我护理知识、技能。
3. 能较好处理与家人的关系，诊治过程中表现出积极的行为。

第三节　化疗患者的护理

化学药物治疗（简称化疗）恶性肿瘤已取得了肯定的功效，目前化疗已成为恶性肿瘤的主要治疗方法之一。滋养细胞疾病是所有肿瘤中对化疗最为敏感的一种，随着化疗的方法学和药物学的快速进展，绒毛膜癌患者的死亡率已大为下降。

化疗药物的主要作用机制：①影响去氧核糖核酸（DNA）的合成。②直接干扰核糖核酸（RNA）的复制。③干扰转录、抑制信使核糖核酸（mRNA）的合成。④阻止纺锤丝的形成。⑤阻止蛋白质的合成。

一、常用化疗药物种类

1. 烷化剂　是细胞周期非特异性药物。临床上常用邻脂苯芥（抗瘤新芥）和硝卡芥（消瘤芥），一般以静脉给药为主，不良反应有骨髓抑制、白细胞下降。

2. 抗代谢药物　能干扰核酸代谢，导致肿瘤死亡，属细胞周期特异性药物，常用的有甲氨蝶呤及氟尿嘧啶。甲氨蝶呤为抗叶酸类药，一般经口服、肌内、静脉给药；氟尿嘧啶口服不吸收，需静脉给药。

3. 抗肿瘤抗生素　是由微生物产生的具有抗肿瘤活性的化学物质，属细胞周期非特异药物。常用的有放线菌素D，即更生霉素。

4. 抗肿瘤植物药　此类药物有长春碱及长春新碱。长春碱类属细胞周期特异性药物，一般经静脉给药。

5. 铂类化合物　属细胞周期非特异性药物，妇科肿瘤化疗中常用的有顺铂和卡铂。顺铂的主要不良反应有恶心、呕吐等胃肠道反应和肾毒性，还可导致神经毒性包括周围神经炎和高频区听力缺损；卡铂的主要不良反应为骨髓抑制，为剂量限制性毒性。

二、化疗药物的常见不良反应

1. 骨髓抑制　主要表现为外周血白细胞和血小板计数减少，多数化疗药物骨髓抑制作用最强的时间为化疗后7~14日，恢复时间多为之后的5~10日，但存在个体差异性。服药期间血细胞计数虽有下降，在停药后多可自然恢复。目前，化疗后骨髓抑制的分度普遍采用WHO抗癌药物急性及亚急性毒性反应分度标准（表15-3）。

表15-3　WHO骨髓造血毒性分度标准

	0	I	II	III	IV
血红蛋白（g/L）	≥110	95~109	80~94	65~79	<65
白细胞（×10^9/L）	≥4.0	3.0~3.9	2.0~2.9	1.0~1.9	<1.0
中性粒细胞（×10^9/L）	≥2.0	1.5~1.9	1.0~1.4	0.5~0.9	<0.5
血小板（×10^9/L）	≥100	75~99	50~74	25~49	<25

2.消化系统损害　最常见的表现为恶心、呕吐，多数在用药后2~3日开始，5~6日后达高峰，停药后逐步好转，一般不影响继续治疗。如呕吐过多可造成离子紊乱，出现低钠、低钾或低钙症状，患者可有腹胀、乏力、精神淡漠及痉挛等。有些患者会有腹泻或便秘，还有消化道溃疡，以口腔溃疡多见，多数是在用药后7~8日出现，一般于停药后能自然消失。氟尿嘧啶有明显的胃肠道反应，包括恶心、呕吐、腹泻和口腔溃疡，严重时可发生假膜性肠炎。

3.神经系统损害　长春新碱对神经系统有毒性作用，表现为指（趾）端麻木、复视等。氟尿嘧啶大剂量用药可发生小脑共济失调。

4.药物中毒性肝炎　主要表现为用药后血清氨基转移酶值升高，偶见黄疸。一般在停药一段时间后恢复正常，未恢复时不能继续化疗。

5.泌尿系统损伤　环磷酰胺对膀胱有损害，某些药如顺铂、甲氨蝶呤对肾脏有一定的毒性，肾功能正常者才能应用。

6.皮疹和脱发　皮疹最常见于应用甲氨蝶呤后，严重者可引起剥脱性皮炎。脱发最常见于应用放线菌素D（更生霉素）者，1个疗程即可全脱，但停药后均可生长。

三、护理评估

（一）健康史

采集患者既往用药史，尤其是化疗史及药物过敏史。记录既往接受化疗过程中出现的药物不良反应及应对情况。询问有关造血系统、肝脏、消化系统及肾脏疾病史，了解疾病的治疗经过及病程。采集患者的肿瘤疾病史、发病时间、治疗方法及效果，了解总体和本次治疗的化疗方案，目前的病情状况。

（二）身心状况

测量体温、脉搏、呼吸、血压、体重，了解患者一般情况（意识状态、发育、营养、面容与表情）；了解患者的日常生活规律（饮食形态、嗜好、睡眠形态、排泄状态及自理程度），观察皮肤、黏膜、淋巴结有无异常；了解原发肿瘤的症状和体征，了解每日进食情况，本次化疗的不良反应等，以便为护理活动提供依据。

患者往往对化疗的不良反应有恐惧，尤其是具有化疗经历的患者更明显，了解患者对化疗的感受，患者通常会对疾病的预后及化疗效果产生焦虑、悲观情绪，也可因长期的治疗产生经济困难而显得闷闷不乐或烦躁。对化疗有充分思想准备的患者，一般能承受化疗的不适，因而增强了战胜疾病的信心；没有思想准备的患者往往表现出畏惧、退缩的言行，丧失了与病魔斗争的决心。

（三）辅助检查

测血常规、尿常规、肝肾功能等，化疗前如有异常则暂缓治疗。密切观察血常规的变化趋势，每日或隔日检查，为用药提供依据。如果在用药前白细胞低于4.0×10^9/L，血小板低于50×10^9/L者不能用药；患者在用药过程中如白细胞低于3.0×10^9/L需考虑停药；用药后一周继续监测各项化验指标，如有异常及时处理。对于妊娠滋养细胞肿瘤患者，每个疗程化疗结束后18日内，检测血hCG下降情况。

四、常见护理诊断/问题

1. 营养失调（低于机体需要量）　与化疗所致的消化道反应有关。
2. 体象紊乱　与化疗所致头发脱落有关。
3. 有感染的危险　与化疗引起的白细胞减少有关。

五、护理目标

1. 患者能满足机体的营养需要。
2. 患者能接受自己形象的改变。
3. 患者未发生严重感染。

六、护理措施

（一）心理护理

让患者和家属与同病种的、治疗效果满意的患者相互交流，认真倾听患者诉说恐惧、不适及疼痛，关心患者以取得信任。提供国内外及本科室治疗滋养细胞疾病的治愈率及相关信息，增强患者战胜疾病的信心。鼓励患者克服化疗的不良反应，帮助患者度过脱发等造成的心理危险期。

（二）健康教育

1. 讲解化疗护理的常识　包括化疗药物的类别，不同药物对给药时间、剂量浓度、滴速、用法的不同要求；有些药物需要避光保存及应用；化疗药物可能发生的毒不良反应的症状；出现口腔溃疡或恶心、呕吐等消化道不适时仍需坚持进食的重要性；化疗造成的脱发并不影响生命器官，化疗结束后就会长出秀发。

2. 教会患者化疗时的自我护理　进食前后用生理盐水漱口，用软毛牙刷刷牙，若有牙龈出血，改用手指缠绕纱布清洁牙齿；化疗时和化疗后2周内是化疗反应较重的阶段，不宜吃损伤口腔黏膜的坚果类和油炸类食品；为减少恶心呕吐，避免吃油腻的、甜的食品，鼓励患者少量多餐，每次进食以不吐为度，间隔时间以下次进食不吐为准；与家属商量根据患者的口味提供高蛋白质、高维生素、易消化饮食，保证所需营养的摄取及液体的摄入。对于化疗期间出现腹泻的患者，应进食低纤维素、高蛋白质食物，避免进食对胃肠道有刺激的食物，同时补充足够的液体，维持水、电解质平衡，必要时使用洛哌丁胺等止泻药。由于白细胞下降会引起免疫力下降，特别容易导致感染，指导患者应经常擦身更衣，保持皮肤干燥和清洁，在自觉乏力、头晕时以卧床休息为主，尽量避免去公共场所，如非去不可应戴口罩，加强保暖。若白细胞低于1.0×10^9/L，则需进行保护性隔离，告知患者和家属保护性隔离的重要性，使其理解并能配合治疗。

（三）用药护理

1. **准确测量并记录体重** 化疗时应根据体重来正确计算和调整药量，一般在每个疗程的用药前及用药中各测一次体重，应在早上、空腹、排空大小便后进行测量，酌情减去衣服重量。若体重不准确，用药剂量过大可发生中毒反应，过小则影响疗效。

2. **正确使用药物** 根据医嘱严格三查七对，正确溶解和稀释药物，并做到现配现用，一般常温下不超过1小时。如果联合用药应根据药物的性质排出先后顺序。放线菌素D（更生霉素）、顺铂等需要避光的药物，使用时要用避光罩或黑布包好；环磷酰胺等药物需快速进入，应选择静脉推注；氟尿嘧啶、阿霉素等药物需慢速进入，最好使用静脉注射泵或输液泵给药；顺铂对肾脏损害严重，需在给药前后给予水化，同时鼓励患者多饮水并监测尿量，保持尿量每日超过2 500mL。腹腔内化疗时应注意变动体位以增强效果。

3. **合理使用静脉血管并注意保护** 遵循长期补液保护血管的原则，有计划地穿刺，用药前先注入少量生理盐水，确认针头在静脉中后再注入化疗药物。一旦怀疑或发现药物外渗应重新穿刺，遇到局部刺激较强的药物，如氮芥、长春新碱、放线菌素D（更生霉素）等外渗，需立即停止滴入并给予局部冷敷，同时用生理盐水或普鲁卡因局部封闭，以后用金黄散外敷，防止局部组织坏死、减轻疼痛和肿胀。化疗结束前用生理盐水冲管，以降低穿刺部位拔针后的残留浓度，起到保护血管的作用。对经济条件允许的患者建议使用PICC及输液港等给药，以保护静脉，减少反复穿刺的痛苦。

（四）病情观察

经常巡视患者，观察体温以判断有否感染；观察有无牙龈出血、鼻出血、皮下淤血或阴道活动性出血等倾向；观察有无上腹疼痛、恶心、腹泻等肝脏损害的症状和体征，如有腹痛、腹泻，要严密观察次数及性状，并正确收集大便标本；观察有无尿频、尿急、血尿等膀胱炎症状；观察有无皮疹等皮肤反应；观察有无如肢体麻木、肌肉软弱、偏瘫等神经系统的不良反应。如有上述发现，应即刻报告医生。

（五）药物毒副反应护理

口腔护理应保持口腔清洁，预防口腔炎症。若发现口腔黏膜充血疼痛，可局部喷射西瓜霜等粉剂；若有黏膜溃疡，则做溃疡面分泌物培养，根据药敏试验结果选用抗生素和维生素B_{12}溶液混合涂于溃疡面促进愈合；使用软毛牙刷刷牙或用清洁水漱口，进食前后用消毒溶液漱口；给予温凉的流食或软食，避免刺激性食物；如因口腔溃疡疼痛难以进食时，可在进食前15分钟给予丁卡因溶液涂敷溃疡面；进食后漱口并用甲紫、锡类散或冰硼散等局部涂抹。鼓励患者进食促进咽部活动，减少咽部溃疡引起的充血、水肿、结痂。

1. 止吐护理　在化疗前后给予镇吐剂，合理安排用药时间以减少化疗所致的恶心、呕吐；选择适合患者口味的食物，鼓励进食清淡、易消化、高热量、高蛋白质、富含维生素的饮食，少吃甜食和油腻食物，少量多餐，同时避免在化疗前后2小时内进食，创造良好的进餐环境等；对不能自行进餐者主动提供帮助，按患者的进食习惯喂食；患者呕吐严重时应补充液体，以防电解质紊乱。护士还可采用指压按摩、音乐疗法、渐进性肌肉放松训练、催眠疗法等心理行为干预技术帮助患者缓解恶心、呕吐症状。

2. 骨髓抑制的护理　按医嘱定期测定白细胞计数，若低于$3.0×10^9/L$，应与医生联系考虑停药。白细胞或中性粒细胞计数处于Ⅰ度骨髓抑制一般不予以处理，复测血常规；Ⅱ度和Ⅲ度骨髓抑制需进行治疗，遵医嘱皮下注射粒细胞集落刺激因子；Ⅳ度骨髓抑制除给予升白细胞治疗，还需使用抗生素预防感染，同时给予保护性隔离，尽量谢绝探视。血小板计数$<50×10^9/L$，可引起皮肤或黏膜出血，应减少活动，增加卧床休息时间；血小板计数$<20×10^9/L$，有自发性出血可能，必须绝对卧床休息，遵医嘱输入血小板浓缩液。

3. 动脉化疗并发症的护理　动脉灌注化疗后有些患者可出现穿刺局部血肿甚至大出血，主要是穿刺损伤动脉壁或患者凝血机制异常所造成。术后应密切观察穿刺点有无渗血及皮下淤血或大出血。用沙袋压迫穿刺部位6小时，穿刺肢体制动8小时，卧床休息24小时。若有渗出应及时更换敷料，出现血肿或大出血者立即对症处理。

七、结果评价

1. 患者能坚持进食，保证摄入量，未发生水、电解质紊乱。
2. 患者能以平和的心态接受自己形象的改变。
3. 患者住院期间未出现严重感染，病情好转或治愈。

本章小结

葡萄胎是妊娠后胎盘绒毛滋养细胞增生、间质水肿形成的水泡状胎块，分为完全性葡萄胎和部分性葡萄胎，两者最重要的鉴别要点是前者缺失可确认的胚胎或胎儿组织，后者存在。停经后阴道流血和子宫异常增大是最常见的临床症状，超声和血hCG是重要的临床诊断依据，一经诊断，应及时清宫并送检。治疗后必须定期随访。

侵蚀性葡萄胎和绒癌在临床上统称为滋养细胞肿瘤，侵蚀性葡萄胎的病理特征为水泡状组织侵入子宫肌层，绒癌在镜下可见细胞滋养细胞和合体滋养细胞广泛侵入子宫肌层，但不形成绒毛或水泡样结构。无转移滋养细胞肿瘤主要表现为异常阴道流血，转移性滋养细胞肿瘤最常见的转移部位为肺。血hCG异常升高是主要诊断依据。化疗是主要治疗方法。护理重点包括心理护理和化疗药物毒副反应护理。

第十六章
腹部手术患者的护理

章前引言

子宫颈肿瘤、子宫肌瘤、子宫内膜癌、卵巢肿瘤是妇科的常见疾病,手术是治疗这些疾病的手段之一。本章主要介绍这些疾病的临床表现、处理原则和护理措施等,各有其特殊性。护士只有对这些疾病的特殊性有全面的了解,掌握妇产科腹部手术患者的围术期护理,才能在实践中应用护理程序为患者提供个性化的整体护理。

学习目标

1. 掌握妇科腹部手术患者的一般护理,子宫颈肿瘤、子宫肌瘤、子宫内膜癌、卵巢肿瘤的临床表现、处理原则。
2. 识别妇产科腹部手术患者术后常见并发症,并提出相关预防及处理措施。
3. 运用所学知识对本章所列疾病患者进行治疗期护理及健康教育。
4. 了解子宫颈癌的临床分期、子宫内膜癌的手术病理分期、子宫肌瘤和卵巢肿瘤的分类。

> **思政目标**
>
> 培养学生的批判性思维及分析、解决问题的能力，在关注女性妇科健康的同时融入人文关怀，引导和启发学生建立高尚的职业道德、职业素养、职业精神和社会责任感，从而帮助手术后女性恢复健康。

> **案例导入**
>
> 朱女士，50岁。平时月经规律，$14\frac{5\sim6}{28\sim30}$，量中等，轻度痛经。15日前出现同房后阴道流血，量少。妇科检查见宫颈三点处外突菜花样肿块，直径1cm，触之出血。行阴道镜下宫颈活检术，术后病理示宫颈外生性乳头状鳞状细胞癌伴局灶性间质浸润，HPV16(+)。入院完善相关检查后，拟全麻下实施腹腔镜下广泛全子宫切除+双附件切除+盆腔淋巴结清扫术。

> **思考题**
>
> 1.针对该患者，责任护士应如何进行术前准备？
> 2.该患者可能存在哪些护理问题？
> 3.针对该患者可能存在的护理问题，应采取哪些相应的护理措施？

第一节　腹部手术患者的一般护理

一、妇产科腹部手术种类

按手术急缓程度可分为择期手术、限期手术和急诊手术。按手术范围区分主要有剖宫产术、剖腹探查术、全子宫切除术、次全子宫切除术、附件切除术、全子宫及附件切除术、次全子宫及附件切除术、广泛性全子宫切除术及盆腔淋巴结清扫术、卵巢癌的肿瘤细胞减灭术等，子宫及附件切除术也可经由阴道施行。如今手术辅助技术发展迅速，腹腔镜手术得以大量开展，机器人手术逐渐实施，手术更加精准、微创，手术室护士必须学习这些新技术，更好地配合手术；病房护士同样需了解这些微创手术的益处，做好宣教和术后护理工作。

二、手术适应证

子宫本身及其附件有病变，或因附件病变而不能保留子宫者，性质不明的下腹部肿块，诊断不清的急腹症，以及困难的阴道分娩等。

三、手术前准备和护理

一般手术准备内容与外科腹部手术相同。妇产科患者有其特殊的方面，因此要求护士提供专业性指导，使患者术前保持良好的身心状态。

（一）手术前准备

1.心理支持　当确定有手术必要时，患者已开始了术前的心理准备，与所有患者一样会担心住院使其失去日常习惯的生活方式，手术会引起疼痛或恐惧手术有夺去生命的危险；部分患者会担心身体的过度暴露，更顾虑手术可能会使自己丧失某些重要的功能，以致改变自己的生活方式。一些妇女视子宫为保持女性特征的重要器官，错误地认为切除子宫会引起早衰、影响夫妻关系等。因此，子宫切除术对患者及其家属都会造成精神压力。针对这些情况，护士需要采用通俗易懂的语言耐心解答患者的提问，为其提供相关的信息、资料等，使患者相信在医院现有条件下将得到最好的治疗和照顾，能顺利度过手术全过程。部分患者会因为丧失生育功能产生失落感，护士应协助其度过哀伤过程。

2.术前指导　术前需对患者进行全面评估，同时提供针对性的指导。术前指导可以采用团体形式进行，以便相互间分享感受。亦可采用个别会谈方式，这样更能深入了解患者的感受和问题。护士必须重视手术前指导工作，要尽量将手术前的准备工作详尽地告诉患者，以便取得其配合。

（1）术前要使接受子宫切除术的患者了解术后不再有月经，卵巢切除的患者会出现停经、潮热、阴道分泌物减少等围绝经期综合征的症状。即使保留一侧卵巢，也会因手术影响卵巢血运，引起性激素水平波动而出现月经紊乱、停经。症状严重者，需在医生指导下接受雌激素补充治疗以缓解症状。

（2）用通俗易懂的语言向患者介绍手术名称及过程，解释各项术前准备的内容及流程等，包括如何接受检查、可能出现的不适感等。使患者了解术后所处的环境状况，即由手术室来到恢复室时，可能需要继续静脉输液、吸氧、留置引流管及周围的监护设施等。同时让患者家属了解，护士经常地观察、记录病情是术后护理常规，目的在于能及时发现异常情况，不必紧张。让护理对象知道术后尽早下床活动可促进肠功能恢复、预防血管栓塞和坠积性肺炎等并发症。下床活动的时间则因人而异，一般手术后24小时即可开始，病重者可适当推迟，但要嘱其适当进行床上活动。早期活动需要扶持，运动量应适当，循序渐进。若是剖宫产术后，还应为其提供母乳喂养知识的宣教和指导。

指导患者床上使用便器及术后需做深呼吸、咳嗽、翻身、收缩和放松四肢肌肉的运动等，并要求患者在指导、练习后能独立重复完成，直至确定患者完全掌握。上述内容同样指导家属了解，以便协助、督促患者。

（3）重视术前合并症的处理，如高血压病、心脏疾病、贫血、营养不良等内科合并症，积极配合医生进行相应的治疗，指导用药，调整患者的身心状况，尽早控制和改善内科合并症情况，使其达到手术要求。

(4) 老年患者重要器官均趋于老化，修复能力降低，耐受性差，应重视术前全面评估，并进行相应的处理，为手术及术后恢复创造有利条件。

(5) 术前营养状况直接影响到术后康复过程，护士要注意指导患者摄入高蛋白质、高热量、高维生素及低脂肪的全营养饮食。尤其老年人，常因牙齿缺失、松动至咀嚼困难而影响消化和营养摄入，需与营养师共同协商调整饮食结构，合理安排食谱，以保证机体处于术前最佳营养状况。研究资料显示，凡术前接受过指导并有充分心理准备、表现镇静的患者，更能耐受麻醉诱导，而且术后较少出现恶心、呕吐、腹胀等并发症。

(二) 手术前一日护理

手术前一日，护士应认真核对手术相关医嘱，确认已取得患者或家属正式签字的手术同意书，并规范完成所需要的术前准备内容。

1. 皮肤准备　患者手术前一日完成沐浴更衣等个人卫生后，进行手术区域皮肤的准备。以顺毛、短刮的方式进行手术区剃毛备皮，范围包括上自剑突下，下至两大腿上1/3处及外阴部，两侧至腋中线。备皮完毕用温水洗净、拭干，以无菌巾包裹手术野。有资料提示，手术患者不必常规去除毛发，除非毛发密集在切口或周围干扰手术进行时才需要，并建议采用脱毛剂或剪毛器去除毛发，以避免刮毛、剃毛时损伤皮肤，增加感染机会。另有资料表明，备皮时间越接近手术时间，感染率越低，即术前即刻备皮者的伤口感染率明显低于手术前24小时备皮者。所以，尽可能使用无损伤性去毛方式备皮，备皮时间尽量靠近手术开始时间，如果毛发不影响手术操作，可不必剃除。对于腹腔镜辅助手术的患者，应注意脐孔的清洁，因手术器械将通过脐孔进入腹腔，若脐孔清洁不良，则可能把未清除的污物带入腹腔。经腹行全子宫切除术者，在皮肤准备同时需做阴道准备。

2. 肠道准备　医务人员综合麻醉方式、手术方式、患者疾病及身体状况等因素，进行安全有效、不良反应小、患者易于接受的肠道准备。妇科手术虽涉及肠道不多，但由于手术部位位于盆腔，与肠道毗邻，肠道准备可以防止术中由于肠管膨胀而致误伤；可以防止术中麻醉引起肛门括约肌松弛，导致患者可能排便于手术台上而影响手术；还有一些手术直接涉及肠道。

(1) 肠道准备的方法：包括饮食管理和机械性肠道准备，有时也会根据手术要求及个体情况给予肠道抑菌药物。饮食管理包括无渣饮食、流质饮食及术前禁食禁饮。禁食禁饮的原因主要包括：防止麻醉插管引起逆流窒息；手术中因牵拉内脏容易引起恶心、呕吐反应；使术后肠道得以休息，促使肠功能恢复。随着麻醉医学的发展，术前禁食禁饮的时间也有所变。术前最短禁食时间为：术前2小时开始禁食清淡流质，术前6小时开始禁食清淡饮食，术前8小时开始禁食肉类、油炸和高脂饮食。机械性肠道准备包括口服导泻剂和灌肠。常用的导泻剂有番泻叶、50%硫酸镁、20%甘露醇、复方聚乙二醇电解质散、磷酸制盐。其中复方聚乙二醇电解质散效果最好，已被临床广泛应用。灌肠法是将灌肠液由肛门经直肠灌入，达到软化粪块、刺激肠蠕动、促进排便和清洁肠道的目的。常用溶液有0.1%～0.2%肥皂水、甘油灌肠剂、生理盐水等。

（2）肠道准备的个体化选择：医务人员应根据麻醉手术方式、患者身体状况、疾病特点等多因素综合考虑，选择最适合患者的个体化肠道准备方法。患者有腹部手术史、子宫内膜异位症或妇科恶性肿瘤（如卵巢癌有肠道转移者），预计手术可能涉及肠道时，肠道准备应从术前1～3日开始，并按医嘱给予肠道抑菌药物；术前1日下午口服导泻剂。若患者口服导泻剂效果不好，可视情况给予灌肠。

3.休息与睡眠　为保证患者在术前得到充分休息和充足睡眠，减轻患者的焦虑程度，完成手术前准备后，可遵医嘱给予患者镇静药物，如异戊巴比妥（阿米妥）、地西泮（安定）等。手术前1日晚要经常巡视，注意动作轻巧、低声说话，避免影响患者休息。必要时，可遵医嘱再次给予镇静药物，但应在术前4小时之前用药，以减少药物间的协同作用，防止出现呼吸抑制状况。护士应为患者提供舒适、安静的休息和睡眠环境。

4.其他　手术前护士要认真核对患者生命体征、药物敏感试验结果、交叉配血情况等；必要时与血库取得联系，保证术中血源供给；全面复习各项辅助检查报告，发现异常及时与医生联系，确保患者术前处于最佳身心状态。

四、手术日护理

1.手术日晨，护士需尽早看望患者，核查体温、血压、脉搏、呼吸等，询问患者的自我感受。一旦发现月经来潮、表现为过度恐惧或忧郁的患者，需及时通知医生，若非急诊手术，应协商重新确定手术时间。

2.送患者去手术室前，应允许家属或亲友有短暂探视时间，取下患者可活动的义齿、发夹、首饰及贵重物品交家属或护士长保管。长发者应梳成辫、头戴布帽，以防更换体位时弄乱头发或被呕吐物污染。

3.需认真核对患者姓名、住院号、床号等病历资料，正确无误地完成患者由病房到手术室的交接过程，并签字确认。

4.术前常规留置导尿管并接无菌引流袋保持引流通畅，以避免术中伤及膀胱、术后尿潴留等。女性尿道长约4cm，短且直，导尿时必须严格执行无菌操作规程以防上行感染，合理固定导尿管，防止脱落。目前大部分医院常规使用硅胶弗勒尿管代替普通橡皮尿管，以防止尿管脱落及反复插管增加患者不适和尿路感染的机会。亦可在手术室待患者实施麻醉后留置导尿管。

5.拟行全子宫切除术者，手术日晨进行阴道冲洗后，用消毒液进行阴道、宫颈、穹隆部消毒，拭干后用1%甲紫溶液涂抹宫颈及阴道穹隆，作为手术者切除子宫的标志，并用大棉球拭干。

6.根据麻醉师医嘱于术前半小时给予基础麻醉药物，常用苯巴比妥、阿托品、地西泮或山莨菪碱等，目的在于缓解患者的紧张情绪并减少唾液腺分泌，防止支气管痉挛等因麻醉引起的副交感神经过度兴奋的症状。

7.病房护士根据患者手术种类及麻醉方式铺好麻醉床，准备好术后监护用具及急救用物，等待患者术后返回病房。

五、手术后护理

妇产科护士要充分认识到术后护理恰当与否直接关系到手术的效果、机体的康复，也是预防术后并发症的关键所在。针对手术后患者的具体情况，可以运用护理程序，根据患者的具体情况，为患者分别提供全补偿系统、部分补偿系统或辅助教育系统的护理内容，帮助患者尽早摆脱"患者"角色，通过护理活动由患者自己满足自理的需要。在术后观察、护理过程中，发现任何病情变化都应及时与医生联系，以便及时采取相应措施。

（一）在恢复室

1.床边交班　手术结束患者被送回恢复室时，值班护士须向手术室护士及麻醉师详细了解术中情况，包括麻醉类型、手术范围、用药情况、有无特殊护理注意事项等；及时为患者测量血压、脉搏，观察患者的呼吸频率和深度，检查输液、腹部伤口、阴道流血情况、腰背部麻醉管是否拔除等。认真做好床边交班，详细记录观察项目。

2.体位　按手术及麻醉方式决定患者的术后体位。全身麻醉的患者在未清醒前应有专人守护，去枕平卧，头侧向一旁，稍垫高一侧肩部，以免呕吐物、分泌物反流入气管，引起吸入性肺炎或窒息。蛛网膜下腔麻醉（腰麻）者，去枕平卧12小时；硬膜外麻醉者，去枕平卧6~8小时。由于蛛网膜下腔麻醉穿刺留下的针孔约需2周方能愈合，蛛网膜下腔的压力较硬膜外间隙高，脑脊液有可能经穿刺孔不断流出至硬膜外，导致颅压降低、颅内血管扩张而引起头痛，尤其在头部抬高时头痛加剧。平卧位时，封闭针孔的血凝块不易脱落，可减少脑脊液的流失，缓解头痛。因此，腰麻者术后宜多平卧一段时间。若患者情况稳定，术后次晨可采取半卧位，这样有利于腹部肌肉松弛，降低腹部切口张力，缓解疼痛；有利于深呼吸，增加肺活量，减少肺不张的发生。半卧位也有利于腹腔引流，术后腹腔内血性液体、渗出液集聚于子宫直肠陷凹，以减少对膈肌和脏器的刺激。

护士要经常巡视患者，注意观察患者意识及肢体感觉的恢复情况；保持床位清洁、平整，协助患者保持正确的体位。鼓励患者活动肢体，每15分钟进行1次腿部运动，防止下肢静脉血栓形成；每2小时翻身、咳嗽、做深呼吸1次，有助于改善循环和呼吸功能。老年患者的卧床时间、活动方式及活动量需酌情进行调整。注意防止老年人因体位变化引起血压不稳定、突然起床时发生跌倒等情况，随时提供必要的辅助，特别需要耐心反复交代相关事项，直到确定其完全掌握为止，如呼唤器的使用等。

3.观察生命体征　认真观察并记录患者的生命体征，通常术后每15~30分钟观察并记录一次血压、脉搏、呼吸，直到平稳后改为每4小时一次。

4.观察尿量　在子宫颈外侧约2cm处，子宫动脉自外侧向内跨越输尿管前方。在子宫切除术中有可能伤及输尿管，术中分离粘连时牵拉膀胱、输尿管将会影响术后排尿功能。为此，术后应注意保持尿管通畅，并认真观察尿量及性质。术后患者每小时尿量至少50mL以上，若每小时尿量少于30mL，伴血压逐渐下降、脉搏细数、患者烦躁不安，或诉说腰背疼痛、肛门处下坠感等，考虑有腹腔内出血可能，需及时通报医生。拔除尿管后要协助患者排尿，以观察膀胱功能恢复情况。留置尿管期间应擦洗外阴，保持局部清洁，防止发生泌尿系统感染。

5.缓解疼痛　虽然术后疼痛是常见的问题，但妇产科手术患者术后疼痛并不严重。腹式子宫切除术后疼痛和不适通常集中在切口处，其他还可能有下背部和肩膀，多因在手术台上的体位所致。腹腔镜手术后可出现上腹部及肩部疼痛，多因腹腔镜手术后残留二氧化碳所致。患者在麻醉作用消失后会感到伤口疼痛，通常手术后24小时内最为明显。持续而剧烈的疼痛会使患者产生焦虑、不安、失眠、食欲下降，甚至保持被动体位，拒绝翻身、检查和护理。护士应牢记，患者只有在不痛的情况下才能主动配合护理活动，进行深呼吸、咳嗽和翻身。因此，应根据患者具体情况及时给予止痛处理，按医嘱术后24小时内可用哌替啶（杜冷丁）等止痛药物充分止痛，采用止痛泵者则根据医嘱或患者的痛感调节泵速，保证患者舒适并得到充分休息。止痛剂的使用应在术后48小时后逐渐减少。如疼痛加重，应积极查找原因，发现异常情况，及时报告医生给予处理。

有关伤口的护理、术后饮食及止痛护理等内容与外科术后患者一样，其中要特别注意老年患者的特殊情况。经过一段时间的精心护理，患者各种生命体征稳定，呼吸、循环功能已适合转入病房，此时与病房联系将患者转入。

（二）病房护理

护士在患者返回病房之前要做好全面准备，病房护士了解患者在手术室及恢复室的情况后，需重新全面评估患者，继续执行恢复室的观察与护理，为促进患者尽早康复、预防并发症、增强自理能力制订护理计划。

1.继续观察生命体征　术后24小时病情平稳者可改为监测并记录体温、血压、脉搏、呼吸每日4次，直至正常后3日。术后1~2日体温可能稍有升高，但一般不超过38℃。术后持续高热或体温正常后再次升高，提示可能有感染存在。

2.切口观察与护理　观察切口有无渗血、渗液，发现异常及时联系医生。开腹手术后可采用腹带包扎腹部，必要时用1~2kg沙袋压迫腹部切口6~8小时，防止切口出血。

3.导尿管的护理　保持导尿管通畅，妥善固定。观察并记录尿量、颜色和性状。尽早发现并处理输尿管或膀胱损伤。导尿管一般保留至术后1~2日。但宫颈癌等疾病的手术范围较大，神经损伤难以短期恢复，影响膀胱功能，导尿管常需保留7日或更长时间。拔除导尿管后，应注意观察患者排尿情况，必要时行膀胱残余尿测定，若残余尿量超过100mL，需重新插入导尿管。

4.会阴护理　注意观察阴道分泌物的颜色、性状及量。子宫全切术后阴道残端有伤口，术后有少许浆液性阴道分泌物属正常现象。注意保持会阴清洁，促进舒适，预防感染。

（三）术后常见并发症及护理

手术后主要的护理目标就是预防并发症。无论手术大小都有发生术后并发症的危险，并发症可能在术后立即发生，也可能在稍后的时间发生。为了预防术后并发症，护士必须熟知常见并发症的临床表现。

1. 腹胀 术后腹胀多因术中肠管受到激惹使肠蠕动减弱所致。患者术后呻吟、抽泣、憋气等可咽入大量不易被肠黏膜吸收的气体，加重腹胀。通常术后48小时恢复正常肠蠕动，一经排气，腹胀即可缓解。如果术后48小时肠蠕动仍未恢复正常，应排除麻痹性肠梗阻、机械性肠梗阻的可能。刺激肠蠕动、缓解腹胀的措施很多，如采用生理盐水低位灌肠、"1、2、3"灌肠、热敷下腹部等。在肠蠕动已恢复但仍不能排气时，可针刺足三里、肛管排气，或按医嘱皮下或肌内注射新斯的明等。术后早期下床活动可改善胃肠功能，预防或减轻腹胀。如腹胀因炎症引起，需按医嘱给予抗生素治疗，形成脓肿者则切开引流；若因缺钾引起，则按医嘱补钾。

2. 泌尿系统感染

（1）尿潴留：是盆腔内和经阴道手术后常见的并发症之一，也是发生膀胱感染的重要原因之一。多数患者因不习惯卧床排尿而致尿潴留；术后留置尿管的机械性刺激或因麻醉性止痛剂的使用减低了膀胱膨胀感等也是尿潴留的主要原因。为了预防尿潴留的发生，根据患者的具体情况可采用不同措施，如术后鼓励患者定期坐起来排尿，增加液体入量，通过听流水声等方法帮助患者建立排尿反射等。如上述措施无效则应导尿，一次导尿量不宜超过1 000mL，以免患者因腹压骤然下降引起虚脱，且应暂时留置尿管，每3~4小时开放一次以训练膀胱恢复收缩力，逐渐恢复膀胱功能。若手术范围较大导致膀胱功能恢复需更长时间，则要长期保留尿管。

（2）尿路感染：尿潴留者多需留置尿管，即便严格执行无菌操作技术也难免发生细菌上行性感染。老年患者、术后必须长期卧床者及过去有尿路感染史的患者都容易发生泌尿系统感染。护士需嘱咐留置尿管的患者多饮水，并保持会阴部清洁。术后出现尿频、尿痛并有高热等症状应按医嘱做尿培养，确定是否有泌尿道感染。

3. 切口血肿、感染、裂开 妇产科手术切口多数是清洁封闭创口，能较快愈合，甚少形成瘢痕。若创口上没有引流物，直到拆线都无须更换敷料。切口出血甚多，或切口压痛明显、肿胀、检查有波动感，应考虑为切口血肿。血肿极易感染，常为伤口感染的重要原因。遇到异常情况，护士应及时报告医生，协助处理。少数患者，尤其年老体弱或过度肥胖者，可出现伤口裂开的严重并发症。此时，患者自觉切口部位疼痛，有渗液从伤口流出，更有甚者腹部敷料下可见大网膜、肠管脱出。护士在通知医生的同时应立即用无菌手术巾覆盖包扎，并送手术室协助处理。

4. 下肢深静脉血栓 是妇科术后较为严重的并发症之一，静脉血流缓慢、血液呈高凝状态、血管内膜损伤是下肢深静脉血栓形成的三大重要因素。高龄、肥胖、高血压或糖尿病及其他心脑血管疾病、既往有血栓史、盆腔恶性肿瘤手术时间长、口服避孕药及雌激素、应用止血药等是术后深静脉血栓形成的高危因素。血栓脱落随血流运行，引起栓塞，最危险的是肺栓塞，可危及生命。因此，责任护士需通过评估筛查出高危患者，做好术前宣教，让患者了解深静脉血栓形成的相关因素、常见症状、危险性及预防措施。对于术前长期禁食、清洁灌肠、年老体弱排泄多者，应及时补充水分及电解质，防止体液丢失过多致血液浓缩。患者术后注意保暖,避免冷刺激引起静脉痉挛,造成血液淤积。腹带的使用应松紧适宜,避免过紧,增加下肢静脉回流阻力。术后尽早活动双下肢,患者感觉未恢复前,以被动运动为主,护士或家属帮助做趾屈和背屈运动、足内外翻运动、足踝的"环转"等运动。患者感觉恢复后,督促其进行膝关节屈伸运动和踝关节自主运动,并鼓励早期下床活动。对于高危患者,卧床期间可穿着压力梯度弹力袜或使用充气压力泵促进静脉回流,同时严密观察双下肢有无皮肤颜色改变、水肿,询问患者有无酸胀,检查小腿腓肠肌有无压痛等。遵医嘱使用抗凝药物,临床上常用低分子肝素皮下注射预防下肢深静脉血栓,用药期间注意观察药物的不良反应。

六、健康教育/出院指导

术后快速康复已成为一种趋势,出院前需要为患者提供详尽的出院计划,其目标是使个人自我照顾能力达到最大程度。护士需要评估患者所拥有的支持系统,如亲属参与照顾的能力和程度、个案学习自我护理的能力,按患者的不同情况提供相应的出院指导,尽可能将家属纳入个案健康教育计划。健康教育内容应包括自我照顾技巧、生活型态改变后的适应、环境调整及追踪照顾的明确指导,还要提供饮食、运动、药物使用、可能的并发症及转介指导。为了保证效果,宜列出具体内容,如子宫切除术患者的出院前教育主要包括以下内容。

1. 术后患者执行腹部肌肉增强运动,以加强因手术而影响的肌肉。

2. 术后2个月内避免提举重物,防止正在愈合的腹部肌肉用力,并应逐渐加强腹部肌肉的力量。

3. 避免从事会增加盆腔充血的活动,如跳舞、久站等,因盆腔组织的愈合需要良好的血液循环。

4. 未经医生同意,避免阴道冲洗和性生活,否则会影响阴道伤口愈合并引起感染。

5. 出现阴道流血、异常分泌物时应及时报告医生。

6. 按医嘱如期返院接受追踪检查。

7. 及时解答患者及其家属的疑问。

七、急诊腹部手术的护理要点

遇到急诊手术患者则要求护士动作敏捷,在最短时间内扼要、重点地了解病史,问清医生准备实施的手术类型,医护密切配合使工作有条不紊。

1. **提供安全环境** 在患者对病情一无所知的情况下,护士通过实施娴熟技术使患者确信自己正被救治。配合医生向家属耐心解说病情,解答提问,并告知一些注意事项,让家属了解目前正为患者进行的各种术前准备工作。在条件许可的情况下允许家属陪伴,避免患者初到新环境的孤独感。

2. **迅速完成术前准备** 急诊患者通常病情危重,处于极度痛苦、衰竭甚至休克状态。患者到来后,护士需立即观察病情,记录体温、血压、脉搏、呼吸等,遇到失血性休克患者,除抢救休克外,手术前准备力求快捷。如用肥皂水擦洗腹部;常规备皮后不必灌肠;若情况允许，刚进食者手术可推迟2~3小时进行；阴道准备可与手术准备同时进行；麻醉前也不必常规给药等。

总之，术前准备的全过程要保证患者在舒适的环境中获得心理安全感，医护人员要以熟练的专业技巧在最短时间内完成急诊腹部手术准备，并取得患者和家属的信任和配合，使救治和护理工作有序、高效地进行。

第二节 子宫颈肿瘤

子宫颈肿瘤包括良性肿瘤与恶性肿瘤。子宫颈良性肿瘤以肌瘤为主，恶性肿瘤最常见的是宫颈癌。

一、子宫颈鳞状上皮内病变

子宫颈鳞状上皮内病变（squamous intraepithelial lesion，SIL），与子宫颈浸润癌密切相关，多见于25~35岁妇女。可分为低级别鳞状上皮内病变（low-grade squamous intraepithelial lesion，LSIL）和高级别鳞状上皮内病变（high-grade squamous intraepithelial lesion，HSIL）。大部分LSIL可自然消退，HSIL为癌前病变。通过筛查及早发现、及时治疗高级别病变，是预防子宫颈浸润癌的重要措施。

（一）病因

SIL和子宫颈癌与人乳头瘤病毒（human papilloma virus，HPV）感染、性生活紊乱、吸烟、性生活过早（＜16岁）、性传播疾病、经济状况低下、口服避孕药和免疫抑制等因素相关。

1.HPV感染　目前已知HPV共有160多个型别，40余种与生殖道感染有关，其中13~15种与SIL和子宫颈癌发病密切相关。已在接近90%的SIL和99%的子宫颈癌组织中发现高危型HPV感染，其中约70%与HPV16和18型相关。高危型HPV产生病毒癌蛋白，其中E6和E7分别作用于宿主细胞的抑癌基因$p53$和Rb使之失活或降解，继而通过一系列分子事件导致癌变。接种HPV预防性疫苗可以实现子宫颈癌的一级预防。

2.性行为及分娩次数　性生活紊乱、初次性生活＜16岁、早年分娩、多产与子宫颈癌发生有关。与有阴茎癌、前列腺癌或其性伴侣曾患子宫颈癌的高危男子性接触的妇女，也易患子宫颈癌。

3.其他　吸烟可增加感染HPV效应，屏障避孕法有一定的保护作用。

（二）子宫颈组织学特点

子宫颈上皮由子宫颈阴道部鳞状上皮和子宫颈管柱状上皮组成。

1. 子宫颈阴道部鳞状上皮　由深至浅可分为基底带、中间带及浅表带。基底带由基底细胞和旁基底细胞组成。基底细胞为储备细胞，无明显细胞增殖表现，在某些因素刺激下可以增生成为不典型鳞状细胞，或分化为成熟鳞状细胞。旁基底细胞为增生活跃的细胞，偶见核分裂象。中间带与浅表带为完全不增生的分化细胞，细胞渐趋死亡、脱落。

2. 子宫颈管柱状上皮　柱状上皮为分化良好细胞，而柱状上皮下细胞为储备细胞，具有分化或增殖能力。

3. 转化区（transformation zone）　也称为移行带，因其位于子宫颈鳞状上皮与柱状上皮交界部，又称为鳞-柱状交界部或鳞-柱交界。鳞-柱状交界部又分为原始鳞-柱状交界部和生理鳞-柱状交界部（图16-1）。

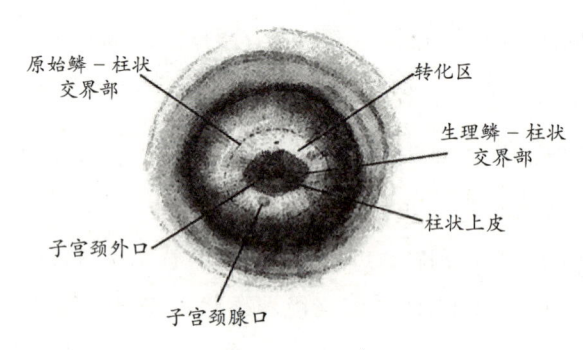

图16-1 子宫颈转化区和鳞-柱状交界部

（三）病理学诊断和分级

SIL既往称为子宫颈上皮内瘤变（cervical intraepithelial neoplasia，CIN），分为三级。WHO女性生殖器肿瘤分类（2014）建议采用与细胞学分类相同的二级分类法（即LSIL和HSIL），LSIL相当于CIN1，HSIL包括CIN3和大部分CIN2。CIN2可用p16免疫组化染色进行分流，p16染色阴性者按LSIL处理，阳性者按HSIL处理。二级分类法简便实用，提高了病理诊断的可重复性，较好地反映了HPV相关病变的生物学过程，能更好地指导临床处理及判断预后。鳞状上皮内病变分类变化详见表16-1。

表16-1 鳞状上皮内病变分类变化

传统分类	2003年WHO分类	2014年WHO分类
轻度非典型增生	CIN1	LSIL
中度非典型增生	CIN2	HSIL
重度非典型增生	CIN3	HSIL

LSIL：鳞状上皮基底及副基底样细胞增生，细胞核极性轻度紊乱，有轻度异型性，核分裂象少，局限于上皮下1/3层，p16染色阴性或在上皮内散在点状阳性（图16-2）。

HSIL：细胞核极性紊乱，核质比例增加，核分裂象增多，异型细胞扩展到上皮下2/3层甚至全层，p16在上皮＞2/3层面内呈弥漫连续阳性（图16-3）。

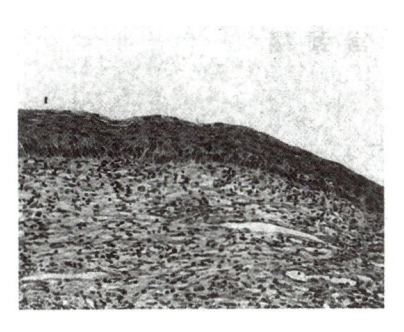

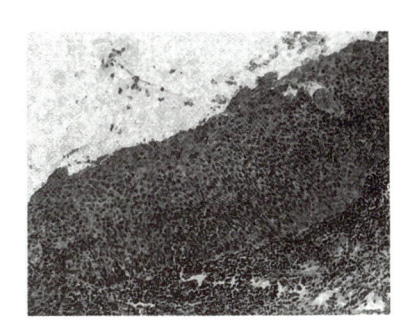

图16-2 LSIL

图16-3 HSIL

（四）临床表现

1. 症状　通常无特殊症状，偶有阴道排液增多。也可在妇科检查或性生活后发生接触性出血。

2. 体征　检查子宫颈光滑，或仅见局部红斑、白色上皮，或呈子宫颈糜烂样表现，未见明显病灶。

（五）相关检查

1. 子宫颈细胞学检查　是SIL及早期子宫颈癌筛查的基本方法，细胞学检查特异性高，但敏感性较低。可选用巴氏涂片法或液基细胞涂片法。筛查应在性生活开始3年后开始，或21岁以后开始，并定期复查。子宫颈细胞学检查的报告形式主要有TBS（the Bethesda system）分类系统，该系统较好地结合了细胞学、组织学与临床处理方案，推荐使用。

2. HPV检测　敏感性较高，特异性较低。可与细胞学检查联合应用于25岁以上女性的子宫颈癌筛查；也可用于21~25岁女性细胞学初筛为轻度异常的分流，当细胞学为意义不明的不典型鳞状细胞（ASCUS）时进行高危型HPV检测，阳性者行阴道镜检查，阴性者12个月后行细胞学检查；也可作为25岁以上女性的子宫颈癌初筛，阳性者用细胞学分流，阴性者常规随访。

3. 阴道镜检查　筛查发现有异常，如细胞学ASCUS伴HPV检测阳性，或细胞学LSIL及以上，或HPV检测16/18型阳性者，建议行阴道镜检查。

4. 子宫颈活组织检查　是确诊子宫颈鳞状上皮内病变的可靠方法。任何肉眼可疑病灶，或阴道镜诊断为高级别病变者均应行单点或多点活检。若需要了解子宫颈管的病变情况，应行子宫颈管搔刮术（endocervical curettage，ECC）。

（六）处理原则

1. LSIL　约60%会自然消退，细胞学检查为LSIL及以下者可观察随访。若病变发展或持续存在2年者宜进行治疗。细胞学检查为HSIL、活检为LSIL，阴道镜检查充分者可采用消融治疗，如冷冻和激光等方法；若阴道镜检查不充分，或不能排除HSIL或ECC阳性者，采用子宫颈锥切术。

2. HSIL　可发展为浸润癌，需要治疗。阴道镜检查充分者可用子宫颈锥切术或消融治疗；阴道镜检查不充分者宜采用子宫颈锥切术，包括子宫颈环形电切除术（loop electrosurgical excision procedure, LEEP）和冷刀锥切术。经子宫颈锥切确诊、年龄较大、无生育要求、合并其他妇科良性疾病手术指征的HSIL，可行筋膜外全子宫切除术。

（七）妊娠合并子宫颈鳞状上皮内病变

妊娠期间，增高的雌激素使柱状上皮外移至子宫颈阴道部，转化区的基底细胞出现不典型增生改变；妊娠期免疫功能可能低下，易患HPV感染。诊断时应注意妊娠时转化区的基底细胞可有核增大深染等表现，细胞学检查易误诊，但产后6周可恢复正常。大部分妊娠期SIL患者为LSIL，仅约14%为HSIL。妊娠期SIL仅需观察，产后复查时再处理。

（八）护理评估

患者可能担心病变继续发展，表现出不同程度的焦虑。注意评估患者对疾病的心理反应。

（九）常见护理诊断／问题

1. 焦虑　与担心病变发展有关。
2. 知识缺乏　缺乏疾病相关知识及随访知识。

（十）护理措施

1. 一般护理　向患者介绍检查的目的、方法，操作过程中可能出现的不适及注意事项等，消除患者疑虑，以便患者更好地配合。
2. 心理护理　向患者介绍病变发展的过程及预后，增加其对疾病的认识，减轻心理负担，强调早发现、早治疗及随访的重要性。
3. 缓解症状的护理　做好子宫颈细胞学检查、宫颈活组织检查及阴道镜检查等相关检查的护理。
4. 健康教育　开展性卫生教育，积极治疗性传播疾病。重视高危因素及高危人群的筛查，有异常症状者及时就医，早期发现及诊治。普及防癌知识。推广HPV疫苗注射，阻断HPV感染。指导患者定期随访。

二、子宫颈癌

子宫颈癌（cervical cancer）是最常见的妇科恶性肿瘤。高发年龄为50～55岁。子宫颈癌筛查的普及，使子宫颈癌及其癌前病变得以早期发现和治疗，子宫颈癌的发病率和死亡率明显下降。

（一）病因

同"子宫颈鳞状上皮内病变"。此外，子宫颈癌与早年分娩、多产有关。

（二）发病机制

SIL形成后继续发展，突破上皮下基底膜，浸润间质，形成子宫颈浸润癌（图16-4）。

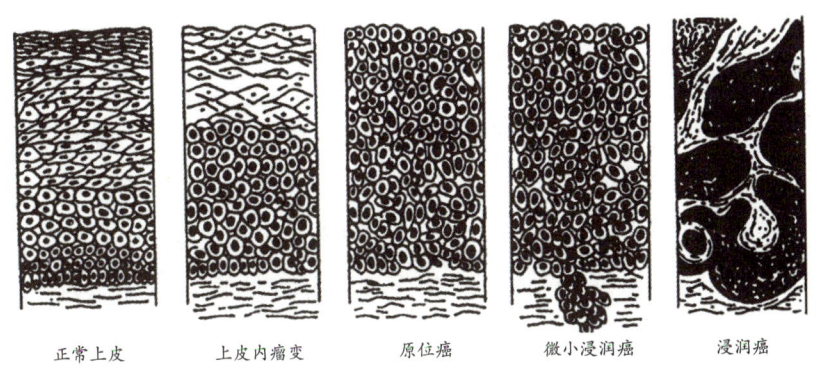

正常上皮　　上皮内瘤变　　原位癌　　微小浸润癌　　浸润癌

图16-4 子宫颈浸润癌的形成

（三）病理

1. 浸润性鳞状细胞癌　占子宫颈癌的75%~80%。

（1）巨检：微小浸润性鳞状细胞癌肉眼观察无明显异常，或类似子宫颈柱状上皮异位。随病变发展，可形成四种类型（图16-5）。

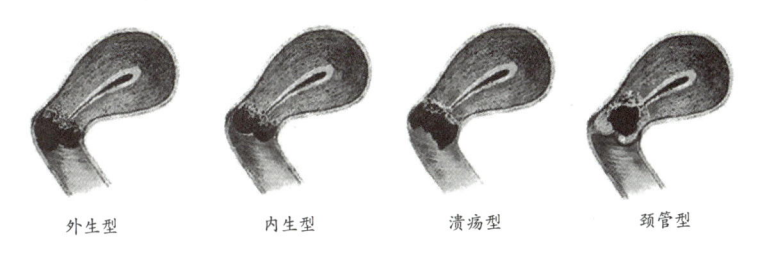

外生型　　内生型　　溃疡型　　颈管型

图16-5 子宫颈癌巨检类型

外生型：最常见，癌组织向外生长呈乳头状或菜花状，组织脆，触之易出血，常累及阴道。

内生型：癌组织向子宫颈深部组织浸润，子宫颈表面光滑或仅有柱状上皮异位，子宫颈肥大较硬，呈桶状，常累及子宫旁组织。

溃疡型：癌组织进一步发展合并感染坏死，脱落后形成溃疡或空洞，状似火山口。

颈管型：癌组织发生于子宫颈管内，常侵及子宫颈管和子宫峡部，易转移至盆腔淋巴结。

（2）显微镜检：①微小浸润性鳞状细胞癌：指在HSIL（CIN3）基础上镜检发现小滴状、锯齿状癌细胞团突破基底膜，浸润间质。②浸润性鳞状细胞癌：指癌灶浸润间质范围超出微小浸润癌，多呈网状或团块状浸润间质。根据癌细胞核的多形性与大小、核分裂程度等，可将鳞状细胞癌分为Ⅰ级（高分化）、Ⅱ级（中分化）、Ⅲ级（低分化）三种。但目前更倾向于分为角化型和非角化型。角化型：大致相当于高分化鳞癌，细胞体积大，形成明显的角化珠，可见细胞间桥，细胞异型性较轻，无核分裂或核分裂罕见。非角化型：大致相当于中分化和低分化鳞癌。细胞体积大或较小，可有单细胞角化但无角化珠，细胞间桥不明显，细胞异型性常明显，核分裂象多见。除以上最常见的两种亚型外，还有乳头状鳞状细胞癌、基底细胞样鳞状细胞癌等多种亚型。

2. 腺癌 占子宫颈癌的20%～25%。

（1）巨检：自子宫颈管内浸润管壁，或自子宫颈管内向子宫颈外口生长。宫旁组织常受侵。病灶向子宫颈管内生长时，子宫颈外观可正常，但子宫颈管膨大如桶状。

（2）显微镜检：①普通型宫颈腺癌：为腺癌中最常见的类型，约占子宫颈腺癌的90%。来源于子宫颈管柱状黏液细胞，但肿瘤细胞内见不到明确黏液，胞质双嗜性或嗜酸性。该亚型绝大部分呈高-中分化。②黏液性腺癌：该亚型的特征是细胞内可见明确黏液，可进一步分为胃型、肠型、印戒细胞型和非特指型。

3. 其他 少见类型，如腺鳞癌等上皮性癌、神经内分泌肿瘤、间叶性肿瘤等。

（四）转移途径

主要为直接蔓延和淋巴转移，血行转移较少见。

1. 直接蔓延 最常见，癌组织局部浸润，向邻近器官及组织扩散。向下累及阴道壁，极少由子宫颈管向上累及子宫腔。向两侧扩散可累及主韧带、子宫颈旁组织和阴道旁组织直至骨盆壁。癌灶压迫或侵及输尿管时，可引起输尿管阻塞及肾积水。晚期可向前、向后蔓延，侵及膀胱、直肠。

2. 淋巴转移 癌灶侵及淋巴管，形成瘤栓，随淋巴液引流进入局部淋巴结。淋巴转移一级组包括子宫旁、闭孔髂内、髂内、髂外、髂总、骶前淋巴结；二级组包括腹股沟深浅淋巴结、腹主动脉旁淋巴结。

3. 血行转移 极少见，晚期可转移至肝、肺或骨骼等处。

（五）临床分期

采用国际妇产科联盟（FIGO，2018）的临床分期标准（表16-2、图16-6）。初治患者手术前后的分期可以改变，复发、转移时不再分期。

表16-2 子宫颈癌临床分期（FIGO，2018）

期别	肿瘤范围
Ⅰ期	肿瘤局限于子宫颈（扩展至子宫体应被忽略）
ⅠA	镜下浸润癌，浸润深度＜5mm
ⅠA1	间质浸润深度＜3mm
ⅠA2	间质浸润深度≥3mm，＜5mm
ⅠB	肿瘤局限于子宫颈，镜下最大浸润深度≥5mm
ⅠB1	癌灶浸润深度≥5mm，最大径线＜2cm
ⅠB2	癌灶最大径线≥2cm，＜4cm
ⅠB3	癌灶最大径线≥4cm

（续表）

期别	肿瘤范围
Ⅱ期	肿瘤超越子宫，但未达阴道下1/3或未达骨盆壁
ⅡA	侵犯阴道上2/3，无宫旁浸润
ⅡA1	癌灶最大径线＜4cm
ⅡA2	癌灶最大径线≥4cm
ⅡB	有宫旁浸润，未达骨盆壁
Ⅲ期	肿瘤累及阴道下1/3和（或）扩展到骨盆壁和（或）引起肾盂积水或肾无功能和（或）累及盆腔和（或）主动脉旁淋巴结
ⅢA	肿瘤累及阴道下1/3，没有扩展到骨盆壁
ⅢB	肿瘤扩展到骨盆壁和（或）引起肾盂积水或肾无功能（除非已知由其他原因引起）
ⅢC	不论肿瘤大小和扩散程度，累及盆腔和（或）主动脉旁淋巴结
ⅢC1	仅累及盆腔淋巴结
ⅢC2	主动脉旁淋巴结转移
Ⅳ期	肿瘤侵犯膀胱黏膜或直肠黏膜（活检证实）和（或）超出真骨盆（泡状水肿不分为Ⅳ期）
ⅣA	侵犯盆腔邻近器官
ⅣB	远处转移

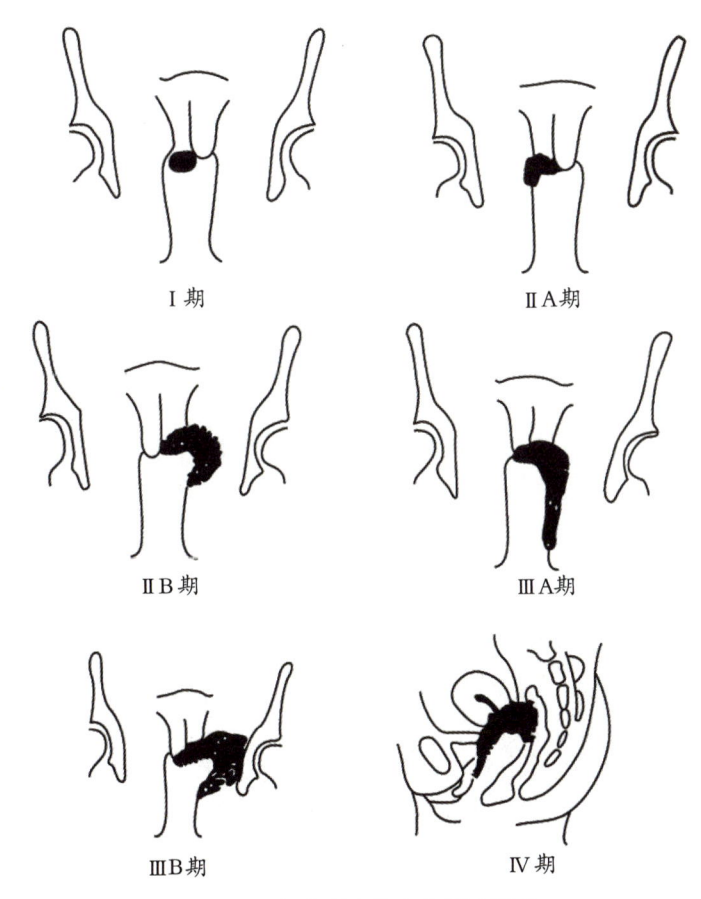

图16-6 子宫颈癌临床分期示意图

（六）临床表现

1.症状　早期子宫颈癌患者常无明显症状和体征。子宫颈管型患者因其子宫颈外观正常而易被漏诊或误诊。随着病变发展，可出现下列症状。

（1）阴道流血：常表现为接触性出血，即性生活或妇科检查后阴道流血。也可表现为不规则阴道流血，或经期延长、经量增多。老年患者常为绝经后不规则阴道流血。出血量根据病灶大小、侵及间质内血管情况而不同，若侵及大血管可引起大出血。一般外生型子宫颈癌出血较早、量多；内生型子宫颈癌出血较晚。

（2）阴道排液：多数患者有白色或血性、稀薄如水样或米泔样、有腥臭味的阴道排液。晚期患者因癌组织坏死伴感染，可有大量米泔样或脓性恶臭白带。

（3）晚期症状：根据癌灶累及范围出现不同的继发性症状。如尿频、尿急、便秘、下肢肿痛等；癌肿压迫或累及输尿管时，可引起输尿管梗阻、肾盂积水及尿毒症；晚期可有贫血、恶病质等全身衰弱症状。

2.体征　微小浸润癌可无明显病灶，子宫颈光滑或糜烂样改变。随病情发展，可出现不同体征。外生型子宫颈癌可见息肉状、菜花状赘生物，常伴感染，质脆易出血；内生型表现为子宫颈肥大、质硬，子宫颈管膨大；晚期癌组织坏死脱落，形成溃疡或空洞伴恶臭。阴道壁受累时，可见赘生物生长或阴道壁变硬；宫旁组织受累时，双合诊、三合诊检查可扪及子宫颈旁组织增厚、结节状、质硬，或形成冰冻骨盆状。

（七）相关检查

早期诊断采用子宫颈细胞学检查和（或）HPV检测、阴道镜检查、子宫颈活组织检查的"三阶梯"程序，确诊需要组织学诊断。子宫颈有明显病灶者，可直接在癌灶取材。根据患者情况，选择胸部X线、超声检查、盆腔或腹腔增强CT、磁共振、PET-CT等影像学检查。

（八）处理原则

综合考虑临床分期、患者年龄、生育要求、全身情况等，制订个体化治疗方案。采用以手术和放疗为主、化疗为辅的综合治疗。

1.手术治疗　主要用于ⅠA～ⅡA期患者。ⅠA1期无淋巴脉管间隙浸润者行筋膜外全子宫切除术，有淋巴脉管间隙浸润者按ⅠA2期处理。ⅠA2期行改良广泛或广泛性子宫切除术及盆腔淋巴结切除术。ⅠB1期、ⅠB2期和ⅡA1期行广泛性子宫切除术及盆腔淋巴结切除术，必要时行腹主动脉旁淋巴结取样。部分ⅠB3期和ⅡA2期行广泛性子宫切除术及盆腔淋巴结切除术和选择性腹主动脉旁淋巴结取样；或同期放、化疗后行全子宫切除术；也有采用新辅助化疗后行广泛性子宫切除术及盆腔淋巴结切除术和选择性腹主动脉旁淋巴结取样。未绝经、<45岁的鳞状细胞癌患者可保留卵巢。要求保留生育功能的年轻患者，ⅠA1期无淋巴脉管间隙浸润者可行子宫颈锥形切除术（至少3mm阴性切缘）；ⅠA1期有淋巴脉管间隙浸润和ⅠA2期可行子宫颈锥形切除术加盆腔淋巴结切除术，或与ⅠB1期处理相同；一般推荐ⅠB1期行广泛性子宫颈切除术及盆腔淋巴结切除术，但如果采取经腹或腹腔镜手术，手术指征也可扩展至ⅠB2期。

2.放射治疗 包括体外照射和腔内放疗。体外照射主要针对子宫、宫旁及转移淋巴结。腔内放疗主要针对宫颈、阴道及部分宫旁组织，以大剂量照射。体外照射和腔内放疗合理结合，使病变部位的分布更符合肿瘤生物学特点，可提高局部控制率。根治性放疗适用于部分ⅠB3期、ⅡA2期和ⅡB～ⅣA期患者、不适宜手术的ⅠA1～ⅠB1期/ⅡA1期患者。辅助放疗主要用于手术后病理检查发现有中危、高危因素的患者。姑息性放疗适用于晚期患者局部减瘤或转移病灶。

3.全身治疗 包括全身化疗、靶向治疗及免疫治疗。化疗主要用于晚期、复发转移和根治性同期放化疗，也可用于手术前后的辅助治疗。临床常用的化疗药物有顺铂、卡铂及紫杉醇等，多采用静脉联合化疗。贝伐珠单抗是目前主要的靶向治疗药物，通常与化疗联合应用。免疫治疗也被推荐用于晚期和复发的子宫颈癌患者。

（九）护理评估

早期子宫颈癌患者在普查中发现宫颈细胞学检查结果异常时常感到震惊，多表现为不同程度的焦虑或抑郁，情感脆弱，心境悲观，自我角色紊乱。随着对疾病的了解认识，患者可能会表现出失眠、厌食等症状。当确诊且需要手术或放化疗时，往往进一步加深患者的恐惧和焦虑，与其他恶性肿瘤患者一样经历否认、愤怒、妥协、忧郁、接受期等心理反应阶段。

（十）常见护理诊断/问题

1.恐惧 与担心治疗过程及预后有关。

2.排尿障碍 与子宫颈癌根治术后影响膀胱功能有关。

3.有感染的危险 与阴道流血、阴道排液、留置尿管等有关。

4.疼痛 与晚期病变浸润或手术有关。

5.舒适度减弱 与长期留置尿管影响肢体活动有关。

（十一）护理措施

1.一般护理 护士应协助患者了解各种诊疗方案，向患者介绍诊治过程、可能的感受及应对措施。介绍手术后长时间留置尿管的必要性及膀胱功能恢复后尽早拔除尿管的重要性，讲解围术期的注意事项，使患者以最佳的心态接受手术治疗。

2.心理护理 心理护理对于治疗起着十分重要的作用。子宫颈癌患者有较复杂的心理，护士应主动关心患者，向患者及其家属介绍子宫颈癌发生、发展的过程及预后情况，尤其强调早发现、早治疗的重要性。帮助患者正确对待疾病，缓解患者的恐惧感和焦虑心理，增强患者战胜疾病的信心。

3.缓解症状的护理

（1）用药护理：遵医嘱给予药物治疗，如抗菌药物、止血药物、纠正贫血药物等。需要接受术前或术后化疗、放疗的患者按照相关内容进行护理。

（2）手术前后护理：①术前准备：按腹部手术、会阴部手术要求做好术前准备。术前3日进行子宫颈及阴道消毒。因子宫颈癌组织质脆易引起阴道大量出血，在进行术前阴道准备时，动作应轻柔。遵医嘱行清洁肠道准备。菜花型癌患者有活动性出血时，需用消毒纱条填塞止血，并做好交班，按医嘱及时取出或更换。②术后护理：广泛子宫切除术及盆腔淋巴结切除术手术范围广、创面大，术后反应也较大。术后应每15～30分钟观察并记录患者生命体征等情况，平稳后改为每2～4小时1次。注意保持导尿管和引流管通畅，认真观察引流液的性状、颜色和量。引流管一般于术后48～72小时拔除，导尿管通常于术后7～14日拔除，有的可能留置时间更长。留置导尿管期间每日行会阴擦洗，保持外阴部清洁。协助卧床患者进行肢体活动，渐进性增加活动量，预防术后并发症。

（3）特殊护理：拔除导尿管前3日进行膀胱功能训练，定时开放引流袋放尿，促进正常排尿功能恢复。患者拔除导尿管后1～2小时自行排尿1次，若自行排尿不畅或不能自行排尿应及时处理，必要时重新留置导尿管。拔除导尿管4～6小时后测残余尿量1次，若超过100mL则需继续留置导尿管。

（4）健康教育/出院指导：①开展防癌知识宣教，建立健康的生活方式。重视高危因素及高危人群，有异常症状者及时就医。推广HPV疫苗接种（一级预防），通过阻断HPV感染预防子宫颈癌。普及、规范子宫颈癌筛查，早期发现SIL（二级预防）。及时治疗HSIL，阻断子宫颈浸润癌的发生（三级预防）。②护士应鼓励患者及家属积极制订出院计划，并保证计划的可行性。协助患者自我调整，重新评价自我能力，保持乐观的生活态度。手术后患者避免重体力劳动，性生活恢复需依据术后复查结果而定。指导患者有异常及时就诊。术后需要接受放疗、化疗的患者进行规范治疗。③子宫颈癌治疗后应定期随访，治疗后2年内应每3～6个月复查1次；3～5年内每6个月复查1次；第6年开始每年复查1次。随访内容包括妇科检查、阴道脱落细胞学检查、胸部X线摄片、血常规及子宫颈鳞状细胞癌抗原（SCCA）等。

（十二）子宫颈癌合并妊娠

较少见。妊娠期出现阴道流血时，在排除产科因素引起的出血后，应做详细的妇科检查，对子宫颈可疑病变做子宫颈细胞学检查、HPV检测、阴道镜检查，必要时行子宫颈活检明确诊断。因子宫颈锥切可能引起出血、流产和早产，只有在细胞学和组织学提示可能是浸润癌时，才做子宫颈锥切。

治疗方案的选择取决于患者期别、孕周和本人及家属对维持妊娠的意愿，采用个体化治疗。对于不要求维持妊娠者，其治疗原则和非妊娠期子宫颈癌基本相同。对于要求维持妊娠者，妊娠20周之前经锥切确诊的ⅠA1期可以延迟治疗，一般不影响孕妇的预后，其中锥切切缘阴性可延迟到产后治疗；妊娠20周之前诊断的ⅠA2期及以上患者应终止妊娠并立即接受治疗。妊娠28周后诊断的各期子宫颈癌可以延迟至胎儿成熟再行治疗。对于妊娠20～28周诊断的患者，可以根据患者及其家属的意愿采取延迟治疗或终止妊娠立即接受治疗，延迟治疗至少不明显影响ⅠA2期及ⅠB1期子宫颈癌的预后。ⅠB2期及以上期别决定延迟治疗者，建议采用新辅助化疗来延缓疾病进展。在延迟治疗期间，应密切观察病情，如肿瘤进展应及时终止妊娠。除ⅠA1期外，延迟治疗应在妊娠34周前终止妊娠。分娩方式一般采用子宫体部剖宫产。

第三节 子宫肌瘤

子宫肌瘤（myoma of uterus）是女性生殖器官中最常见的良性肿瘤，常见于30～50岁妇女。因患者多无或少有临床症状，所以临床报道的子宫肌瘤发病率远低于实际发病率。

一、病因

确切的发病因素尚不清楚，因其发生和生长可能与女性性激素长期刺激有关，雌激素能使子宫肌细胞增生肥大，肌层变厚，子宫增大；雌激素还通过子宫肌组织内的雌激素受体起作用。近年来发现，孕激素也可以刺激子宫肌瘤细胞核分裂，促进肌瘤生长。细胞遗传学研究显示，25%～50%的子宫肌瘤存在细胞遗传学的异常，包括12号和14号染色体易位、7号染色体部分缺失等。分子生物学研究结果提示，子宫肌瘤是由单克隆平滑肌细胞增殖而成，多发性子宫肌瘤则由不同克隆细胞形成。此外，由于卵巢功能、激素代谢均受高级神经中枢的调节控制，故有人认为神经中枢活动对肌瘤的发病也可能起作用。

二、分类

1. **按肌瘤生长部位** 可分为子宫体部肌瘤（约90%）和子宫颈部肌瘤（约10%）。
2. **按肌瘤与子宫肌壁的关系** 可分为以下三类（图16-7）。

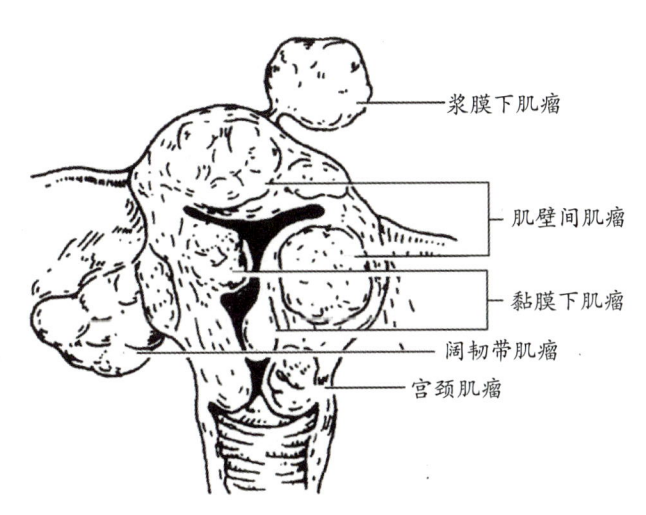

图16-7 子宫肌瘤分类示意图

（1）肌壁间肌瘤（intramural myoma）：肌瘤位于子宫肌壁间，周围均为肌层包绕，占总数的60%～70%。

（2）浆膜下肌瘤（subserous myoma）：肌瘤向子宫浆膜面生长，并突出于子宫表面，由浆膜层覆盖，约占总数的20%。若浆膜下肌瘤继续向浆膜面生长，基底部形成细蒂与子宫相连时称为带蒂浆膜下肌瘤。位于子宫体侧壁的肌瘤若向子宫旁生长，突出于阔韧带两叶之间，称为阔韧带肌瘤。

（3）黏膜下肌瘤（submucous myoma）：肌瘤向宫腔方向生长，突出于宫腔，表面由子宫黏膜层覆盖，称为黏膜下肌瘤，占总数的10%～15%。黏膜下肌瘤容易形成蒂，在宫腔内生长犹如异物刺激引起子宫收缩，肌瘤可被挤出宫颈外口而突入阴道。

子宫肌瘤常为多发性，有时几种类型的肌瘤可同时发生在同一子宫上，称为多发性子宫肌瘤。

三、病理

1. 巨检　肌瘤为球形实质性包块，表面光滑，质地较子宫肌层硬；单个或多个，大小不一。肌瘤外表有被压缩的肌纤维束和结缔组织构成的假包膜覆盖。肌瘤切面呈灰白，可见旋涡状或编织状结构。肌瘤的颜色和硬度则与所含纤维组织的多少有关。

2. 镜检　肌瘤主要由梭形平滑肌细胞和不等量的纤维结缔组织相互交织而成，细胞大小均匀，排列成漩涡状或棚状，核呈杆状。极少情况下有特殊的组织学类型，这些特殊类型的平滑肌瘤的性质及恶性潜能尚有待确定。

四、肌瘤变性

肌瘤变性是指肌瘤失去原有的典型结构。常见的变性包括以下几种。

1. 玻璃样变　也叫透明变性，最为常见。肌瘤剖面漩涡状结构消失，代之以均匀透明样物质。

2. 囊性变　玻璃样变继续发展，肌细胞坏死、液化即可发生囊性变。此时子宫肌瘤变软，内部出现大小不等的囊腔，内含清亮液体，或呈胶冻状。

3. 红色变性　常发生于妊娠期或产褥期，是一种特殊类型的坏死，发生机制不清，可能与肌瘤内小血管退行性变引起血栓和溶血、血红蛋白渗入肌瘤有关。患者可发生剧烈腹痛伴恶心、呕吐、发热、白细胞计数升高，检查可发现肌瘤迅速增大，有压痛。

4. 肉瘤样变　肌瘤恶变成肉瘤非常少见。绝经后妇女的肌瘤如继续增大，需要警惕恶变的可能。

5. 钙化　多见于蒂部细小、血供不足的浆膜下肌瘤及绝经后妇女的肌瘤。

五、临床表现

1. 症状　多数患者无明显症状，仅在体检时偶然发现。症状与肌瘤部位、有无变性相关，与肌瘤大小、数目关系不大。常见症状如下。

（1）经量增多及经期延长：是子宫肌瘤最常见的症状。多见于较大的肌壁间肌瘤及黏膜下肌瘤，肌瘤使宫腔及内膜面积增大，影响子宫收缩，可有经量增多、经期延长等症状。黏膜下肌瘤伴坏死感染时，可有不规则阴道流血或脓血性排液等。长期经量过多可继发贫血。

（2）下腹部肿块：肌瘤较小时在腹部摸不到肿块，当肌瘤逐渐增大致使子宫超过3个月妊娠大小时，可于下腹正中扪及肿块，实性、可活动、无压痛。较大的黏膜下肌瘤可脱出阴道外，患者会因外阴脱出肿物而就医。

（3）白带增多：肌壁间肌瘤使宫腔面积增大，内膜腺体分泌增加，以致白带增多；脱出于阴道内的黏膜下肌瘤表面极易感染、坏死，可产生大量脓血性排液或有腐肉样组织排出，伴有恶臭的阴道溢液。

（4）压迫症状：子宫前壁下段肌瘤可压迫膀胱引起尿频、尿急，宫颈肌瘤可引起排尿困难、尿潴留；子宫后壁肌瘤可引起下腹坠胀、便秘等症状；阔韧带肌瘤或宫颈巨型肌瘤向侧方发展，嵌入盆腔内压迫输尿管，可形成输尿管扩张甚至发生肾盂积水。

（5）其他：如下腹坠胀、腰酸背痛。肌瘤红色样变时可有急性下腹痛，伴呕吐、发热及肌瘤局部压痛；浆膜下肌瘤蒂扭转时可出现急性腹痛；黏膜下肌瘤由子宫腔向外排出时也可有腹痛。黏膜下肌瘤和引起子宫腔变形的肌壁间肌瘤可引起不孕或流产。

2.体征　与肌瘤大小、位置、数目及有无变性等有关。肌瘤较大时可在下腹部扪及实性肿块。妇科检查时可扪及子宫增大，表面有单个或多个结节状突起。浆膜下肌瘤可触及实质性球状肿块，与子宫相连。黏膜下肌瘤脱出于子宫颈外口者，阴道窥器检查时可看到子宫颈口处有肿物嵌顿，表面呈粉红色、光滑，子宫颈边缘清楚。如伴感染可见坏死、出血及脓性分泌物。

六、相关检查

超声检查能区分子宫肌瘤与其他盆腔肿块。如诊断困难，可选择MRI、宫腔镜、腹腔镜、子宫输卵管造影等协助明确诊断。

七、处理原则

根据患者的年龄、症状、肌瘤大小和数目、生长部位及对生育功能的要求等情况进行全面分析后，选择适宜的治疗方案。

1.随访观察　对于肌瘤小、症状不明显，或已近绝经期的妇女，可每3～6个月随访一次。若肌瘤明显增大或出现症状，可考虑进一步治疗。

2.药物治疗　适用于症状不明显或较轻者，尤其近绝经期或全身情况不能手术者，在排除子宫内膜癌的情况下，可采用药物对症治疗。常用雄激素如丙酸睾酮注射液可用以对抗雌激素，促使子宫内膜萎缩；直接作用于平滑肌，可使其收缩而减少出血。还可选用促性腺激素释放激素类似物，通过抑制FSH和LH的分泌作用，降低体内雌激素水平，以缓解症状并抑制肌瘤生长使其萎缩，但停药后往往又逐渐增大到原来大小。米非司酮可作为术前用药或提前绝经使用，但不宜长期使用，因其拮抗孕激素后，子宫内膜长期受雌激素刺激，有增加子宫内膜增生的风险。此外，某些中药制剂也可用于子宫肌瘤的药物治疗，如桂枝茯苓胶囊、宫瘤消胶囊等。

3.手术治疗　手术仍然是目前子宫肌瘤的主要治疗方法。适应证包括：月经过多致继发贫血，药物治疗无效；严重腹痛、性交痛或慢性腹痛，有蒂肌瘤扭转引起的急性腹痛；有膀胱、直肠压迫症状；确定肌瘤是不孕或反复流产的唯一原因者；肌瘤生长较快，怀疑有恶变者。

手术可经腹、经阴道或采用宫腔镜及腹腔镜进行，术式有如下几种。

（1）肌瘤切除术：适用于希望保留生育功能的患者，术前排除子宫及宫颈的癌前病变后可考虑经腹或腹腔镜下切除肌瘤，保留子宫。术后可能残留或复发。

（2）子宫切除术：肌瘤大、个数多、临床症状明显者，或经保守治疗效果不明显、又无须保留生育功能的患者，可行全子宫切除术或次全子宫切除术。术前应行常规检查排除宫颈恶性病变；术中根据具体情况决定是否保留子宫附件。

（3）其他：随着医学的发展，出现了许多新的微创治疗手段，如冷冻疗法、射频消融术、高强度聚焦超声、子宫动脉栓塞术等，各有优缺点，疗效尚不确定。

八、护理评估

1. 健康史　追溯病史应注意既往月经史、生育史，是否有（因子宫肌瘤所致的）不孕或自然流产史；评估并记录是否存在长期使用女性性激素的诱发因素；发病后月经变化情况；曾接受的治疗经过、疗效及用药后机体反应。同时，注意收集因子宫肌瘤压迫所伴随其他症状的主诉，并排除因妊娠、内分泌失调及癌症所致的子宫出血。虽然子宫肌瘤恶变的机会极少，但当肌瘤迅速增大或停经后仍有症状出现者，应排除其他可能。

2. 身心状况　子宫肌瘤患者症状轻微或体积小时，常易被忽视。当肌瘤增长迅速、临床出现典型的月经改变，甚至出现继发性贫血的全身性症状时，患者会焦虑、害怕，尤其是担心手术后对生活方式的影响。注意评估患者对疾病心理反应的程度、对治疗方案是否存在应对无效，了解其家庭成员的顾虑、丈夫的支持效应等情况。

九、常见护理诊断／问题

1. 知识缺乏　缺乏子宫切除术后保健知识。
2. 焦虑　与担心肌瘤的性质、手术效果、是否影响生育有关。
3. 潜在并发症　贫血，与经量增多、经期延长有关。

十、护理目标

1. 患者能陈述子宫肌瘤的性质、出现症状的诱因。
2. 患者能确认可利用的资源及支持系统。

十一、护理措施

1. 提供信息，增强信心　通过连续性护理活动与患者建立良好的护患关系，讲解有关疾病的知识，纠正其错误认识。使患者确信子宫肌瘤属于良性肿瘤，并非恶性肿瘤的先兆，消除其不必要的顾虑，增强康复信心。为患者提供表达内心顾虑、惊恐、感受和期望的机会与环境，帮助患者分析住院期间及出院后可利用的资源及支持系统，减轻无助感。

2. 积极配合治疗，缓解患者不适　出血多需住院治疗者，应观察并记录其生命体征，评估出血量。按医嘱给予止血药和子宫收缩剂；必要时输血，纠正贫血状态。巨大肌瘤患者出现局部压迫致尿、便不畅时应予导尿，或用缓泻剂软化粪便，或番泻叶2～4g冲饮，以缓解尿潴留、便秘症状。若肌瘤脱出阴道，应保持局部清洁，防止感染。需接受手术治疗者，按腹部及阴道手术患者的护理常规进行护理。肌瘤切除术的患者术后常需要滴注缩宫素帮助子宫收缩，需保证正确滴速,并告知患者及其家属腹痛是由缩宫素所致,消除其疑虑和紧张情绪。

3.提供随访及出院指导

(1)保守治疗的患者需定期随访。护士要告知患者随访的目的、意义和时间。监测肌瘤生长情况,了解患者症状的变化。对使用药物治疗的患者,护士要向患者讲解用药的相关知识,使患者了解药物的治疗作用、使用方法、不良反应及应对措施等。

(2)指导术后患者出院后1个月门诊复查。了解患者术后康复情况,并给予术后性生活、工作恢复、自我保健等健康指导。任何时候出现不适或异常症状,需及时就诊。

4.子宫肌瘤合并妊娠者的护理　子宫肌瘤合并妊娠约占肌瘤患者的0.5%~1%,占妊娠者的0.3%~0.5%,肌瘤小且无症状者常被忽略,因此实际发生率高于报道。黏膜下肌瘤可影响受精卵着床导致早期流产;较大的肌壁间肌瘤因宫腔变形或内膜供血不足等可引起流产;肌瘤也可影响胎先露正常下降,导致胎位异常、产道梗阻等情况。子宫肌瘤合并妊娠者应该及时就诊,主动接受并配合医疗指导。子宫肌瘤合并中晚期妊娠者定期接受孕期检查,多能自然分娩,不需急于干预;但要警惕妊娠期及产褥期肌瘤发生红色变性的临床表现,同时应积极预防产后出血;若肌瘤阻碍胎先露下降或致产程异常发生难产时,应按医嘱做好剖宫产术前准备及术后护理。

第四节　子宫内膜癌

子宫内膜癌(endometrial carcinoma)是发生于子宫内膜的一组上皮性恶性肿瘤,以来源于子宫内膜腺体的腺癌最为常见。子宫内膜癌为女性生殖道三大恶性肿瘤之一,占女性全身恶性肿瘤的7%,占女性生殖道恶性肿瘤的20%~30%。近年来发病率在世界范围内呈上升趋势。平均发病年龄为60岁,其中75%发生于50岁以上妇女。

一、病因

本病确切病因不明,目前认为可能有以下两种发病类型。

Ⅰ型是雌激素依赖型(estrogen-dependent),其发生可能是在无孕激素拮抗的雌激素长期作用下,发生子宫内膜增生、不典型增生,继而癌变。子宫内膜增生主要分为两类:不伴有不典型的增生(endometrial hyperplasia without atypia,EH)和不典型增生(atypical hyperplasia,AH),前者属良性病变,后者属癌前病变,有可能发展为癌。

Ⅰ型子宫内膜癌多见,均为子宫内膜样癌,患者较年轻,常伴有肥胖、高血压、糖尿病、不孕或不育及绝经延迟,或伴有无排卵性疾病、功能性卵巢肿瘤、长期服用单一雌激素或他莫昔芬等病史,肿瘤分化较好,雌、孕激素受体阳性率高,预后好。PTEN基因失活和微卫星不稳定是常见的分子事件。

Ⅱ型子宫内膜癌是非雌激素依赖型（estrogen-independent），发病与雌激素无明确关系。这类子宫内膜癌的病理形态属少见类型，如子宫内膜浆液性癌、透明细胞癌、癌肉瘤等。多见于老年妇女，癌灶周围可以是萎缩的子宫内膜，肿瘤恶性度高，分化差，雌、孕激素受体多呈阴性或低表达，预后不良。

二、病理

（一）巨检

不同组织类型的内膜癌肉眼表现无明显区别，大体分为以下两种。

1. 弥散型　子宫内膜大部或全部为癌组织侵犯并突向宫腔，常伴有出血、坏死，但较少浸润肌层；晚期癌灶可侵犯深肌层或宫颈，堵塞宫颈管时可导致宫腔积脓。

2. 局灶型　癌灶局限于宫腔的一小部分，多见于子宫底或宫角部，早期病灶呈息肉或菜花状，易浸润肌层。

（二）镜检

1. 内膜样腺癌　占80%～90%，镜下见内膜腺体异常增生、上皮复层并形成筛孔状结构。癌细胞异型明显，核大、不规则、深染，核分裂活跃，分化差的癌则腺体少，腺结构消失，成为实性癌块。按腺癌分化程度，Ⅰ级为高度分化癌，Ⅱ级为中度分化癌，Ⅲ级为低度分化或未分化癌。分级愈高，恶性程度愈高。

2. 腺癌伴鳞状上皮分化　腺癌组织中含有鳞状上皮成分，伴化生鳞状上皮成分者称为棘腺癌（腺角化癌），伴鳞癌者称为鳞腺癌，介于两者之间称为腺癌伴鳞状上皮不典型增生。

3. 浆液性腺癌　又称子宫乳头状浆液性腺癌，占1%～9%。癌细胞异型性明显，多为不规则复层排列，呈乳头状或簇状生长，恶性程度高，易有深肌层浸润和腹腔、淋巴及远处转移，预后极差。即使无明显肌层浸润时也可能发生腹腔播散。

4. 黏液性癌　约占5%。半数以上肿瘤由胞质内充满黏液的细胞组成，大多腺体结构分化良好，病理行为与内膜样癌相似，预后较好。

5. 透明细胞癌　不足5%。癌细胞呈实性片状、腺管状或乳头状排列。癌细胞胞质丰富、透明，核呈异型性，或由靴钉状细胞组成，恶性程度较高，易早期转移。

三、转移途径

多数子宫内膜癌生长缓慢，局限于内膜或在宫腔内时间较长，部分特殊病理类型（浆液性癌、透明细胞癌、癌肉瘤）和高级别（G3）内膜样癌可发展很快，短期内出现转移。其主要转移途径为直接蔓延、淋巴转移和血行转移。

1. 直接蔓延　癌灶初期沿子宫内膜蔓延生长，向上可沿子宫角波及输卵管，向下可累及宫颈管及阴道。若癌瘤向肌壁浸润，可穿透子宫肌层，累及子宫浆膜，种植于盆腹腔腹膜、直肠子宫陷凹及大网膜等部位。

2. 淋巴转移　为子宫内膜癌的主要转移途径。当肿瘤累及子宫深肌层、宫颈间质或为高级别时，易发生淋巴转移。转移途径与癌肿生长部位有关。宫底部癌灶常沿阔韧带上部淋巴管网经骨盆漏斗韧带转移至腹主动脉旁淋巴结。子宫角或前壁上部病灶沿圆韧带淋巴管转移至腹股沟淋巴结。子宫下段或已累及子宫颈管癌灶的淋巴转移途径与子宫颈癌相同，可累及宫旁、闭孔、髂内、髂外及髂总淋巴结。子宫后壁癌灶可沿宫骶韧带转移至直肠旁淋巴结。约10%的内膜癌经淋巴管逆行引流，累及阴道前壁。

3.血行转移　晚期患者经血行转移至全身各器官，常见部位为肺、肝、骨等。

四、临床分期

多采用国际妇产科联盟（FIGO）2014年修订的手术病理分期，见表16-3。

表16-3　子宫内膜癌手术病理分期（FIGO，2014）

期别	肿瘤范围
Ⅰ期	肿瘤局限于子宫体
ⅠA	肿瘤浸润深度＜1/2肌层
ⅠB	肿瘤浸润深度≥1/2肌层
Ⅱ期	肿瘤侵犯宫颈间质，但无宫体外蔓延
Ⅲ期	肿瘤局部和（或）区域扩散
ⅢA	肿瘤累及浆膜层和（或）附件
ⅢB	阴道和（或）宫旁受累
ⅢC	盆腔淋巴结和（或）腹主动脉旁淋巴结转移
ⅢC1	盆腔淋巴结转移
ⅢC2	腹主动脉旁淋巴结转移伴（或不伴）盆腔淋巴结转移
Ⅳ期	肿瘤累及膀胱和（或）直肠黏膜；（或）远处转移
ⅣA	肿瘤累及膀胱和（或）直肠黏膜
ⅣB	远处转移，包括腹腔内转移和（或）腹股沟淋巴结转移

五、临床表现

1.异常子宫出血　是子宫内膜增生过长和子宫内膜癌最常见的临床表现。绝经后阴道出血为绝经后子宫内膜癌患者的主要症状，90%以上的患者有阴道出血症状。尚未绝经者可表现为经量增多、经期延长或月经紊乱。

2.阴道异常排液　多为血性或浆液性分泌物，合并感染有脓性或脓血性排液，有恶臭。

3.下腹疼痛及其他症状　下腹疼痛可由宫腔积脓或积液引起，晚期则因癌肿扩散或压迫神经而致腰骶部疼痛；患者还可出现贫血、消瘦及恶病质等体征。

六、相关检查

1. **分段诊断性刮宫** 简称分段诊刮，是早期确诊子宫内膜癌最常用、最有价值的方法。分段诊刮既能鉴别子宫内膜癌和子宫颈管腺癌，又能明确子宫内膜癌是否累及宫颈管。一般先刮宫颈管后刮宫腔。病理检查结果是确诊的依据。

2. **宫腔镜检查** 可直接观察子宫腔及子宫颈管内有无癌灶，了解癌灶的大小及部位，在直视下行活组织检查送病理学检查，有助于局灶型子宫内膜癌的诊断和评估子宫颈是否受累。

3. **影像学检查** 经阴道超声检查可了解子宫的大小、宫腔形态、宫腔内有无赘生物、子宫内膜的厚度、肌层有无浸润及浸润深度。典型的子宫内膜癌的超声图像表现为宫腔内有不均质回声区，或宫腔线消失、肌层内有不均回声区。彩色多普勒可显示血流信号丰富。磁共振、CT等其他影像学检查多用于治疗前评估。

4. **其他** 子宫内膜微量组织学或细胞学检查方法简便，国外报道诊断准确性与诊断性刮宫相当。经血清CA125测定，有子宫外转移或浆液性癌者，血清CA125值可升高，可作为疗效观察的指标。

七、处理原则

目前子宫内膜癌的治疗方法为手术、放疗、化疗和孕激素治疗。根据肿瘤累及范围和组织学类型，结合患者年龄及全身情况制订适宜的治疗方案。早期患者以手术为主，术后根据高危因素选择辅助治疗；晚期患者则采用手术、放疗、药物等综合治疗方案。

1. **手术治疗** 是首选的治疗方法，通过手术切除病灶，同时进行手术－病理分期。根据病情选择手术方案，如全子宫切除术及双侧附件切除术；或行广泛子宫切除术及双侧附件切除术，同时行盆腔及腹主动脉旁淋巴结清扫术；或肿瘤细胞减灭手术等。

2. **放射治疗** 是治疗子宫内膜癌的有效方法之一，适用于已有转移或可疑淋巴结转移及复发的内膜癌患者。根据病情需要于术前或术后加用放射治疗提高疗效。

3. **药物治疗**

（1）孕激素：适用于晚期或癌症复发者，不能手术切除或年轻、早期、要求保留生育功能者，以高效、大剂量、长期应用为宜。

（2）抗雌激素制剂：他莫昔芬是一类非甾体抗雌激素药物，亦有弱雌激素作用，适应证与孕激素相同，与孕激素配合使用有望增加疗效。

（3）化学药物：适用于晚期不能手术或治疗后复发者。常用的化疗药物有顺铂、阿霉素、紫杉醇等，多联合应用，还可与孕激素合并应用。

八、护理评估

多数患者在普查或因其他原因做检查时偶尔发现。不规则的阴道出血最为多见，也最能引起患者的警觉。绝经后阴道流血则是最典型的症状，通常出血量不多，绝经后患者可表现为持续或间歇性出血。约有25%的患者因阴道排液异常就诊。晚期癌患者常伴全身症状，表现为贫血、消瘦、恶病质、发热及全身衰竭等情况。早期患者妇科检查时无明显异常。随病程进展，妇科检查可发现子宫大于其相应年龄应有大小，质稍软；晚期偶见癌组织自宫颈口脱出，质脆，触之易出血。合并宫腔积脓者，子宫明显增大，极软，触痛明显。癌灶向周围浸润时子宫固定，在宫旁或盆腔内可扪及不规则结节样物。当患者出现症状并需要接受各种检查时，面对不熟悉的检查过程充满恐惧和焦虑，担心检查结果及检查过程带来的不适。当得知患子宫内膜癌时，与宫颈癌患者一样，不同个案及其家庭会出现不同的心理反应。

九、常见护理诊断/问题

1. 焦虑　与住院、需接受的诊治手段有关。
2. 知识缺乏　缺乏术前常规、术后锻炼及活动方面的知识。
3. 睡眠形态紊乱　与环境（住院）变化有关。

十、护理措施

（一）一般护理

1. 提供温馨、整洁、安静的病室环境，集中医疗护理操作，减少夜间医源性干扰，为患者创造舒适的睡眠环境。指导患者应用放松等技巧促进睡眠，必要时遵医嘱应用小剂量的镇静药以保证每日7～8小时的睡眠。

2. 鼓励患者多摄入高蛋白质、高热量、高维生素、微量元素全面的饮食，必要时静脉补充营养，提高机体抵抗力。指导患者多卧床休息，排液多时取半卧位；每日会阴擦洗2次，保持外阴清洁干燥，预防感染。

（二）心理护理

评估患者对疾病及有关诊治过程的认知程度，鼓励患者及其家属说出有关疾病及治疗的疑虑，耐心解答，增强患者治病信心。针对个案需求及学习能力，采用有效形式向护理对象介绍住院环境、诊断性检查、治疗过程、可能出现的不适及影响预后的有关因素，以取得患者主动配合。

（三）缓解症状的护理

1. 用药护理　采用孕激素治疗的患者，应解释此类药物应用剂量大、时间长，需12周以上才能评价疗效，患者需要耐心的配合。患者在治疗期间出现的水钠潴留、水肿及药物性肝炎等不良反应于停药后会缓解恢复，不必紧张。需行化疗者按照化疗患者的护理实施。

2. 手术前后护理

（1）术前2日开始进流质饮食，术前8小时禁食，术前4小时禁水。术后2日禁食，待肠蠕动恢复后给予流质饮食，禁牛奶与含糖食物，以避免产气过多加重腹胀，待患者排气后再给予高蛋白质、富含维生素、易消化饮食。卧床期间应协助患者翻身，加强皮肤护理；为防止下肢静脉血栓形成，要多做下肢活动。咳嗽有痰者协助排痰，并鼓励患者早期离床活动，避免并发症的发生。

(2) 子宫内膜癌分期手术时间较长、范围广，手术切口会给患者带来很大疼痛，此时护士可采用沟通、触摸、安慰等方法分散其注意力，增强患者对疼痛的耐受性。必要时适当应用镇痛药，以缓解痛苦、保证休息。

(3) 术后每日2次擦洗外阴及尿道口以保持外阴清洁，每周更换尿袋2次，保留导尿管7~10日。拔管前2日每2~3小时开放尿管1次，热敷按摩膀胱及锻炼腹式呼吸并进行提肛训练，增强尿道肌、尿道括约肌的收缩能力，促使膀胱受损神经逐渐恢复，促进自主排尿。

（四）特殊护理

术前或术后接受放疗的患者，向其讲解放疗的目的、作用、方法、不良反应及应对措施。接受腔内放疗者，放疗前要灌肠、留置导尿管，使直肠、膀胱空虚，避免放射性损伤。腔内置入放射源期间，指导患者绝对卧床，学会在床上运动的方法，避免发生长期卧床的并发症；取出放射源后，渐进性增加活动量，协助患者逐渐实现生活自理。

十一、健康教育/出院指导

1. **普及防癌知识** 宣传定期普查的重要性，30岁以上妇女每年接受一次妇科检查。对生育期、绝经期后有不规则阴道流血的高危妇女，合并高血压病、糖尿病、肥胖等高危人群增加检查次数。对应用雌激素替代治疗的患者应加强监护和随访管理。围绝经期月经紊乱或绝经后阴道不规则流血者，尽早做宫颈和子宫内膜分段诊刮，以便早发现、早诊断和早治疗。

2. **出院指导** 患者治疗后应定期随访，术后2~3年内每3个月随访1次，3年后每6个月1次，5年后每年1次。随访内容包括病史、盆腔检查、阴道脱落细胞学检查、胸部X线摄片、血清CA125测定等。

第五节 卵巢肿瘤

卵巢肿瘤（ovarian tumor）是常见的妇科肿瘤，可发生于任何年龄。卵巢肿瘤可以有各种不同的形态和性质：单一型或混合型，一侧或双侧性，囊性或实质性，又有良性、交界性和恶性之分。20%~25%的卵巢恶性肿瘤患者有家族史；卵巢癌的发病还可能与高胆固醇饮食、内分泌因素有关，此为卵巢肿瘤发病的高危因素。由于卵巢位于盆腔深部，而且早期无症状，又缺乏完善的早期诊断和鉴别方法，一旦出现症状往往已属晚期病变。晚期病变疗效不佳，故死亡率高居妇科恶性肿瘤之首，已成为严重威胁妇女生命和健康的主要肿瘤。

一、组织学分类

根据世界卫生组织（WHO）制定的女性生殖器肿瘤组织学分类（2014年），卵巢肿瘤分为十四大类，主要类型包括上皮性肿瘤、性索-间质肿瘤、生殖细胞肿瘤及转移性肿瘤（表16-4）。

表16-4 卵巢肿瘤组织学分类（WHO，2014）

期别	肿瘤范围
上皮性肿瘤	浆液性肿瘤、黏液性肿瘤、子宫内膜样肿瘤、透明细胞瘤、勃勒纳瘤、浆黏液性肿瘤、未分化癌
间叶性肿瘤	低级别子宫内膜样间质肉瘤、高级别子宫内膜样间质肉瘤
混合性上皮性和间叶性肿瘤	腺肉瘤、癌肉瘤
性索-间质肿瘤	单纯间质肿瘤、单纯性索肿瘤
混合型性索-间质肿瘤	Sertoli-Leydig细胞瘤、非特异性性索-间质肿瘤
生殖细胞肿瘤	无性细胞瘤、卵黄囊瘤、胚胎癌、非妊娠性绒癌、成熟畸胎瘤、未成熟畸胎瘤、混合性生殖细胞瘤
单胚层畸胎瘤及与皮样囊肿有关的体细胞肿瘤	卵巢甲状腺肿、类癌、神经外胚层肿瘤、皮脂腺肿瘤、其他罕见单胚层畸胎瘤等
生殖细胞性索-间质肿瘤	性母细胞瘤、混合性生殖细胞性索-间质肿瘤
其他各种肿瘤	卵巢网肿瘤、小细胞癌、Wilms肿瘤、副神经节瘤、实性假乳头状瘤
间皮组织肿瘤	腺瘤样瘤、间皮瘤
软组织肿瘤	黏液瘤、其他
瘤样病变	滤泡囊肿、黄体囊肿、巨大孤立性黄素化滤泡囊肿、高反应性黄素化、妊娠黄体瘤、间质增生、间质泡膜增生症、纤维瘤样增生、卵巢广泛水肿、Leydig细胞增生等
淋巴肿瘤	淋巴瘤、浆细胞瘤、髓样肿瘤
继发性肿瘤	

二、常见的卵巢肿瘤及病理特点

（一）卵巢上皮性肿瘤

卵巢上皮性肿瘤（epithelial ovarian tumor）占原发性卵巢肿瘤的50%～70%，其恶性类型占卵巢恶性肿瘤的85%～90%，是最常见的卵巢肿瘤。

卵巢上皮性肿瘤有良性、交界性和恶性之分。交界性肿瘤的上皮细胞增生活跃并有核异型，表现为上皮细胞层次增加但无间质浸润，是一种低度潜在恶性肿瘤，生长慢，转移率低，复发迟。临床观察发现：多见于中老年妇女，少发生于青春期前和婴幼儿；未产、不孕、初潮早、绝经迟等是卵巢癌的高危因素；多次妊娠、哺乳和口服避孕药是其保护因素。

1. 浆液性肿瘤

（1）浆液性囊腺瘤（serous cystadenoma）：较为常见，约占卵巢良性肿瘤的25%。多为单侧，圆球形，大小不等，表面光滑，囊内充满淡黄清澈浆液。分为单纯性及乳头状两型，前者囊壁光滑，多为单房；后者有乳头状物向囊内突起，常为多房性，偶尔向囊壁外生长。镜下见囊壁为纤维结缔组织，内衬单层立方形或柱状上皮，间质见砂粒体。

（2）交界性浆液性囊腺瘤（borderline serous cystadenoma）：约占卵巢浆液性囊腺瘤的10%。中等大小，多为双侧，较少在囊内乳头状生长，多向囊外生长。镜下见乳头分支纤细而密，上皮复层不超过3层，细胞核轻度异型，无间质浸润，预后好。

(3) 浆液性囊腺癌（serous cystadenocarcinoma）：是最常见的卵巢恶性肿瘤，占卵巢上皮性癌的75%。多为双侧，体积较大，半实质性，囊壁有乳头生长，囊液混浊，有时呈血性。镜下见囊壁上皮明显增生，复层排列。癌细胞为立方形或柱状，细胞明显异型，并向间质浸润。肿瘤生长速度快，预后差。

2.黏液性肿瘤

（1）黏液性囊腺瘤（mucinous cystadenoma）：约占卵巢良性肿瘤的20%，恶变率为5%～10%，是人体中生长最大的一种肿瘤。多为单侧多房性，肿瘤表面光滑，灰白色，囊液呈胶冻样。癌壁破裂，黏液性上皮种植在腹膜上继续生长，并分泌黏液，形成腹膜黏液瘤（myxoma peritonei）。镜下见囊壁为纤维结缔组织，内衬单层高柱状上皮，产生黏液。

（2）交界性黏液性囊腺瘤（borderline mucinous cystadenoma）：一般大小，多为单侧，表面光滑，常为多房。切面见囊壁增厚，有实质区和乳头状形成。镜下见细胞轻度异型性，细胞核大、深染，有少量核分裂，增生上皮向腔内突出形成短粗乳头，上皮细胞不超过3层，无间质浸润。

（3）黏液性囊腺癌（mucinous cystadenocarcinoma）：约占卵巢恶性肿瘤的10%，多为单侧，瘤体较大，囊壁可见乳头或实质区，囊液混浊或为血性。镜下见腺体密集，间质较少，腺上皮超过3层，细胞明显异型，并有间质浸润。

3.卵巢子宫内膜样肿瘤（ovarian endometrioid tumor） 良性肿瘤及交界性瘤较少见。卵巢子宫内膜样癌占卵巢恶性肿瘤的10%～24%。肿瘤单侧多，中等大，囊性或实性，有乳头生长。镜下特点与子宫内膜癌极相似，多为高分化腺癌或腺棘皮癌，常并发子宫内膜异位症和子宫内膜癌，不易鉴别何者为原发或继发。

4.透明细胞肿瘤（clear cell tumor） 来源于苗勒氏管上皮，良性罕见，交界性上皮由1～3层多角形靴钉状细胞组成，常合并透明细胞癌存在。透明细胞癌占卵巢癌的5%～11%，患者均为成年妇女，平均年龄为48～58岁，10%合并高血钙症。常合并子宫内膜异位症（25%～50%）。呈囊实性，单侧多，较大。镜下瘤细胞质丰富或呈泡状，含丰富糖原，排列成实性片、索状或乳头状，核异型性明显，深染，有特殊的靴钉细胞附于囊内及管状结构。

（二）卵巢生殖细胞肿瘤

卵巢生殖细胞肿瘤（ovarian germ cell tumor）好发于青少年及儿童，青春期前患者占60%～90%，绝经后期患者仅占4%。

1.畸胎瘤（teratoma） 由多胚层组织构成，偶见只含一个胚层成分。肿瘤组织多数成熟，少数不成熟。无论肿瘤质地呈囊性或实质性，其恶性程度均取决于组织分化程度。

（1）成熟畸胎瘤（mature teratoma）：又称皮样囊肿（dermoid cyst），属于卵巢良性肿瘤，占卵巢肿瘤的10%～20%、生殖细胞肿瘤的85%～97%、畸胎瘤的95%以上。可发生于任何年龄，以20～40岁居多。多为单侧、单房，中等大小，表面光滑，壁厚，腔内充满油脂和毛发，有时可见牙齿或骨质。任何一种组织成分均可恶变，形成各种恶性肿瘤。恶变率为

2%~4%，多发生于绝经后妇女。

（2）未成熟畸胎瘤（immature teratoma）：是恶性肿瘤，占卵巢畸胎瘤的1%~3%。多发生于青少年，平均年龄11~19岁，其转移及复发率均高。多为单侧实性瘤，可有囊性区域，体积较大。肿瘤恶性程度与未成熟组织所占比例、分化程度及神经上皮含量有关。

2.无性细胞瘤（dysgerminoma） 属中等恶性的实性肿瘤，占卵巢恶性肿瘤的5%，主要发生于青春期及生育期妇女。多为单侧，右侧多于左侧，中等大小，包膜光滑。镜下见圆形或多角形大细胞，核大，胞质丰富，瘤细胞呈片状或条索状排列，间质中常有淋巴细胞浸润。对放疗特别敏感。

3.卵黄囊瘤（yolk sac tumor） 又称内胚窦瘤（endodermal sinus tumor），占卵巢恶性肿瘤的1%，属高度恶性肿瘤，多见于儿童及青少年。多数为单侧、体积较大，易发生破裂。镜下见疏松网状和内胚窦样结构，瘤细胞扁平、立方、柱状或多角形，并产生甲胎蛋白（AFP），故测定患者血清中AFP浓度可作为诊断和治疗监护时的重要指标。该肿瘤生长迅速，易早期转移，预后差，但对化疗十分敏感，既往平均生存时间仅1年，现经手术及联合化疗后预后有所改善。

（三）卵巢性索－间质肿瘤

卵巢性索－间质肿瘤（ovarian sex cord stromal tumor）占卵巢肿瘤的4.3%~6%，该类肿瘤常有内分泌功能，故又称为卵巢功能性肿瘤。

1.颗粒细胞瘤（granulosa cell tumor） 是最常见的功能性肿瘤，成人型颗粒细胞瘤占95%，可发生在任何年龄，45~55岁为发病高峰，属于低度恶性肿瘤。肿瘤能分泌雌激素，故有女性化作用。青春期前的患者可出现性早熟；育龄期患者出现月经紊乱；绝经后患者则有不规则阴道流血，常合并子宫内膜增生过长甚至发生癌变。肿瘤表面光滑，圆形或椭圆形，多为单侧性，大小不一。镜下见瘤细胞呈小多边形，偶呈圆形或圆柱形，胞质嗜淡酸或中性，细胞膜界限不清，核圆，核膜清楚。一般预后较好，5年生存率达80%以上，但仍有远期复发倾向。

2.卵泡膜细胞瘤（theca cell tumor） 属良性肿瘤，多为单侧，大小不一，质硬，表面光滑。由于可分泌雌激素，故有女性化作用，常与颗粒细胞瘤合并存在。镜下见瘤细胞呈短梭形，胞质富含脂质，细胞交错排列呈漩涡状。常合并子宫内膜增生，甚至子宫内膜癌。恶性卵泡膜细胞瘤较少见，可见瘤细胞直接浸润邻近组织，并发生远处转移，但预后较卵巢上皮性癌好。

3.纤维瘤（fibroma） 为较常见的卵巢良性肿瘤，占卵巢肿瘤的2%~5%，多见于中年妇女。肿瘤多为单侧性，中等大小，表面光滑或结节状，切面灰白色，实性，坚硬。镜下见由胶原纤维的梭形瘤细胞组成，排列呈编织状。偶见纤维瘤患者伴有腹水或胸腔积液，称为梅格斯综合征（Meigs syndrome），手术切除肿瘤后，胸腔积液、腹水自行消失。

4.支持细胞－间质细胞瘤（Sertoli-Leydig cell tumor） 又称睾丸母细胞瘤（androblastoma），多发生于40岁以下妇女，罕见。单侧，较小，实性，表面光滑。镜下见由不同分化程度的支持细胞及间质细胞组成。高分化者属于良性，中低分化者为恶性，肿瘤具有男性化作用；少数无内分泌功能，雌激素升高呈现女性化，雌激素由瘤细胞直接分泌或由雄激素转化而来。有10%～30%呈恶性行为，5年生存率为70%～90%。

（四）卵巢转移性肿瘤

体内任何部位的原发性癌均可能转移到卵巢，乳腺、胃、肠、生殖道、泌尿道等是常见的原发肿瘤器官。库肯勃瘤（Krukenberg tumor）是一种特殊的卵巢转移性腺癌，其原发部位是胃肠道，肿瘤为双侧性，中等大小，多保持卵巢原状或呈肾形；一般无粘连，切面为实性、胶质样。镜下见典型的印戒细胞，能产生黏液，周围是结缔组织或黏液瘤性间质。大部分卵巢转移性肿瘤的治疗效果不佳，恶性程度高，预后极差。

三、卵巢瘤样病变

卵巢瘤样病变属卵巢非赘生性肿瘤，是卵巢增大的常见原因。有时表现为下腹压迫感、盆腔一侧胀痛、月经不规则等。如果症状不严重，一般追踪观察1～2个月，无须特殊治疗，囊肿会自行消失。常见的有以下几种。

1. 滤泡囊肿　在卵泡发育过程中，因停滞以致不成熟或成熟但不排卵、卵泡液潴留而形成。囊壁薄，滤泡液清，囊肿直径常小于5cm。

2. 黄体囊肿　因黄体持续存在所致，一般少见。直径5cm左右，可使月经后延。

3. 黄素囊肿　在滋养细胞疾病中出现。由于滋养细胞显著增生，产生大量hCG，刺激卵巢颗粒细胞及卵泡膜细胞，使之过度黄素化所致，直径10cm左右。可为双侧性，表面光滑，黄色。黄素囊肿本身无手术指征。

4. 多囊卵巢　与内分泌功能紊乱、丘脑下部-垂体平衡失调有关。双侧卵巢均匀增大，为正常卵巢的2～3倍，表面光滑，呈白色，包膜厚，切面有多个囊性卵泡。患者常有闭经、多毛、不孕等多囊卵巢综合征。

5. 卵巢子宫内膜异位囊肿　又称卵巢巧克力囊肿。卵巢组织内因异位的子宫内膜存在致反复出血，形成单个或多个囊肿，直径<6cm，囊内液为暗褐色糊状陈旧性血液。

四、卵巢恶性肿瘤的转移途径

卵巢恶性肿瘤的主要转移途径为直接蔓延、腹腔种植及淋巴转移。其转移特点是盆腔、腹腔内广泛转移灶，包括横膈、大网膜、腹腔脏器表面、腹壁腹膜及腹膜后淋巴结等部位。即使原发部位外观局限，卵巢肿瘤也可能存在广泛转移，以卵巢上皮性癌表现最为典型。常见淋巴转移途径：①沿卵巢血管经卵巢淋巴管向上至腹主动脉旁淋巴结。②沿卵巢门淋巴管达髂内、髂外淋巴结，经髂总淋巴结至腹主动脉旁淋巴结。③沿圆韧带进入髂外及腹股沟淋巴结。横膈为转移的好发部位，最易侵犯右膈下淋巴丛。血行转移较少见，晚期可转移到肺、胸膜及肝实质。

五、卵巢恶性肿瘤的分期

采用国际妇产科联盟（FIGO）的手术病理分期，2014年更新的分期将卵巢癌、输卵管癌和腹膜癌进行了合并，见表16-5。

表16-5 卵巢癌、输卵管癌、原发性腹膜癌的手术-病理分期（FIGO，2014）

期别	肿瘤范围
Ⅰ期	病变局限于卵巢或输卵管
ⅠA	肿瘤局限于单侧卵巢（包膜完整）或输卵管，卵巢和输卵管表面无肿瘤；腹腔积液或腹腔冲洗液未找到癌细胞
ⅠB	肿瘤局限于双侧卵巢（包膜完整）或输卵管，卵巢和输卵管表面无肿瘤；腹腔积液或腹腔冲洗液未找到癌细胞
ⅠC	肿瘤局限于单侧或双侧卵巢或输卵管，并伴有以下任何一项：
ⅠC1	手术导致肿瘤破裂
ⅠC2	手术前包膜已破裂或卵巢、输卵管表面有肿瘤
ⅠC3	腹腔积液或腹腔冲洗液发现癌细胞
Ⅱ期	肿瘤累及单侧或双侧卵巢并有盆腔内扩散（在骨盆入口平面以下）或原发性腹膜癌
ⅡA	肿瘤蔓延或种植到子宫和（或）输卵管和（或）卵巢
ⅡB	肿瘤蔓延至其他盆腔内组织
Ⅲ期	肿瘤累及单侧或双侧卵巢、输卵管或原发性腹膜癌，伴有细胞学或组织学证实的盆腔外腹膜转移或证实存在腹膜后淋巴结转移
ⅢA1	仅有腹膜后淋巴结转移（细胞学或组织学证实）
ⅢA1（i）	淋巴结转移最大直径≤10mm
ⅢA1（ii）	淋巴结转移最大直径＞10mm
ⅢA2	显微镜下盆腔外腹膜受累，伴或不伴腹膜后淋巴结转移
ⅢB	肉眼盆腔外腹膜转移，病灶最大直径≤2cm，伴或不伴腹膜后淋巴结转移
ⅢC	肉眼盆腔外腹膜转移，病灶最大直径＞2cm，伴或不伴腹膜后淋巴结转移（包括肿瘤蔓延至肝包膜和脾，但未转移到脏器实质）
Ⅳ期	超出腹腔外的远处转移
ⅣA	胸腔积液细胞学阳性
ⅣB	腹膜外器官实质转移（包括肝实质转移和腹股沟淋巴结、腹腔外淋巴结转移）

六、临床表现

1.卵巢良性肿瘤 肿瘤较小时多无症状，多在妇科检查时偶然发现。肿瘤增大时，感到腹胀或腹部扪及肿块。肿瘤继续增大占据盆腔、腹腔时，可出现尿频、便秘、气急、心悸等压迫症状。体格检查见腹部膨隆，叩诊呈实音，无移动性浊音。盆腔检查时可在子宫一侧或双侧触及圆形或类圆形肿块，多为囊性，表面光滑，活动，与子宫无粘连。

2.卵巢恶性肿瘤　早期常无症状，晚期主要症状为腹胀、腹部肿块、腹腔积液及消化道症状。部分患者可有消瘦、贫血等恶病质表现。功能性肿瘤患者可有不规则阴道流血或绝经后阴道流血。妇科检查可扪及肿块，多为双侧，实性或囊实性，表面凹凸不平，活动差，伴有腹腔积液。三合诊时可在直肠子宫陷凹触及质硬结节或肿块。有时可在腹股沟、腋下或锁骨上触及肿大的淋巴结。

七、相关检查

1.影像学检查　①超声检查：可帮助判断肿块性质，诊断符合率＞90%。彩色多普勒超声扫描可测定肿块血流变化，以协助诊断。②MRI、CT、PET检查：MRI可较好显示肿块及其与周围组织的关系，有助于肿瘤病灶定位及确定病灶与相邻结构的关系；CT可判断周围侵犯及转移情况；初次检查不推荐PET。

2.肿瘤标志物　①血清CA125：80%的患者血清CA125值升高，但早期病例近半数并不升高，不单独用于早期诊断，更多用于病情监测和疗效评估。②血清AFP：对卵黄囊瘤有特异性诊断价值。未成熟畸胎瘤、混合性无性细胞瘤者，AFP也可升高。③血清hCG：对非妊娠性卵巢绒癌有特异性。④性激素：颗粒细胞瘤、卵泡膜细胞瘤可产生较高水平雌激素，浆液性、黏液性囊腺瘤或勃勒纳瘤也可分泌一定量的雌激素。⑤血清人附睾蛋白（HE4）：与CA125联合应用判断盆腔肿块的性质。

3.腹腔镜检查　可直接观察到卵巢肿瘤外观和盆腔、腹腔及横膈等部位，在可疑部位进行多点活检，抽取腹腔积液进行细胞学检查。

4.细胞学检查　抽取腹腔积液、腹腔冲洗液或胸腔积液，进行细胞学检查。

八、并发症

1.蒂扭转　是常见的妇科急腹症之一，约10%的卵巢肿瘤可发生蒂扭转。好发于瘤蒂较长、中等大小、活动度好、重心偏于一侧的肿瘤。常在体位突然改变，或妊娠期、产褥期发生蒂扭转。瘤蒂由骨盆漏斗韧带、卵巢固有韧带和输卵管组成。发生急性扭转后，因肿瘤静脉回流受阻，瘤内充血或血管破裂致瘤内出血，瘤体增大，甚至发生肿瘤坏死、破裂和继发感染。典型症状是体位改变后突然发生一侧下腹部剧痛，常伴恶心、呕吐甚至休克。盆腔检查可扪及有压痛的肿块，以蒂部最为明显。一经确诊，应尽快手术治疗。

2.破裂　约3%的卵巢肿瘤会发生破裂。自发性破裂常因肿瘤浸润性生长穿破囊壁所致。外伤性破裂则在腹部受重击、分娩、性生活、妇科检查及穿刺后引起。发生破裂后，症状取决于破裂口大小、流入腹腔囊液的量和性质。小的囊肿或单纯浆液性囊腺瘤破裂时，患者可仅有轻度腹痛。大的囊肿或畸胎瘤破裂后，患者常感剧烈腹痛并伴恶心呕吐，还可能导致腹腔内出血、腹膜炎及休克。查体有腹部压痛、腹肌紧张，可有移动性浊音，原有肿块消失或缩小。确诊后应立即手术。

3.感染　较少见，多继发于蒂扭转或破裂，也可由邻近脏器感染灶扩散而来。患者可出现发热、腹痛、腹部压痛及反跳痛、腹肌紧张及白细胞升高等。应积极控制感染，择期行手术切除肿瘤。

4.恶变　肿瘤生长迅速尤其是双侧的，应考虑恶变可能，应尽早手术。

九、处理原则

1.卵巢上皮性肿瘤

（1）良性肿瘤：根据患者年龄、生育要求及对侧卵巢情况决定手术范围。年轻患者单侧肿瘤行患侧卵巢肿瘤剔除术或卵巢切除术，双侧肿瘤行肿瘤剔除术；绝经后妇女可行全子宫及双侧附件切除术。术中应剖检肿瘤，必要时可做冰冻切片病理学检查。

（2）恶性肿瘤：以手术治疗为主，辅以化疗、放疗等综合治疗。①手术治疗：是治疗的主要手段。初次手术的彻底性与预后密切相关。对于年轻、希望保留生育功能的早期患者需考虑其生育问题，指征为临床Ⅰ期所有分级者。术前应充分征得患方的知情同意，行患侧附件切除（适用于ⅠA和ⅠC期患者）或双侧附件切除（适用于ⅠB期患者）。晚期患者行肿瘤细胞减灭术，应尽可能切除肿瘤原发灶和转移灶，使残余病灶达到最小，必要时可切除部分肠管、膀胱等脏器。最大残余灶直径若小于1cm，称满意或理想的肿瘤细胞减灭术。经评估无法达到满意肿瘤细胞减灭术的ⅢC期、Ⅳ期患者，在获得明确的细胞学或组织学诊断后，可先行新辅助化疗再行手术，术后继续化疗。②化学药物治疗：卵巢上皮性癌对化疗较敏感。常用化疗药物有顺铂、卡铂、紫杉醇、环磷酰胺等。多采用以铂类为基础的联合化疗，铂类药物联合紫杉醇为"金标准"一线化疗方案。多采用静脉给药，也可采用静脉、腹腔联合使用。早期患者3~6个疗程，晚期患者6~8个疗程，疗程间隔通常为3周。③放射治疗：对于卵巢上皮性癌的治疗价值有限，可用于复发患者的姑息性局部放疗。④靶向治疗：如血管内皮生长因子抑制剂贝伐珠单抗，可与化疗联合用药和维持治疗。

2.卵巢生殖细胞肿瘤　患有单侧良性肿瘤者，行卵巢肿瘤剔除术或患侧附件切除术；患有双侧良性肿瘤者，行双侧卵巢肿瘤剔除术。绝经后妇女可考虑行全子宫及双侧附件切除术。无生育要求的恶性肿瘤患者推荐行全面分期手术。对于年轻并希望保留生育功能者，可行保留生育功能的手术。若为儿童或青春期患者，可不进行全面分期手术。复发者仍主张手术治疗。除Ⅰ期无性细胞瘤和Ⅰ期G1的未成熟畸胎瘤外，其他患者均需化疗。常用化疗方案为BEP（依托泊苷+顺铂+博来霉素）方案。无性细胞瘤对放疗敏感，因其会破坏卵巢功能，故仅用于治疗复发病例。

3.卵巢性索-间质肿瘤　患有单侧良性肿瘤者，应行卵巢肿瘤剔除术或患侧附件切除术；患有双侧良性肿瘤者，行双侧卵巢肿瘤剔除术。绝经后妇女可考虑行全子宫及双侧附件切除术。恶性肿瘤手术方法参照卵巢上皮性癌，ⅠA、ⅠC期有生育要求的患者，可实施保留生育功能的手术，推荐全面分期手术；对肉眼观察肿瘤局限于卵巢者，可考虑不进行淋巴结切除术。复发者也可考虑手术。Ⅰ期低危患者术后随访，不需要辅助治疗；Ⅰ期高危患者（肿瘤破裂、G3、肿瘤直径＞10cm）术后可选择随访，也可选择化疗；Ⅱ～Ⅳ期患者术后应行化疗。常用化疗方案为BEP或TP（紫杉醇+卡铂）方案。

4. 卵巢转移性肿瘤 治疗原则是缓解和控制症状，如原发肿瘤已切除且无其他转移和复发迹象，转移肿瘤仅局限于盆腔者，可行全子宫及双侧附件切除术，尽可能切除盆腔转移病灶，术后配合化疗或放疗。

十、护理评估

对患者及其家属而言，等待明确肿瘤性质是一个艰难而恐惧的过程，护理对象迫切需要相关信息支持，渴望及早得到确切的诊断结果。患者一旦得知患有恶性肿瘤，因担心预后、担心治疗可能影响生活方式，会产生极大的心理压力。化疗不良反应也会给患者造成不适。有的患者已经历了手术及多次化疗，部分患者疗效不佳可能对治疗信心不足。长期的住院治疗对患者经济上也造成一定压力。护士应评估患者的心理状态、需求及应对压力的方法。

十一、常见护理诊断/问题

1. 恐惧　与卵巢癌诊断有关。
2. 体象紊乱　与切除子宫、卵巢有关。
3. 营养失调（低于机体需要量）　与卵巢恶性肿瘤的恶病质、化疗的反应有关。
4. 舒适度减弱　与肿瘤压迫、腹腔积液、术后伤口疼痛等有关。

十二、护理措施

1. **一般护理**　晚期卵巢癌患者一般情况较差，需加强生活护理。向患者及其家属介绍摄取足够营养的重要意义，为患者提供舒适的进食环境，指导患者进食高蛋白质、高维生素、高热量、易消化的食物，必要时静脉补充营养，如白蛋白、氨基酸等。每周测体重，必要时测腹围、记录出入量，及时补充纠正血容量的不足。

2. **心理护理**　护士要注意多与患者沟通，了解患者心理状况，耐心听取患者的倾诉，针对患者的心理特点提供个体化的心理支持。避免不良言语的刺激。向患者介绍成功病例，帮助患者勇于面对病情，积极配合治疗。鼓励患者参与护理活动，接受患者无破坏性的应对压力方式。鼓励家属参与照顾患者，为家庭成员提供相处的时间和场所，发挥家庭支持系统的作用。

3. **缓解症状的护理**

（1）用药护理：需化疗的患者按化疗患者的护理实施。留置腹腔化疗管的患者，注意保持其通畅，妥善固定。

（2）手术前后护理：按腹部手术患者的护理内容做好术前准备及术后护理。①术前准备：术前3日做好肠道准备。遵医嘱使用肠道抗生素。手术如涉及肠道，术前行清洁灌肠。巨大肿瘤患者，必要时术中准备沙袋加压腹部，以免腹压骤降出现休克。②术后护理：加强生命体征及病情观察。做好腹腔引流管、腹腔化疗管、导尿管等多管道的护理。为避免低蛋白血症，必要时可静脉补充白蛋白与血浆等。

4.特殊护理　对存在大量腹水影响呼吸及卧位者，应行腹腔穿刺引流腹水。向患者讲明治疗的必要性，备齐腹腔穿刺物品，协助医生操作。在放腹水的过程中，注意观察患者的生命体征、腹水的性质及有无不良反应。速度不宜过快，量不宜过大，以免腹压骤降后患者发生虚脱。放腹水后，腹部加沙袋可防止腹压骤降。

十三、健康教育/出院指导

宣传预防保健知识。30岁以上女性，建议每年进行1次妇科检查，高危人群建议每半年进行1次检查。遗传咨询及相关基因检测对高风险人群预防卵巢癌有一定的意义。需要化疗的患者，应强调化疗的重要性，帮助患者减轻化疗反应，协助其顺利完成治疗计划。卵巢恶性肿瘤容易复发，需长期随访和监测。随访时间一般为：治疗后第1年，每3个月1次；第2年后，每4~6个月1次；第5年后，每年随访1次。随访内容包括询问病史、体格检查、肿瘤标志物检测和影像学检查。根据组织学类型选择肿瘤标志物检测。首选的影像学检查为超声，根据情况进一步选择CT、MRI和（或）PET-CT等检查。

本章小结

子宫颈癌是最常见的妇科恶性肿瘤，高危型HPV的持续感染是引起子宫颈癌前病变和子宫颈癌的主要因素，宫颈细胞学检查联合HPV筛查可及时发现宫颈上皮内病变，从而阻断子宫颈癌的发生。子宫颈癌早期典型症状为接触性阴道出血。治疗以手术、放疗为主，化疗为辅。

子宫肌瘤是最常见的妇科良性肿瘤。按肌瘤与肌壁的位置关系分为肌壁间肌瘤、黏膜下肌瘤和浆膜下肌瘤。临床常见症状为经量增多及经期延长。治疗应根据患者的症状及肌瘤部位、年龄、生育要求等综合考虑。

子宫内膜癌以内膜样腺癌最常见，分为雌激素依赖型和非雌激素依赖型。典型临床表现是绝经后阴道流血。早期手术治疗，预后较好。

卵巢恶性肿瘤死亡率居妇科恶性肿瘤首位，早期常无症状，晚期主要表现为腹胀、腹部肿块及腹水。一经确诊，首选手术治疗，化疗是主要的辅助治疗。护理重点包括心理护理、围术期护理及化疗护理。卵巢恶性肿瘤容易复发，应长期随访和监测。

子宫内膜异位性疾病包括子宫内膜异位症和子宫腺肌病，前者主要表现为继发性痛经，且进行性加重，多伴不孕；后者主要表现为经量增多、经期延长、逐渐加剧的进行性痛经和子宫增大。药物和手术为主要治疗方法。

第十七章
会阴部手术患者的护理

章前引言

会阴是指女性两侧大腿内侧，阴阜下方和肛门上方之间的部位。常以两侧的坐骨结节连线为界，将会阴分为两个三角形区域。前方为尿生殖三角，面向前下方，有尿道和阴道通过。后方为肛三角，朝向后下方，有肛管通过。会阴部手术是妇科常用的手术，是位于女性外生殖器部位的手术，可分为外阴手术和阴道手术。由于会阴部血管神经丰富、组织松软，且涉及隐私部位，易出现疼痛、出血、感染、自我形象紊乱、焦虑、自尊低下等护理问题。因此，学习会阴部手术患者的术前及术后护理有助于提高护理人员对患者的临床照护能力，增强同理心，减轻患者的焦虑。

学习目标

1. 识记外阴、阴道手术患者术前和术后护理要点。
2. 识记外阴癌、子宫脱垂及尿瘘的病因、临床表现和处理原则。
3. 理解子宫脱垂的分度标准。
4. 了解外阴、阴道创伤患者的重要临床表现。
5. 学会为会阴部手术患者制订相应的护理措施。

思政目标

培养学生的批判性思维及分析、解决问题的能力,在关注会阴部手术患者健康的同时融入人文关怀,引导和启发学生建立高尚的职业道德、职业素养、职业精神和社会责任感,从而帮助会阴部手术患者更快恢复到健康状态。

案例导入

患者女性,60岁。患慢性支气管炎20年,经常咳嗽。近10年来感觉下身有块状物脱出,开始时卧床休息后块状物可消失,近5年来块状物逐渐增大,平卧后也不消失,并伴尿频、尿失禁。妇科检查:阴道前后壁重度膨出,宫颈及全部宫体脱出在阴道口外。

思考题

1. 该病发生的主要原因是什么?
2. 如何针对该患者进行术后护理?

第一节 会阴部手术患者的一般护理

会阴部手术是指女性外生殖器部位的手术。会阴部手术按手术范围区分,外阴手术包括外阴癌根治术、外阴切除术、局部病灶切除术、前庭大腺切开引流术、处女膜切开术等;阴道手术包括宫颈手术、阴道成形术、阴道前后壁修补术、子宫黏膜下肌瘤摘除术、阴式子宫切除术等。

由于会阴部血管神经丰富、组织松软,前临尿道,后近肛门,患者容易出现疼痛、出血、感染等护理问题,又因为涉及隐私部位,患者在心理上会出现自我形象紊乱、自尊低下等护理问题。

一、手术前准备

(一)心理准备

会阴部手术由于涉及隐私部位会加重患者的心理负担,护理人员应理解患者保护隐私的需求,以亲切和蔼的语言耐心解答患者的疑问,让患者充分表达自己的感受。护理人员向患者耐心讲解疾病相关知识，说明手术的重要性，介绍手术方式、麻醉方法、手术过程及过程中可能遇到的情况，让患者做好充分的心理准备，减轻患者的紧张情绪。针对具体情况给予指导，尽可能创造维护隐私的环境，在进行术前准备、检查和手术时注意用屏风遮挡，减少暴露部位，帮助患者选择积极的应对措施来减轻焦虑和羞怯感。同时做好家属的心理疏导工作，让其充分理解患者的感受，为患者提供心理及生活方面的支持，使患者能很好地配合治疗和护理。

（二）全身情况准备

详细了解全身重要脏器的功能，正确评估患者对手术的耐受性。患者若有贫血、高血压、心脏病、糖尿病等内科合并症，应给予纠正。观察患者的生命体征，注意有无月经来潮，若有异常及时通知医生。指导患者正确的咳嗽、咳痰方法，术前做药物过敏试验、配血备用等。

（三）皮肤准备

会阴部手术患者术前要特别注意保持外阴清洁，每日清洗外阴。若外阴皮肤有炎症、溃疡，需治愈后再行手术。患者常在手术前行备皮准备，备皮范围通常为上至耻骨联合上10cm，向下包括外阴部、臀部、肛门周围、大腿内侧上1/3，备皮后洗净皮肤。毛发稀少的部位无须常规剃毛，会阴部最好以剪毛代替剃毛，以避免皮肤的微小损伤而破坏皮肤的解剖屏障，导致细菌的定植和入侵。应把皮肤准备的重点放在皮肤清洁上，可用2%碘附进行消毒，既能抑制皮肤细菌，也能起到润滑和消毒的双重作用。患者备皮时间离手术时间越近越好。

（四）肠道准备

由于会阴部手术部位与肛门解剖位置很近，术后排便易污染手术视野，因此手术前应做好肠道准备。可能涉及肠道的手术患者术前3日进无渣半流质饮食，并按医嘱给予肠道抗生素，常用庆大霉素口服，每日3次，每次8万单位，每日肥皂水洗肠1次或20%甘露醇250mL加等量水口服；术前1日进流质饮食，晚8点后禁食，晚10点后禁水，术前日晚及术日晨行清洁灌肠，也可于手术前1日口服番泻叶水或甘露醇替代清洁灌肠。若手术不涉及肠道，仅术前1日下午给予洗肠液洗肠。

（五）阴道准备

阴道正常情况下不是无菌环境，为防止术后感染，应在术前1~3日开始阴道准备。一般用1∶5 000高锰酸钾溶液、0.2‰碘附溶液或1∶1 000苯扎溴铵（新洁尔灭）溶液行阴道冲洗，每日2次。术日晨再次冲洗后用消毒液行阴道消毒，消毒时应特别注意小阴唇间黏膜皱褶和阴道穹隆，消毒后用大棉签蘸干，必要时涂甲紫。

（六）膀胱准备

术前一般不留置尿管，嘱患者进手术室前排空膀胱，根据需要于术中或术后留置尿管。

（七）健康教育

1.根据患者的具体情况和手术种类，向其介绍相关手术的名称、方式及过程，解释术前准备的内容、目的、方法及主动配合的技巧等；向患者讲解疾病的相关知识，术后保持外阴、阴道清洁的重要性、方法及拆线时间等。

2.会阴部手术患者术后卧床时间较长,护士应认真进行预防术后并发症的指导及训练,包括深呼吸、咳嗽、翻身、床上使用便器等。应让患者术前进行练习,使其术后能够适应。同时对家属进行宣教,以便其协助、督促患者执行。

3.向患者讲解会阴部手术常用的体位及术后维持相应体位的重要性,在指导下保持必要的体位以促进伤口的愈合。教会患者床上翻身活动和肢体锻炼的方法,以预防术后并发症。

(八) 特殊用物准备

根据不同手术的需要做好各种用物的准备,包括软垫、支托、阴道模型、丁字带、绷带等。其他术前准备同妇科腹部手术前准备。

二、手术后护理

术后护理与腹部手术患者相似,要特别加强外阴部护理。

(一) 体位与活动

根据不同手术采取相应的体位。处女膜闭锁及有子宫的先天性无阴道患者,术后采取半卧位,有利于经血的流出;外阴癌行外阴根治的患者术后应采取平卧位,双腿外展屈膝,膝下垫软枕,以减少腹股沟及外阴部的张力,有利于伤口的愈合;行阴道前后壁修补或盆底修补术后的患者应采取平卧位,禁止半卧位,以降低外阴、阴道张力,促进伤口的愈合,术后5～7日方可起床活动;尿瘘修补的患者术后应采取健侧卧位,使瘘孔居于高位,减少尿液对伤口的浸泡。术后为防止下肢静脉血栓的形成,应鼓励患者尽早进行床上四肢肌肉收缩和放松的活动,有条件者可以为患者进行物理治疗以预防血栓。

(二) 切口护理

外阴、阴道肌肉组织少、张力大,切口不易愈合,护理人员要随时观察会阴切口的情况,注意有无渗血、化脓、红肿热痛等炎性反应;观察局部皮肤的颜色、温度、湿度,有无皮肤或皮下组织坏死;注意阴道分泌物的量、性质、颜色及有无异味。嘱患者保持外阴清洁、干燥,勤更换内裤及床垫,每日行会阴擦洗2次,排便后用同法清洁外阴以防止感染。有些会阴部手术需加压包扎或阴道内留置纱条压迫止血,会阴包扎或阴道内纱条一般在术后12～24小时内取出,取出时注意核对数目。若切口有炎症表现可局部行烤灯治疗,保持伤口干燥,促进血液循环,有利于伤口的愈合。若切口有渗液应进行引流,切口有感染者应通知医生进行清创,同时局部、全身应用抗炎药治疗。有引流的患者要保持引流通畅,严密观察引流物的量及性质。

(三) 尿管护理

会阴部手术后一般需留置尿管且保留尿管时间较长,根据手术范围及病情,尿管可留置2～14日。术后应注意保持尿管的通畅,特别是尿瘘修补术的患者,观察并记录尿色、尿量,若发现尿管不通需及时查找原因并予以处理。长期留置尿管者拔管前应训练膀胱功能,拔除尿管后应嘱患者尽早排尿,初次下床活动前应做好活动指导,避免患者久卧引起晕眩跌倒。若有排尿困难,给予诱导、热敷等措施促进排尿,必要时重新留置尿管。

（四）肠道护理

会阴部手术的患者为防止大便对伤口的污染及排便时对伤口的牵拉，应控制首次排便的时间，一般控制在手术后5日，于术后第5日给予缓泻剂，使大便软化，避免排便困难。观察大便颜色，如有便血或大便带血需排除肠道损伤可能。涉及肠道的手术应在患者排气后抑制肠蠕动，按医嘱给予药物。

（五）避免增加腹压

向患者讲解腹部压力增加会影响伤口的愈合，应避免增加腹压的动作，如长期下蹲、用力大便、咳嗽等。

（六）疼痛护理

会阴部神经末梢丰富，对疼痛特别敏感。疼痛会使患者焦虑、失眠、食欲减退，严重消耗患者的体力及精力，使其不能很好地配合治疗及护理。如有阴道内纱条填塞的患者，会有难以忍受的会阴阴道胀痛，护理人员应充分理解患者，在正确评估患者疼痛的基础上，针对患者的个体差异，采取不同的方法帮助患者缓解疼痛，如保持环境安静、更换体位减轻伤口的张力、分散患者的注意力、不过多打扰患者、遵医嘱及时给予足量止痛药物、应用自控镇痛泵等，同时注意观察用药后的止痛效果。

（七）饮食管理

患者术后饮食应视麻醉方式、手术情况及饮食喜好遵医嘱执行。护理人员应做好饮食宣教，并在患者饮食后评估进食反应。

（八）出院指导

会阴部手术患者伤口局部愈合较慢，嘱患者回家后应保持外阴部的清洁干燥；一般应休息3个月；禁止性生活及盆浴3个月；避免重体力劳动，预防便秘、久蹲等增加腹压的危险因素，逐渐增加活动量。出院后1个月到门诊检查术后恢复情况，术后3个月再次到门诊复查随访，经医生检查确定伤口完全愈合后方可恢复性生活。若有阴道流血淋漓不尽、阴道分泌物异味、伤口红肿热痛或化脓、排尿困难等病情变化应及时就诊。

第二节 外阴、阴道创伤

一、病因

分娩是导致外阴、阴道创伤的主要原因，也可因外伤所致，主要症状是疼痛和出血。创伤可伤及外阴、阴道或穿过阴道损伤尿道、膀胱或直肠。幼女受到强暴可致软组织受伤；初次性交时处女膜破裂，一般裂口较小，出血较少，绝大多数可自行愈合，偶见裂口延至小阴唇、阴道或伤及穹隆，引起阴道大量流血，导致失血性贫血或休克。

二、临床表现

由于创伤的部位、深浅、范围和就诊时间不同,临床表现亦有区别。

1.疼痛　为主要症状,根据创伤的不同程度有差异,可从轻微疼痛至剧痛,甚至出现疼痛性休克。

2.局部肿胀　为水肿或血肿,是常见的表现。由于外阴部皮肤、黏膜下组织疏松,血管丰富,局部受伤后可导致血管破裂,组织液渗出,血液、组织液在疏松结缔组织中迅速蔓延,形成外阴或阴道水肿或血肿,外阴部可见蓝紫色块状突起,若处理不及时可向上扩展,形成巨大盆腔血肿。

3.出血　局部组织裂伤、血管破裂可导致少量或大量的鲜血自创伤部位流出。

4.其他　根据出血量多少、急缓,患者可有头晕、眼花、乏力、心慌、出汗等贫血或失血性休克的症状;合并感染时可有体温升高和局部红、肿、热、痛等表现。另外,由于局部肿胀、疼痛,患者常出现坐卧不安、行走困难等。

三、处理原则

处理原则为止血、止痛、防治感染和抗休克。

四、护理评估

1.健康史　了解导致创伤的原因,判断是因外伤还是分娩创伤未及时缝合所致。

2.身心状况　评估外阴或阴道裂伤的部位、程度,观察血肿的大小、部位,局部组织有无红、肿及脓性分泌物。患者的不同损伤部位可有相应的临床表现,例如,外阴可见局部裂伤或血肿,外阴皮肤、皮下组织或阴道有明显裂口及活动性出血;形成外阴血肿时,见外阴部有紫蓝色块状物突起,压痛明显。若伤及膀胱、尿道,有尿液自阴道流出;伤及直肠,可见粪便从阴道排出。评估疼痛的程度、性质及出血量;损伤轻者,出血量少,疼痛轻微;损伤重者会有大量出血,疼痛难以忍受,患者常有休克及贫血表现;感染者体温升高,局部有红、肿、热、痛等炎性反应。

患者及其家属常由于突然发生的意外事件而表现出惊慌、焦虑。护士需要评估患者及其家属对损伤的反应,并识别其异常的心理反应。

(三) 辅助检查

1.妇科检查　外阴、阴道肿胀,局部可见蓝紫色包块,压痛明显;或见局部伤口有活动性出血;如伤及膀胱、尿道,可见尿液自阴道流出。

2.实验室检查　出血多者红细胞计数及血红蛋白值下降;有伤口感染者,可见白细胞数目增高。

五、常见护理诊断/问题

1.急性疼痛　与外阴、阴道创伤有关。

2.恐惧　与突发创伤事件有关。

3.潜在并发症　失血性休克。

六、护理目标

1.住院期间，患者疼痛逐渐减轻。

2.患者恐惧程度减轻。

3.患者在治疗期间未发生失血性休克。

七、护理措施

1.预防和纠正休克　对于外出血量多或较大血肿伴面色苍白者，立即使患者平卧，给氧并开通静脉通路，做好血常规检查及配血输血准备；给予心电监护，密切观察患者血压、脉搏、呼吸、尿量及神志的变化。对大的外阴、阴道血肿应在抢救休克的同时，配合医生进行止血，并做好术前准备；有活动性出血者应按解剖关系迅速缝合止血。

2.心理护理　突然的创伤常导致患者和家属恐惧、担忧，护士应在抢救休克、准备手术的过程中使用亲切温和的语言安慰鼓励患者，鼓励其面对现实，使其积极配合治疗，同时做好家属的心理护理，使其能够为患者提供支持，更好地完成护理工作。

3.保守治疗患者的护理　对血肿小采取保守治疗者，嘱患者健侧卧位，保持外阴部的清洁、干燥，每日外阴冲洗2~3次，大便后及时清洁外阴；按医嘱及时给予止血、止痛药物；注意观察血肿的变化，血肿<5cm应在24小时内冷敷，降低局部血流速度及局部神经的敏感性，减轻患者的疼痛及不舒适感；也可用棉垫、丁字带加压包扎，防止血肿扩大；24小时后可以热敷或行外阴部烤灯，改善局部血液循环，以促进水肿或血肿的吸收。密切观察血肿的大小及患者的血压、脉搏、呼吸等生命体征变化，做好记录。

4.做好术前准备　外阴、阴道创伤较重的患者有急诊手术的可能，应做好配血、皮肤准备，备皮时注意保护血肿部位皮肤，防止破损。嘱患者暂时禁食，提供外阴部手术的术前护理常规，充分消毒外阴及伤口，向患者及其家属讲解手术的必要性、手术的过程及注意事项，取得配合。

5.术后护理　外阴、阴道创伤手术后阴道内常填塞纱条、外阴加压包扎，患者疼痛明显，应积极止痛；阴道纱条取出或外阴包扎松解后应密切观察阴道及外阴伤口有无出血，患者有无进行性疼痛加剧或阴道、肛门坠胀等症状，以防再次血肿；保持外阴部清洁、干燥以防感染；按医嘱给予抗生素防治感染。

八、结果评价

1.患者在治疗后24小时内生命体征平稳。

2.患者在住院期间无明显疼痛。

3.住院期间患者和家属能积极配合治疗。

第三节　外阴鳞状细胞癌

外阴鳞状细胞癌（vulva squamous cell carcinoma）是最常见的外阴恶性肿瘤，好发于大、小阴唇，占外阴恶性肿瘤的80%~90%。多发生于绝经后妇女，发病率随年龄增长而升高，平均发病年龄为60岁，近年来发病率有增高趋势，常伴有肥胖、高血压等内科疾病。确诊为外阴鳞癌后应积极治疗，早期治疗者预后良好。

一、病因

病因至今尚不完全清楚，可能与以下因素有关：①与HPV（16、18、31型）感染和吸烟有关，5%~10%的外阴不典型增生者会发展成外阴癌，多发生于年轻妇女。②与慢性非瘤性皮肤黏膜病变相关，如外阴鳞状上皮增生和硬化性苔藓，多见于老年女性。③外阴的慢性长期刺激，如外阴尖锐湿疣、外阴瘙痒、慢性前庭大腺炎、慢性溃疡等也可能发展成外阴癌。

二、病理

1. 巨检　可表现为小的、高于皮肤表面的浅表溃疡或小的质硬结节，也可呈大片融合病灶，伴感染、坏死、出血。多数癌灶周围伴有皮肤色素减退、糜烂或溃疡。

2. 镜检　镜下见多数外阴鳞癌分化好，有角珠和细胞间桥。前庭和阴蒂的病灶倾向于分化差或未分化，常有淋巴管和神经周围的侵犯，必要时可做电镜或免疫组化染色确定组织学来源。

三、临床表现

1. 症状　早期可表现为外阴皮肤局部有结节隆起，伴轻微的灼痛和瘙痒，搔抓后破溃出血。晚期肿瘤向深部组织浸润，出现明显的持续性疼痛，合并感染时可出现渗液、出血。肿瘤侵犯血管有大出血的风险，侵犯尿道或直肠时，可出现尿频、尿急、尿痛、血尿、便秘、便血等症状。

2. 体征　癌灶可生长在外阴任何部位，但常见部位发生于大阴唇，其次发生于小阴唇、阴蒂和会阴，表现为各种不同形态的肿物，如结节状、菜花状、溃疡状。当癌灶向深部浸润，致基底皮肤变硬，组织脆而易脱落、溃烂，感染后流出脓性或血性分泌物。淋巴转移时出现腹股沟淋巴结肿大、质硬。

四、转移途径

外阴癌具有转移早、发展快的特点。转移途径以直接浸润和淋巴转移为主，极少血行转移，多发生于晚期。

1. 直接浸润　癌组织可沿皮肤黏膜直接浸润尿道、阴道，晚期可累及肛门、直肠和膀胱等。

2. 淋巴转移　外阴淋巴管丰富，两侧互相交通形成淋巴网，外阴鳞状细胞癌几乎均通过淋巴管转移。癌灶多向同侧淋巴结转移，最初转移到腹股沟浅淋巴结，再至股深淋巴结，并经此进入盆腔淋巴结（如髂总、髂内、髂外、闭孔淋巴结等），最后转移至主动脉旁淋巴结和左锁骨下淋巴结。

3.血行播散　罕见，仅发生在晚期，引起肺、骨转移多见。

五、临床分期

目前采用国际妇产科联盟（FIGO）2019年提出的临床分期法（表17-1）。

表17-1　外阴癌分期（FIGO，2019）

分期	肿瘤累及范围
Ⅰ期	肿瘤局限于外阴
ⅠA	肿瘤最大径线≤2cm，局限于外阴或会阴且间质浸润≤1mm*，无淋巴结转移
ⅠB	肿瘤最大径线＞2cm或间质浸润＞1mm*，局限于外阴或会阴，无淋巴结转移
Ⅱ期	任何大小的肿瘤侵犯至会阴邻近结构（下1/3尿道、下1/3阴道、肛门），无淋巴结转移
Ⅲ期	任何大小的肿瘤，有或无侵犯至会阴邻近结构（下1/3尿道、下1/3阴道、肛门），有腹股沟-股淋巴结转移
ⅢA	1个淋巴结转移（≥5mm）或1~2个淋巴结转移（＜5mm）
ⅢB	≥2个淋巴结转移（≥5mm）或≥3个淋巴结转移（＜5mm）
ⅢC	阳性淋巴结伴囊外扩散
Ⅳ期	肿瘤侵犯其他区域（上2/3尿道，上2/3阴道），或远处转移
ⅣA	肿瘤侵犯至下列任何部位：上尿道和（或）阴道黏膜、膀胱黏膜、直肠黏膜，或固定于骨盆壁；或腹股沟-股淋巴结出现固定或溃疡形成
ⅣB	包括盆腔淋巴结的任何远处转移

*浸润深度指从肿瘤邻近的最表浅真皮乳头的表皮-间质连接处至浸润最深点之间的距离。

六、处理原则

以手术治疗为主，辅以放射治疗与化学药物治疗。近年来更强调个体化治疗，根据病情选择合适术式及辅助治疗，以提高疗效，减少手术创伤及术后并发症。

1.手术治疗　是外阴癌的主要治疗手段，手术的范围取决于临床分期、病变部位、肿瘤细胞的分化程度、浸润的深度、患者的身体状况及年龄等。手术治疗强调个体化，在不影响预后的前提下，最大限度地缩小手术范围，以保留外阴的解剖结构，改善生活质量。一般采用外阴根治术及双侧腹股沟深浅淋巴清扫术。

2.放射治疗　外阴鳞状细胞癌对放射治疗较敏感，但外阴正常组织对放射线耐受性差，易发生严重的放射反应，如肿胀、糜烂、剧痛等，常难以达到放射治疗剂量。放疗仅属于辅助治疗，适用于不能手术或需要术前局部缩小癌灶再手术的患者、晚期患者或术后局部残留癌灶及复发癌的患者。

3.化学药物治疗　可作为较晚期或复发癌的综合治疗手段。

七、护理评估

（一）健康史

了解患者的年龄，外阴癌一般发生在60岁以上的老年人，该年龄组人群常伴有高血压、冠心病、糖尿病等，应仔细评估患者各系统的健康状况。了解患者既往有无不明原因的外阴瘙痒史、外阴赘生物史、性传播疾病感染史等。了解家族有无类似病症；是否有吸烟嗜好及有无引起免疫抑制的诱因等。

（二）身心状况

早期患者外阴部有瘙痒、烧灼感等局部刺激的症状。癌灶可生长在外阴任何部位，大阴唇最为多见。注意评估外阴局部有无丘疹、硬结、溃疡、赘生物或不规则肿块，并观察其形态、涉及的范围、伴随的症状，如疼痛、瘙痒、恶臭分泌物、尿频、尿痛或排尿困难等。晚期患者主要症状是疼痛，其程度与病变的范围、深浅及发生部位有关。若癌灶已转移至腹股沟淋巴结，可扪及一侧或双侧腹股沟淋巴结增大、质硬且固定。

外阴局部的症状、分泌物的增加，常使患者烦躁，参与工作及活动能力下降。外阴癌为恶性肿瘤，患者常感到悲哀、恐惧、绝望；外阴部手术致使身体完整性受到影响等原因常使患者出现自尊低下、自我形象紊乱等心理方面的问题。

（三）辅助检查

通过外阴活体组织病理检查以明确诊断。

八、常见护理诊断/问题

1. 慢性疼痛　与晚期癌肿侵犯神经、血管和淋巴系统有关。
2. 组织完整性受损　与外阴瘙痒，抓伤后引起皮肤破损、溃疡、手术有关。
3. 自我形象紊乱　与外阴切除有关。
4. 有感染的危险　与患者年龄大、抵抗力低下、手术创面大及邻近肛门等有关。
5. 恐惧　与担心疾病发展有关。

九、护理目标

1. 住院期间，患者疼痛程度逐渐减轻。
2. 患者能接受手术后身体的变化，积极配合治疗。
3. 手术后患者有正确的自我认识。
4. 住院治疗期间，患者无感染发生。
5. 患者恐惧程度减轻。

十、护理措施

（一）心理护理

给患者讲解外阴癌的相关知识，鼓励患者表达自己的不适和内心感受，针对具体问题给予耐心的倾听、解释、帮助和支持；做好患者的术前指导，向患者讲解手术的方式、相关检查、手术将重建切除的会阴及配合要求等，使患者对手术充满信心，积极配合治疗。利用社会支持系统，给家属讲解疾病的相关知识，得到家属的理解和支持，让患者体会到家庭的温暖。

（二）术前准备

除按一般会阴部手术准备以外，外阴癌患者多为老年人，常伴有高血压、冠心病、糖尿病等疾患，应协助患者做好检查，积极纠正内科合并症；术前完善各项辅助检查，做好药物过敏试验、配血备用等；指导患者练习深呼吸、咳嗽、床上翻身等，并让家属了解学习，以便协助患者；给患者讲解预防术后便秘的方法；外阴需植皮者，应在充分了解手术方式的基础上对植皮部位进行剃毛、消毒后用无菌治疗巾包裹；准备患者术后用的棉垫、绷带、各种引流管（瓶）等以备用。

（三）术后护理

除按一般会阴部手术患者护理以外，应给予患者积极止痛；术后取平卧外展屈膝体位，并在腘窝垫软垫，以减少腹股沟及外阴部的张力，有利于伤口愈合；外阴癌术后患者因手术部位特殊、术后卧床时间长、年龄大，容易发生切口感染，应严密观察切口有无渗血，皮肤有无红、肿、热、痛等感染征象以及皮肤湿度、温度、颜色等植皮瓣的愈合情况；术后2日起，会阴部、腹股沟部可用红外线照射，每日2次，每次20分钟，促进切口愈合；保持引流通畅，注意观察引流物的量、色、性状等；按医嘱给予抗生素；术后导尿管留置2周左右，留置期间每日2次会阴擦洗，保持局部清洁、干燥，鼓励患者多饮水，防止泌尿系统感染；指导患者合理进食，鼓励患者上半身及上肢活动，预防压疮；术后第5日，给予缓泻剂口服，使粪便软化，防止便秘。

（四）放疗患者的皮肤护理

外阴组织对放射线耐受差，容易出现皮肤损伤。放射线治疗者常在照射后8～10日出现皮肤的反应。护理人员应在患者放疗期间及以后的一段时间内随时观察照射皮肤的颜色、结构及完整性，根据损伤的程度进行护理。轻度损伤表现为皮肤红斑，然后转化为干性脱屑，此期在保护皮肤的基础上可继续照射；中度损伤表现为水疱溃烂和组织皮层丧失，此时应停止放疗，待其痊愈，注意保持皮肤清洁、干燥，避免感染。勿刺破水疱，可涂1%甲紫或用无菌凡士林纱布换药；重度损伤表现为局部皮肤溃疡，应停止照射，避免局部刺激，除保持局部清洁干燥外，可用生肌散或抗生素软膏换药。

（五）出院指导

1. 保持会阴伤口清洁干燥，排便后需用温开水清洗外阴。术后出现阴道少量流血或血性分泌物属于正常现象，如果阴道流血量多如月经或有脓性分泌物需及时就诊。

2. 注意休息，避免重体力活动、剧烈运动，避免长时间下蹲、用力排便、剧烈咳嗽等增加腹压的动作。

3. 鼓励患者进食高热量、高蛋白质、易消化的食物，多饮水，保持大便通畅。

4. 告知患者应于外阴根治术后3个月返回医院复诊，以全面评估其术后恢复情况，医护人员与患者一起商讨治疗及随访计划。

5.外阴癌的预后与癌灶的大小、部位、分期、肿瘤分化、有无淋巴结转移及治疗措施等有关。其中以淋巴结转移最为重要，有淋巴结转移者5年生存率约为50%，无淋巴结转移者5年生存率约为90%。治疗后应指导患者严密随访。具体随访时间为术后第1年每1~2个月1次，第2年每3个月1次，第3~4年每半年1次，第5年及以后每年1次。随访内容包括放疗的效果、不良反应及有无肿瘤复发的征象等。

十一、结果评价

1.住院期间，患者诉说疼痛可以忍受。
2.患者组织完整性得以恢复。
3.患者用语言或行为表达接受外表的改变。
4.治疗期间，患者无感染发生。
5.患者恐惧程度有所减轻。

第四节 处女膜闭锁

处女膜是位于阴道外口和会阴交界处的膜性组织，正常处女膜分为有孔型、半月型、筛状、隔状、微孔型。如完全无孔隙，则为处女膜闭锁，是女性生殖器官发育异常中较常见的类型，发病率为1/1 000~1/2 000。

一、病因

处女膜为胚胎发育过程中窦阴道球和泌尿生殖窦之间的膜性组织，在胎儿时期部分被重吸收形成孔隙，处女膜闭锁是由泌尿生殖窦上皮重吸收异常所致。此畸形多为散发，偶有家系报道。

二、临床表现

多于月经初潮后发现，如子宫及阴道发育正常，初潮后经血积存于阴道内，继而扩展到子宫，形成阴道子宫积血，积血过多可流入输卵管，通过伞部进入腹腔，伞部附近的腹膜受经血刺激发生水肿、粘连，致使输卵管伞部闭锁，形成阴道、子宫、输卵管积血。偶有病例报道处女膜闭锁可合并其他女性生殖系统发育畸形及其他泌尿系统发育异常，如阴道纵隔、双子宫、单侧肾缺如等。处女膜闭锁的典型症状如下：①青春期后无月经初潮。②逐渐加重的周期性下腹痛。③下腹部包块，并且逐月增大。④严重时伴有便秘、尿频或尿潴留、便秘、肛门坠胀等症状。

三、检查

检查时可看到处女膜突出而膨胀，膜后呈紫蓝色（月经血潴留），下腹部可摸到紧张度大又有压痛的包块。肛查扪及压向直肠、紧张度大、有压痛的包块。为除外合并其他女性生殖系统发育畸形及其他泌尿系统发育异常，可行妇科超声、盆腔磁共振等影像学检查。

四、诊断

1. 通常依据上述症状和体征即可诊断，无须辅助检查。
2. 经处女膜膨隆处穿刺，可抽出黏稠不凝的深褐色或陈旧性的血液。

五、鉴别诊断

需与阴道下段横膈鉴别。

1. 位置　可找到发育尚可的处女膜缘，距前庭有一定距离，或有一定深度的阴道。
2. 厚度　较处女膜厚。
3. 查体　无外突性蓝紫色包块。

六、治疗

1. 治疗原则　早发现，早治疗，手术解除处女膜闭锁。青少年期行手术切除处女膜最佳，此时雌激素的产生可促进外阴愈合。原则上确诊后应尽早手术切开处女膜，如需推迟手术，则应通过药物抑制月经周期，并镇痛治疗。

2. 手术治疗　处女膜切口通常选择X形，也有做圆形或椭圆形切口。如在月经来潮后发现症状，应行急诊手术治疗，放出经血。治疗不宜过晚，以免造成宫腔积血，甚至输卵积血。术中不做双合诊，以免增加感染机会及使经血倒流或输卵管血肿破裂。

七、护理评估

1. 健康史　详细询问患者年龄，有无月经来潮及周期性下腹部疼痛，肛门、外阴胀痛等症状。

2. 身心状况　患者有周期性下腹部疼痛或肛门、阴道胀痛症状。检查时可见处女膜向外膨隆，表面呈紫蓝色，无阴道开口。肛查见阴道呈长形肿物，有囊性感，积血较多时张力大，向直肠突出并有明显的触痛。阴道积血较多时可致宫腔积血，在耻骨联合上可触及肿块，宫腔积血反流至输尿管可致输尿管粘连，造成输尿管血肿。处女膜闭锁者多为青春期的学生，常因周期性的下腹痛而影响学习，造成情绪不稳定，因对疾病不了解而感到烦恼、恐惧。护士应注意评估患者的紧张、羞怯及对处理方案的疑虑等心理反应。

八、常见护理诊断/问题

1. 恐惧　对手术恐惧及不了解治疗方法及后果有关。
2. 疼痛　与手术创伤有关。
3. 焦虑、自我形象紊乱　与外阴阴道损伤有关。
4. 有感染的危险　与术后阴道填塞油纱条有关。

九、护理目标

1. 住院期间患者疼痛逐渐减轻。
2. 住院后患者恐惧感逐渐消失。
3. 术后未发生感染的情况。

十、护理措施

（一）术前护理

1. **心理护理** 患者入院后由于腹痛和缺乏疾病相关知识而情绪低落，表现为恐惧和自卑。护理人员应用通俗易懂的语言，主动介绍疾病的相关知识，告诉患者及其家属处女膜闭锁只是覆盖在阴道外口的处女膜无孔造成的，手术切开后完全可以治疗处女膜闭锁，不影响结婚生育，患者及其家属理解后情绪稳定，消除了顾虑和恐惧，即能积极配合治疗和护理。保护患者的隐私也是治疗中的重要环节，避免透露患者病情，增强患者对护理人员的信任感，使其顺利接受手术治疗。

2. **术前准备** 积极完善各项血常规、尿常规及生化检查，术前3日每日用1∶5 000高锰酸钾坐浴20分钟，坐浴温度38~41℃，外阴一定要浸泡在坐浴液中；术前3日患者进无油渣饮食，如藕粉、大米稀饭等，也可用蛋白型肠内营养剂替代无油渣饮食；术前1日口服肠道清洁剂复方聚乙二醇电解质，口服泻药后，以无粪渣清水样便为合格标准。

（二）术后护理

1. **体位护理** 抬高床头15°~30°，严密观察患者生命体征的变化。每2小时协助患者翻身1次，达到预防压疮的目的。术后1天鼓励患者早下床活动，利于阴道积血排出。

2. **伤口的观察** 观察外阴敷料有无渗血渗液，若有异常及时报告医生处理。保持外阴敷料的清洁干燥，妥善固定外阴敷料，防止敷料脱落污染伤口。

3. **排尿指导** 术后鼓励患者尽早排尿，由于患者阴道内填塞油纱卷，会给患者造成排尿困难，协助患者去除外阴敷料，排尿后及时清洁外阴伤口并更换敷料。

4. **疼痛护理** 由于患者年龄普遍较小，对疼痛敏感者，可遵医嘱予止痛片术后止痛，术后2小时协助患者翻身，保持舒适的体位，嘱患者深呼吸，建议每小时5~10次。

5. **预防术后感染** 术后密切观察患者体温的变化，观察伤口敷料的颜色，静脉给予预防感染用药，保持外阴清洁，每日外阴擦洗2次，每日外阴伤口换药2次。排便后，由内向外擦拭，避免大便污染伤口。

（三）出院指导

保持外阴清洁，勤更换内裤。出院后1周内每日用1∶5 000高锰酸钾溶液清洁外阴，术后1个月、3个月来院复查，观察伤口情况。加强医学知识的宣教，正确鉴别痛经与再次发生处女膜粘连闭锁时腹痛的区别，如月经期经血量少伴有腹痛及肛门憋坠感，应及时来院就诊。

十一、结果评价

1. 术后患者自述疼痛减轻或消失。
2. 住院期间患者能了解病情，积极配合治疗护理。
3. 住院期间未发生术后感染的情况。

第五节　阴道发育异常

一、病因

1. 副中肾管发育不良　包括子宫、阴道未发育（MRKH综合征），是一种没有生殖潜力特征的生殖系统功能缺陷。

2. 泌尿生殖窦发育不良　泌尿生殖窦未参与形成阴道下端，典型的患者表现为部分阴道闭锁，闭锁处可以很厚，占阴道长度的一半以上，多位于阴道下段，其上段阴道发育可以正常。本病发生率低，为1/5 000～1/4 000。

3. 副中肾管融合异常

（1）副中肾管垂直融合异常：起源于泌尿生殖窦的阴道占1/4，如果这部分增多，来源于副中肾管的阴道部分就会减少。副中肾管垂直融合异常可看作是向下生长融合的副中肾管尾端与向上生长的泌尿生殖窦相接处未贯通或部分贯通所致，分为阻塞性和非阻塞性两种，又称完全性阴道横膈和不完全性阴道横膈，据报道阴道横膈的发病率为1/2 100～1/72 000。横膈可位于阴道的任何部位，但更常见于阴道中、上段交界部，其厚度为1cm，阴道横隔很少伴有泌尿系统和其他器官的异常。

（2）副中肾管侧面融合异常：两侧副中肾管完全融合异常导致双阴道畸形或称完全性阴道纵隔，以对称性阻塞为特点，两侧副中肾管部分融合异常导致单侧阴道阻塞、阴道斜隔，以非对称性阻塞为特点；下端副中肾管融合失败导致部分性阴道纵隔，阴道纵隔常伴有双子宫、双宫颈、同侧肾脏发育不良。

（3）副中肾管垂直-侧面融合异常：表现为垂直、侧面异常同时存在，也可以合并泌尿道发育异常，此类畸形不属于前述任何一种分类，如阴道纵隔合并不完全性阴道横膈。

（4）副中肾管无效抑制引起的异常：性腺发育异常合并副中肾管无效抑制时，表现为外生殖器模糊，如雄激素不敏感综合征。患者虽然存在男性性腺，但其雄激素敏感细胞质受体蛋白基因缺失，雄激素未能发挥正常的功能，副中肾管抑制因子水平低下，生殖器向副中肾管方向分化，形成女性外阴及部分阴道发育，使基因型为男性的患者出现女性表型。

二、临床表现

阴道发育异常的临床表现常常表现为闭经、痛经、性生活障碍等。

1. **先天性无阴道** 常表现为MRKH综合征。表现为原发闭经，染色体46，XX，女性第二性征发育正常，先天性无阴道或短浅阴道盲端，伴先天性无子宫或子宫发育不良，即始基子宫，通常输卵管和卵巢外观正常，常合并其他系统先天性异常，包括骨骼、泌尿系统，特别是肾脏发育异常或肾脏移位。约1/10的患者可有部分子宫体发育，且有功能性子宫内膜，青春期后由于经血潴留，出现周期性腹痛，无月经初潮，就医检查方获得确诊。或者由于长期无月经或直至婚后因性交困难就诊检查而发现。

2. **阴道闭锁** 泌尿生殖窦发育不良，临床上常表现为阴道闭锁。阴道闭锁在新生儿和婴幼儿时期一般无任何症状，往往难以察觉。直至患者进入青春期建立月经周期后，才会发现无月经来潮，阴道积血、周期性腹痛并呈进行性加剧，盆腔可扪及包块。盆腔B超等影像学检查可以协助诊断。症状出现的早晚、严重程度与子宫内膜的功能有关。根据阴道闭锁的解剖学特点将其分为：①Ⅰ型阴道闭锁。即阴道下段闭锁而阴道上段及宫颈、子宫体均正常。由于患者的子宫内膜功能正常，因此症状出现较早，主要表现为阴道上段扩张，严重时可以合并宫颈、宫腔积血，盆腔检查发现包块位置较低，位于直肠前方，就诊往往较及时，较少由于盆腔经血逆流引发子宫内膜异位症。②Ⅱ型阴道闭锁。即阴道完全闭锁，多合并宫颈发育不良、子宫发育异常、子宫内膜功能异常，症状出现较晚，经血易逆流至盆腔，常常发生子宫内膜异位症。

3. **阴道横膈** 分为完全横膈及不完全横膈。完全性阴道横膈症状与阴道闭锁相似，有原发性闭经伴周期性腹痛。妇科检查发现阴道较短或仅见盲端，可在经血潴留于阴道横膈的上方触及阴道上段积血的块状物。不完全性阴道横膈位于阴道上段者多无症状，位于阴道中段者可影响性生活，一般不影响生育。妇科检查：在横膈中部可见一小孔，阴道较短，可扪及宫颈、宫体。经期经血间歇流出，患者可表现为经期长，经血淋漓不尽。阴道分娩时影响胎先露部下降。

4. **阴道纵隔** 分为阴道完全纵隔及不完全纵隔。阴道完全纵隔患者多无症状，性生活、生育和阴道分娩均无影响，往往在妇科检查时发现阴道被纵形黏膜分割成两条纵形通道，上达宫颈，下至阴道外口。本症可发生于发育完全正常的子宫，或与双子宫双宫颈或子宫纵隔同时存在。阴道不完全纵隔患者可有性生活困难或不适，妇科检查时发现阴道纵形黏膜未达阴道外口，分娩时胎头可能受阻，所以阴道融合术取决于这种畸形对于不孕和对分娩的影响程度。若阴道不全纵隔影响性生活，应行纵隔切除。若分娩过程中发现，可于先露部下降压迫阴道纵隔时切断纵隔，待胎儿娩出后再切除纵隔。

5. **阴道斜隔综合征** 又称Herlyn-Werner-Wunderlich综合征（HWWS），常合并双子宫、阴道阻塞（单侧、部分或完全）及同侧肾脏发育不良。分为三类：①无孔斜隔型（Ⅰ型）。一侧阴道完全闭锁，隔后的子宫与外界及对侧子宫完全隔离，两子宫间和两阴道间无通道，宫腔积血聚积在隔后阴道腔。Ⅰ型患者多以痛经为主诉，发病年龄较小，而且初潮至发病时间短，Ⅰ型易被误诊为原发性痛经、阴道壁囊肿、盆腔包块等。②有孔斜隔型（Ⅱ型）。一侧阴道不完全闭锁，隔上有一个直径数毫米的小孔，隔后子宫亦与对侧隔绝，经血可通过小孔滴出，但引流不畅。③无孔斜隔合并宫颈瘘管型（Ⅲ型）。一侧阴道完全闭锁，在两侧宫颈之间或隔后阴道腔与对侧宫颈之间有一小瘘管，隔后腔积血可通过另一侧宫颈排出，但引流亦不畅。Ⅱ型和Ⅲ型（尤其是Ⅱ型）主要以阴道脓性或血性分泌物为主诉，易被误诊为青春期功能失调性子宫出血、阴道炎、盆腔炎、阴道壁囊肿、盆腔包块等。

三、检查

1.超声和磁共振成像（MRI）检查　对于副中肾管畸形的诊断和分类均十分有效。

2.B超检查　能清晰显示泌尿生殖器官畸形及因阴道发育异常造成的相应梗阻图像，并且无创，应作为首选的辅助检查方法。

3.MRI检查　能精确地显示泌尿生殖系统各个层面的解剖结构，准确区分子宫畸形，区分超声难以分辨的子宫肌层和积血的附件包块，有条件者应行MRI检查。

四、诊断

需结合症状、查体及辅助检查诊断。

五、治疗

治疗总的原则是解除梗阻、缓解痛经、尽量保留生育功能。

1.先天性无阴道　在治疗前应明确有无子宫及其功能，是否合并有泌尿系统发育异常，并且治疗前应让患者明白治疗的目的和结果，以取得积极配合。目前常用的方法有模具顶压法及阴道成形术。

2.阴道闭锁　一旦明确诊断，应尽早手术切除。

3.阴道横膈　①完全性阴道横膈的治疗：青春期建立月经周期后，一旦明确诊断，尽早手术治疗。手术方法必须根据阴道横膈位置、横膈厚度而定。术后定期更换阴道模具，直至阴道上皮完全愈合。创面完全愈合后可以性交。②不完全阴道横膈的治疗：若生育前出现临床症状，则需要行阴道横膈切开手术；分娩时，若横膈较薄，可于胎先露部下降压迫横膈时切开横膈，胎儿娩出后再切除横膈。若横膈较厚，则行选择性剖宫产手术。

4.阴道纵隔　①阴道完全纵隔：该类畸形常常不需要立即治疗。双子宫伴阴道纵隔的患者，一侧宫体发育常优于另一侧，如果性交总是在发育不良的宫体侧阴道内发生，则可能引起不孕或反复流产，此类患者非孕期应予阴道纵隔切除。②阴道不完全纵隔：若阴道不完全纵隔影响性生活，应行纵隔切除。若分娩过程中发现，可于先露部下降压迫阴道纵隔时切断纵隔，待胎儿娩出后再切除纵隔。

5.阴道斜隔　经阴道斜隔切除术是最理想的手术方式，也是解除生殖道梗阻最有效且简易的方法。

六、护理评估

1.健康史　绝大多数患者的症状为青春期后无月经来潮，极少数伴有周期性下腹痛；已婚者有性生活困难及不孕史。有些患者仅因为产程进展缓慢而确诊。

2.身心状况　　患者第二性征发育正常，绝大多数患者青春期前无症状，青春期后表现为无月经来潮、周期性下腹痛、性交困难或仅有产程进展缓慢。先天性无阴道的患者无阴道口或在阴道外口处有一浅窝；肛诊时未见子宫或仅有较小的始基子宫，极少数子宫发育正常者有宫腔积血时可扪及增大有压痛的子宫。阴道闭锁的患者直肠指诊可扪及向直肠突出的阴道积血包块。患者因原发性闭经、周期性下腹部疼痛或性交困难而感到紧张、恐惧。一旦确诊后，患者会感到自卑，已婚者会对丈夫及家庭产生负疚感，家庭成员也会难以接受患者不能生育的现实。护理人员应评估患者就诊时的心情、家庭支持状况等。已婚或准备结婚者要评估丈夫对生育的态度。

七、常见护理诊断/问题

1.疼痛　　与宫腔积血、手术创伤或更换阴道模型有关。

2.长期低自尊　　与不能生育有关。

八、护理目标

1.手术以后患者疼痛减轻，并逐步消失。

2.患者能接受不能生育的现实，自尊得到恢复。

九、护理措施

（一）术前护理

1.心理护理　　阴道发育异常的患者常伴有不同性质的心理问题，表现为自卑、羞怯等。有的住院后怕探视者，甚至怕丈夫知道实情，对手术后性生活质量深感焦虑，并对手术抱有较高的期望值。有的患者知道经过治疗仍不能生育时，往往感到绝望。护士应重点做好解释、咨询工作，并且结合检查资料，配合医生讲解受孕、生产过程，本次手术能达到的范围及不能实现的要求。在尊重患者隐私权、给予心理支持的同时，纠正患者不良认知，使子宫发育异常者能正确面对现实。与患者共同用最恰当的方法向其丈夫做好解释，并动员女方家庭相关成员积极配合、稳定患者丈夫的情绪。由于丈夫的知情、理解，术前患者的焦虑感会有明显改善。

2.肠道准备　　术前3～5天进少渣饮食，保证营养供应，术前禁食12小时，禁水6小时。术前3天每晚行肥皂水灌肠1次。术前晚口服液体石蜡30mL加水1 500mL。遵医嘱给予甲硝唑静脉滴注或口服诺氟沙星等药物预防感染。

3.术前特殊准备　　根据患者的年龄选择适当型号的阴道模型，并为患者准备两个以上的阴道模型及丁字带，消毒后备用。对游离皮瓣阴道成形术者，应准备一侧大腿中部皮肤，皮肤进行剃毛及消毒后，用无菌治疗巾包裹，以备术中使用。对于涉及肠道的手术如乙状结肠阴道成形术者应做好肠道的准备。其他术前准备同一般会阴部手术患者。

（二）术后护理

1.密切观察生命体征及体位护理　　密切观察病情，注意血压、脉搏、呼吸变化，每小时测血压1次，血压平稳后改为每4小时1次并记录。术后去枕平卧6小时后可取半卧位，6～8小时后开始翻身，每4小时1次；术后2小时进行抬臀、四肢活动。

2．会阴部及阴道模具的护理　保持外阴清洁、干燥。每天进行会阴擦洗2次。预防感染，做到无菌操作，动作轻柔，防止阴道纱卷脱出。及时观察阴道纱卷有无脱出，缝合小阴唇有无裂开、水肿，切口有无出血，阴道有无分泌物及异味。小阴唇水肿时指导患者平卧，双腿外展，避免触碰会阴部。对于阴道成形术者，术后24小时要及时取出再造阴道内的填充物，立即将阴道模具放入再造的阴道内，可以起支撑和促进切口愈合的作用。放入时动作要轻柔，方向要准确，特别要注意观察阴道模具是否固定妥当。加强佩戴阴道模具的护理是手术成功的关键。

3．导尿管的护理　留置尿管期间要保持会阴部及尿道口清洁，保持导尿管的通畅。鼓励患者饮水，防止尿结晶堵塞尿管。阴道发育异常患者留置尿管时间不一，阴道成形术后需持续留置7日；阴道闭锁切开术和阴道横膈切除术后根据手术情况决定拔管时间。

4．生活护理　由于阴道发育异常患者手术的特殊性，加强饮食、排便和控制下床时间的指导非常重要。①指导患者合理进食高蛋白质、高热量、高维生素流质饮食5～7日。术后要控制大便1周，以免用力排便增高腹压，致使切口张力过大，影响切口愈合甚至导致再造阴道的脱出。为防止便秘，可让患者多饮水，7日后进食适量水果和蔬菜，也可使用灌肠剂。排便时要协助患者托扶好阴道模具，防止模具脱出和粪便污染。②为了避免术后早期活动因重力作用而造成切口破裂和再造阴道脱垂，应严格控制患者下床活动时间。一般须卧床3～4日，术后4日可以下床活动，但是要严格控制次数、时间，以每日1～3次，每次不超过5分钟为宜。

5．防止压疮　应经常检查患者骶尾部受压情况，可以垫气圈，对于长时间压迫部位进行局部按摩，每2小时更换体位1次。

（三）出院指导

出院前评估患者是否掌握阴道模型的消毒及放置方法。鼓励患者出院以后坚持使用阴道模型，并每日消毒更换；青春期女性应用阴道模型至结婚有性生活为止，要求结婚者术后到医院复查，阴道伤口完全愈合后方可有性生活。

十、护理评价

1．手术24小时以后，患者自诉腹痛症状缓解。

2．患者能积极面对现实，正确消毒、放置阴道模型。

第六节　尿瘘

尿瘘是指女性生殖道与泌尿器官之间形成的异常通道，尿液自阴道排出，不能控制。根据发生的部位，可分为膀胱阴道瘘、膀胱宫颈瘘、尿道阴道瘘、膀胱尿道阴道瘘、膀胱宫颈阴道瘘、输尿管阴道瘘及膀胱子宫瘘等。临床上以膀胱阴道瘘最为常见，有时可并存两种或多种类型尿瘘。

一、病因

常见尿瘘为产伤和盆腔手术损伤所致的膀胱阴道瘘和输尿管阴道瘘。尿道阴道瘘通常是尿道憩室、阴道前壁膨出或压力性尿失禁的手术并发症。

1. 产伤　产伤曾经是引起尿瘘的主要原因，约占90%，现仅发生在医疗条件落后的地区。根据发病机制分为两种。

(1) 坏死型尿瘘：由于骨盆狭窄、胎儿过大或胎位异常所致的头盆不称，产程延长，特别是第二产程延长者，阴道前壁、膀胱、尿道挤压在胎头和耻骨联合之间，导致局部组织缺血坏死形成尿瘘。

(2) 创伤型尿瘘：产科助产术，尤其是产钳助娩造成直接损伤。创伤型尿瘘远多于坏死型尿瘘。

2. 妇科手术损伤　经腹手术、经阴道手术损伤均有可能导致尿瘘。通常是由于手术时分离组织粘连，伤及膀胱、输尿管或输尿管末端游离过度，造成膀胱阴道瘘或输尿管阴道瘘。主要原因是术后输尿管血供减少引发缺血性坏死。

3. 其他　外伤、放射治疗后、膀胱结核、晚期生殖泌尿道肿瘤、子宫托安放不当、局部药物注射治疗等均能导致尿瘘。

二、临床表现

1. 漏尿　产后或盆腔手术后出现阴道无痛性持续性流液是最常见、最典型的临床症状。

(1) 根据漏孔位置不同，可表现为持续性漏尿、体位性漏尿、压力性尿失禁或膀胱充盈性漏尿等；如较高位的膀胱瘘孔患者在站立时无漏尿，而平卧时则漏尿不止；瘘孔极小者在膀胱充盈时方漏尿；一侧输尿管阴道瘘由于健侧输尿管的尿液进入膀胱，因此漏尿同时仍有自主排尿。

(2) 根据漏尿发生时间不同，也因病因不同而有区别。坏死性尿瘘在产后及手术后3~7日开始漏尿；手术直接损伤者术后即开始漏尿；腹腔镜下子宫切除中使用能量器械所致的尿瘘在术后1~2周发生；根治性子宫切除的患者常在术后10~21日发生尿瘘，多为输尿管阴道瘘；放射损伤所致漏尿发生时间晚且常合并粪瘘。

2. 外阴瘙痒和疼痛　由于局部刺激、组织炎症增生、感染、尿液长期刺激及浸渍，均可引起外阴部瘙痒和烧灼痛，外阴呈皮炎改变。若一侧输尿管下段断裂而至阴道漏尿，由于尿液刺激阴道一侧顶端，周围组织引起增生，妇科检查可触及局部增厚。

3. 泌尿系统感染　合并尿路感染者有尿频、尿急、尿痛及下腹部不适等症状。

三、处理原则

手术修补为主要治疗方法，手术治疗要注意时间的选择。直接损伤的尿瘘应尽早手术修补；其他原因所致的尿瘘及瘘修补失败后应等待3个月，待组织水肿消退、局部血液供应恢复正常再进行手术；放射所致尿瘘应12个月后再修补。由于缺血坏死所致的产后或妇科手术后7日左右的漏尿者，一般采用较长时间留置尿管、变换体位等方法，部分患者的小瘘口偶有自愈的可能。若肿瘤、结核所致尿瘘者应积极治疗原发疾病。

非手术治疗仅限于分娩或手术后1周内的膀胱阴道瘘和输尿管小瘘孔，留置尿管于膀胱内或膀胱境下插入导尿管，4周至3个月有愈合可能。

四、护理评估

1.健康史　通过详细询问患者，了解其肿瘤、结核、接受放射性治疗等相关病史。了解患者有无难产及盆腔手术史，找出患者发生尿瘘的原因。详细了解患者漏尿的表现，评估目前存在的问题。

2.身心状况　详细询问患者漏尿的症状，漏尿的表现形式因漏孔的部位不同而异，一般膀胱瘘孔极小者在膀胱充盈时漏尿；尿道阴道瘘者在排尿时有尿液流出；一侧输尿管阴道瘘的患者，由于尿液可经另一侧正常的输尿管流入膀胱，所以表现为漏尿同时仍有自主排尿；膀胱阴道瘘者通常不能控制排尿；如是较高位的膀胱内小漏孔则表现为患者在站立时无漏尿，而平卧时则漏尿不止。大的瘘孔通过阴道检查即可发现，明确瘘孔的部位、大小、数目及周围瘢痕情况等，若检查未发现瘘孔，仅见尿液自阴道穹隆一侧流出，多为输尿管阴道瘘，由于尿液长期刺激，部分患者外阴存在湿疹，注意湿疹面积的大小、涉及的范围、有无溃疡等。

由于漏尿影响患者的正常生活，患者表现为不愿意出门、与他人接触减少，常伴有无助感，家属和周围人群的不理解又会加重患者的自卑、失望等。了解患者及其家属对漏尿的感受，有助于缓解护理对象的负性情感。

3.辅助检查

（1）亚甲蓝试验：目的在于鉴别膀胱阴道瘘、膀胱宫颈瘘或输尿管阴道瘘。将三个棉球逐一放在阴道顶端、中1/3处和远端。将稀释好的30mL亚甲蓝溶液经尿道注入膀胱，然后逐一取出棉球，根据蓝染棉球是在阴道上、中、下段估计瘘孔的位置。若蓝色液体经阴道壁小孔溢出者为膀胱阴道瘘，自宫颈口溢出为膀胱宫颈瘘，若棉球无色或黄染，说明液体的尿液来自肾脏，则属输尿管阴道瘘。

（2）靛胭脂试验：将靛胭脂5mL注入静脉，10分钟内若看见蓝色液体流入阴道，可确诊输尿管阴道瘘。

（3）其他：膀胱镜可看见膀胱的漏孔；输尿管镜可见明确输尿管阴道瘘；肾显像、排泄性尿道造影等也可帮助尿瘘的诊断。

五、常见护理诊断／问题

1.皮肤完整性受损　与尿液刺激所致外阴皮炎有关。

2.社交孤立　与长期漏尿，不愿与人交往有关。

3. 自我形象紊乱　与长期漏尿，引起精神压力有关。

六、护理目标

1. 住院期间，患者外阴炎得到控制。
2. 患者恢复正常的人际交往。
3. 患者理解漏尿引起的身体变化，增强治愈的信心。

七、护理措施

1. **心理护理**　护士应了解患者的心理感受，耐心解释和安慰患者，不能因异常的气味而疏远患者；指导家属关心、理解患者的感受，告诉患者和家属通过手术能治愈该病，让患者和家属对治疗充满信心。

2. **适当体位**　对有些妇科手术后所致小漏孔的尿瘘患者应留置尿管，指导患者保持正确的体位，使小漏孔自行愈合。一般采取使漏孔高于尿液面的卧位。

3. **鼓励患者多饮水**　因为漏尿的关系，患者常自行控制饮水量，甚至不饮水，以致形成酸性尿液，对皮肤的刺激更大。应向患者解释限制饮水的危害，并指出多饮水可以达到稀释尿液、自身冲洗膀胱的目的，从而减少酸性尿液对皮肤的刺激，缓解和预防外阴炎。一般每日饮水不少于3 000mL，必要时按医嘱静脉输液以保证液体入量。

4. **做好术前准备**　保持外阴部清洁、干燥，术前3~5天用1：5 000高锰酸钾溶液或0.2‰聚维酮碘溶液坐浴；外阴部有湿疹者，在坐浴后可行红外线照射、涂擦氧化锌软膏，使局部干燥，待痊愈后再行手术。对老年患者或闭经患者，按医嘱术前半个月给予含雌激素的药物，促进阴道上皮增生，有利于伤口的愈合；有尿路感染者应先控制感染后再行手术，必要时给予地塞米松使瘢痕软化。

5. **术后护理**　术后护理是尿瘘修补手术成功的关键。

(1) 留置尿管护理：术后必须留置尿管或耻骨上膀胱造瘘7~14日，注意避免尿管脱落，保持尿管的通畅，发现阻塞及时处理，以免膀胱过度充盈影响伤口的愈合。拔管前注意训练膀胱肌张力，拔管后协助患者每1~2小时排尿1次，然后逐渐延长排尿时间。

(2) 体位护理：根据患者漏尿的位置决定，膀胱阴道瘘的漏孔在膀胱后底部者，应取俯卧位；漏孔在侧面者应取健侧卧位，使漏孔居于高位。

(3) 液体护理：术后每日补液不少于3 000mL，达到冲洗膀胱的目的，保持外阴清洁。

(4) 排便护理：预防便秘，术后5日给予流质或无渣半流质饮食，保持大便通畅。第4日可给液状石蜡或麻仁丸等促进排便。腹压增加可导致导尿管脱落，影响伤口愈合，故应积极预防咳嗽，避免下蹲等增加腹压的动作。

6. **健康教育**　出院后按医嘱继续服用抗生素或雌激素药物。尿瘘修补手术成功者妊娠后应加强孕期保健，原则上行剖宫产结束分娩；如手术失败，应教会患者保持外阴清洁的方法，尽量避免外阴皮肤的刺激，告之下次手术时间，让患者有信心再次手术。

第七节　子宫脱垂

子宫从正常位置沿阴道下降，宫颈外口达坐骨棘水平以下，甚至子宫全部脱出阴道口以外，称为子宫脱垂。常合并有阴道前壁和（或）后壁膨出。阴道前后壁又与膀胱、直肠相邻，因此子宫脱垂还可同时伴有膀胱尿道和直肠膨出。子宫脱垂与支持子宫的各韧带松弛及骨盆底托力减弱有关，因此多见于多产、营养不良和体力劳动的妇女，发病率为1%～4%。

一、病因

1.分娩损伤　是子宫脱垂发病的主要原因。妊娠、分娩，特别是器械助产，产钳、胎吸困难的阴道助产，使盆腔筋膜、韧带、肌肉可能因过度牵拉而被削弱其支撑力量。若产后过早参加体力劳动，特别是重体力劳动，将影响盆底组织张力的恢复，容易发生子宫脱垂。多次分娩则增加了盆底组织受损机会。

2.腹压增加　慢性咳嗽、腹腔积液、腹型肥胖、持续负重或便秘而使腹腔内压力增加，可致腹压增加导致子宫脱垂。

3.衰老　随着年龄的增长，特别是绝经后出现的支持结构的萎缩，使盆底支持组织变得薄弱、松弛，易发生子宫脱垂，或是使原来的脱垂程度加重。

4.医源性原因　没有充分纠正手术时所造成的盆腔支持结构的缺损。

二、临床分度

以患者平卧用力向下屏气时子宫下降的程度，将子宫脱垂分为三度。

Ⅰ度：轻型为宫颈外口距离处女膜缘＜4cm，但未达到处女膜缘；重型为宫颈外口已达处女膜缘，在阴道口可见宫颈。

Ⅱ度：轻型为宫颈已脱出阴道口外，宫体仍在阴道内；重型为宫颈及部分宫体已脱出阴道口外。

Ⅲ度：宫颈及宫体全部脱出阴道口外。

三、临床表现

Ⅰ度患者多无自觉症状，Ⅱ度、Ⅲ度患者主要有以下表现。

1.腰骶部酸痛及下坠感　由于下垂子宫对韧带的牵拉，盆腔充血所致。站立过久或劳累后症状明显，卧床休息以后症状减轻。

2.肿物自阴道脱出　常在腹压增加时，阴道口有一肿物脱出。开始时，肿物在平卧休息时可变小或消失，严重者休息后也不能回缩，需用手还纳至阴道内。若脱出的子宫、阴道黏膜水肿，用手还纳也有困难，子宫长期脱出在阴道口外，患者行动极为不便，长期摩擦可出现宫颈溃疡，甚至出血，若继发感染则有脓性分泌物。

3.排便异常　伴膀胱、尿道膨出的患者易出现排尿困难、尿潴留或压力性尿失禁等症状。若继发泌尿道感染可出现尿频、尿急、尿痛等。若合并有直肠膨出的患者可有便秘、排便困难。

四、处理原则

除非合并压力性尿失禁，无症状的患者不需治疗。有症状者可采用保守或手术治疗，治疗以安全、简单、有效为原则。

（一）非手术治疗

1. 支持治疗　加强营养，合理安排休息和工作，避免重体力劳动；积极治疗便秘、慢性咳嗽及腹腔巨大肿瘤等增加腹压的疾病。

2. 盆底肌肉锻炼　可增加盆底肌肉群的张力，盆底肌肉（肛提肌）锻炼也称为凯格尔锻炼，指导患者行收缩肛门运动，用力使盆底肌肉收缩3秒以上后放松，每次10~15分钟，每日2~3次。

3. 放置子宫托　子宫托是一种支持子宫和阴道壁并使其维持在阴道内而不脱出的工具，尤其适用于全身状况不宜做手术者；妊娠期和产后；膨出面溃疡者应在手术前促进溃疡面的愈合。常用的子宫托有喇叭形、球形和环形三种。子宫托也可能造成阴道刺激和溃疡，子宫托应间断性取出，清洗并重新放置，否则会出现包括瘘的形成、嵌顿、出血和感染等严重后果。重度子宫脱垂伴盆底肌肉明显萎缩以及宫颈、阴道壁有炎症、溃疡者不宜使用，经期停用。

4. 中药和针灸　补中益气汤（丸）等有促进盆底肌张力恢复、缓解局部症状的作用。

（二）手术治疗

凡非手术治疗无效或Ⅱ、Ⅲ度子宫脱垂，均可根据患者的年龄、全身状况及生育要求等采取个体化治疗。手术目的是缓解症状、恢复正常的解剖位置和脏器功能，有满意的性功能并能维持效果。常选择以下手术方法：阴道前后壁修补术加主韧带缩短及宫颈部分切除术（曼氏手术/Manchester手术）、经阴道全子宫切除术及阴道前后壁修补术、阴道封闭术及盆底重建术等；合并压力性尿失禁患者应同时行膀胱颈悬吊手术或阴道无张力尿道悬吊术。

五、护理评估

1. 健康史　了解患者有无产程过长、阴道助产及盆底组织撕伤等病史。同时，评估患者有无长期腹压增高情况，如慢性咳嗽、盆腹腔肿瘤、便秘等。

2. 身心状况

（1）了解患者有无下腹部坠胀、腰骶部酸痛症状；是否有大、小便困难，是否在增加腹压时上述症状加重，卧床休息后症状减轻。

（2）妇科检查前，嘱患者向下屏气判断子宫脱垂的严重程度及局部情况，有无溃疡存在，及其部位、大小、深浅、有无感染等。嘱患者在膀胱充盈时咳嗽，观察有无溢尿，即压力性尿失禁情况。

（3）评估阴道前后壁脱垂应用单叶窥器进行检查；压住阴道后壁，嘱患者向下用力，可显示阴道前后壁膨出的程度及尿道走行的改变。同样压住阴道前壁时嘱患者向下用力，可显示阴道前后壁、直肠膨出的程度及肠疝。肛门指诊是区别直肠膨出和肠疝的有效方法，同时亦有评估肛门括约肌的功能。

（4）由于长期的子宫脱出使患者行动不便，不能从事体力劳动，大小便异常、性生活受到影响，患者出现焦虑、情绪低落，不愿与他人交往。

3.辅助检查

（1）子宫颈细胞学检查：用于排除CIN及早期子宫颈癌。

（2）膀胱功能检查：包括尿液感染相关的检测，如尿常规、尿培养、残余尿测定、泌尿系统彩超及尿流动力学测定等。

六、常见护理诊断/问题

1.焦虑　与长期的子宫脱出影响正常生活有关。

2.慢性疼痛　与子宫下垂牵拉韧带、宫颈，阴道壁形成溃疡有关。

七、护理目标

1.患者能表达焦虑的原因，并能有效的应对，焦虑减轻。

2.患者能应用减轻疼痛的方法，出院以后疼痛消失。

八、护理措施

1.心理护理　子宫脱垂患者由于长期受疾病折磨，往往有烦躁情绪，护士应为其讲解子宫脱垂的疾病知识和预后；做好家属的工作，让家属理解患者，协助患者早日康复。

2.改善患者一般情况　加强患者营养，嘱其卧床休息。积极治疗原发疾病，教会患者盆底肌肉锻炼方法。

3.教会患者子宫托的放取方法　以喇叭形子宫托为例，选择大小适宜的子宫托，放置前让患者排尽大小便，洗净双手，蹲下并两腿分开，一手持托柄，使托盘呈倾斜位进入阴道口，将托柄边向内推向阴道顶端旋转，直至托盘达子宫颈，然后屏气，使子宫下降，同时用手指将托柄向上推，使托盘牢牢吸附在宫颈上。放妥后，将托柄弯度朝前，对正耻骨弓后面便可。取子宫托时，手指捏住子宫托柄，上、下、左、右轻轻摇动，等负压消失后向后外方牵拉，即可自阴道取出。在使用子宫托时应注意：

（1）放置前阴道应有一定的雌激素作用。绝经后妇女可选用阴道雌激素霜剂，一般在用子宫托前4~6周开始应用，并在放托的过程中长期使用。

（2）子宫托应每日早上放入阴道，睡前取出消毒后备用，避免放置过久压迫生殖道而致糜烂、溃疡，甚至坏死造成生殖道瘘。

（3）保持阴道清洁后，月经期和妊娠期停止使用。

（4）上托以后，分别于第1、第3、第6个月时到医院检查1次，以后每3~6个月到医院检查1次。

4.做好术前准备　术前5日开始进行阴道准备，Ⅰ度子宫脱垂患者，每日坐浴2次，一般用1∶5 000高锰酸钾或2%碘附溶液进行坐浴。Ⅱ、Ⅲ度子宫脱垂的患者，特别是有溃疡者，行阴道冲洗后局部涂抗生素软膏，并勤换内裤。注意冲洗液的温度，一般在41～43℃为宜，冲洗后戴无菌手套将脱垂的子宫还纳于阴道内，让患者平卧于床上30分钟；用清洁的卫生带或丁字带支托下移的子宫，避免子宫与内裤摩擦；积极治疗局部炎症，按医嘱使用抗生素及局部涂含雌激素的软膏。

5.术后护理　术后应卧床休息7～10日；留置尿管10～14日；避免增加腹压的动作；术后用缓泻剂预防便秘；每日行外阴擦洗，注意观察阴道分泌物的特点；应用抗生素预防感染。其他护理同一般会阴部手术的患者。

6.指导患者进行凯格尔运动　锻炼方法：用力行收缩肛门运动，盆底肌肉收缩3秒以上后放松，每次连续进行10～15分钟，每日2～3次，第一次锻炼应在起床前进行。

7.出院指导　术后一般休息3个月，禁止盆浴及性生活，半年内避免重体力劳动。术后2个月到医院复查伤口愈合情况；3个月后再到门诊复查，医生确认完全恢复以后方可有性生活。

九、结果评价

1.患者能说出减轻其焦虑的措施，并能积极应用。

2.患者能自述疼痛减轻或消失。

本章小结

会阴部手术是指女性外生殖器部位的手术，因解剖关系和涉及身体隐私处，患者容易出现疼痛、出血、感染、自我形象紊乱、自尊低下等护理问题，与腹部手术相比有其特殊性。会阴部手术在妇科应用比较广泛，可治疗的疾病包括外阴或阴道创伤、外阴癌、女性生殖器官发育异常、尿瘘、子宫脱垂等。

外阴鳞状细胞癌是最常见的外阴恶性肿瘤，治疗以手术为主，辅以放疗及化疗。手术患者创伤大，卧床时间长，需加强术后护理；放疗患者应做好皮肤护理。外阴癌易复发，应正确指导患者随访。

尿瘘的典型症状为尿液自阴道排出，不受控制，手术修补是主要治疗方法。尿瘘及子宫脱垂等疾病常与分娩有关，绝大多数可以预防，提高产科质量、避免妇科手术损伤可减少其发生。

第十八章 妇女保健

章前引言

妇女保健学是以维护和促进妇女健康为目的的科学。它以群体为服务和研究对象，以预防为主，密切结合临床。一个国家的妇女保健水平，是与该国妇女的政治、经济、社会地位紧密相连的。几十年来，我国妇女保健事业有很大发展，但在全国范围内，妇女保健还存在很多问题，妇女身心健康水平仍有待提高，需要大家继续努力。

学习目标

1. 掌握妇女各期保健的工作内容。
2. 识记常见妇女疾病及恶性肿瘤的概念、分类、病因、临床表现、预防及治疗。
3. 熟悉妇女劳动保护的原则、保护法规及对策。
4. 学会运用相关知识指导妇女进行合理保健。

思政目标

培养学生树立"妇女健康即家庭幸福，妇女保健即社会稳定"的理念，引导他们在学习和实践中深刻理解妇女保健的综合性质，以批判性思维分析和解决妇女健康问题，融入人文关怀，倡导高尚的职业道德和社会责任感，从而保障妇女的健康平安。

> **案例导入**
>
> 张女士是位年轻的母亲，孩子刚满半岁，母乳喂养。张女士热爱自己的工作，但最近单位经常需要加班，尽管经济效益非常好，然而张女士因无法按时回家照顾孩子而导致夫妻关系紧张，张女士想跟领导提出不加班，但又担心领导拒绝。
>
> **思考题**
> 1. 张女士想要提出的要求合理吗？
> 2. 张女士这一时期应享受哪些权利？

第一节　概述

一、妇女保健工作的目的、意义和方法

（一）妇女保健工作的目的

妇女保健工作以保障生殖健康为目的，为妇女提供连续的生理、心理服务与管理，开展贯穿女性青春期、婚前期、围产期、围绝经期及老年期的各项保健工作，降低孕产妇及围产儿死亡率，减少患病率和伤残率，消灭和控制某些疾病及遗传病的发生，控制性传播疾病的传播，满足妇女的实际健康需求，提高其生活质量。

（二）妇女保健工作的意义

妇女保健工作是我国卫生保健事业的重要组成部分。强调树立"以妇女健康为中心"的理念，坚持"以保健为中心，以保障生殖健康为目的，保健与临床相结合，面向群体、面向基层和预防为主"的工作方针，妇女保健工作的意义在于维护和促进妇女身心健康，提高人口综合素质，增进家庭幸福，有效地落实计划生育基本国策。

（三）妇女保健工作的方法

妇女保健工作应坚持政府领导，充分发挥各级妇幼保健专业机构及基层三级妇幼保健网的作用。2015年国家卫生与计划生育委员会（2018年更名为国家卫生健康委员会）发布的《关于妇幼健康服务机构标准化建设与规范化管理的指导意见》（以下简称《指导意见》）明确提出：妇幼健康服务机构应按照保健与临床相结合原则，根据服务人群来优化服务流程，整合服务内容，做到群体保健与临床保健相结合，防与治相结合。优化创新服务模式，有计划地组织培训和继续教育，不断提高专业队伍的业务技能水平，加强孕产保健、妇幼保健及计划生育技术服务间的功能衔接与合作，提高群众自我保健意识，为女性提供安全、便捷、温馨的服务，

提高卫生服务绩效，保障妇女的合法权利。

二、妇女保健工作的组织机构

（一）行政机构

1.国家级　国家卫生健康委员会内设妇幼健康服务司，下设综合处、妇女卫生处、儿童卫生处、出生缺陷防治处，领导全国妇幼保健工作。

2.省级　省（直辖市、自治区）卫生健康委员会内设妇幼健康服务处。

3.市（地）级　一般与省卫生健康委员会关于妇幼保健行政机构的设置保持一致，也有设立妇幼卫生处。

4.县（市）级　县（市）级卫生局内设妇幼保健/妇幼卫生科。

（二）专业机构

《指导意见》中明确要加强妇幼健康服务机构建设，根据辖区常住人口数、妇女儿童健康需求、功能定位、职责任务和区域卫生规划、医疗机构设置规划进行合理设置；规定了省、市、县三级原则上均应当设置一所政府举办、标准化的妇幼健康服务机构，各级妇幼健康服务机构是具有公共卫生性质、不以营利为目的的公益性事业单位。2015年国家卫生与计划生育委员会发布了《关于印发各级妇幼健康服务机构业务部门设置指南的通知》（以下简称《设置指南》），对妇幼健康服务机构的业务部门设置提出了具体要求。

1.省、市级妇幼健康服务机构　省级妇幼健康服务机构承担全省妇幼保健技术中心任务，并协助卫生与计划生育行政部门开展区域业务规划、科研培训、信息分析利用、技术推广及对下级机构的指导、监督和评价等工作；地市级妇幼健康服务机构根据区域卫生规划承担妇幼保健技术分中心任务，并发挥着承上启下作用。省、市级妇幼健康服务机构主要设有四个部门。

（1）孕产保健部：设有孕产群体保健科、婚前保健科、孕前保健科、孕期保健科、医学遗传与产前筛查科、产科、产后保健科。此外，根据功能定位、群众需求和机构业务发展需要可增设产前诊断等科室。

（2）儿童保健部：设有儿童群体保健科、新生儿疾病筛查科、儿科、新生儿科等十三个科室。

（3）妇女保健部：设有妇女群体保健科、青春期保健科、更老年期保健科、乳腺保健科、妇科、中医妇科。此外，根据功能定位、群众需求和机构业务发展需要可增设妇女营养科、妇女心理卫生科、不孕不育科等科室。

（4）计划生育技术服务部：设有计划生育服务指导科、计划生育咨询指导科、计划生育手术科、男性生殖健康科、避孕药具管理科。

2.县区级妇幼健康服务机构　是三级妇幼健康服务机构的基础。侧重辖区管理、人群服务和基层指导。主要业务部门设置如下。

（1）孕产保健部：设孕产保健科、产科。

（2）儿童保健部：设儿童保健科、儿科。

(3) 妇女保健部：设妇女保健科、妇科。

(4) 计划生育技术服务部：设计划生育指导科、计划生育技术服务科、避孕药具管理科。

此外，乡级计划生育技术服务机构与乡（镇）卫生院妇幼保健职能整合，村级卫生室和计划生育服务室同时保留。《设置指南》还明确提出省级妇幼健康服务机构应设妇幼保健科学研究中心、妇幼卫生计划生育适宜技术培训推广中心，承担科学研究和适宜技术培训推广等工作。

第二节 妇女保健工作内容

妇女保健工作内容包括：①妇女各期保健。②计划生育指导。③常见妇女疾病及恶性肿瘤的普查普治。④妇女劳动保护。

一、妇女各期保健

（一）青春期保健

青春期保健有利于促进女性成长发育，提高其心理素质和社会适应能力。青春期保健应重视女性健康与行为，开展三级预防。①一级预防：根据青春期女性的生理、心理和社会行为特点，开展心理卫生和性知识方面的健康教育，纠正其不良的生活习惯和行为方式，使女性知晓自我保健的重要性并掌握自我保健常识，包括合理营养、培养良好的生活习惯、劳逸结合、注意经期卫生、避免非意愿妊娠、预防性传播疾病等。②二级预防：早期发现疾病和行为偏差问题。③三级预防：及时开展疾病的治疗和康复。

重视健康与行为方面的问题，青春期以一级预防为重点。主要保健内容包括：①自我保健。②营养指导。③体育锻炼。④卫生指导。⑤性教育。

（二）婚前保健

1.婚前医学检查的重要性　婚前保健是指对准备结婚的男女双方在结婚登记前进行婚前卫生指导、婚前卫生咨询及婚前医学检查的保健服务。它有利于男女双方了解自己的健康状况，有利于未来家庭的美满幸福，有利于优生优育和计划生育，有利于提高出生人口素质。

2.婚前医学检查的主要疾病

(1) 严重遗传性疾病：由于遗传因素先天形成，患者全部或部分丧失自主生活能力，后代再发风险高，医学上认为不宜生育的疾病。

(2) 指定传染病：如艾滋病、淋病、梅毒、麻风病及医学上认为影响结婚和生育的其他传染病。

(3) 有关精神病：指精神分裂症、躁狂抑郁型精神病及其他重型精神病。

(4) 影响结婚和生育的重要脏器疾病，以及生殖系统发育障碍或畸形等。

3.婚前医学检查的内容及意义

（1）询问病史：了解双方的生长发育状况，过去和现在的患病情况及家族史，双方应如实提供病史。

（2）体格检查：血压、精神状态、智力状态、五官发育、四肢健全、心肺、肝脾等。

（3）生殖器官及第二性征发育检查。

（4）实验室及辅助检查：胸透，血尿常规，梅毒、艾滋病检测，转氨酶和乙肝表面抗原，女性分泌物滴虫、霉菌检查。

（5）其他检查：除上述外还想检查的项目可请医生开具检查单，如B超、乳腺透视、血型、染色体等。

通过以上各项检查可以使准备结婚的男女双方彼此了解健康状况，如发现有影响婚育的疾病，可以尽早治疗，有利于婚后夫妻生活和谐，生育健康后代。

（三）婚前卫生咨询

婚前卫生咨询是指医疗保健机构的婚前保健医生与准备结婚的男女就有关婚配、生育保健等问题进行面对面的交谈与商讨，解答问题，提供医学指导意见。

1.有下列情况之一者建议暂缓结婚 ①性病未治愈。②精神病发作期间或病情尚不稳定。③各种指定传染病在传染期内。④主要脏器功能不全。⑤可矫治的生殖器严重畸形。⑥体检或化验中发现异常尚未确诊前。

2.有下列情况之一者建议不宜婚配 ①双方均患精神分裂症。②双方均患相同严重遗传性疾病。③一方或双方患有重度、极重度智力低下，不具有婚姻意识能力。④一方或双方患有重型精神病，在病情发作期有攻击危害行为。⑤直系血亲和三代以内的旁系血亲。

3.有下列情形建议不宜生育 发现医学上认为不宜生育的严重遗传性疾病或其他重要脏器疾病，以及医学上认为不宜生育的疾病。

（四）婚前卫生指导

是指医疗保健机构的婚前保健医生为准备结婚的男女双方提供与结婚、生育及预防病残儿出生等有关的生殖保健知识教育，主要是性卫生知识、生育知识和遗传病的防治知识的健康教育。

1.婚前卫生知识指导

（1）性保健指导：包括性生理、性心理和性卫生的基础知识。

（2）生育保健指导：①计划怀孕前的准备：包括受孕时机的选择、健康条件的准备、避免不利因素的干扰。②可根据日程推算法、基础体温测量法、宫颈黏液观察法帮助确定易受孕阶段和不易受孕阶段，安排在易孕期受孕。

（3）新婚节育指导：新婚夫妇选择避孕方法应考虑新婚阶段的生理特点，方法宜简单，而且在停止使用后不影响生育功能和子代的健康。

1）婚后短期避孕：一般以外用避孕药具为宜，男方用避孕套方法简便，容易掌握，在其外涂一些避孕药膏，可以增加润滑度，减少异物感，提高避孕效果。自然避孕法虽具有简便、经济、安全、无害的优点，但由于新婚期精神激动、过度劳累等会影响排卵规律，因此当特别谨慎使用，以防失败。

2）婚后较长期（1年以上）避孕：除可选用外用避孕药具外，如无甾体激素药物禁忌，可选用口服避孕药，以短效为宜。计划妊娠前半年停用。

3）婚后长期避孕或再婚后不准备生育：应先用长效、安全、简便、经济的稳定性避孕方法，如宫内节育器、长效避孕针、皮下埋植等方法。

4）终生不宜生育：原则上患病一方应采取绝育或长效避孕措施。

2.婚育医学意见

（1）暂缓结婚：①有关精神病在发病期内：此类患者在发病期内失去自控能力；婚后多种因素影响患者康复；如果女性患者婚后妊娠，大量抗精神病药物对胎儿有致畸、发育迟缓、胎死宫内等影响。②指定的传染病在传染期内：此时结婚对健康的危害包括传染配偶，影响患者康复，如果妊娠传染给胎儿可导致不良结局。③重要脏器疾病伴功能不全。④生殖器官发育障碍：可能影响婚后性生活，应先矫治后结婚。

（2）不宜生育：严重遗传性疾病，患者全部或部分丧失自主生活能力，无有效治疗方法；子代再发风险高；无法进行产前诊断等。

（五）围产期保健

围产期是指妊娠满28周到产后1周，此期对孕产妇、胎儿、新生儿需进行一系列保健工作，如孕产妇并发症的防治，胎儿的生长发育、健康状况的预测和监护，以及制订防治措施、指导优生等工作。怀孕前应进行健康检查和优生指导，特别是对婚后一年未避孕亦未怀孕者及有异常孕产史者。根据妊娠不同阶段的特点，将妊娠全过程分为早、中、晚三个时期；12周末前称为孕早期；13周至27周末称为孕中期；满28周以后为孕晚期。孕期常出现不同并发症，其保健内容各有侧重。

1.孕前期保健　孕前期保健是为了选择最佳的受孕时机，应注意以下几个方面。

（1）选择适当的生育年龄有利于生育健康，女性<18岁或>35岁是妊娠的危险因素，易造成难产及产科其他合并症。35岁以上产妇发生胎儿染色体异常率（21-三体综合征）增高。研究资料表明，25~29岁妊娠，孕产妇死亡率及新生儿死亡率最低，20~24岁妊娠及30~34岁妊娠次之。

（2）妊娠前有影响健康的生理社会环境，如受过较大精神打击，工作学习过于紧张，生活条件困难，家庭不和睦等，均不适宜妊娠。

（3）积极治疗疾病，若患有对妊娠有影响的疾病如病毒性肝炎、肺结核、糖尿病、甲状腺功能亢进症、心脏病、高血压病等，应积极治疗，适宜妊娠时再受孕。

（4）戒烟酒，若有吸烟不良嗜好，孕前应戒除，不酗酒。

（5）选择适当避孕方法，药物避孕需改为工具避孕一段时期，口服避孕药时间较长者，应停药改用工具避孕6个月以后再受孕。

（6）避免接触毒物及放射线，必要时应调换工作，以免影响胚胎和胎儿发育。

2．孕早期保健　孕早期是胚胎、胎儿分化发育阶段，各种生物、物理、化学等因素的干预，容易导致胎儿致畸或发生流产。应注意防疾病、防畸形。孕早期保健的主要内容如下。

（1）确诊早孕。

（2）确定基础血压、基础体重。

（3）进行高危妊娠的初筛。

（4）询问家庭成员有无遗传病史。

（5）保持室内空气清新，避免接触空气污浊环境，避免病毒感染，戒烟酒。

（6）患病用药要遵医嘱，以防药物致畸。

（7）了解有无接触过有害的化学制剂及长期放射线接触史。

（8）孕早期避免精神刺激，保持心情舒畅，注意营养，摄入足够热量、蛋白质，多吃新鲜蔬菜、水果。

（9）生活起居要有规律，避免过劳，保证睡眠时间，每日有适当活动。

3．孕中期保健　孕中期是胎儿生长发育较快的阶段。孕中期保健应注意加强营养，适当补充铁剂、钙剂，监测胎儿生长发育的各项指标（如宫高、腹围、体重、胎儿双顶径等）。预防妊娠并发症如妊高征等，并预防及治疗生殖道感染，做好高危妊娠的各项筛查工作。

4．孕晚期保健　孕晚期胎儿生长发育最快，胎儿体重明显增加。此时营养补充及胎儿生长发育监测极为重要。补充营养时应注意热量、蛋白质、维生素、微量元素、矿物质等各方面既要增加又要平衡。孕晚期还应特别重视监测胎盘功能，及早发现且及时纠正胎儿宫内缺氧；做好分娩前的心理准备，做好乳房准备以利于产后哺乳。

5．产时保健　产时保健是指分娩时的保健，这段时间虽是围产期的一瞬间，却是妊娠安全的关键。提倡住院分娩，高危孕妇应提前入院。产时保健要点概括为"五防、一加强"。"五防"是指防感染、防滞产、防产伤、防出血、防窒息；"一加强"是指加强对高危妊娠的产时监护和产程处理。

6．产褥期保健　产褥期保健通常在初级保健单位进行，产后访视时访视者应认真观察产妇子宫复旧情况、手术伤口情况、有无乳腺感染及生殖道感染等。产前有并发症者尽量争取在产褥期内治愈。注意精神心理护理，关心产妇的休养环境，进营养丰富饮食，注意外阴清洁，产褥期产妇需哺育婴儿。

（1）避免膀胱充盈影响子宫收缩：产后2小时内，产妇要争取解小便，以避免充盈的膀胱压迫子宫，影响子宫收缩；减少产后出血的产生，尽早恢复排尿功能。

（2）加强营养：产后早期应食用易消化、营养丰富且不油腻的食物，如蛋、鱼、虾、肉、豆制品及新鲜的蔬菜等，特别要多喝汤水。

（3）保持适量的休息与活动：产后2日内要卧床休息，但要多翻身。产后第2日可下床活动，以后逐渐增加活动量，忌重体力劳动。

（4）产后卫生：产妇可洗澡，但不要盆浴，以防污水注入阴道引发炎症。特别注意外阴清洁，勤换内衣裤及卫生巾。排恶露超过3周，应去妇产科检查治疗。

（5）监测体温：分娩后24小时内，产妇体温稍有上升属正常；若产后24小时内体温两次超过38℃，应及时就诊。

（6）保持良好的居室环境：产妇的房间要冬暖夏凉，常开窗，保持室内空气新鲜。热天要注意通风，避免中暑。

（7）乳房卫生：每次哺乳前洗净双手，挤出几滴乳汁，均匀地涂抹于乳头、乳晕，然后用纱布擦干净即可喂哺。

（8）防便秘：产后第2日开始常下床活动，促进肠蠕动；多饮汤、水，多食含纤维丰富的新鲜蔬菜、水果，少食辛辣食物；保持精神愉快；养成定时排便的习惯。

（9）严禁房事：产后6~8周子宫才能复旧，因而在8周内禁止同房。排恶露期间更不能有性生活，以防子宫及输卵管感染。

（10）产后避孕：现代医学研究表明，产后25日的哺乳妇女，阴道上皮细胞已修复，卵巢周期亦已恢复，因而可以出现卵巢的低潮周期或隐性周期，仍有受孕的可能，因而哺乳期仍需避孕。

7.哺乳期保健　哺乳期是指产后产妇用自己的乳汁喂养婴儿的时期，通常为10个月。哺乳期保健的中心任务是提高纯母乳喂养率。

母乳喂养的好处：①母乳是婴儿必需的和理想的营养食品，营养丰富，适合婴儿消化吸收。②母乳喂养是为婴儿健康生长发育提供理想食物的一个独特途径，用母乳喂养婴儿省时、省力、经济、方便。③母乳含多种免疫物质，能增加婴儿的抗病能力，预防疾病。④通过母乳喂养，母婴皮肤频繁接触，能增强母婴感情。

8.生育期妇女心理护理　妇女的生育活动可分为三个时期：一是怀孕期，二是分娩期，三是产后期，统称围产期。在这三个时期，妇女的身体会出现不同的变化，也是她们的身体和心理最易受到伤害的特殊阶段。

首先，她们有一个适应自身生理变化的过程。比如在妊娠初期，由于体内的荷尔蒙出现急剧的变化，促使大脑中枢内主管呕吐的部分特别敏感，孕妇会出现恶心、反胃、呕吐等现象。其次，是随着生理的变化所带来的各种顾虑和心理问题。比如当产期日渐临近，孕产妇的体重不断增加，有的妇女产生体形变丑、变胖的担心，还有人表达了对分娩过程和分娩痛苦的畏惧，以及对未来婴儿是否健康的忧虑等。第三，是生殖过程与社会环境、人际关系及社会经济方面的关系所带来的心理问题。有的心理学研究者已经注意到社会因素对孕产妇心理的影响。他们把怀孕和分娩视为生物、心理和社会（或"心理社会"）三位一体的过程，指出对妇女有关怀孕、分娩和产后阶段的心理学研究，必须包括对社会关系的考察，必须包括对于生物过程得以发生的社会条件的研究。

生育期妇女的心理问题大都与她们所处的社会环境特别是人际关系有着密不可分的关系。概括起来，主要表现在如下四个方面。

（1）夫妻关系的变化与冲突：首先是夫妻家庭角色的变化。按照传统的家庭角色分工，妻子应是"贤妻"，要照顾丈夫的生活，丈夫是被照顾者。妻子怀孕后，生理反应比较强烈，对丈夫产生更多的依赖，希望得到更多的照顾。照顾和被照顾者的关系会发生逆转。此外，孕产期妇女的性生活需要节制，在孕早期、临产期和分娩后一段时间都要停止性生活。有的丈夫难耐寂寞，发生了婚外情。而有的夫妻关系发生恶化。

（2）传统观念和生育习俗导致家庭发生冲突，使孕产期妇女处于亚健康的状态。在我国，重男轻女的传统观念在相当一部分人的头脑中仍然根深蒂固，有些生女孩的妇女受到家人和丈夫的歧视，有的妇女也因此深深的自责。生育习俗的不同，可能造成家庭关系的失衡。

（3）妇女在生育期遭遇重大的生活事件，如丧失亲人、遭受家庭暴力、失去工作等，她们的心理处于应激状态，失去正常生活的能力，甚至产生自杀的意念或实施自杀的行为。

（4）产后抑郁症：据统计，约有50%的妇女在生完孩子后患有产后抑郁症，该病的发病率正呈上升趋势。产后抑郁症有几种情况：第一种是症状较轻的，通常称为产后心境不良，产妇情绪低落，过一段时间会自行恢复。这种状况的产妇约占抑郁症的一半。第二种是比较严重的产后抑郁症，发病时间从产后1周至1年，发病率为10%，症状为心情恶劣、疲倦、头痛、全身疼痛、不思饮食，有的连孩子也不想照顾。第三种是最严重的产后精神病，典型症状是妄想。后两种除了需要心理治疗外，还需药物治疗。

产后抑郁症的发生有生物学的因素。如孕期妇女雌激素水平较高，分娩后激素水平突然下降，内分泌波动较大致产后抑郁症。还有心理学的因素。心理学的一种观点认为，这是由前母亲角色进入母亲角色所产生的一种内在的恐惧感，刚刚做了母亲的妇女对突然承担母亲角色毫无准备，她们接受这个角色要经历一场很严重的危机。

9.围绝经期保健

（1）合理安排生活，重视蛋白质、维生素及微量元素的摄入，保持心情舒畅，注意锻炼身体。

（2）防治绝经前期月经失调，重视绝经后再现阴道流血。

（3）此时期是妇科肿瘤的好发年龄，应每年进行以防癌为中心的普查普治。

（4）生育能力下降，但仍应避孕直到月经停止12个月以上。已放置宫内节育器者，若无不适，可继续使用，亦可采用屏障避孕。

（5）为防治围绝经期综合征、骨质疏松、心血管疾病等，近年应用激素替代疗法效果良好，可使生活质量明显提高，同时有预防绝经期血脂紊乱、骨质丢失等作用。

（6）补充钙剂，以防骨质疏松。

（7）体内支持组织及韧带松弛，容易发生子宫脱垂及张力性尿失禁，应行肛提肌锻炼，即用力做收缩肛门括约肌的动作，每日3次，每次15分钟。

10.绝经后妇女保健　绝经后至进入老年期仍有10多年时间,这一时期体内雌激素水平进一步下降,出现相应的临床症状,故应做好此期保健工作。

(1) 绝经后妇女常见临床表现:①泌尿生殖器官萎缩,阴道干涩,易合并感染,可有尿频、尿急或尿失禁。②皮肤变薄,弹性下降,易出现皱褶,皮脂腺分泌减少,毛发脱落变细。③体形改变,腹部及臀部增大。④骨质疏松,易发生骨折。⑤冠状动脉粥样硬化性心脏病发生率增高。

(2) 绝经后保健的主要内容:①生活起居规律,饮食合理,保持心情舒畅,加强身体锻炼。②保持外阴部清洁,预防萎缩的生殖器发生感染。③重视绝经后阴道流血,一旦出现阴道流血,应到医院做进一步检查。④由于体内雌激素水平下降,支持组织及韧带松弛,容易发生子宫脱垂及张力性尿失禁,应进行肛提肌锻炼(用力做收缩肛门的动作),以加强盆底组织的支持力。⑤此时期是妇科肿瘤的好发年龄,应定期行妇科检查及全身检查。⑥加大钙剂的摄入,以防绝经后骨质疏松。⑦继续进行激素替代治疗。⑧绝经后1年应取出宫内节育器。

二、计划生育指导

积极开展计划生育知识的健康教育及技术咨询,使育龄妇女了解各种节育方法的安全性和有效性,指导夫妇双方选择适宜的节育方法,并减少因节育措施而产生的不良心理影响。降低人工流产手术率及妊娠中期引产率,预防性传播疾病。严格掌握节育手术的适应证和禁忌证,减少和防止手术并发症的发生,提高节育手术质量,确保受术者的安全与健康。

三、常见妇女疾病及恶性肿瘤的普查普治

(一) 妇科炎症概述

妇科炎症主要是指妇女生殖器官的炎症,包括各种原因引起的女性外阴炎、阴道炎、宫颈炎、盆腔炎。女性生殖系统经常会感染各种炎症,出现外阴瘙痒、灼热肿痛、阴道充血、白带豆腐渣样、白带量多、性交疼痛、尿频、尿急、尿痛、下腹坠胀等症状,往往反反复复,经久不愈。

1.妇科炎症的生理原因

(1) 女性外阴部位皮肤非常娇嫩,且皮肤汗腺丰富,皱褶多,隐蔽不暴露,透气性差,最容易被病菌攻击。

(2) 女性的生殖器、腹腔与外界是相通的,这是女性生殖器的独特之处,病菌可由阴道进入子宫。

(3) 通常情况下,阴道内有大量的乳杆菌,可分解糖原产生乳酸,使阴道内呈酸性环境,不利于有害菌的生长,但在局部抵抗力下降时,有些病菌和病原体就会乘虚而入。

(4) 阴道口与尿道口、肛门临近,受到尿液、粪便的污染,容易滋生病菌。

(5) 由于月经、妊娠等原因,子宫颈长期浸泡于刺激性的分泌物中,上皮脱落,宫颈内膜皱褶及腺体内容易潜藏多种病原体。

2. 妇科炎症的病理原因

(1) 经期不注意卫生，使用不洁卫生垫，经期性生活等。

(2) 宫腔手术操作消毒不严。

(3) 人流、分娩等妇科手术对宫颈及阴道造成损伤，引发感染。

(4) 女性外阴和阴部黏膜是参与性活动的重要器官，性生活会对局部组织产生损伤或交叉感染。

(5) 感染传播疾病，不洁性生活、性交过频导致病原体的入侵。

3. 妇科炎症主要临床症状

(1) 月经改变：主要表现为月经期延长，月经量过多，月经周期缩短或不规则出血。多发生于黏膜下肌瘤，如出血量过多，可发生继发性贫血。

(2) 下腹部包块：肿瘤长至拳头大时，可在下腹部（耻骨联合上方）触到肿块，触之较硬，有时凸凹不平。

(3) 压迫症状：肿瘤压迫膀胱时出现尿频、排尿困难、尿潴留等；压迫直肠可出现便秘等。

(4) 疼痛：肿瘤较大压迫神经或粘连时可引起下腹痛或腰痛，但一般不发生疼痛，仅有下腹部坠胀感、腰背酸痛等。

(5) 白带异常：一般来说，白带异常是女性内生殖器疾病的信号，阴道炎也可从白带异常上看出来。黄色或黄绿色伴有脓样、臭味的白带，多见于化脓性细菌引起的阴道炎、宫颈炎及子宫内膜炎；豆腐渣样或凝乳状白带伴有外阴部奇痒者，多见于阴道真菌感染；乳白色泡沫状白带伴有外阴部瘙痒者，多为阴道滴虫感染所致。所以，出现白带异常，一定要就医和及早查明病因，以便早期治疗。

（二）常见的妇科炎症

1. 外阴炎　一般限于小阴唇内外侧，严重时整个外阴部均可发炎、肿胀、充血、糜烂，形成浅表溃疡，有灼热感、瘙痒，搔抓后疼痛，排尿、性交时加重。

2. 阴道炎　常见有以下几种。

(1) 滴虫性阴道炎：由致病原阴道毛滴虫引起，通过性交传播或间接传播（经浴池、浴盆、游泳池、衣物、敷料及污染的器械等传播），主要表现为外阴瘙痒，瘙痒部位主要为阴道口及外阴，分泌物增多，白带为黄绿色泡沫状，有臭味，严重时白带可混有血液。并有灼热感、性交痛，伴有尿道感染时可有尿频、尿痛，甚至血尿。

治疗：通常可给予甲硝唑口服及阴道内放置甲硝唑栓，7～10天为一个疗程，连续3个月，用1%乳酸溶液冲洗外阴。丈夫也应同时治疗，治疗期间应避免性生活。此外，患者应注意个人卫生，避免不洁性交和交叉感染。为避免重复感染，内裤及洗涤用的毛巾应煮沸5～10分钟以消灭病原体。

(2) 外阴阴道假丝酵母菌病（真菌性阴道炎）：由致病原假丝酵母菌感染引起，多发生于长期使用激素或抗生素的女性、糖尿病患者及孕妇，传染途径主要是内源性传染，假丝酵母菌作为条件致病菌寄生于阴道外，也可寄生于人的口腔、肠道，一旦条件适宜可引起感染。少部分患者可通过性交直接传染。极少通过接触污染的衣物间接传染。主要临床表现为外阴瘙痒、灼痛、性交痛及尿痛，部分患者阴道分泌物增多，呈白色稠厚凝乳状或豆腐渣样。

治疗：全身用药可口服氟康唑150mg，顿服，也可选择伊曲康唑每次200mg，每日1次，连用3～5日。局部用药可选咪康唑栓剂，每晚1粒，连用7日；或克霉唑栓剂，每晚1粒，连用7日。治疗期间避免性生活，勤换内裤，洗涤用具均用开水烫洗等。

（3）细菌性阴道病：为阴道内正常菌群失调所致的一种混合感染，但临床及病理特征无炎症改变，临床表现为阴道分泌物增多，有鱼腥臭味，尤其在性交后加重，可伴有轻度外阴瘙痒或烧灼感。

治疗：选用抗厌氧菌药物，主要有甲硝唑、克林霉素，治愈率80%左右。

（4）老年性阴道炎：是绝经后妇女常见病，主要是由于雌激素缺乏致局部抵抗力降低，病菌入侵繁殖而引起炎症。表现为外阴瘙痒或灼热感，阴道分泌物增多、稀薄、呈淡黄色，严重者有血性脓样白带。

治疗：一旦发现患有老年性阴道炎，必须及早治疗，拖延治疗可能导致阴道粘连。通常局部用甲硝唑栓200mg或诺氟沙星100mg；补充雌激素是老年性阴道炎的主要治疗方法，可局部给药，也可全身应用雌激素，但必须在医生指导下治疗。

阴道炎是女性的常见病，可能会引起更为严重的妇科疾病，甚至发生癌变，因此必须重视预防和治疗阴道炎。

（三）常见妇科炎症的预防

预防妇科炎症的发生主要应注意以下几点。

1. 瘙痒处应避免过度搔抓、摩擦、热水洗烫等不当方式止痒；不用碱性强的肥皂洗浴，也不能用洗浴剂反复清洗外阴或冲洗阴道而引起阴道pH改变，导致阴道正常菌群失调，从而破坏阴道酸性抗菌屏障；不滥用强刺激的激素类外涂药物。

2. 内衣应柔软宽松，以棉织品为好。避免羽绒、尼龙及毛织品衣服贴身穿戴，避免内裤与袜子同洗。

3. 平时注意保持外阴部位的清洁干爽，特别是在月经期间更要注意这一点，不穿化纤内裤及牛仔裤。

4. 避免不洁性交。

5. 避免大量使用广谱抗生素，导致阴道正常菌群失调。

预防妇科炎症的发生，防患于未然，对每个女性都是极为重要的。彻底治愈妇科炎症必须男女同时治疗。约50%的男性为先天性包皮过长，包皮下容易积聚由皮脂腺分泌物和上皮脱屑组成的包皮垢或包皮结石，易发生感染；细菌、滴虫和真菌都可以通过性生活传播，女性患者的配偶60%～90%有泌尿道滴虫或真菌感染，但仅有不到20%的人有症状，因此常被忽略。如果仅妻子治疗而丈夫不治，性生活又无保护，则妻子即使治愈，也会通过性生活被丈夫再次传染，又成为传染源。病原体在夫妻双方间反复"传递"，如此周而复始，双方的疾病都顽固难愈。因此，对患滴虫病或感染其菌的妇女要求夫妻双方同时治疗已成为临床治疗的常规。

（四）宫颈疾病

1. 宫颈炎　主要症状是阴道分泌物增多，白带为黏液状或淡黄色脓性，阴道分泌物刺激可引起外阴瘙痒及灼热感，此外可出现经间期出血、性交后出血等症状，若合并尿路感染，可出现尿急、尿频、尿痛。妇科检查时可见宫颈充血、水肿、黏膜外翻、有黏液脓性分泌物附着甚至从宫颈管流出，宫颈管黏膜质脆，容易诱发出血。

2. 宫颈糜烂　宫颈糜烂是最常见的妇科病，是慢性宫颈炎最常见的一种临床表现形式。引起宫颈糜烂的原因很多，可以是机械性刺激如性交，也可以是宫颈的损伤或是细菌、病毒的感染，还可以是化学药物刺激等。

宫颈糜烂轻者，可以没有明显的不适，只是在做妇科检查时才能发现。重者可以有白带增多，呈脓性或血性，有臭味，白带刺激外阴可引起外阴瘙痒。严重者有下腹胀痛，性交后加重，也可出现尿频等不适。妇科检查发现宫颈表面呈红色，原有的宫颈鳞状上皮脱落，被柱状上皮替代，糜烂面与周围正常的上皮有明显的区别，检查时很容易出血。宫颈糜烂如不积极的治疗，伴发恶性肿瘤的机会也会随之增高。

宫颈糜烂是可以治愈的，只要在治疗过程中遵守禁房事、禁游泳、禁盆浴及阴道冲洗等医嘱，另外还要听从医生指导，根据糜烂的程度选择适合的疗程，绝不能半途而废。治愈后应注意保持外阴清洁及房事卫生，并注意避孕，增强机体的抗病能力，防止宫颈的反复感染而造成宫颈糜烂复发。

3. 盆腔炎　盆腔炎性疾病是指女性上生殖道的一组感染性疾病，主要包括子宫内膜炎、输卵管炎、输卵管卵巢脓肿、盆腔腹膜炎。炎症可局限于一个部位，也可同时累及几个部位，以输卵管炎、输卵管卵巢炎最为常见。盆腔炎性疾病多发生在性活跃期、有月经的妇女，初潮前、绝经后或未婚妇女很少发生。

轻者无症状或症状轻微。常见症状为下腹痛、发热、阴道分泌物增多。腹痛为持续性，活动或性交后加重。病情严重可有寒战、高热、头痛、食欲缺乏，若有脓肿形成，可有下腹包块及局部压迫刺激症状。

盆腔炎尤其是慢性盆腔炎是非常常见的妇科疾病。在我国，由于个人卫生条件及医疗条件的限制，或在妇科小手术和计划生育手术中无菌操作观念淡漠，加上广泛应用宫内节育器时患者不注意个人卫生等原因，导致盆腔炎的发病率很高。随着对外交流的日益频繁，性病在我国的发病率呈逐年升高趋势，因此而引起的盆腔炎也在增多。这种情况在性意识淡薄、性生活混乱以致性病高发的地区更加明显。

日常生活中常见的引起盆腔炎的原因有：

（1）产后或流产后感染：患者产后或小产后体质虚弱，宫颈口经过扩张尚未很好地关闭,此时阴道、宫颈中存在的细菌有可能上行感染盆腔;如果宫腔内尚有胎盘、胎膜残留,则感染的机会更大。

(2) 妇科手术后感染:行人工流产术、放环或取环手术、输卵管通液术、输卵管造影术、子宫内膜息肉摘除术,或黏膜下子宫肌瘤摘除术时,如果消毒不严格或原有生殖系统慢性炎症,即有可能引起术后感染。也有的患者手术后不注意个人卫生,或术后不遵守医嘱,有性生活,同样可以使细菌上行感染,引起盆腔炎。

(3) 月经期不注意卫生:月经期间子宫内膜剥脱,宫腔内血窦开放,并有凝血块存在,这是细菌滋生的良好条件。如果在月经期间不注意卫生,使用卫生标准不合格的卫生巾或卫生纸,或有性生活,就会给细菌提供逆行感染的机会,导致盆腔炎。

(4) 邻近器官的炎症蔓延:最常见的是发生阑尾炎、腹膜炎时,由于它们与女性内生殖器官毗邻,炎症可以通过直接蔓延引起女性盆腔炎症。患慢性宫颈炎时,炎症也能够通过淋巴循环引起盆腔结缔组织炎。

(五) 两癌筛查

宫颈癌、乳腺癌是危害女性健康的两大"杀手",并且近年有患病率不断增高和年轻化的趋势。目前很多女性没有养成定期筛查的习惯,很多人体检时也仅做常规的检查,而非两癌筛查。两癌筛查是保障女性健康重要的"保护伞",早期发现的乳腺癌及宫颈癌90%以上都能治愈,因此对这两种癌症的定期筛查就特别有意义。

1. 宫颈癌

(1) 病因:宫颈癌的病因尚不完全明了,可能与以下因素有关。①性行为及分娩次数:性活跃、初次性生活<16岁、早年分娩、多产等,与宫颈癌的发生密切相关。青春期宫颈发育尚不成熟,对致癌物较敏感。分娩次数增加,宫颈创伤概率也增加,分娩及妊娠内分泌及营养也有改变,患宫颈癌的危险增加。与有阴茎癌、前列腺癌或其他性伴侣曾患宫颈癌的高危男子性接触的妇女,也易患宫颈癌。②病毒感染:高危型人乳头瘤病毒感染(HPV)是宫颈癌的主要危险因素。90%以上宫颈癌患者伴有高危型HPV感染。③其他:应用屏障避孕法者有一定的保护作用。吸烟可增加感染HPV概率。

(2) 症状:①阴道流血:早期多为接触性出血;晚期为不规则阴道流血。出血量根据病灶大小、侵及间质内血管情况而不同,若侵蚀大血管可引起大出血。年轻患者也可表现为经期延长、经量增多;老年患者常为绝经后不规则阴道流血。一般外生型癌出血较早,量多;内生型癌出血较晚。②阴道排液:多数患者阴道有白色或血性、稀薄如水样或米泔状、腥臭味排液。晚期患者因癌组织坏死伴感染,可有大量米汤样或脓性恶臭白带。③晚期症状:根据癌灶累及范围出现不同的继发性症状。如尿频、尿急、便秘、下肢肿痛等;癌肿压迫或累及输尿管时,可引起输尿管梗阻、肾盂积水及尿毒症;晚期可有贫血、恶病质等全身衰竭症状。

(3) 体征:原位癌及微小浸润癌可无明显病灶,宫颈光滑或仅为柱状上皮异位,随病情发展可出现不同体征。外生型宫颈可见息肉状、菜花状赘生物,常伴感染,质脆易出血;内生型表现为宫颈肥大、质硬、宫颈管膨大；晚期癌组织坏死脱落，形成溃疡或空洞伴恶臭。阴道壁受累时，可见赘生物生长或阴道壁变硬；宫旁组织受累时，双合诊、三合诊检查可扪及宫颈旁组织增厚、结节状、质硬或形成冰冻盆腔状。

（4）诊断：根据病史、症状和宫颈活组织检查等可以确诊。①宫颈刮片细胞学检查。②宫颈碘试验。③阴道镜检查。④宫颈和宫颈管活组织检查。⑤液基细胞学检测。⑥宫颈锥切术：适用于宫颈刮片检查多次阳性而宫颈活检阴性者；或宫颈活检为原位癌需确诊者。

（5）治疗：采用以手术和放疗为主、化疗为辅的综合治疗方案。

（6）预防：①普及防癌知识，开展性卫生教育，提倡晚婚少育。②重视高危因素及高危人群，有异常症状者及时就医。③积极治疗性传播疾病，早期发现及诊治CIN（宫颈上皮内瘤变），阻断宫颈浸润癌发生。④健全及发挥妇女防癌保健网的作用，开展宫颈癌筛查，做到早发现、早诊断、早治疗。

2. 乳腺癌

（1）乳腺癌的诊断：乳腺癌是女性排名第一的常见恶性肿瘤。美国2011年统计乳腺癌占女性新发恶性肿瘤的30%，排名女性恶性肿瘤发病率第一位。我国北京、上海、天津等大城市的统计显示，乳腺癌同样是我国女性最常见的恶性肿瘤，且发病率呈逐年上升趋势。

乳腺癌发病的年龄分布在东西方国家有所不同，在高发区如北欧、北美等国家，乳腺癌从20岁左右开始出现，在绝经期即45～50岁之前保持快速上升势头，大约年龄每增长10～20岁，发病率上升1倍，绝经期后上升相对缓慢，75～85岁达到最高。而在亚洲等低发地区，乳腺癌的发病率在绝经后会略下降，一般乳腺癌的发病高峰在45～55岁，亚洲人移居西方国家后仍保持这种年龄分布特征。

然而，无论国内还是国外，尽管乳腺癌的发病率居高不下，死亡率却不断下降，其原因不仅得益于女性乳腺癌筛查和早诊制度的建立，更得益于近年来分子生物学技术的不断发展和综合诊疗规范化水平的日益提高。

（2）发病原因：病因尚未完全阐明，但许多研究资料表明，乳腺癌的发生除去出生地的因素外，还与下列因素有关：①内源性或外源性雌激素的长期刺激：雌激素的活性对乳腺癌的发生有重要作用。月经来潮过早（小于12岁）或绝经晚（迟于55岁），未生育，晚育（第一胎在35岁以后）或生育后不哺乳，乳腺癌的发生率较高。②病毒：致癌性RNA病毒可能与乳腺癌相关。③乳腺非典型增生：有乳腺导管和小叶非典型增生者发生乳腺癌的危险性增加。④遗传和家族史：乳腺癌在家族中的多发性也在统计中获得证实。具有乳腺癌家族史（一级直系亲属患乳腺癌）的女性，发生乳腺癌的危险性是一般人群的2～3倍。⑤营养因素：高脂物质摄入过多与乳腺癌的发生有一定的相关性。⑥放射线：接受高水平电离辐射，尤其是因其他疾病使胸部接受过多放射线照射的妇女，发生乳腺癌的危险性增加。

（3）临床表现：①乳房肿块：是乳腺癌最常见的表现。②乳头改变：乳头溢液多为良性改变，但对50岁以上且有单侧乳头溢液者应警惕发生乳腺癌的可能性；乳头凹陷；乳头瘙痒、脱屑、糜烂、溃疡、结痂等湿疹样改变常为乳腺佩吉特病（Paget病）的临床表现。③乳房皮肤及轮廓改变：可形成"酒窝征"；肿瘤细胞堵塞皮下毛细淋巴管，造成皮肤水肿，而毛囊处凹陷形成"橘皮征"；当皮肤广泛受侵时，可在表皮形成多数坚硬小结节或小条索，甚至融合成片，如病变延伸至背部和对侧胸壁可限制呼吸，形成铠甲状癌；炎性乳腺癌会出现乳房明显增大、皮肤充血红肿、局部皮温增高。另外，晚期乳腺癌会出现皮肤破溃，形成癌性溃疡。④淋巴结肿大：同侧腋窝淋巴结可肿大，晚期乳腺癌可向对侧腋窝淋巴结转移引起肿大；另外有些情况下还可触到同侧和（或）对侧锁骨上肿大淋巴结。

（4）检查：①乳腺钼靶：是一种经典的检查手段，是通过专门的钼靶X线摄片以实现检查。目前，国际公认乳腺钼靶X线摄像是最有效的乳腺普查手段。乳腺癌在X线片中的病灶表现形式，常见有较规则或类圆形肿块、不规则或模糊肿块、毛刺肿块、透亮环肿块四类。另外乳腺钼靶对于细小的钙化敏感度较高，能够早期发现一些特征性钙化（如簇状沙粒样钙化等）。②乳腺B超：B超扫描能够鉴别乳腺的囊性与实性病变。乳腺癌B超扫描多表现为形态不规则、内部回声不均匀的低回声肿块，彩色超声可显示肿块内部及周边的血流信号。

（5）自我检查：①直观：脱去上衣，在穿衣镜前看两侧乳房是否对称，皮肤是否光泽，色泽是否正常，皮肤有无凹陷，有无橘皮样改变，有无区域性凹陷（酒窝征），乳头有无糜烂。②触诊：躺在床上，肩部垫高，看有无增厚或肿块，若触及肿块，要确定大小、硬度、是否活动，最后挤压乳头，看是否溢液、溢血。依次检查腋下淋巴结，正常腋下淋巴结是触不到的，自查应每月1次，月经后1周最好。

（6）鉴别诊断：乳腺癌诊断时应与下列疾病鉴别。①乳腺纤维腺瘤：常见于青年妇女，肿瘤大多为圆形或椭圆形，边界清楚，活动度大，发展缓慢。对于40岁以上的女性不要轻易诊断为纤维腺瘤，必须排除恶性肿瘤的可能。②乳腺囊性增生病：多见于中青年女性，特点是乳房胀痛、肿块可呈周期性，与月经周期有关。③浆细胞性乳腺炎：是乳腺组织的无菌性炎症。临床上60%以上呈急性炎症表现，肿块大时皮肤可呈橘皮样改变。40%的患者开始即为慢性炎症，表现为乳晕旁肿块，边界不清，可有皮肤粘连和乳头凹陷。④乳腺结核：是由结核杆菌所致乳腺组织的慢性炎症。好发于中青年女性。病程较长，发展缓慢。局部表现为乳房内肿块，肿块质硬偏韧，部分区域可有囊性感。肿块边界有时不清楚，活动度可受限，可有疼痛，但无周期性。

（7）治疗：提倡"三早"，即早发现、早诊断、早治疗。乳腺癌的治疗手段包括手术治疗、放射治疗、化学治疗、内分泌治疗和分子靶向治疗。

（8）预防和保健：①青春期适度节制脂肪和动物蛋白质的摄入，适当增加体育锻炼，在月经初潮前避免不必要的X线检查。②提倡合理的生育年龄，产后鼓励母乳喂养。③更年期尽量避免使用雌激素，如果为治疗更年期综合征，雌激素应保持最小剂量、最短疗程。④更年期适当增加体育运动，控制饮食，减少体内脂肪过剩，降低雌激素合成。

四、妇女劳动保护

职业健康促进是推动和改善职工健康的综合措施，更是维护职业女性健康的重要保障。在开展女性劳动保健时应遵循以下原则：①认真贯彻国家有关女职工劳动保护和妇女保健的政策、法令，贯彻预防为主的方针。②积极开展相关领域的科学研究，提出的妇女劳动卫生保健措施应具有循证依据。③措施要合理、可行，必须在充分调研的基础上提出有针对性的措施。④有利于保护女职工的合法权益和提高女职工的劳动积极性。

（一）职业有害因素的识别与评价

1.职业有害因素的暴露评估

（1）暴露评估的主要内容：①暴露人群特征分析。②暴露途径、方式等接触条件评估。③暴露水平的评估，测定有害物质实际被机体组织吸收的量（内剂量或生物效应剂量）更能准确地反映接触水平。

（2）常用的暴露评估方法：①职业史评估法。②职业暴露矩阵评估法。③自我接触报告评估法。④专家评估法。⑤测定资料数据库评估法。⑥物理模型评估法等。

2.职业有害因素的危险度评价 危险度评价包括定性评价和定量评价，其主要内容和步骤分为危害性质认定、剂量反应关系评价、接触评估和危险度特征分析四个步骤。在危险度评价的基础上进一步对危险因素进行利弊权衡，并做出决策、制订标准和措施的过程，为危险度管理。危险度评价和危险度管理对于认识有害物质的作用、判断其危害程度、提出防护对策、制订卫生标准、为政府机构提供决策依据及保护劳动者的劳动安全和身体健康有重要作用。

（二）妇女劳动保护的基本原则

妇女劳动保护有两个层面的含义，一是保护妇女的劳动权利；二是保护妇女在职业劳动过程中的安全和健康。国际劳工组织从四个方面明确了妇女劳动保护的含义：①保护母亲，即保护女性作为母亲的功能完好和健康状态，重点强调月经期、孕期、产前产后期和哺乳期的劳动保护。②合理规定女性的工作时间，孕妇、乳母禁止加班等。③禁止女性从事危险有害作业。④男女有同等的就业机会，同工同酬。

1.妇女劳动保护法规 特殊保护是指除了对男女劳动者共同进行的劳动保护外，根据女性的生理特点，对女性在职业劳动过程中予以特殊的保护，其目的在于保护女职工的身心健康及其子女的健康发育和成长，提高人口素质。

2.妇女劳动保护的对策 由于女性有特殊的生理特点，在参加职业活动时，应就其工种安排进行必要的管理。在分配工作时，应根据保护妇女健康的基本原则，充分考虑女性的身体状况，安排适当的工作。

（1）依据职业工作要求安排妇女劳动：在现有的职业范畴中有以下几类工种：①男女均可从事的工作，占现有工作的绝大多数。②女性不宜从事的作业，如井下作业、高空作业、有发生恶性意外事故危险的作业，过重的体力劳动等。③女性可以从事的作业，但在月经期、孕期、哺乳期暂时不宜从事的工作。④健康妇女可以从事的工作，但患有某些妇科疾病的妇女不宜从事的工种或作业，如有慢性盆腔炎、功能性子宫出血、痛经的女性，不宜从事全身振动的作业等。

（2）合理安排妇女劳动的基本原则：①根据女性的解剖和生理特点，安排适合女性体力负担的工作，避免或限制超出女性生理负荷的过重体力劳动。②对妇女的生殖能力，包括受孕力、妊娠、分娩、哺乳和胎儿发育有不良影响的工作，应列为有生育需求女性的禁忌工种。③育龄女性禁止参加接触可疑致畸、致突变或具有生殖发育毒性作用的物质的工作。④避免安排女性从事作业环境或作业本身对妇女健康具有较大危害的工作。

（三）职业女性劳动保护的措施

1. 改善劳动条件，加强预防措施　①改革生产工艺。②增加卫生防护措施。③改善个人防护。④重视生产环境监测，企业及卫生监督部门应对生产环境中的职业有害因素进行定期检测和监督，建立预警和通报制度，提高监测结果的透明度。⑤提供综合的卫生保健。

2. 加强女性特殊生理期劳动保健　职业女性保健是妇女保健的重要组成部分，其特点是在一般妇女保健工作的基础上，结合职业女性的工作特点开展妇女劳动保健。

（1）月经期的劳动保健：①在女职工中积极宣传普及月经期卫生知识，如禁止性生活、勤换卫生护垫、注意外阴清洁、避免盆浴、注意保暖和休息等。②月经期保健的关键在于预防感染，经血的逆行感染可导致急性子宫内膜炎和子宫肌炎、急性输卵管炎、急性盆腔腹膜炎等盆腔炎性疾病。③对患有重度痛经及月经过多的女职工，应给予1~2天休假。④女职工在经期禁忌从事的劳动有冷水作业、低温作业、高强度体力劳动作业、高处作业等。

（2）孕前期劳动保健：孕前期保健的目的是预防有害因素对性腺的损伤。对女职工的孕前保健工作包括：①积极开展优生优育的宣传和咨询。②对女职工进行妊娠知识的健康教育，鼓励女职工在月经超期时主动接受检查。③已婚待孕女职工应脱离职业有害因素暴露3~6个月后再考虑怀孕。④患有射线病慢性职业中毒或近期内曾有过急性中毒史的女职工暂时不宜怀孕，须经治疗痊愈后再怀孕。⑤目前或既往从事铅作业的女工，即使没有铅中毒的表现，也应做驱铅试验或驱铅治疗后再决定可否受孕。⑥对接触某些可能具有性腺毒性作用的物质后，曾有过两次自然流产史又有生育要求的女职工，应建议其暂时脱离有毒作业。

（3）孕期劳动保健：包括孕早期、孕中期、孕晚期的劳动保健。

1）孕早期的劳动保健：①及早发现妊娠，尽快脱离职业有害物质暴露，若已经暴露在有害环境中，应认真评估致畸风险。②予以营养指导，注意个人卫生。③对妊娠女职工进行系统的医学观察。对早孕反应比较严重的女职工给予适当照顾，如减少工作时间、必要时适当休假。

2）孕中期的劳动保健：①定期进行产前检查：除常规的产前检查、内科检查外，还应针对怀孕女职工所接触的有害因素进行职业病学检查。例如，接触铅的女工进行血铅及尿铅检查，接触苯的女工应重点进行血液系统检查。②进行孕期保健指导：加强孕期营养指导，特别是对接触有毒化学物质的孕妇应注意补充蛋白质、钙及多种维生素，纠正贫血等。③重点排除胎儿畸形，早期发现和诊断妊娠合并症和并发症。

3）孕晚期的劳动保健：①孕晚期应适当减轻劳动量，增加休息时间。对从事较重体力劳动、立位作业、工作中需频繁弯腰、攀高的女工应调换轻工种。从事立位作业的女职工，如售货员、理发员等可设休息座位。②对接触可疑具有发育毒性物质的妊娠女工，应按高危妊娠进行管理。③预防早产：某些职业有害因素可导致早产危险增高，如重体力劳动和负重作业，应及早采取预防保健措施。④避免加班加点，不安排夜班工作。

4）女职工在孕期禁忌从事的劳动：①作业场所空气中铅及其化合物、汞及其化合物、苯、镉、铍、砷、氰化物、氮氧化物、一氧化碳、二硫化碳、氯、己内酰胺、氯丁二烯、氯乙烯、环氧乙烷、苯胺及甲醛等有毒物质浓度超过国家职业卫生标准的作业。②从事抗癌药物、己烯雌酚生产，接触麻醉剂气体等的作业。③非密封源放射性物质的操作，核事故与放射事故的应急处置。④高处作业分级标准中规定的高处作业。⑤冷水作业分级标准中规定的冷水作业。⑥低温作业分级标准中规定的低温作业。⑦高温作业分级标准中规定的第三级、第四级的作业。⑧噪声作业分级标准中规定的第三级、第四级的作业。⑨体力劳动强度分级标准中规定的第三级、第四级体力劳动强度的作业。⑩在密闭空间、高压室作业或者潜水作业，伴有强烈振动的作业，或者需要频繁弯腰、攀高、下跑的作业。

(4) 哺乳期的劳动保健：需注意以下几点。

1）为保证乳汁不受有毒化学物质污染，必要时应为乳母提供乳汁中有毒有害物质浓度检测。

2）不得延长劳动时间，一般不得安排其从事夜班劳动。

3）合理安排子女不满1周岁的女职工的哺乳时间，支持母乳喂养。

4）女职工在哺乳期禁忌从事的劳动：①孕期禁忌从事的劳动的第一项、第三项、第九项。②作业场所空气中锰、氟、溴、甲醇、有机磷化合物、有机氯化合物等有毒物质浓度超过国家职业卫生标准的作业。

5）为了保证充足的母乳，乳母还须注意自身的营养，禁忌吸烟和饮酒，同时应避免精神紧张，不宜过劳。

(5) 更年期的劳动保健：①注重劳逸结合，开展健康教育，使更年期妇女保持乐观的态度。②对更年期综合征症状严重的女职工适当减轻工作。③对接触有毒物质和噪声的女职工，如更年期综合征症状重而治疗无效时，可考虑暂时调离有毒有害作业。

(6) 定期开展妇女常见疾病查治工作：对职业女性应特别关注其生殖健康，要定期开展妇女常见疾病的查治工作。对于危害女性健康的常见疾病，如生殖道感染、子宫炎、盆腔炎、子宫肌瘤、子宫颈癌、乳腺癌等展开筛查，早期发现、早期诊断、早期治疗。

对重点厂矿企业，除定期开展妇女常见疾病防治工作外，还应开展有毒有害物质暴露水平的监测，对于出现影响生殖健康的问题，应早发现、早诊断、早干预、早治疗。

此外，还应注意患有某些妇科疾病的妇女不宜从事的工作。例如患有子宫位置不正、慢性附件炎的人不宜从事负重作业；患有月经异常的人不宜从事接触铅、苯、汞及其他干扰女性生殖内分泌功能的工作。

（四）开展妇女职业保健的科学研究

世界卫生组织劳动妇女职业卫生专家委员会提出，今后对妇女劳动卫生的研究重点应包括以下几个方面。

1. 研究妇女在双重负担中的能量消耗、全身振动对妇女健康的影响、妇女对高温的易感性、体位和静力负荷对下肢血管的影响，以及人类功效学等。

2. 研究社会、经济、心理因素对职业女性的影响。关注社会支持对于促进职业女性健康的作用。

3. 研究男女之间性别差异对职业有害因素的易感性，特别是生殖与发育毒性研究，逐步明确职业有害因素对于男女性别的暴露阈值。

4. 研究多种职业有害因素的联合作用，建立针对人体接触多种因素时的测试系统以及建立更灵敏的测试方法。

5. 研究父母职业有害因素暴露对子代健康的长远影响，探讨更有效的保护后代的措施。此外，也急需研究职业暴露对人类生殖功能的影响。

本章小结

妇女保健工作是我国卫生保健事业的重要组成部分。本章对妇女保健工作的目的、意义和方法，妇女保健工作的组织机构，以及妇女保健工作内容进行了详细的阐述。妇女保健工作内容主要包括妇女各期保健、计划生育指导、常见妇女疾病及恶性肿瘤的普查普治、妇女劳动保护等。期望强化妇女的法律意识，保护和促进妇女的身心健康，提高人口素质。

第十九章
不孕症妇女的护理

章前引言

不孕症是一组由多种病因导致的生育障碍状态，是育龄夫妇的生殖健康不良事件。不孕症虽然不是致命性疾病，但可能造成家庭不和及妇女个人心理创伤，也成为影响男女双方身心健康的医学和社会问题。近几十年的临床实践中，体外受精和其他辅助生殖技术的应用为不孕症的成功治疗提供了更多的可能，帮助许多不孕夫妇获得后代，但因技术本身存在一些伦理和法律问题，需要严格管理和规范。

学习目标

1. 识记不孕症的定义、分类和病因。
2. 运用所学知识对不孕症夫妇进行护理评估。
3. 运用所学知识对不孕症妇女进行护理及健康教育。

思政目标

通过本章的学习，培养学生具备对不孕症妇女的全面护理能力，引导他们认识到在妇女生殖健康领域的工作既需要科技支持，也需要人文关怀，使学生具备批判性思维，能够综合运用护理知识与人文关怀，为不孕症妇女提供专业、温暖的护理服务，促进家庭幸福和社会稳定。

案例导入

护士对一名32岁、原发不孕、继发性闭经的妇女进行体外受精与胚胎移植的评估，其配偶精液分析正常。

思考题

1. 护士应建议该女性做哪些检查？
2. 如实施体外受精-胚胎移植，应告知该女性哪些信息？
3. 在治疗的各个周期，护士应对该女性提供哪些护理措施？

第一节 不孕症

女性无避孕性生活至少12个月而未受孕，称为不孕症（infertility）。在男性则称为不育症。不孕症可分为原发性和继发性两类，其中从未妊娠者称为原发不孕，有过妊娠而后不孕者称为继发不孕。按照不孕是否可以纠正又分为绝对不孕和相对不孕。夫妇一方有先天或后天解剖生理方面的缺陷，无法纠正而不能妊娠者称为绝对不孕；夫妇一方因某种因素阻碍受孕，导致暂时不孕，一旦得到纠正仍能受孕者称为相对不孕。不孕症发病率因国家、种族和地区不同存在差别，我国不孕症的发病率为7%~10%。

一、病因

阻碍受孕的因素包括女方、男方、男女双方和不明原因。据多项流行病学调查，不孕属女性因素占40%~55%，属男性因素占25%~40%，属男女双方共同因素占20%~30%，不明原因的约占10%。

（一）女性不孕因素

受孕是一个复杂的生理过程，必须具备下列条件：①卵巢排出正常的卵子。②精液正常并含有正常的精子。③卵子和精子能够在输卵管内相遇并结合成为受精卵，受精卵顺利地被输送进入子宫腔。④子宫内膜已充分准备，适合于受精卵着床。这些环节中有任何一项不正常便能阻碍受孕。所以导致女性不孕的因素包括输卵管因素、卵巢因素、子宫因素、宫颈因素和阴道因素。

1.输卵管因素　是不孕症最常见的因素。输卵管具有运送精子、摄取卵子和将受精卵送进宫腔的作用，任何影响输卵管功能的病变都可导致不孕，如输卵管粘连、堵塞（如衣原体、淋球菌、结核菌等引起的感染，阑尾炎或产后、术后所引起的继发感染）、子宫内膜异位症（异位内膜种植于输卵管）、先天性发育不良（如输卵管肌层菲薄、纤细）、纤毛运动及管壁蠕动功能丧失等。

2.卵巢因素　包括排卵因素和内分泌因素。对月经周期紊乱、年龄≥35岁、卵巢窦状卵泡计数持续减少、长期不明原因不孕的夫妇，首先要考虑排卵障碍的病因。无排卵是最严重的一种导致不孕的原因。引起卵巢功能紊乱导致持续不排卵的因素如下。

（1）卵巢病变，如先天性卵巢发育不全、多囊卵巢综合征、卵巢功能早衰、功能性卵巢肿瘤、卵巢子宫内膜异位囊肿等。

（2）下丘脑-垂体-卵巢轴功能紊乱，包括下丘脑性无排卵、垂体功能障碍、希恩综合征引起无排卵。

（3）全身性因素，如营养不良、压力、肥胖、甲状腺功能亢进、肾上腺功能异常、药物不良反应等影响卵巢功能导致不排卵。

有些排卵障碍的病因是持久存在的，有的则是动态变化的，不能作为唯一的、绝对的和持久的病因进行界定。

3.子宫因素　子宫具有储存和输送精子、孕卵着床及孕育胎儿的功能。子宫先天性畸形及子宫黏膜下肌瘤可造成不孕或孕后流产，子宫内膜分泌反应不良（病因可能在卵巢）、子宫内膜炎等影响精子通过，也可造成不孕；子宫内膜异位症的典型症状为盆腔痛和不孕，与不孕的确切关系和机制目前尚不完全清楚。

4.宫颈因素　宫颈管是精子上行的通道，其解剖结构和宫颈黏液的分泌性状与生育存在着密切关系，直接影响精子上游进入宫腔。宫颈狭窄或先天性宫颈发育异常可影响精子进入宫腔。宫颈感染可以改变宫颈黏液量和性状，影响精子活力和进入宫腔的数量。慢性宫颈炎时宫颈黏液变稠，含有大量白细胞，不利于精子的活动和穿透，可影响受孕。

5.外阴和阴道因素　处女膜发育异常、阴道部分或者完全闭锁、阴道受机械性损伤后发生瘢痕狭窄等均可影响正常性生活，阻碍精子进入宫颈口。严重阴道炎时，阴道pH发生改变，引起大量微生物和白细胞增生，降低精子的活力，缩短其存活时间甚至吞噬精子而影响受孕。

（二）男性不育因素

导致男性不育的因素主要有生精障碍和输精障碍。

1.精子生成障碍　精索静脉曲张、睾丸炎症、严重的生殖道感染均可破坏正常的生精过程；隐睾、睾丸发育不良、下丘脑-垂体-睾丸轴的功能紊乱，或者体内分泌系统如甲状腺疾病、肾上腺疾病，或者糖尿病等亦可以影响精子发育过程；理化因素如致癌、致突变物质、放化疗、慢性酒精中毒等也可以造成精子减少甚至无精子。

2.精子运送障碍　精子运送通道异常包括先天性双侧输精管缺如、精囊缺如等，男性生殖系统外伤和手术损伤也可引起精子运送障碍；功能性病变如阳痿、逆行射精、不射精等性功能异常引起的精子排出障碍也是男性不育的常见因素。

3.精子异常　精子本身不具备受精能力，如精子顶体蛋白酶缺乏等不能穿破卵子放射冠和透明带，则不能引起卵子受精。

（三）男女双方因素

1.缺乏性生活的基本知识　男女双方都缺乏性生活的基本知识，夫妇双方因为不了解生殖系统的解剖和生理结构而导致不正确的性生活。

2.精神因素　夫妇双方过分盼望妊娠，性生活紧张而出现心理压力。此外，工作压力、经济负担、家人患病、抑郁、疲乏等都可以导致不孕。

3.免疫因素　精子、精浆、透明带和卵巢这些生殖系统抗原均可产生自身免疫或同种免疫，产生相应的抗体，阻碍精子和卵子的结合导致不孕。有三种免疫情况会影响受孕。

（1）精子免疫：精子有大量特异性表达的精子抗原，可以引起男性的自身免疫反应，也可以引起女性的同种免疫反应。

1）自身免疫：睾丸是人体的免疫豁免器官之一，由于睾丸局部血生精小管屏障的存在，因此任何原因的血生精小管屏障的破坏如输精管损伤、睾丸附睾炎症等，都将导致精子的特异性抗原接触循环系统的免疫细胞产生抗精子抗体，结合于精子膜表面的抗精子抗体可引起精子的凝集现象，并影响精子的运动和受精功能。

2）同种免疫：宫颈上皮细胞能产生分泌型IgA、IgG和极少量的IgM，当女性生殖道黏膜炎症破损或精浆中的免疫抑制物受到破坏时，精子和精浆中的抗原物质会引起女方的同种免疫反应，宫颈上皮细胞产生致敏的分泌型IgA、IgG，与精子结合后被覆在精子表面，使精子制动，难以进入宫腔；而IgG可起补体固定作用，发挥直接细胞毒作用，使精子发生凝集。

（2）女性体液免疫异常：女性体内可产生抗透明带抗体，改变透明带的性状或阻止受精乃至植入过程，从而导致不孕。抗心磷脂抗体可引起种植部位小血管内血栓形成，导致胚胎种植失败。

（3）子宫内膜局部细胞免疫异常：子宫内膜局部存在大量的免疫细胞，它们在胚胎种植中发挥帮助绒毛实现免疫逃逸和绒毛周围组织的溶细胞作用，有利于胚胎种植。因此，子宫内膜局部的免疫细胞如NK细胞、T细胞和B细胞的功能异常都可能导致种植失败和不孕。

（四）不明原因不孕

指经过不孕症的详细检查，依靠现今检查方法尚不能发现明确病因的不孕症，约占总不孕人群的10%。

二、处理原则

应加强体育锻炼、增强体质、增进健康、保持良好乐观的生活态度，戒烟戒酒，养成良好的生活习惯。适当增加性知识，了解自己的排卵规律，性交频率适中，以增加受孕机会。同时要考虑到年龄是不孕的重要因素之一，选择恰当的治疗方案时应充分估计女性卵巢的生理年龄、治疗方案的合理性和有效性。有明确病因者应针对不孕症的病因进行治疗。女性不孕症的治疗技术主要包括重建输卵管正常解剖关系、促使卵细胞发育成熟、治疗排卵障碍，必要时根据具体情况采用辅助生殖技术。

三、护理评估

对不孕夫妇的检查和判定，应将不孕夫妇作为一个生殖整体来考虑，询问病史、身体评估、相关检查等步骤必不可少。

（一）健康史

询问健康史应从家庭、社会、性生殖等方面全面评估既往史和现病史。男女双方健康史都应该进行询问。

1. 男方　男方健康史中包括询问不育时间、性生活史、性交频率和时间，有无勃起和（或）射精障碍，近期不育相关检查和治疗经过，既往发育史包括有无影响生育的疾病史及外生殖器外伤史、手术史，如睾丸炎、腮腺炎、前列腺炎、结核病等，手术史包括疝修补术、输精管切除术等病史。了解个人生活习惯、嗜好、职业、生活环境及环境暴露史。

2. 女方　女方健康史询问包括年龄、生长发育史、青春发育史、生育史、同居时间、性生活状况、避孕状况、家族史（有无出生缺陷及流产史）、手术史、婚外性生活史及既往史。详细询问不孕年限、盆腹腔痛、怕热、畏寒、白带异常、盆腔炎、近期心理、情绪、进食、运动量、泌乳、多毛、痤疮、体重改变等。重点是月经史（初潮、经期、周期、经量及有无变化、痛经及严重程度等）、生殖器官炎症史（盆腔炎、宫颈炎、阴道炎）及慢性疾病史。对继发不孕者，应了解以往流产或分娩情况，有无感染史等。了解个人生活习惯、嗜好、职业、生活环境及环境暴露史。

3. 男女双方　男女双方的相关资料包括结婚年龄、婚育史、是否两地分居、性生活情况（性交频率、采用过的避孕措施、有无性交困难）、烟酒嗜好等。家族史要询问家族中有无出生缺陷。

（二）身体评估

夫妇双方应进行全身检查以排除全身性疾病。男方检查应重点检查外生殖器，注意发育情况、是否存在炎症、有无畸形或瘢痕等。女方检查应注意检查生殖器和第二性征发育，身高、体重、生长发育、有无多毛或溢乳等；必要时行胸片检查排除结核，行MRI检查排除垂体病变等。妇科检查包括处女膜的检查，有无处女膜过厚或较坚韧，有无阴道痉挛，有无横膈、纵隔、瘢痕或狭窄，子宫颈或子宫有无异常，子宫附件有无压痛、增厚或肿块。

1. 男方检查　除全身检查外，重点应检查外生殖器有无畸形或病变，包括阴茎、阴囊、前列腺的大小和形状等。精液常规检查必不可少。初诊时男方一般要进行2~3次精液检查，以获取基线资料。检查项目根据精液检测手册（WHO，2021，第6版）进行。

2. 女方检查　包括体格检查和不孕特殊检查。

（1）体格检查：体格及营养状况检查，包括身高、体重、体脂分布、乳房及甲状腺情况等；注意有无雄激素过多体征（多毛、痤疮、黑棘皮病等）；妇科检查包括外阴发育、阴毛分布、阴道和宫颈异常排液和分泌物，子宫大小、形状、位置和活动度，附件是否有包块和压痛，子宫直肠凹处有无包块、触痛和结节，盆腔和腹壁有无压痛和反跳痛，盆腔有无包块等。

（2）不孕特殊检查：包括以下几个方面。

1）卵巢功能检查：方法包括基础体温测定、子宫黏液评分、血清内分泌激素检测、B超监测卵泡发育、月经来潮前子宫内膜活组织检查。女性激素测定包括血清FSH、LH、E_2、P、T、PRL等检查，了解卵巢有无排卵及黄体功能状态。

2）输卵管功能检查：常用的方法有子宫输卵管通液术、子宫输卵管碘油造影、B超下输卵管过氧化氢溶液通液术、腹腔镜直视下输卵管通液（亚甲蓝液）等，有条件者也可采用输卵管镜了解输卵管通畅情况。输卵管通液术是一种简便价廉的方法，但准确性不高。新型的光纤显微输卵管镜能直视整条输卵管是否有解剖结构的改变，黏膜是否有粘连和损坏，并可进行活检及粘连分离等，能显著改善输卵管性不孕的诊治。

3）宫腔镜检查：了解子宫内膜形态、色泽和厚度，双侧输卵管开口，是否有宫腔粘连、子宫畸形、内膜息肉、黏膜下肌瘤等病变。联合腹腔镜时可分别在输卵管内口插管，注射染料（亚甲蓝），以判别输卵管的通畅度。

4）腹腔镜检查：可与腹腔镜手术同时进行。行腹腔镜检查以进一步了解盆腔情况，直接观察子宫、输卵管、卵巢有无病变或粘连，并可结合输卵管通液术，直视下确定输卵管的形态、是否通畅及周围有无粘连，必要时在病变处取活检。

5）性交后精子穿透力试验：上述检查未见异常时进行性交后试验（postcoital test, PCT）。根据基础体温表选择在预测的排卵期进行。在试验前3日禁止性交，避免阴道用药或冲洗。在性交后2~8小时内就诊，取阴道后穹隆液检查有无活动精子，验证性交是否成功，再取宫颈黏液观察，每高倍视野有20个活动精子为正常。

6）生殖免疫检查：判断免疫性不孕的因素是男方的自身抗体因素还是女方的抗精子抗体因素。包括精子抗原、抗精子抗体、抗子宫内膜抗体的检查，有条件者可进一步做体液免疫学检查，包括CD50、IgG、IgA、IgM等。

（三）心理-社会评估

在中国，由于受儒家思想的长期影响，不孕症直接影响家庭和社会的稳定。生育被看作是妇女基本的社会职能之一，具有生育和养育能力是女性成功的标志之一，是自我价值的具体体现。相反，不孕的诊断及其治疗给女性带来了生理和心理上的不安。生理方面的不适包括激素治疗、试管婴儿等干预措施。同时，不孕夫妇在希望和失望之中反复受到波折而影响心理健康。与男性比较而言，女性更容易出现心理问题，严重者可导致自我形象紊乱和自尊紊乱。需要仔细评估不孕夫妇双方的心理反应，有时需要夫妇一起完成评估，有时要根据情况单独对不孕夫妇进行评估。

不孕症的影响涉及心理、生理、社会和经济等方面，具体如下。

1. 心理影响　一旦妇女被确认患有不孕症，立刻出现一种"不孕危机"的情绪状态。曼宁（Menning）曾将不孕妇女的心理反应描述为震惊、否认、愤怒、内疚、孤独、悲伤和解脱。

（1）震惊：因为生育能力被认为是女性的自然职能，所以对不孕症诊断的第一反应是震惊。以前使用过避孕措施的女性对此诊断感到惊讶，对自己的生活向来具有控制感的女性也会明显表示出她们的惊讶。

（2）否认：这也是不孕妇女经常出现的一种心理反应，特别是被确诊为不可治疗性不孕症之后妇女的强烈反应。如果否认持续时间过久，将会影响到妇女的心理健康，因此尽量帮助妇女缩短此期反应。

（3）愤怒：在得到可疑的临床和实验结果时，愤怒可能直接向配偶发泄。尤其在经历一系列的不孕症检查而未得出异常的诊断结果之后，会出现愤怒的心理反应，检查过程中的挫折感、失望感和困窘感会同时爆发。

（4）内疚和孤独：缺少社会支持者常常出现的一种心理反应。有时内疚感也可能来源于既往的婚前性行为、婚外性行为、使用过避孕措施或流产。仅仅为了不让自己陷入不孕的痛苦心理状态，不孕妇女往往不再与有了孩子的朋友、亲戚交往，与男性相比，女性更多时候是个人忍受内疚和孤独。这种心理可能导致夫妇缺乏交流、降低性生活的快乐，造成婚姻的压力和紧张。

（5）悲伤：诊断确定之后妇女的一种明显的反应。悲伤源于生活中的丧失，如丧失孩子、丧失生育能力等。

（6）解脱：解脱并不代表对不孕的接受，而是在检查和治疗过程当中反复忙碌以求结果。此阶段会出现一些负性的心理状态如挫败、愤怒、自我概念低下、紧张、疲乏、强迫行为、焦虑、歇斯底里、恐惧、抑郁、失望和绝望。

漫长而繁杂的不孕症的诊断检查极大地影响了妇女的生活，包括生理、精神、工作等。许多不孕症的诊断检查往往是介入性的，既引起女性的不适又花费很多的时间，所以在此期间妇女往往出现抑郁、丧失自尊、丧失性快感、丧失自信、丧失希望。

2. 生理影响　生理的影响多来源于激素治疗和辅助生殖技术治疗过程。即使不孕的原因在于男性，但大多数的介入性治疗方案（比如试管婴儿）仍由女性承担，女性不断经历着检查、服药、手术等既费时又痛苦的过程。

3.社会和宗教的影响　社会和宗教将不孕的责任更多的归结为女性，而不论医学最后确诊不孕的因素是否在于男方，更有一些宗教因素使人们认为婚姻的目的就在于传宗接代。

4.经济影响　不孕妇女不断寻求检查和治疗，此过程对妇女在生理、情感和经济方面造成很大的压力和不良影响。

四、常见护理诊断/问题

1.知识缺乏　缺乏解剖知识和性生殖知识；缺乏性技巧。

2.有长期低自尊的危险　与不孕症诊治过程中繁杂的检查、无效的治疗有关。

五、护理目标

1.妇女可以表达对不孕的感受，评价其治疗效果。

2.妇女能够寻找自我控制的方法。

3.妇女可以正确评价自我能力。

六、护理措施

1.向妇女解释诊断性检查可能引起的不适　子宫输卵管碘油造影可能引起腹部痉挛感，术后持续1～2小时，随后可以在当日或第2日返回工作岗位而不留后遗症。腹腔镜手术后1～2小时可能感到一侧或双侧肩部疼痛，可遵医嘱给予可待因或可待因类药物以止痛。子宫内膜活检后可能引起下腹部的不适感如痉挛、阴道流血。若宫颈管有炎症，黏液黏稠并有白细胞时会影响性交后试验的效果。

2.指导妇女服药　如果妇女服用克罗米酚类促排卵药物，护士应告知此类药物的不良反应。较多见的不良反应如经间期下腹一侧疼痛、卵巢囊肿、血管收缩征兆（如潮热），少见的不良反应如乏力、头昏、抑郁、恶心、呕吐、食欲增加、体重增加、风疹、皮疹、过敏性皮炎、复视、畏光、视力下降、多胎妊娠、自然流产、乳房不适及可逆性的脱发等。采取的护理措施包括：①教会妇女在月经周期遵医嘱正确按时服药。②说明药物的作用及不良反应。③提醒妇女及时报告药物的不良反应如潮热、恶心、呕吐、头疼。④指导妇女在发生妊娠后立即停药。

3.注重心理护理　不孕症对于不孕夫妇来说是一个生活危机，将经历一系列的心理反应，护士应对夫妇双方提供护理，可以单独进行以保证隐私，也可以夫妇双方同时进行。不孕的时间越长，夫妇对生活的控制感越差，因此应采取心理护理措施帮助他们尽快度过悲伤期。不孕的压力可以引起一些不良的心理反应如焦虑和抑郁，又将进一步影响成功妊娠的概率，因此护士必须教会妇女进行放松，如练习瑜伽、调整认知、改进表达情绪的方式方法等。当多种治疗措施的效果不佳时，护士需帮助夫妇正面面对治疗结果，帮助他们选择停止治疗或选择继续治疗，不论不孕夫妇做出何种选择，护士都应给予尊重并提供支持。

4.教会妇女提高妊娠的技巧 护士应教给妇女一些提高妊娠率的方法：①保持健康状态，如注重营养、减轻压力、增强体质，纠正营养不良和贫血，戒烟、戒毒、不酗酒。②与伴侣进行沟通，谈论自己的希望和感受。③不要把性生活单纯看作是为了妊娠而进行。④在性交前、中、后勿使用阴道润滑剂或进行阴道灌洗。⑤不要在性交后立即如厕，而应该卧床，并抬高臀部，持续20～30分钟，以使精子进入宫颈。⑥掌握性知识，学会预测排卵，选择适当日期性交，性交次数适宜，在排卵期增加性交次数。

5.协助选择人工辅助生殖技术 在不孕症诊治过程中，妇女往往会考虑治疗方案的选择，医护人员要帮助不孕夫妇了解各种辅助生殖技术的优缺点及适应证，以便合理决策。例如，配子输卵管内移植（GIFT）、体外受精与胚胎移植（IVF-ET）等都具有较高的妊娠率，但GIFT可导致异位妊娠的发生率升高，并且几乎所有的辅助生殖技术都可能引起多胎妊娠，成为高危妊娠，引起早产、胎盘功能低下等不良妊娠结局。

许多因素会影响不孕夫妻的决定：①社会、文化、宗教信仰因素。②治疗的困难程度，包括危险性、不适感等，可涉及生理、心理、地理、时间等方面。③妇女的年龄可影响成功率。④经济问题：昂贵的治疗费用使不孕家庭面临经济困窘而影响辅助生殖技术的选择。

6.帮助夫妇进行交流 可以使用一些沟通交流的技巧如倾听、鼓励等方法帮助妇女表达自己的心理感受，即使有时她们的感受可能与护士想象的完全不同，护士也应予以接受，不要用简单的对或错来评价妇女的情感。同时，鼓励男方讨论他们与女性不同的心理感受，向男方解释妇女面对不孕可能比男性承受更多的压力，如果沟通不畅可能导致误解。

7.提高妇女的自我控制感 了解不孕妇女过去处理压力的有效方法，可以把这些措施应用于对待不孕带来的压力。指导妇女采用放松的方式如适当的锻炼、加强营养、提出疑惑等减轻压力，获得自我控制感。

8.降低妇女的孤独感 因为与有孩子的女性打交道常常引起不孕妇女的痛苦，因而不孕妇女常常远离朋友和家人而缺乏社会及家庭的支持。护士应帮助不孕妇女与她们的重要家人进行沟通，提高自我评价。

9.提高妇女的自我形象 每一个人对生育的重要性评价都不同，男性和女性比较也有差异。鼓励妇女维持良性的社会活动如运动、义工，如果妇女存在影响治疗效果的行为也应及时提醒，如节食。

10.正视不孕症治疗的结局 不孕症治疗可能的三种结局：①治疗失败，妊娠丧失，如果妊娠丧失是因为异位妊娠，妇女往往感到失去了一侧输卵管，此时妇女悲伤和疼痛的感触较多。②治疗成功，发生妊娠，此时期她们的焦虑并没有减少，常常担心在分娩前出现不测，即使娩出健康的新生儿，她们仍需要他人帮助自己确认事实的真实性。③治疗失败，停止治疗，一些不孕夫妇因为经济、年龄、心理压力等因素放弃治疗，可能会领养一个孩子。护士应对她们的选择给予支持。

七、结果评价

1. 不孕夫妇表示获得了正确的有关不孕的信息。
2. 不孕夫妇显示出具有良性的对待不孕症的态度。
3. 妇女表达出自己对不孕的感受，包括正性或负性的。

第二节　辅助生殖技术及护理

辅助生殖技术（assisted reproductive techniques，ART）也称为医学助孕，指在体外对配子和胚胎采用显微操作技术，帮助不孕夫妇受孕的一组方法。然而，由ART带来的技术本身及社会、伦理、道德、法律等诸多问题也日益突出，其应用的安全性值得深入探讨。

一、辅助生殖技术

辅助生殖技术是指采用医疗辅助手段使不育夫妇妊娠的技术，包括人工授精、体外受精和胚胎移植、配子输卵管移植，以及在这些技术基础上演进的各种新技术。体外受精和胚胎移植及其衍生技术主要包括体外受精-胚胎移植（IVF-ET）、配子或合子输卵管内移植（GIFT或ZIFT）、卵胞质内单精子显微注射（ICSI）、胚胎冻融（CET/FET）、植入前胚胎遗传学诊断（PGD）等。

（一）人工授精

人工授精是指用人工方式将精液注入女性体内以取代性交途径使其妊娠的一种方法。在器皿内培养后，加入经技术处理的精子，待卵子受精后继续培养，到形成早期胚胎时再转移到子宫内着床，发育成胎儿直至分娩。根据精液来源不同，分为丈夫精液人工授精（AIH）和供精人工授精（AID）。

实施AID治疗时，供精者须选择身体健康，智力发育好，无遗传病家族史的青壮年。还须排除染色体变异、乙肝、丙肝、淋病、梅毒，尤其是艾滋病（HIV）。血型要与受者丈夫相同。供精精子应冷冻6个月，复查HIV阴性方可使用。因HIV的感染有6个月左右的潜伏期，此时诊断不易确定，所以供精精子一般应从精子库获取。不论实施AIH还是AID治疗，受精前精子都须进行优选诱导获能处理，这对宫腔内授精或体外授精，更是一项重要的常规技术。其作用是去除含有抑制与影响受精成分的精浆，激活诱导精子获能。自然受精中，精子是在穿过宫颈粘液及在输卵管内停留等候卵子的过程中实现上述变化的。临床处理则采用离子洗涤与用成分相似于输卵管液的授精培养液培养相结合的方法完成，具体有精子上游法和Percoll梯度离心法。前法较简单，但精子回收率低，少精、弱精者宜用后法。授精时间应根据术前对女方的排卵监测、选在排卵前48小时至排卵后12小时之间进行。授精部位常用的是将精子注入宫颈，或在严格无菌措施下注入宫腔。

1. 人工授精的适应证

（1）男性原因的适应证：①尿道下裂。②逆行射精。③勃起障碍。④无精症。⑤少精症。⑥弱精症。⑦精液不液化症。

（2）女性原因的适应证：①阴道痉挛。②宫颈细小。③宫颈黏液异常。④性交后适应欠佳等。

（3）双方原因的适应证：有一些特殊情况，如免疫学原因的不孕，夫妇双方均是同一种常染色体隐性遗传病的杂合体或男性患常染色体显性遗传病，也可用人工授精的方法。

对于轻度的不孕症疾病，如轻度的精子活动力差，夫妻体内抗精子抗体的自身免疫病，患有宫颈方面的疾病，施以人工授精治疗每次有50%的怀孕率。即使患有严重的男性精子稀少症或无精症，患者通过精子显微注射术也有生儿育女的机会。

2. 人工授精的禁忌证

（1）双方或一方患有生殖泌尿系统疾病或尖锐湿疣、梅毒、艾滋病等性传播疾病。

（2）患有严重的遗传、精神疾病。

（3）一方有吸毒史。

（4）一方接触致畸量的射线、毒物、药品并处于作用期。

（5）其他不适宜情况。

（二）体外受精和胚胎移植（试管婴儿）

该技术是将从母体取出的卵子置于培养皿内，加入经优选诱导获能处理的精子，使卵子在体外受精，发育成前期胚胎后移植回母体子宫内，经妊娠后分娩婴儿（图19-1）。由于胚胎最初2天在试管内发育，所以又叫试管婴儿技术。

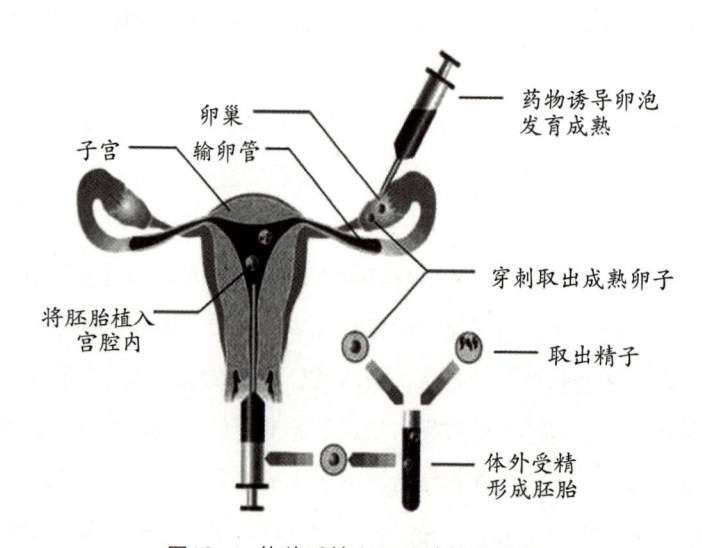

图19-1 体外受精和胚胎移植术式图

1. 适应证

（1）输卵管堵塞：无论是炎症、结核或子宫内膜异位症导致的输卵管梗阻或蠕动能力差，先天性的输卵管缺如，还是宫外孕等原因导致的输卵管切除，均使精子和卵子无法相遇，都是试管婴儿的适应证。

（2）子宫内膜异位伴盆腔内粘连或输卵管异常，使精子在盆腔内被巨噬细胞吞噬。

（3）输卵管结扎术后、输卵管吻合术失败者。

（4）多囊卵巢综合征经保守治疗长期不孕者。

（5）男性轻度少精、弱精症。

（6）免疫性不育、抗精子抗体阳性。

（7）原因不明的不育。

2. 禁忌证

（1）供卵及供精者任一方有性传播疾病或酗酒、吸毒等不良嗜好。

（2）供卵及供精者任一方患有生殖、泌尿系统急性感染或性传播疾病。

（3）供卵及供精者任一方接触致畸量的射线、毒物、药品并处于作用期。

（4）女方子宫不具备妊娠功能或女方患有不宜生育的严重遗传性疾病、严重躯体疾病、精神心理障碍等。

3. 术前准备

（1）前期准备：具体如下。

1）在做试管婴儿前需要将结婚证、身份证及准生证准备齐全。

2）准备做试管婴儿的检查报告。医生会询问女方的病史、手术史及不育病史的临床检查和治疗经过，同时女方接受全身检查及妇科盆腔检查。另外，由于输卵管因素不孕者，还需提交输卵管检查记录。

3）在月经周期后的第2~3日，检测女性基础性激素，并进行盆腔B超检查、阴道分泌物检查；必要时，还要进行子宫内膜活检、宫颈细胞学检查。

4）询问男方病史并进行体检，包括精液的常规化验。

5）夫妇双方进行乙肝病毒、丙肝抗体、艾滋病抗体、梅毒血清学、肝功能、血型检查。女方还要进行血沉、血常规、尿常规。

6）子宫内膜准备：子宫内膜是胚胎生长的"土壤"，只有在肥沃的土壤中，种子才能健康发芽成长。因此，在移植前，医生通常会让患者做宫腔镜检查，看子宫内是否有炎症或粘连等影响胚胎种植的因素。如果发现炎症或粘连，要经过积极的治疗改善内膜状况，之后才能继续进行移植。

7）卵巢功能准备：在进行"取卵"之前，医生会先评估患者的卵巢功能。卵巢功能不仅影响到是否可成功取到足够数量的优质卵子，也会影响胚胎植入后的生长。如果卵巢功能欠佳，要少熬夜，多喝黑豆浆、多吃豆制品，必要时服用药物提高卵巢功能。

8) 心态准备：不要太紧张或焦虑，放轻松就是最好的状态。心情越放松，移植成功率越高。同时，也要做好无论什么样的结果都能接受的心理准备，因为移植很可能无法一次就成功，这是一条艰辛而漫长的路。

9) 营养准备：男女双方移植前都需要补充维生素、叶酸等，提高精子和卵子质量。补充优质蛋白质，少吃凉性食物。杜绝饮酒，少吃零食，三餐规律。保持体重稳定，不暴饮暴食，也不强制减重。

10) 运动准备：每天跑步1小时，血液循环对生殖系统和胚胎着床有重要意义。另外，常到室外散步也能放松心情，让自己不那么紧张。

11) 睡眠准备：早睡早起至关重要。尽量在晚上11点前睡觉，早上早点起床，给早餐和晨练留够时间。每天睡前温热水泡脚30分钟以上，有助于提高睡眠质量。

（2）试管婴儿移植当天术前准备：具体如下。

1) 移植前进行外阴清洁，移植前一天晚上可以洗澡。移植当天穿宽松舒适的衣物，不要穿高跟鞋，不要化妆，也不要使用有香味的护肤品等，不要佩戴首饰，清洁好指甲，不要涂指甲油。

2) 手术当天的早餐不要吃产气的食物，如牛奶、番薯、甜食等。做好心理准备，消除紧张情绪，给自己鼓励与信心。

3) 出门去医院前一定要检查相关证件材料是否准备妥当，移植当天所需要的检查结果和提前缴费的凭证也需要带好。

4) 移植前适量饮水，保持膀胱充盈。如等待手术期间尿急难受可以适当排出一些，但不要排空膀胱。

5) 术前检查：包括妇科检查、超声波检查、诊刮、造影、基础体温测量、性激素测定、抗体、精液、双方染色体、肝功能、血常规、尿常规等。

4.体外受精和胚胎移植的主要步骤

（1）控制性超排卵与卵泡监测：按自然周期取卵，一次周期只能得到一个卵。为了提高妊娠率，在IVF-ET技术中多采用控制性超排卵法，即选用人类促性腺激素增强与改善卵巢功能，使一次周期能有多个卵泡发育，回收多个卵供受精，以获得较多供移植的胚胎。但促超排卵法有时会有卵泡早熟、质量差的情况。

（2）取卵：用B超引导经阴道穿刺取卵术取卵。此法不需麻醉切口，也不经过膀胱，避免了尿液对精子的伤害，优于用腹腔镜或B超引导经腹取卵的方法。

（3）体外受精：将取到的卵泡液注入培养皿，肉眼快速辨认含卵细胞及其外周的透明带、放射冠的卵冠丘复合物。在解剖镜下确认有卵细胞存在后，置入CO_2培养箱培养4～8小时，再根据复合物的形态变化判断选择成熟卵细胞，按每卵配10～20万个精子的比例，投入经过洗涤优选已诱导获能的精子，受精后16～18小时观察情况，将受精卵移入培养试管/培养皿内培养。

(4) 胚胎移植：于取卵后48小时，胚胎发育成2~8个细胞阶段，或在取卵后72小时胚胎发育至8~16个细胞时植入子宫。后者较符合自然受精胚胎进入子宫的时间，且在传统体外培养条件下，只有最健康的胚胎才能活到3天，故移植成功率高。有报道，应用共培养术，可使胚胎培养至囊胚期再移植，妊娠率高达50%。一次移植的胚胎数以2~3枚为宜。因为增加胚胎移植数，妊娠率虽呈现不按比例的增加，但多胎率也会随之增加。经对几组移植1~6胎资料的比较，其中以移植3个胚胎的妊娠率相对较高，而多胎率相对较低。

(5) 胚胎冻融：不仅AID治疗的精子需要冻融，在IVF-ET中由于促超排卵的应用，一次周期回收的卵泡，经受精发育的胚胎，移植后会有剩余也需要冷冻储存，如移植失败，就可在下个自然周期或HRT周期移植，以提高一次取卵的妊娠率。另外，遇到患者因促超排卵引发的卵巢刺激综合征，为了防止妊娠加重病情，也可将胚胎冻存，留待以后移植用。胚胎冻存的机制是，超低温可抑制细胞的新陈代谢，使生命进入休眠状态而保存下来。保存温度为-196℃，保存装置为以液氮作为致冷源的液氮罐，但在胚胎的冷冻和升温复苏过程中，当经过0~60℃这一温区时，如降温过快，细胞内液中的水分又会很快结冰，因为体积膨胀而涨破细胞膜，造成细胞死亡；如降温过慢，细胞外液中的水分会先结成细小冰晶，使外液的渗透压升高，导致细胞内液中的水分向外渗透，溶质浓度相对升高，从而引起细胞蛋白质的分解变性，细胞一样难逃死亡厄运。因此在胚胎的冻融中，必须选择合适的降温与升温速度，并借助于某些具有既能减少细胞内的冰晶形成，又能延缓细胞外液中溶质浓度升高的冷冻保护剂的作用，才能使胚胎安全地实现冻存或复苏。常采用的方法是慢速冻快速复温法。精子冻藏的机制和冻融的原理一如上述。

(6) 胚胎移植后监测：移植后14天验晨尿hCG，阳性为生化妊娠，显示胚胎植入和发育正常。移植4~6周腹部B超查到胎囊、胚胎和心管搏动为临床妊娠。

(三) 配子输卵管内移植

配子输卵管内移植，简称GIFT。是继试管婴儿技术之后发展起来的一种治疗不育症更简单经济、成功率更高的新方法。是将配子，即成熟的卵子及活跃的精子，通过腹腔镜或腹部小切口直接放进输卵管的壶腹部，使精子和卵子在人体内正常输卵管内自然受精。然后受精卵通过输卵管壁的纤毛运动移行到子宫内着床进一步发育。

配子输卵管内移植与试管婴儿（IVF）技术的最大差别是不必进行体外受精及胚胎早期培养，而是将获能的精子与卵子直接放入输卵管壶腹部。其优点在于不需复杂的体外培养条件，受精及发育过程更接近生理，但至少应有一侧输卵管通畅。

1. 适应证

(1) 原因不明的不孕症。

(2) 免疫性不孕症。

(3) 子宫内膜异位症。

(4) 男性轻度少精、弱精症。

(5) 抗精子抗体阳性。

2. 禁忌证

(1) 供卵及供精者任一方有性传播疾病或酗酒、吸毒等不良嗜好。

(2) 供卵及供精者任一方患有生殖、泌尿系统急性感染或性传播疾病。

(3) 供卵及供精者任一方接触到畸量的射线、毒物、药品并处于作用期。

(4) 女方子宫不具备妊娠功能或患有不宜生育的严重遗传性疾病、严重躯体疾病、精神心理障碍等。

3. 操作步骤　GIFT的操作过程包括促排卵、取卵、卵子培养与精液处理（图19-2）。首先在腹腔镜下充分吸尽子宫直肠窝底的血性腹水，然后用移植用吸管吸引卵子与30mL的精子浮游液，将该管通过腹腔镜插入输卵管内2~3cm处，注入卵子与精子。注入的卵子数以4~5个为佳，2个以上卵子从左右输卵管分别注入。采卵后第2日起用黄体酮，每日30~50mg，共13日。

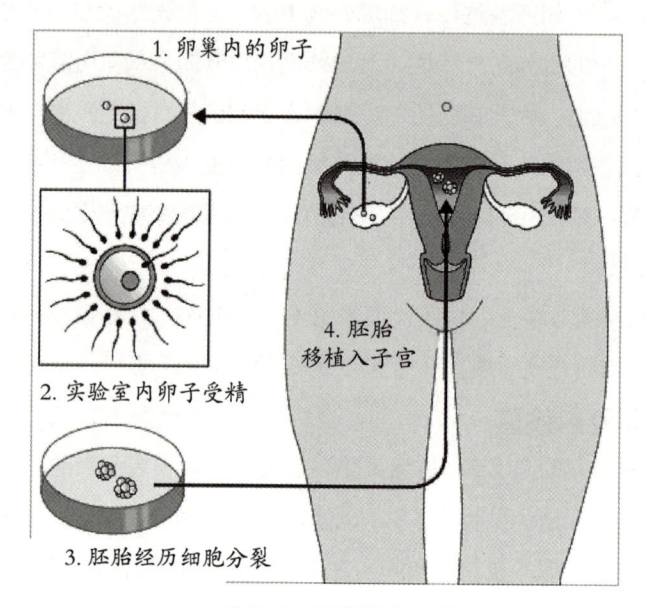

图19-2　GIFT操作步骤

(1) 药物诱发排卵：由于月经周期的长短因人而异，同一患者不同周期也存在差异，所以不易安排取卵时间，而且自然周期中只有一个优势卵泡发育，受精后只能形成一个胚胎，而移植一个胚胎的妊娠率是很低的。所以需要采用控制性超排卵来增强与改善卵巢功能，以达到不受自然周期的限制、获得多个健康卵子的目的，以提供多个胚胎移植，并尽可能使黄体发育与子宫内膜功能同步。控制性超排卵一般是先用GnRHa使体内FSH和LH降低，再给予HMG或FSH排卵药物，刺激卵巢中的卵泡成长，依据患者对药物的反应来调整药物使用剂量。患者的年龄及药物的使用剂量不同，所获得的卵子数亦不同。

（2）监测卵泡：为评价卵巢刺激效果与决定取卵时间，须利用阴道B超来监测卵泡大小，并配合抽血检查E_2值（雌激素），调整用药量。当2~3个以上的卵泡直径大于1.8cm，且1.4cm以上的卵泡数与E_2值相当，便可注射人绒毛促性腺激素（hCG），促使卵泡成熟。在注射hCG后34~36小时取卵。

（3）取精与处理精子：该过程与试管婴儿过程一致。男性通常采用手淫取精法，通常在前数个月，丈夫应戒烟戒酒，生活保持规律，如有生殖系统炎症需积极治疗。进入治疗周期后，一般在患者月经来潮第8日，男性需排精一次，送生殖中心检查，然后禁欲直至取卵日，精液在体内存留时间过长或过短均会影响精子质量。

（4）采卵：采卵一般在注射hCG后34~36小时内进行。以前取卵的方法各种各样，可以经腹壁用腹腔镜取卵、在超声波图像指导下经腹壁或膀胱穿刺取卵，这些操作过程患者需要全身麻醉，痛苦较大，取卵也比较困难。目前较先进的取卵方式是经阴道取卵。将一个可扫描240°角的阴道超声探头放进阴道，测量好卵泡的准确位置，再用固定好角度的穿刺针沿着超声波图像上的导线刺入卵泡内。用负压装置将卵子吸入盛有培养液的试管内。这种取卵方式仅需局部麻醉，患者痛苦少，取卵准确。将这种技术用于患者，平均每次可取到5个卵子。卵子取出后置于37℃的培养箱中培养。

（四）宫腔内配子移植

宫腔内配子移植（GIUT）是将男女成熟配子取出，并经适当的体外处理后，将精子、卵子直接移入子宫腔内，使其在子宫腔内完成受精和早期孕卵发育及着床。适用于输卵管异常的女性。

操作步骤：①药物促排卵、多排卵，操作与配子输卵管移植技术一样。②监测卵泡发育，操作与配子输卵管移植技术一样。③采卵。④取精、处理精液。⑤配子移植。

（五）供胚移植

供胚移植用于卵巢功能不良及有遗传病的患者。供胚来源于IVF-ET中多余的新鲜胚胎或冻存胚胎，受者与供者的月经周期需同步。

1.适应证

（1）卵巢刺激人群：若是单次取卵培育成功的胚胎数量太多（如超过25个以上），或者患者有多囊卵巢综合征（通常取卵30~40个以上），容易在取卵后出现卵巢过度刺激，此时患者身体负担增加，不处于较佳受孕状态。

（2）大龄生育女性：年龄较大的女性（如38岁以上），或者是本身卵巢储备量低，这时取卵得到的数量会相对较少，单次取卵能移植胚胎可能只有一两个。医生通常会建议先把胚胎冷冻起来，让患者休息1个月，然后服用避孕药再做一次促排取卵，等获得足够多的胚胎时再进行移植，也就是冻胚移植。

（3）月经不调女性：月经周期不规律、有排卵障碍的女性，取卵后的子宫内膜容受性和胚胎发育不同步，移植前需要医生进行药物促进子宫内膜的生长，到内膜发育达到移植要求后，才复苏冻胚进行移植。

（4）存在染色体异常问题人群：如果夫妻一方/双方存在染色体异常问题，这时需要做PGS/PGD囊胚移植前基因筛查诊断，之后才能将通过筛查的优质健康的囊胚进行移植。做PGS/PGD需要2周左右才能出结果。这种情况下就没办法做鲜胚移植，只能做冻胚移植。

移植成功后如还有剩余胚胎，通常建议冷冻储存，待有二胎、三胎计划时，直接到冻存机构进行冻胚移植，节省了前面的促排取卵、胚胎培育及优选的环节，为患者节省大量时间、费用和精力。

2.操作流程

（1）体检：包括传染性疾病、子宫疾病、子宫内膜和激素水平等检查，如果存在传染性疾病问题，医生会进行评估是否需要先治疗后做冻胚移植，而子宫肌瘤直径>5cm和数目多者，也需要先诊疗再移植；子宫内膜则需满足8~12mm的较佳移植厚度，过薄过厚都不利于胚胎着床。

（2）胚胎解冻：当医生检查女性身体条件适合移植时，就会进行冻胚的解冻复苏操作，胚胎解冻后需观察是否恢复正常卵裂球的完整性和细胞进一步分裂能力，没有则会丢弃。

（3）胚胎移植：在移植前，女性大量喝水保持膀胱充盈，借助腹部超声系统的支持，运用移植管吸取单个胚胎，经女性外阴至宫颈口到达子宫内部，选择较佳着床点轻轻推送，即可完成移植。

（4）注射黄体酮：虽然冻胚移植能够选在合适的时机进行移植，不过因为胚胎并不在女性体内受精，女性的身体准备未能与胚胎完全同步，因此移植后需要人为补充黄体酮，以支持黄体功能，促进胚胎着床。注射剂量和时间视患者个体情况而定。注射黄体酮后要根据医嘱服用保胎药物帮助着床至怀孕满10周，主要是黄体酮（舌下）、雌激素药物（口服）、阴道栓剂和贴肚皮的药物等。维生素、叶酸、深海鱼油（DHA）等，有利于维持健康妊娠和提升胎儿发育质量。

（5）确认妊娠：一般在移植的12天后，到医院进行血值检测确认是否妊娠。

二、辅助生殖技术常见并发症

辅助生殖技术存在多种并发症，以体外受精和胚胎移植与自然怀孕做对比，可见体外受精（试管婴儿）在流产、宫外孕、早产、多胎等反应上显著高于自然怀孕。辅助生殖技术常见并发症及其原因见表19-1。

表19-1 辅助生殖技术常见并发症及其原因

并发症		试管婴儿	自然怀孕	说明
流产		14%～30%	15%～20%	稍有增多，可能与孕妇平均年龄较大有关
宫外孕		2%～5.8%	3%～5%	没有显著差别
早产		24%～30%	6%～7%	早产的增多与多胎及产妇年龄较大有关
新生儿体重偏轻		27%～32%	5%～7%	与早产有关
死婴		1.2%	0.6%	没有显著差别
新生儿死亡		2.7%	1.0%	与早产有关
畸形		0.8%～5.4%	0.8%～4.5%	没有显著差别
剖腹产		33%～58%	10%～25%	与产妇平均年龄较大及多胎有关
多胎	双胎	25%～31%	1.2%～4.5%	植入多个胚胎，多胎的概率与植入的胚胎数显著相关
	三胎	3%～5.2%	0.012%	
	四胎	<0.5%	0.0001%	

1．卵巢过度刺激　药物促排卵导致高雌激素水平所致，表现为轻度腹胀、胸腹水和重要脏器的功能受损、血栓形成，以及电解质紊乱甚至死亡。卵巢过度刺激症状及分度见表19-2。

表19-2 卵巢过度刺激症状及分度

分度	症状	卵巢直径	血 E_2
轻度	胃部不适，轻微腹胀	≤5cm	>1 500ng/L
中度	腹胀、腹痛、恶心、呕吐、黄素囊肿，腹水中量	>5cm 而 <10cm	≥3 000ng/L
重度	腹胀明显，少尿，呼吸困难，大量腹水，可伴胸水，电解质紊乱，肝肾功能异常，严重者有生命危险	≥12cm	—

2．多胎妊娠　在多胚胎移植的情况下，多胎妊娠的发生概率高达22%。一次妊娠同时有两个或两个以上的胎儿形成称为多胎妊娠。人类的妊娠一般是单胎妊娠，多胎妊娠是人类妊娠中的一种特殊现象。随着诱发排卵药物及辅助生殖技术的广泛应用，多胎妊娠的发生率在过去20余年明显升高。报告显示，接受IVF-ET治疗妊娠的病例中，双胎妊娠发生率为24.7%，三胎妊娠发生率为4.1%，四胎妊娠发生率为0.2%。众所周知，多胎妊娠不但给孕妇及其家庭带来一系列的心理、社会和经济问题，而且，多胎妊娠特别是高序数多胎妊娠，其母婴妊娠并发症发生率明显增高，如孕产妇发生妊娠高血压综合征、子痫、妊娠期糖耐量异常、分娩中宫缩乏力、手术产及产后出血的危险性增加。

3．易出现早产、流产　围产儿死亡率较正常妊娠明显增高。用氯米芬治疗的患者，自然流产率和染色体畸变率均不高，但仅用HMG或IVF总体方案治疗的流产率为25%左右，其原因是不育症患者普遍年龄偏高，与染色体畸变患病率增高相关，具有较高的多胎妊娠率伴随流产率增高。

4. **异位妊娠**　在IVF-ET过程中，异位妊娠发生率为2.1%~9.4%，比自然妊娠明显增高。体外受精与胚胎移植术后，异位妊娠的发生可能与胚胎移植时移植管放入宫腔的深度、移植管内的液体量、移植时注入的速度、植入胚胎数目多少、移植后患者的体位、胚胎在宫腔内游走、胚胎与子宫内膜发育的同步性、子宫输卵管患病率较高有关。在辅助生殖过程中也发现某些罕见的异位妊娠部位，如宫颈妊娠发生率为IVF-ET妊娠的0.1%。双侧输卵管和卵巢，异位妊娠合并重度OHSS也是可能的状况。

5. **取卵后出血**　取卵后出血发生率约为0.24%，在腹腔内出血、阴道出血中的发生率依次为0.23%、0.01%，腹膜后出血较为少见。取卵后出血可能与凝血功能障碍所致的阴道穿刺部位出血或卵泡腔内出血、误穿盆腔大血管、卵巢表面或盆腔脏器被穿刺针损伤等有关。临床多表现为腹痛腹胀、恶心呕吐、移动性浊音阳性及压痛、反跳痛等，腹膜后出血患者出血后症状不典型易被忽略，严重者可致休克，因此在取卵前应检查凝血功能并纠正异常，同时术中也要仔细操作。若出血量较少可口服止血药、补充血容量予以控制，密切观察生命体征。若出血量大，有血流动力学改变，应立即进行手术治疗，同时还应警惕有无凝血功能障碍，避免严重并发症的发生。

6. **取卵后感染**　发生率为0.01%~0.04%，与患者既往有慢性盆腔炎性疾病史、输卵管积水等有关，也与取卵前阴道冲洗不标准、术中操作不当致穿刺入肠道或输卵管等有关。临床可表现为盆腔脓肿，影响后续胚胎移植，严重时甚至会引发感染性休克。因此，在进行取卵操作之前应完善妇科检查及阴道微生物检查，取卵前进行阴道冲洗，在B超监护下进行取卵，减少穿刺针进出阴道次数，避免穿刺入输卵管、卵巢囊肿、膀胱、直肠等，同时术后预防性使用抗生素治疗，以降低取卵术后感染的风险。

7. **脏器损伤**　通常取卵手术在B超监护下较为安全，但在盆腔粘连、穿刺针受力后弯曲方向、取卵操作不熟练等情况下，可能会造成脏器损伤，包括阴道撕裂伤、膀胱出血、肠管损伤、输尿管损伤、盆腔神经损伤、腰椎损伤等，患者可表现为腹部疼痛、腹膜刺激征，严重者会发生休克。

8. **卵巢或乳腺肿瘤**　目前认为诱发排卵可能与一些肿瘤的发生相关，被更为关注的是雌激素依赖的乳腺癌、卵巢和子宫的肿瘤。一份调查了29 700个不孕妇女（包括20 656位曾暴露于和9 044位未暴露于排卵药物的妇女）的研究结果提示，尽管其发生率比预测值并无显著的上升，但暴露于不孕药物治疗的妇女在治疗后1年有暂时性的乳腺或子宫癌症发生危险性的增加。

9. **先天畸形**　有学者报道IVF-ET胎儿的畸形发生率为2.25%左右。较为极端的例子是一份文献报道，IVF后的男性新生儿，其尿道下裂发生的危险性有5倍的升高。但许多文献认为，总体而言在正常人群中采用IVF-ET或其他辅助生殖技术所获儿童的先天性和染色体畸变率未见增高。仅少数研究对IVF-ET后早期流产胚胎、遗传学畸变的真实发生率进行了评估。

三、辅助生殖技术的护理

（一）评估要点

1.健康史和相关因素　年龄，既往不孕症治疗时的并发症病史，超排卵治疗情况，如促性腺激素的剂量、卵泡数量、一次助孕治疗中卵子的数量、血清雌二醇的峰值、使用hCG的日期、取卵日期、胚胎移植中胚胎的数量等。

2.症状体征

（1）腹部症状：下腹不适、腹胀或轻微腹痛、腹水伴有腹围增大。

（2）胸部症状：少量胸水及胸水所致呼吸困难，不能平卧。

（3）消化道症状：食欲缺乏、乏力、恶心、呕吐，甚至无法进食。

（4）尿量、体重：口渴多饮但尿少，体重增加≥4.5kg，严重者出现急性肾功能衰竭。

（5）四肢症状：有无凹陷性水肿。

3.辅助检查　包括血常规、凝血酶原时间、血电解质、肝功能、肾功能、阴道超声检查，以及卵巢功能检查、输卵管畅通试验、诊断性刮宫等特殊检查。如果有气促、胸痛或胸部体检异常，需行胸部摄片；如有呼吸困难等症状，需查氧饱和度。

4.心理和社会支持　不孕症严重影响妇女的生活，其容易出现忧郁、孤独、内疚、愤怒等情绪。

（二）护理措施

1.中重度卵巢过度刺激综合征（OHSS）住院患者，每4小时测量生命体征，记录出入量，每天测量体重、腹围、血细胞比容、白细胞计数、血电解质、肾功能等。按医嘱静脉滴注白蛋白等溶液。

2.防止继发严重的并发症，如卵巢破裂、肝肾功能损害甚至衰竭、血栓形成、成人呼吸窘迫综合征。

3.加强多胎妊娠产前检查的监护，要求提前住院观察，足月后尽早终止妊娠。

4.对卵巢反应不足的患者，可以遵医嘱使用HMG、合成生长激素和生长激素释放激素，然后再使用诱发排卵治疗。

5.多胎妊娠者进行选择性胚胎减灭术。

6.积极进行健康教育，采取预防措施。

（1）注意超排卵药物应用的个体化原则。

（2）严密监测卵泡发育。

（3）对于有OHSS倾向者，在采卵日给予静脉滴注白蛋白，必要时放弃该周期，取卵后行体外受精。

（4）预防卵巢反应不足，增加外源性FSH的剂量，提前使用HMG等。

（5）预防自然流产：合理用药；避免多胎妊娠；充分补充黄体功能；移植前进行胚胎染色体分析，防止异常胚胎的种植；预防相关疾病。

本章小结

不孕症是一个影响妇女生理、心理、社会健康的问题，原因可能在于女性、男性或男女双方。对于有生育要求的妇女，不孕症会严重影响其正常生活，引起忧郁、孤独、内疚、愤怒等心理问题，以致影响家庭的稳定和幸福。因此，应积极检查和查明引起不孕症的相关原因并予以治疗，同时为患者和家庭提供个性化的护理。

第二十章
计划生育妇女的护理

章前引言

党的二十大报告指出:"优化人口发展战略,建立生育支持政策体系。"采用科学的方法实施生育调节,提高人口素质,使人口增长与经济、资源和社会发展计划相适应。提倡晚婚晚育,鼓励优生优育,在不同阶段使用不同的手段。

学习目标

1. 了解主要避孕方法、计划生育护理人员的主要职责、计划生育的一般护理。
2. 掌握宫内节育器的分类,宫内节育器放置术的适应证、禁忌证和护理要点,宫内节育器取出术的护理要点,药物避孕的种类及适应证和禁忌证。
3. 掌握女性绝育术后并发症的处理和护理要点。
4. 识记宫内节育器、紧急避孕、绝育、经腹输卵管结扎术、经腹腔镜输卵管结扎术的概念。
5. 熟悉避孕失败的补救措施及护理。
6. 学会指导患者合理避孕。

思政目标

培养学生的批判性思维及分析、解决问题的能力，在关注女性健康的同时融入人文关怀，引导和启发学生树立高尚的职业道德、职业素养、职业精神和社会责任感，从而帮助女性科学的实行计划生育。

案例导入

张女士，36岁。G3P2，放置IUD已4年。既往月经规律，现停经50日，恶心、呕吐4日。妇科检查：外阴发育正常，已婚已产型；阴道通畅，无畸形，分泌物量少；宫体前倾前屈位，妊娠50日大小。

思考题

1. 该女性最可能的诊断是什么？
2. 一经确诊，该如何处理？
3. 相应的护理要点是什么？

第一节 计划生育妇女的一般护理

一、主要避孕方法

1. 工具避孕 宫内节育器、女用避孕套、阴茎套等。
2. 药物避孕 口服避孕药等。
3. 其他避孕方法 紧急避孕、自然避孕等。
4. 女性绝育手术 经腹输卵管结扎术等。
5. 男性绝育手术 输精管结扎术等。
6. 避孕失败的补救措施 人工终止妊娠。

二、计划生育护理人员的主要职责

1. 熟悉全部有效的控制生育方法。

2. 精通每种方法的优缺点。

3. 根据具体情况帮助护理对象选择恰当的避孕方法。

三、计划生育的一般护理

（一）护理评估

1. 健康史　询问现病史、既往史、月经史及婚育史；了解适应证、禁忌证。

2. 身心状况　身体状况、妇科检查。

3. 心理及社会状况　患者及其家属的认知程度，有无社会支持系统。

4. 辅助检查　血、尿常规和出凝血时间等。

（二）护理诊断

1. 知识缺乏　缺乏对避孕方法的了解。

2. 有感染的危险　与腹部手术切口及子宫腔创面有关。

（三）预期目标

1. 采取计划生育措施的妇女获得相关知识，焦虑减轻，能够以正常心态积极配合。

2. 采取计划生育措施的妇女不发生感染。

（四）护理措施

1. 计划生育措施的选择

（1）新婚夫妇：男用避孕套、短效口服避孕药、外用避孕栓、薄膜等。

（2）生育后夫妇：采用宫内节育器、男用避孕套、口服避孕药、长期避孕针或缓释避孕药等各种方法。

（3）哺乳期妇女：男用避孕套、宫内节育器。

（4）绝经过渡期妇女：男用避孕套、宫内节育器。

2. 减轻疼痛、预防感染　详见后文。

3. 健康指导

（1）宫内节育器的放置与取出术、人工流产手术后的健康指导。

（2）输卵管结扎术后健康教育。

（3）教会妇女各种避孕措施的正确使用方法，如何观察不良反应及一般应对措施。

（五）结果评价

1. 夫妇双方是否获得计划生育知识，是否积极与医护人员共同协商并采取适宜有效的计划生育措施。

2. 评价受术者离院时体温是否正常，白细胞计数及分类是否在正常范围内，手术切口愈合是否良好等。

第二节　常用避孕方法及护理

一、工具避孕

主要的方式是采用宫内节育器（IUD）。宫内节育器是20世纪70～90年代我国计划生育最为常用的方法之一，宫内节育器的避孕机制主要是局部对异物的组织反应而影响受精卵着床，表现为杀精毒胚、干扰着床、左炔诺孕酮使腺体萎缩、间质蜕膜化及改变宫颈黏液性状。

（一）分类

1. 根据材质分类　①惰性IUD：金属、硅胶、塑料或尼龙。②活性IUD：金属、激素、药物及磁性物质，可提高避孕效果，减少不良反应。

2. 使用有效期不同　一般而言，惰性IUD使用有效期＞20年，带铜IUD使用有效期为8～10年，含黄体酮IUD使用有效期为1～5年。这几类节育器的避孕效果均可达到97%以上。

（二）IUD放置术的适应证和禁忌证

1. 适应证

（1）育龄期妇女无禁忌证、自愿要求放置IUD者。

（2）无相对禁忌证，要求紧急避孕或继续以IUD避孕者。

2. 禁忌证

（1）妊娠或可疑妊娠。

（2）生殖器官急、慢性炎症。

（3）生殖器官肿瘤。

（4）月经过频、经量过多或不规则阴道流血。

（5）宫颈过松、重度裂伤、重度狭窄或重度子宫脱垂。

（6）生殖器官畸形。

（7）宫腔＜5.5cm或＞9.0cm者。

（8）较严重的全身急、慢性疾病。

（9）各种性病未治愈。

（10）盆腔结核。

（11）人工流产术后子宫收缩不良，怀疑有妊娠组织残留或感染。

（12）产时或剖宫产胎盘娩出后。

（13）有铜过敏史者，禁忌放置含铜IUD。

（三）IUD放置术及护理要点

1. IUD大小的选择　根据宫腔深度选择大小合适的IUD。

2. 术前宣教　对患者详细介绍产品特点及手术流程、可能出现的问题及应对措施，消除患者顾虑。

3.术后健康指导　①术后休息3日。②术后2周内禁止性生活、禁止盆浴。③注意有无IUD脱落。④IUD放置后3、6、12个月各复查一次。⑤若发热、下腹痛及阴道流血量多，应及时就诊。

（四）IUD取出术及护理要点

1.适应证

（1）因不良反应治疗无效或出现并发症者。

（2）改用其他避孕措施或绝育者。

（3）带器妊娠者。

（4）计划再生育者。

（5）放置期限已满需更换者。

（6）绝经1年者。

（7）确诊节育器嵌顿或移位者。

2.IUD取出时间

（1）月经后3~7日。

（2）出血多者随时取出。

（3）带器妊娠者于人工流产时取出。

3.IUD不良反应及护理

（1）阴道流血：休息，充足营养，必要时取出IUD。

（2）腰酸腹胀：严重者更换合适的IUD。

（3）感染：积极应用抗生素或取出IUD。

（4）IUD嵌顿或断裂：立即取出。

（5）IUD异位：定位后取出。

二、药物避孕

药物避孕的作用机制是通过抑制排卵、干扰受精和受精卵着床来实现避孕。药物避孕的种类主要有短效口服避孕药、长效口服避孕药、长效避孕针、速效避孕药、缓释系统避孕药、外用避孕药等。

短效口服避孕药的用法：月经第5日起每晚口服一片，连服22日。一般于停药后2~3日发生撤退性出血，若停药7日尚无阴道出血，则当晚开始第二周期用药（图20-1）。

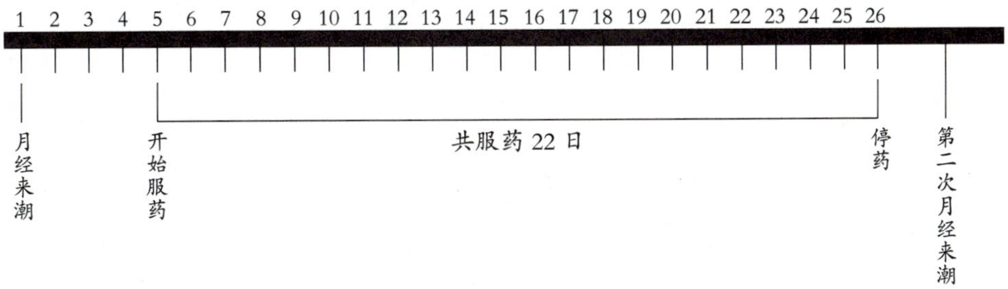

图20-1　短效口服避孕药的用法

口服避孕药的不良反应：①类早孕反应。②阴道流血：突破性出血，服药期间发生不规则少量出血，多发生在漏服药后。③月经过少或停经。④体重增加。⑤色素沉着。

目前常用的避孕药有甾体激素避孕药和复方短效避孕药。

1.甾体激素避孕药　甾体激素避孕药的作用机制是通过抑制排卵、改变宫颈黏液性状、改变子宫内膜形态与功能、改变输卵管的功能来阻止受孕。自20世纪60年代口服甾体激素避孕药问世以来，随着医学的发展，不仅是药物的剂量和配方有所改善，用药途径也由单纯口服变为多种方式。

2.复方短效口服避孕药　该类避孕药主要包括：①1号：炔雌醇+炔诺酮。②2号：炔雌醇+甲地孕酮。③复方18甲基炔诺酮：炔雌醇+炔诺黄体酮。④妈富隆：炔雌醇+去氧孕烯。⑤达英－35：炔雌醇+醋酸环丙孕酮。⑥优思明：炔雌醇+屈螺酮。

（1）适应证：生育年龄的健康妇女。

（2）禁忌证：①严重的心血管疾病。②急、慢性肝炎或肾炎。③血液病或血栓性疾病。④内分泌疾病。⑤恶性肿瘤、癌前病变、子宫肌瘤或乳房肿块。⑥处于哺乳期。⑦产后未满半年或月经未来潮。⑧月经稀少。⑨年龄＞35岁的吸烟妇女。⑩患有精神病，生活不能自理。

三、紧急避孕

紧急避孕是指在无防护性生活后一定时间内，采用服药或放置宫内节育器等措施，以避免意外妊娠的发生，该办法只能是补救方法，不能作为常规避孕。

1.激素法　事后主要使用Yuzpe：coc、LNG、Mifepristone等激素，或使用含铜节育器如Tcu380A、MLCu375、GyneFix等。

2.Cu-IUD紧急避孕注意事项

（1）适应证：①筛选标准同IUD常规。②有固定性伴侣的妇女。③希望用IUD作为长期避孕方法。④无保护性生活5日以内。

（2）禁忌证：①妊娠或怀疑妊娠。②患有盆腔炎或其他生殖道感染。③性传播感染高危人群。④青春期少女。

第三节　女性绝育方法及护理

绝育是通过手术或药物达到永久不生育的目的。经腹输卵管结扎术是当前国内外施行最为广泛的女性绝育方法，此外还有经腹腔镜输卵管绝育术等。

一、经腹输卵管结扎术

（一）适应证

1. 自愿接受绝育手术且无禁忌证者。

2. 患有严重疾病如心脏病、肾脏病、慢性高血压疾病、肝脏病、严重贫血或精神病等不宜生育者，可行治疗性绝育术。

3. 有严重的遗传性疾病，有高风险生育出生缺陷儿的夫妇，婚前应施绝育术。

（二）禁忌证

1. 各种疾病的急性期。

2. 有感染情况，全身性感染或生殖器炎症。

3. 全身情况不良不能承受手术者，如心力衰竭、产后出血等。

4. 严重的神经官能症患者。

5. 24小时内两次体温超过37.5℃者。

（三）手术时间

1. 非妊娠期，月经干净后3～7日较为合适。

2. 人工流产术后或取环后。

3. 正常分娩48小时内。

4. 剖宫产、剖宫取胎或其他腹部手术时，酌情考虑同时进行。

（四）术后并发症及处理

1. 出血、血肿　因过度牵拉、钳夹而损伤输卵管或其系膜造成，或因创面血管未结扎可致腹腔内出血，必要时需剖腹探查。

2. 感染　体内原有感染灶未行处理，可致术后创面发生内源性感染。手术器械、敷料消毒不严或无菌操作规程不严，可导致外源性感染。一旦发生感染，应用抗生素控制。

3. 脏器损伤　如膀胱、肠管等损伤，多因解剖关系辨认不清或操作粗暴所致。术中发现应及时行修补术。术后怀疑脏器损伤时应剖腹探查。

4. 绝育手术失败以至再孕　可因绝育措施自身缺陷引起，或已扎的输卵管再通，也可因施术时漏扎输卵管所致。

（五）护理要点

1. 术前准备

（1）全面评估：对受术者进行全面的身心评估，提供心理支持，解除思想顾虑，做到"三通"（本人通、爱人通、双方老人通），使其以最佳身心状态接受绝育术。

（2）执行医嘱：按医嘱进行血尿常规、出凝血时间检查。必要时查肝功能、肾功能，选择心电图、B超、胸透等检查项目。早孕者先行吸宫术。

（3）皮肤准备：按腹部手术常规准备腹部及外阴部皮肤。

（4）胃肠道准备：术前4小时禁食或少量饮食。入院前3天无大便者，入院前当日可给缓泻剂。

（5）泌尿道准备：受术者于术前排空膀胱，但无须留置导尿管。

（6）术前用药：通常无须特殊用药，手术前晚可酌情给予镇静安眠药物，保证充分休息。必要时于术前0.5～1小时给予镇静剂。

（7）准备手术器械及敷料。

2. 术中护理

（1）陪伴受术者，提供心理支持。

（2）配合手术者完成手术过程。

3. 术后护理

（1）术后妇女取平卧位，加强观察受术者血压、脉搏变化及腹部伤口情况。如有特殊情况（如切口渗血、血压低、内出血、腹直肌出血、感染）等，应报告医生并配合及时处理。

（2）每4小时测体温1次，体温正常者每日测2次。

（3）术后可进半流质饮食或普通饮食。

（4）如无异常，鼓励受术者于术后4～6小时下床活动，尽早下床活动有助于减少肺部与腹部并发症，促进身体康复。

（5）督促受术者术后4～6小时自解小便。

（6）术后休息3～4周；术后1个月内禁止性生活及盆浴。

（7）若同时行人工流产术者，需观察其阴道流血情况，并做好会阴部护理。

（8）术后5天左右拆线，如无异常，1周内可出院。

（9）术后1个月复查。若有发热、腹痛等应及时就医。

二、经腹腔镜输卵管绝育术

经腹腔镜输卵管绝育术是指在腹腔镜直视下，采用热效应或机械手段使输卵管受阻以达到绝育的目的。

（一）适应证

与经腹输卵管结扎术相同。

（二）禁忌证

主要为腹腔粘连、心肺功能不全、膈疝、有出血倾向等，其余同经腹输卵管结扎术。

（三）手术时间

1. 月经净后3～7天手术，以避免妊娠的可能。

2. 产后6～12周，待子宫收缩至相当于妊娠10周以下子宫大小再行手术（因上述情况宫体较大）。输卵管充血、水肿者，不宜立即施行经腹腔镜绝育术。

3. 取环后及早孕（妊娠12周以内）人工流产后。

（四）手术步骤

1. 采用局部浸润麻醉或硬膜外麻醉。

2. 受术者术前排空膀胱，取膀胱截石位，头低臀高倾斜15°。

3. 常规冲洗、消毒外阴、阴道及腹部皮肤，铺消毒巾、消毒单，助手经阴道于宫腔内放置举宫器。

4. 脐孔下做1.0~1.5cm长横或纵形切口，将Veress气腹针插入腹腔，充二氧化碳气体2~3L，建立人工气腹。

5. 置入腹腔镜，在腹腔镜直视下将弹簧夹或硅胶环钳夹或环套于输卵管峡部，还可采用双极电凝烧灼输卵管峡部1~2cm，以阻断输卵管通道。

6. 检查无出血、绝育部位无误后取出腹腔镜，缝合腹壁切口。

（五）术后并发症及处理

1. 脏器及血管损伤　充气针与穿刺针刺入腹腔，有损伤血管及脏器的危险。穿刺时必须充分提起腹壁，小心掌握方向和深度。一旦发生损伤需立即开腹修补，彻底止血。

2. 充气并发症　充气针误入其他组织时可引起皮下气肿、大网膜气肿甚至空气栓塞等。操作时按操作规程，充气前要确认穿刺针在腹腔中。

3. 其他并发症　同经腹输卵管结扎术。

（六）护理要点

1. 术前准备

（1）全面评估受术者的身心状况，排除手术的禁忌证。

（2）按医嘱进行血尿常规、出凝血时间、血小板计数、肝功能、阴道滴虫、真菌检查、胸透、心电图等。

（3）术前禁食6小时，术前晚肥皂水灌肠。

（4）腹部常规备皮，重点清洁脐窝。

（5）按需要准备手术器械及敷料。

（6）术前自解小便，排空膀胱。

2. 术中护理

（1）陪伴受术者，随时提供心理支持。

（2）配合术者完成手术过程。

（3）加强巡视，及时发现或避免发生并发症。

3. 术后护理

（1）嘱受术者平卧，严密观察生命体征变化情况。如无特殊，术后平卧3~5小时便可起床活动。

（2）术后随访，随访内容同经腹输卵管结扎术。

第四节 避孕失败的补救措施及护理

一、手术流产

（一）适应证

1. 因避孕失败，妊娠14周内要求终止妊娠者。
2. 因各种疾病不宜妊娠者。

（二）禁忌证

1. 各种疾病的急性期，或严重的全身性疾病需经治疗好转后手术者。
2. 生殖器官急性炎症者。
3. 妊娠剧吐、酸中毒尚未纠正者。
4. 术前相隔4小时测2次体温均≥37.5℃者。

（三）护理要点

1. 协助医生严格掌握手术适应证、禁忌证。
2. 术后患者在观察室休息1～2小时，严密观察腹痛及阴道出血情况。
3. 保持外阴清洁，术后1个月禁止盆浴、性生活。
4. 吸宫术后休息2周，钳刮术后休息2～4周。
5. 为患者及其家属提供避孕指导。

（四）并发症及防治

1. 人工流产综合征

（1）原因：①孕妇精神紧张，不能耐受宫颈扩张牵拉和过高的负压。②机械刺激导致迷走神经兴奋、冠状动脉痉挛、心脏传导功能障碍。

（2）防治：①术前做好受术者的精神心理护理。②吸宫时注意掌握负压，不宜超过500mmHg。进出子宫颈口时关闭负压，吸净后勿反复吸刮宫壁。③术前充分扩展宫颈，动作轻柔。④一旦出现心率减慢，静脉注射阿托品0.5～1mg，即可迅速缓解症状。

2. 子宫穿孔

（1）原因：①哺乳期子宫、瘢痕子宫。②子宫过度倾屈或畸形。③医护人员技术不熟练。

（2）防治：①术前查清子宫大小及位置，切忌粗暴用力。②子宫软者，术前用缩宫素。③诊断子宫穿孔后立即停止手术，给予缩宫素和抗生素，严密观察生命体征。④情况稳定者可在B超监护下行清宫术。⑤尚未进行吸宫操作者应立即剖腹探查。

3. 吸宫不全

（1）原因：①子宫体位置异常。②术者技术不熟练。

（2）处理：①吸宫后检查胚囊是否与孕周相符。②经B超确诊使用抗生素3天后再行清宫术。③刮出物送病理检查，术后继续抗感染治疗。

4.漏吸

(1) 原因：①孕周过小、子宫过度屈曲、子宫畸形。②术者操作技术不熟练。

(2) 处理：①术后吸出物未见胎囊时，应复查子宫及位置，重新探测宫腔再行吸引术。②如仍未见胚胎组织，应将吸出物送病理以排除异位妊娠的可能。

5.术后感染

(1) 原因：①吸宫不全或流产后过早恢复性生活。②消毒不严或无菌操作不严格。

(2) 处理：①卧床休息。②支持疗法，积极抗感染。

二、药物流产

(一) 依沙吖啶羊膜腔内注射引产术

依沙吖啶是一种强力杀菌剂，能引起离体和在体子宫肌肉的收缩。适用于终止14～27周妊娠。

1.绝对禁忌证

(1) 全身健康状况不良，不能耐受手术者。

(2) 各种疾病的急性阶段。

(3) 急性生殖道炎症或穿刺部位皮肤有感染者。

(4) 中央性前置胎盘。

(5) 依沙吖啶过敏者。

2.相对禁忌证

(1) 子宫体上有瘢痕、子宫发育不良者慎用。

(2) 当日2次（间隔4小时）测量体温，均>37.5℃。

(二) 米非司酮配伍前列腺素引产

1.适应证　米非司酮配伍前列腺素引产适用于终止13～20周的中期妊娠。

2.禁忌证

(1) 米非司酮禁忌证：肾上腺疾病、糖尿病、内分泌疾病、肝肾功能异常、妊娠期皮肤瘙痒史、血液疾病和血管栓塞病史、与甾体激素有关的肿瘤。

(2) 前列腺素禁忌证：心血管系统疾病、高血压、低血压、青光眼、胃肠功能紊乱、哮喘、癫痫等。

(3) 过敏体质。

(4) 长期服用利福平、异烟肼、抗癫痫药、抗抑郁药、西咪替丁、前列腺素生物合成酶抑制剂、巴比妥类药物等。

(5) 吸烟每日超过10支或酗酒。

(三) 米非司酮配伍米索前列醇引产

方法：米非司酮25mg（1片），每日口服2次，连续服用3日，于第4日上午口服米索前列醇（简称米索）600μg（3片）。

多数孕妇在7小时以内流产。如果放置米索后24小时无规律宫缩，可以再次放置米索600μg。从第一次放置米索起48小时无规律宫缩，则属引产失败，应改用其他方法，如依沙吖啶引产或卡孕栓引产。

（四）米非司酮配伍卡孕栓引产

空腹口服米非司酮200mg；24～36小时后阴道后穹隆放置卡孕栓1mg，每3小时重复1次，24小时内最多不超过5次。

（五）药物引产效果评价

1.完全流产　妊娠产物完整排出者；或胎儿胎盘娩出后因出血多行清宫术，病理检查未发现胎盘和绒毛者。

2.不全流产　部分妊娠产物排出需清宫者；或胎儿、胎盘排出后行清宫术，病理报告见胎盘、绒毛残留者。

3.流产失败　末次用前列腺素后24小时内未见妊娠产物排出者，或者用药后未见组织物排出，阴道出血量多需急诊清宫者。

完全流产与不全流产均属于终止妊娠成功。

本章小结

本章主要介绍计划生育妇女的一般护理，常用避孕方法及护理，女性绝育方法及护理，避孕失败的补救措施及护理。计划生育作为一项科学性很强的工作，要求医护工作者在提高医疗水平、加强责任心的同时，还应针对每位妇女的社会心理状况和合理需求，提供用药和围术期的健康指导、选择正确有效的方法和心理护理、取得妇女及其家属的积极配合。

第二十一章
妇产科常用护理技术

章前引言

妇产科常用护理技术属于专科技术,是妇产科护理工作中的重要技术。本章主要介绍妇产科多种常用护理技术的目的、适应证、操作前准备、操作步骤及护理要点。在实际工作中,护士应根据具体情况选择适宜的护理技术,达到预防感染、控制和治疗炎症、促进伤口愈合等作用,提高患者舒适度。

学习目标

1. 了解妇产科常用护理技术的名称。
2. 识记妇产科常用护理技术的适应证、操作前准备。
3. 学会妇产科常用护理技术的护理要点。
4. 能正确为患者实施各项妇产科护理技术。

思政目标

培养学生爱岗敬业、生命至上的坚定信念，以及科学严谨、敢于探索的精神，强调形成以维护和促进女性及其家庭健康为己任的专业价值观，坚定学生的护理职业使命。

案例导入

孙女士，25岁。妊娠足月，阵发性腹痛2小时入院，10小时后经会阴后侧切分娩一名男婴，经过顺利。现产后第1日，腹软，子宫底脐下一指，恶露色红、量中等，会阴切口略红。产妇自述会阴切口疼痛。

思考题

1.护士应如何指导该产妇产后的卧位？
2.该产妇可能的护理诊断有哪些？
3.护士应如何对该产妇实施护理措施和健康宣教？

第一节 妇科常用护理操作技术

一、会阴擦洗/冲洗

（一）操作目的

会阴擦洗/冲洗是利用消毒液对会阴部进行擦洗/冲洗的技术。通过会阴擦洗/冲洗可保持患者会阴及肛门部位的清洁，有利于患者会阴伤口的愈合和会阴的舒适，防止生殖系统、泌尿系统的逆行感染。

（二）适应证

1.妇科或产科手术后留置导尿管者。
2.会阴部手术后的患者。
3.产后会阴部有切口或伤口者。
4.长期卧床的患者。

（三）操作前准备

1. 一次性垫巾1块、一次性中单1块、一次性治疗巾1块、一次性手套1副。

2. 会阴擦洗盘1个、盘内放置消毒弯盘2个、无菌镊子或无菌卵圆钳2把、冲洗壶1个、冲洗或擦洗消毒液500mL（如0.02%碘附溶液，1∶5 000高锰酸钾溶液等）、消毒干棉球若干、无菌干纱布2块及便盆1个。

（四）操作步骤

1. 核对床号、姓名，评估患者的会阴情况，向其说明此项操作的目的、方法，以取得患者的理解和配合。注意请病室内其他无关人员回避或注意遮挡患者，以减轻患者的心理负担。

2. 嘱患者排空膀胱，脱下一条裤腿，取膀胱截石位暴露外阴，臀下垫中单、治疗巾，再置便盆于臀下。

3. 操作者戴一次性手套，将会阴擦洗盘放至床边，用一把无菌镊子或卵圆钳夹取干净的药液棉球，用另一把镊子或卵圆钳夹住棉球进行擦洗。一般擦洗三遍，第一遍擦洗的顺序为自耻骨联合一直向下擦至臀部，先擦净一侧，后换一棉球同样擦净对侧，再用另一棉球自阴阜向下擦净中间。自上而下，自外向内，初步擦净会阴部的污垢、分泌物和血迹。第二遍的顺序为自内向外，或以伤口为中心向外擦洗，其目的是为防止伤口、尿道口、阴道口被污染。擦洗时均应注意最后擦洗肛门，并将擦洗后的棉球丢弃。第三遍顺序同第二遍。必要时可根据患者的情况增加擦洗的次数，直至擦净，最后用干纱布擦干。

4. 擦洗结束后，为患者撤去一次性垫单，协助患者整理衣裤、更换消毒会阴垫，并整理床单位。

如行会阴部冲洗，注意先将便盆放于橡胶单上，镊子夹住消毒棉球，一边冲洗一边擦洗，冲洗的顺序同会阴部擦洗，冲洗结束后，撤掉便盆，换上干净的会阴垫。

（五）护理要点

1. 擦洗时，应注意观察会阴部及会阴伤口周围组织有无红肿、分泌物及其性质和伤口愈合情况。发现异常及时记录并向医生汇报。

2. 产后及会阴部手术的患者，每次排便后均应擦洗会阴，预防感染。

3. 对有留置导尿管者，应注意导尿管是否通畅，避免脱落或打结。

4. 注意最后擦洗有伤口感染的患者，以避免交叉感染。

5. 进行会阴冲洗时，应注意用无菌纱球堵住阴道口，防止污水进入阴道而导致上行感染。

6. 每次擦洗前后护理人员均需洗净双手，然后再护理下一位患者，注意无菌操作。

7. 擦洗结束后为患者更换消毒会阴垫，协助患者整理衣物及床单位。

二、阴道灌洗／冲洗

（一）操作目的

阴道灌洗具有清洁、收敛与热疗的作用，能促进阴道血液循环，减少阴道分泌物，缓解局部充血，控制和治疗炎症。

（二）适应证

1. 各种阴道炎、宫颈炎的治疗。

2. 经腹全子宫切除术或阴道手术的术前准备。

3. 腔内放疗后常规清洁冲洗等。

（三）操作前准备

消毒灌洗筒1个，橡皮管1根（上有控制冲洗压力和流量的开关），灌洗头1个，输液架1个，弯盘1个，便盆1个，阴道窥器1个，卵圆钳1把，消毒大棉球，阴道灌洗溶液（如0.2%聚维酮碘溶液、2%～4%碳酸氢钠溶液、1%乳酸溶液、4%硼酸溶液、0.5%醋酸溶液、1∶5 000高锰酸钾溶液等），橡胶单和治疗巾或一次性垫单、一次性手套、洗手液等。

（四）操作步骤

1. 核对患者姓名、床号、医嘱，评估病情；解释阴道灌洗的目的及方法，可能出现的不适，以取得配合。嘱咐患者排空膀胱。

2. 屏风遮挡，协助患者脱下近侧裤腿，取膀胱截石位，充分暴露会阴部。

3. 灌洗筒内倒入水温为41～43℃的冲洗液500～1 000mL，将灌洗筒挂在距床沿60～70cm高度的输液架上，排除管内空气。

4. 冲洗操作者戴手套，右手持冲洗头，开放止水夹，先冲洗外阴，然后用左手分开小阴唇将冲洗头沿阴道侧壁缓缓插入阴道达穹隆部，边冲洗边在阴道内转动冲洗头；或用窥器暴露子宫颈后再冲洗，冲洗时转动窥器，以洗净阴道壁四周皱襞处。当冲洗液剩下100mL时，取出冲洗头和窥器，再次冲洗外阴。扶起患者坐在便盆上，使阴道内残留的液体流出。用干纱布擦干外阴。操作结束后撤离便盆，撤去垫单，协助患者整理衣裤，下妇科检查床。整理用物，处理污物。

（五）护理要点

1. 灌洗筒与床沿的距离不超过70cm，以免水压过大，使液体或污物进入宫腔。

2. 灌洗液温度以41～43℃为宜，不可过高或过低。

3. 灌洗溶液应根据不同的灌洗目的选择。滴虫性阴道炎患者，选用酸性溶液；假丝酵母菌病患者，选用碱性溶液；非特异性阴道炎患者，用一般消毒液或生理盐水；术前患者可选用碘附溶液、高锰酸钾溶液灌洗。

4. 灌洗头不宜插入过深，避免刺激阴道后穹隆引起不适。

5. 灌洗动作要轻柔，勿损伤阴道壁及宫颈组织。

6. 产后10日或妇产科手术2周后的患者，若合并阴道分泌物混浊、有臭味、阴道伤口愈合不良、黏膜感染坏死等，可行低位阴道灌洗，灌洗筒的高度一般不超过床沿30cm，以免污物进入宫腔或损伤阴道残端伤口。

7. 未婚妇女可用导尿管行阴道灌洗；月经期、产后或人工流产术后宫口未闭或有阴道出血的患者，不宜行阴道灌洗；宫颈癌有活动性出血者，为防止大出血须禁止阴道灌洗，可行外阴擦洗。

三、会阴湿热敷

（一）操作目的

促进局部血液循环，改善组织营养，同时增强局部白细胞的吞噬作用，加速组织再生和控制感染。使陈旧性血肿局限，有利于外阴伤口愈合。

（二）适应证

1. 会阴部伤口硬结及早期感染的患者。
2. 会阴部水肿与血肿的吸收期。

（三）操作前准备

一次性中单1块，一次性臀垫1块，大棉垫1块。会阴擦洗盘1个，消毒弯盘2个，无菌镊子2把，无菌纱布数块，医用凡士林若干，热敷溶液，热水袋等。

（四）操作步骤

1. 核对患者姓名、床号、医嘱，评估病情；解释会阴湿热敷的目的、方法、效果及预后，取得配合。嘱咐患者排空膀胱。
2. 协助患者摆好操作体位，臀下垫中单橡皮布和一次性臀垫。
3. 热敷部位先涂一层凡士林，盖上纱布，再敷上浸有热敷溶液的温纱布，外面盖上棉垫保持局部温度。
4. 每3～5分钟更换热敷垫一次，热敷时间15～30分钟，也可以用热水袋放在棉垫外面以减少更换次数。
5. 湿热敷完毕后，观察局部皮肤，用无菌纱布擦净凡士林，整理好床单位。

（五）护理要点

1. 湿热敷前应清洁外阴局部伤口的污垢或行会阴擦洗。
2. 湿热敷温度一般为41～48℃。
3. 湿热敷面积应为病损范围的2倍。
4. 湿热敷过程中应防止烫伤，对休克、虚脱、昏迷、术后等患者应特别注意。
5. 会阴部严重感染后期和会阴部严重开放性创伤早期患者禁止湿热敷。

四、阴道或宫颈上药

（一）操作目的

通过局部用药，消除局部炎症，促进伤口愈合。常用于治疗阴道及宫颈的各种炎症，是妇产科护理操作技术中应用广泛而又容易操作的方法。

（二）适应证

1. 各种阴道炎、宫颈炎。

2.手术后阴道残端炎症的治疗。

（三）操作前准备

阴道窥器1个，阴道灌洗用品1套，长镊子1把，无菌带尾纱球、长棉签、棉球、纱布若干，一次性垫巾1块、一次性手套1副。

（四）操作步骤

1.操作前核对患者信息，告知患者操作的目的和注意事项，以取得患者配合。

2.嘱患者排空膀胱，取膀胱截石位，暴露外阴，臀下铺一次性垫巾，放好便盆。

3.阴道后穹窿给药，患有滴虫性阴道炎，外阴、阴道假丝酵母菌病，萎缩性阴道炎者常用此法。

（1）滴虫性阴道炎患者：拭净阴道分泌物后，在阴道后穹窿处放甲硝唑0.4g，每日1次，7~10日为1个疗程，也可教患者在家每晚临睡前清洁外阴后，洗净双手或戴无菌手套，用右手示、中指夹持药片置于阴道后穹窿处。

（2）外阴、阴道假丝酵母菌病患者：拭净阴道分泌物后，将制霉菌素片100万U置于后穹窿，每日1次，7~10日为1个疗程。

（3）萎缩性阴道炎患者：拭净阴道分泌物后，将甲硝唑0.2g置于后穹窿处，每日1次，7~10日为1个疗程。

4.局部涂抹药物

（1）腐蚀性药物：用长棉签蘸取20%~50%硝酸银溶液或20%铬酸溶液涂抹宫颈糜烂面，再插入宫颈管内约0.5cm，用生理盐水棉球洗去表面残余的药液，以干棉球吸干，适用于慢性宫颈炎，每周1次，2~4次为1个疗程。

（2）非腐蚀性药物：外阴阴道假丝酵母病患者可用1%甲紫溶液涂擦；急性宫颈炎或阴道炎者可用氯霉素或新霉素等消炎药，每日1次，7~10日为1个疗程。

5.宫颈棉球上药　对于宫颈急性炎症伴有出血者，可用消炎药粉、止血药粉或抗生素药液等，将带有线尾的无菌棉球蘸药粉或药液后塞入宫颈处，将线尾置于阴阜侧上方以胶布固定，嘱患者在放入12~24小时后牵引棉球线尾将其取出。

（五）护理要点

1.应用非腐蚀性药物时，应转动阴道窥器，涂擦充分、均匀。

2.应用腐蚀性药物时，应保护好阴道壁及正常宫颈组织，只涂于宫颈病灶局部。可在上药前用纱布或干棉球将阴道后壁及后穹窿处垫好，蘸取药液不宜太多，防止药液下流灼伤正常组织。

3.无性生活史患者，不宜使用阴道窥器。可用捻紧的长棉签蘸取药品，顺着一个方向转动涂抹，防止棉花脱落遗留在阴道内。

4.阴道后穹窿给药在晚上或休息前进行，避免起床后脱出。

5.用药期间禁止盆浴及性生活。

6.经期或异常阴道流血者禁止阴道上药。

五、坐浴

（一）操作目的

坐浴可以促进局部组织的血液循环，减轻外阴局部的炎症及不适，使创面清洁，有利于组织的恢复。适用于治疗或辅助治疗外阴炎、阴道炎、子宫脱垂、外阴阴道手术前的准备、会阴切口愈合不良等。此方法简便易行，患者可于家中使用。

（二）适应证

1. 治疗或辅助治疗外阴炎、阴道炎、子宫脱垂和外阴阴道手术前的准备、
2. 自然分娩7日后的产妇，可促进切口或伤口愈合。

（三）操作前准备

消毒小毛巾1块，坐浴盆1个，30cm高的坐浴盆架1个，坐浴溶液2 000mL（滴虫性阴道炎常用0.5%醋酸溶液、1%乳酸溶液、1∶5 000高锰酸钾溶液；阴道假丝酵母菌病一般用2%~4%碳酸氢钠溶液；萎缩性阴道炎常用0.5%醋酸溶液、1%乳酸溶液；外阴炎及其他非特异性阴道炎、外阴阴道手术前准备可用1∶5 000高锰酸钾溶液、0.02%聚维酮碘溶液、中成药液如洁尔阴或肤阴洁等）。

（四）操作步骤

1. 核对患者信息，解释坐浴的目的及方法，以取得配合，嘱患者排空膀胱。
2. 根据病情按比例配制好溶液2 000mL，将坐浴盆置于坐浴架上。
3. 患者排空膀胱后，全臀和外阴浸泡于溶液中，一般持续约20分钟，随时调节水温。坐浴完毕用纱布将局部擦干。有伤口者坐浴时遵循无菌操作原则，坐浴后给予换药。根据水温不同，坐浴一般分为三种。①热浴：水温41~43℃，适用于渗出性病变及急性炎性浸润，可先熏后坐浴，持续时间20分钟左右。②温浴：水温35~37℃，适用于慢性盆腔炎及术前准备，持续时间20分钟左右。③冷浴：水温维持在14~15℃，刺激肌肉神经，增加其张力，改善血液循环，适用于膀胱阴道松弛、性无能和功能性无月经的患者，持续时间2~5分钟即可。坐浴结束后用小毛巾擦干外阴部。

（五）护理要点

1. 坐浴溶液应严格按比例配制，浓度太高容易造成黏膜灼伤，浓度太低则影响治疗效果。
2. 水温保持在41~43℃，水温过高易烫伤黏膜。
3. 坐浴前先将外阴及肛周擦洗干净。
4. 月经期、阴道流血、孕妇及产后7日内禁止坐浴。
5. 坐浴时需将臀部及外阴全部浸入药液中。
6. 注意保暖，防止受凉。
7. 在家中坐浴时，坐浴盆应专用，以防交叉感染。

六、生殖道细胞学检查

女性生殖道细胞是指阴道、子宫颈管、子宫和输卵管的上皮细胞。女性生殖道上皮细胞受卵巢激素影响出现周期性变化，妊娠期也有相应变化。检查生殖道脱落细胞既可以反映体内的女性激素水平，又能协助诊断生殖道不同部位恶性肿瘤并观察其治疗效果。生殖道脱落上皮细胞包括阴道上段、子宫颈阴道部、子宫、输卵管及腹腔的上皮细胞，其中以阴道上段、子宫颈阴道部的上皮细胞为主。生殖道脱落细胞检查方法简便、经济、实用，是防癌筛查和卵巢功能检查的辅助诊断方法之一，但发现恶性细胞后不能定位，需进一步检查才能确诊；如未找到恶性肿瘤细胞，也不能完全排除恶性肿瘤的可能，需结合其他检查进行综合分析。

▶▶▶ 阴道脱落细胞涂片

（一）操作目的

了解卵巢或胎盘功能。

（二）适应证

1. 卵巢功能检查，适用于功能失调性子宫出血、闭经等患者。
2. 胎盘功能检查，适用于疑似妊娠期间胎盘功能减退的妊娠妇女。
3. 流产的诊断。
4. 生殖道感染性疾病的诊断。

（三）禁忌证

1. 生殖道急性炎症。
2. 月经期。

（四）操作前准备

阴道窥器1个，载玻片2张（一侧为毛玻璃），无菌干燥棉签及棉球，装有固定液（95%乙醇）标本瓶1个。

（五）操作步骤

1. 核对患者信息，解释目的及方法，以取得配合，嘱患者解尿。协助患者上检查床，脱去一侧裤腿，取膀胱截石位躺于检查床上，用铅笔在载玻片有毛玻璃的一侧写好患者姓名。

（1）已婚及有性生活妇女：用未涂润滑剂的阴道窥器扩张阴道，用无菌干燥棉签在阴道侧壁上1/3处轻轻刮取分泌物及细胞，避免混入深层细胞而影响诊断，薄而均匀地涂在载玻片上。

（2）无性生活妇女：先将消毒棉签在0.9%氯化钠溶液中浸湿，然后伸入阴道在其侧壁上1/3处轻轻卷取分泌物及细胞，取出棉签，向一个方向均匀涂于载玻片上。

2. 将涂有标本的载玻片置于95%乙醇中固定、送检。

▶▶ 宫颈脱落细胞学检查

（一）操作目的
通过对宫颈阴道部及宫颈管脱落细胞的检查，进行宫颈癌前病变和宫颈癌的筛查、诊断。

（二）适应证
1. 一般人群的宫颈癌筛查，21~65岁有性生活的女性，应每3年进行一次宫颈癌的重筛查。
2. 有接触性阴道出血、不规则阴道流血或有阴道排液者，临床检查发现宫颈异常者。
3. 因妇科良性疾病拟行全子宫切除术的手术前检查。
4. 高危人群的复查，曾有过细胞学异常、宫颈癌前病变，或宫颈癌治疗后的随诊复查。

（三）禁忌证
1. 生殖道急性炎症。
2. 月经期。

（四）操作前准备
阴道窥器1个，载玻片2张（一侧为毛玻璃），无菌干燥棉签及棉球，装有固定液（95%乙醇）的标本瓶1个，宫颈刮板（木质小刮板）2个或宫颈细胞刷1个，细胞保存液1瓶。

（五）操作步骤
1. 核对患者信息，解释目的及方法，以取得配合，嘱患者解尿。协助患者上检查床，脱去一侧裤腿，取膀胱截石位躺于检查床上，用铅笔在载玻片有毛玻璃的一侧写好患者姓名。

（1）宫颈刮片：曾经用于筛查早期宫颈癌的重要方法。取材部位在宫颈外口鳞-柱状上皮交接处，以宫颈外口为圆心，用木质铲形小刮板轻轻刮取一周，应避免损伤组织引起出血而影响涂片质量和检查结果。若白带过多，应先用无菌干棉球拭净黏液后再刮取标本，然后均匀地涂于玻片上并固定。该法所获取的细胞数量较少，制片效果不理想，现多采用涂片法。

（2）宫颈管涂片：可了解宫颈管内状况。先用无菌干棉球将宫颈表面分泌物拭净，用小型刮板放入宫颈管内，轻轻刮取一周后涂片并固定。最好使用细胞刷（cytobrush）刮取宫颈管上皮，将细胞刷置于宫颈管内1.0cm左右，在宫颈管内旋转360°，刷取宫颈管上皮后取出，旋转细胞刷将标本均匀地涂布于玻片上，并立即固定或洗脱于细胞保存液中。通过液基细胞学（liquid-based cytology）特别是薄层液基细胞学检查（thinprep cytologic test，TCT）所制备的单层细胞涂片，效果清晰，容易阅片，与常规制片法相比，增加了细胞收集率且细胞可均匀分布于玻片上，可以提高发现鳞状上皮低度和高度病变的敏感性。此外，该技术可一次取样、多次重复制片。

2. 将固定于95%乙醇中涂有标本的载玻片或洗脱有标本的细胞保存液小瓶送检。

（六）注意事项
1. 向患者宣教有关生殖道脱落细胞学检查的知识，使其积极配合检查。
2. 准备好检查所需物品，阴道窥器不得涂润滑剂，载玻片应经脱脂处理。
3. 受检者于检查前24~48小时禁止性生活、阴道检查、阴道灌洗及阴道上药。

4.取脱落细胞标本时动作应轻、稳、准，避免损伤组织引起出血。若阴道分泌物较多，应先用无菌干棉球轻轻擦拭后再取标本。

5.涂片必须均匀地向一个方向涂抹，禁忌来回涂抹，以免破坏细胞。

6.做好载玻片标记，标本应立即放入装有95%乙醇固定液的标本瓶中固定并及时送检。

7.向患者说明生殖道脱落细胞学检查结果的临床意义，嘱其将病理报告结果及时反馈给医生，做好相应诊治。

七、宫颈活组织检查

宫颈活组织检查简称宫颈活检，是自子宫颈病变处或可疑部位取少部分组织进行病理学检查，是子宫颈疾病可靠的诊断依据。包括局部活组织检查和诊断性宫颈锥切术。

▶▶ 局部活组织检查

（一）操作目的

协助临床对宫颈病变（CIN），尤其是高级别CIN进行确诊，协助临床对子宫颈癌进行确诊。

（二）适应证

1.子宫颈脱落细胞学涂片检查巴氏Ⅲ级或Ⅲ级以上，子宫颈脱落细胞学涂片检查巴氏Ⅱ级经抗感染治疗后仍为Ⅱ级，TBS分类鳞状上皮细胞异常即低度鳞状上皮内病变（LSL）及以上者。

2.阴道镜检查时反复可疑阳性或阳性者。

3.疑有子宫颈癌或慢性特异性炎症，需要进一步明确诊断者。

（三）禁忌证

1.阴道、子宫颈、子宫及盆腔有急性或亚急性炎症。

2.处于妊娠期或月经期。

3.有血液病等出血倾向。

（四）操作前准备

阴道窥器1个，宫颈钳1把，宫颈活检钳1把，长镊子2把，带尾线纱布或带尾线棉球1个，棉球及棉签若干，无菌手套1副，复方碘溶液，碘附消毒液，装有固定液（10%甲醛溶液或95%乙醇）的标本瓶4~6个。

（五）操作步骤

1.患者取膀胱截石位，置阴道窥器暴露子宫颈，用干棉球将子宫颈黏液及阴道分泌物拭净，局部消毒。

2.用宫颈钳夹持子宫颈前唇，用宫颈活检钳在子宫颈外口鳞柱状上皮交接处或有特殊病变处取材。可疑子宫颈癌者选择3点、6点、9点、12点四处取材。临床已明确为子宫颈癌者，只为明确病理类型或浸润程度时可做单点取材。为提高取材准确性，可在阴道镜引导下行定位取材，或在子宫颈阴道部涂以复方碘溶液，选择不着色区取材。

3.子宫颈局部填塞带尾线纱布或棉球压迫止血，嘱患者24小时后自行取出。

4.将所取组织分别装于标本瓶内，并做好所取部位标记。

5.协助医生填写病理活组织检查申请单，将标本瓶连同病理活组织检查申请单送交病理检验。清洗、整理所用物品。

（六）护理要点

1.检查前向患者讲解检查目的、过程和注意事项，以取得患者配合。

2.检查过程中及时为医生传递所需物品，观察患者反应，给予患者心理支持。

3.检查后嘱患者注意观察有无阴道流血，24小时后自行取出阴道填塞带尾线纱布或棉球，保持外阴清洁，禁止性生活及盆浴1个月。

4.告知患者及时领取病理检查报告单并及时将结果反馈给医生。

▶▶▶ 诊断性宫颈锥切术

（一）操作目的

通过诊断性宫颈锥切术确定或排除可疑的CIN和子宫颈癌。

（二）适应证

1.子宫颈脱落细胞学涂片检查多次找到恶性细胞，而宫颈活检及分段诊刮病理检查均未发现癌灶者。

2.宫颈活检为CIN Ⅲ级需要确诊，或可疑为早期浸润癌，为明确病变累及程度和决定手术范围者。

（三）禁忌证

同宫颈局部活组织检查。

（四）操作前准备

无菌导尿包1个，阴道窥器1个，宫颈钳1把，子宫探针1个，宫颈扩张器4~7号各1个，尖手术刀1把（或高频电切仪1台，环形电刀1把，等离子凝切刀1把，电凝球1个），长镊子2把，刮匙1把，持针器1把，圆针1~2个，洞巾1块，无菌手套1副，棉球及棉签若干，复方碘溶液，碘附消毒液，装有固定液（10%甲醛溶液或95%乙醇）的标本瓶2~3个。

（五）操作步骤

1.患者在蛛网膜下腔或硬膜外阻滞麻醉下取膀胱截石位，外阴、阴道常规消毒，铺无菌孔巾。

2.导尿后，置阴道窥器暴露子宫颈并消毒阴道、子宫颈。

3.用宫颈钳夹持子宫颈前唇并略向外牵拉，用宫颈扩张器逐号扩张子宫颈管至所需号数，用刮匙搔刮子宫颈管，将刮取物装入所备标本瓶并做好标记。子宫颈涂布复方碘溶液，在碘不着色区外0.5cm处，用尖手术刀在子宫颈表面做环形切口，深约0.2cm，包括子宫颈上皮及少许皮下组织，按30°～50°向内做宫颈锥形切除。根据手术指征的不同，可深入子宫颈管1.0～2.5cm，呈锥形切除。也可采用环形电切除术（LEEP）行锥形切除。于切除标本12点处做一标志，装入所备标本瓶并做好标记待检。

4.创面止血，用无菌纱布压迫止血，若有动脉出血，可用肠线缝扎止血，也可用止血粉、吸收性明胶海绵、止血纱布、凝血酶等止血。

5.将要行子宫切除者，手术最好在锥切术后48小时内进行，可行子宫颈前后唇相对缝合以封闭创面止血。若不能在短期内手术或无须行进一步手术者，则应行子宫颈成形缝合术或荷包缝合术，术毕探查子宫颈管。

6.协助医生填写病理活组织检查申请单，将标本瓶连同病理活组织检查申请单送交病理检验。清洗、整理所用物品。

（六）护理要点

1.术前告知患者手术应在月经干净后3～7日内进行，向患者及其家属说明手术过程，耐心解答患者提出的问题，以减轻患者的心理压力。

2.术中配合医生做好导尿、止血、标本固定与标记。

3.术后患者留观察室观察1小时，注意有无阴道流血、头晕及血压下降等现象。

4.告知患者休息3日，遵医嘱使用抗菌药物预防感染。保持外阴清洁，禁止性生活和盆浴2个月。

5.嘱患者注意观察阴道流血情况，如出血较多应立即就诊。术后6周探查子宫颈管有无狭窄。

八、经腹壁腹腔穿刺术

（一）操作目的

妇科病变主要位于盆腔及下腹部，可通过经腹壁腹腔穿刺术抽出腹腔液体或组织，经相应检查达到诊断目的，兼有治疗作用。

（二）适应证

1.用于协助诊断，明确腹腔积液的性质。

2.确定靠近腹壁的盆腔及下腹部肿块的性质。

3.穿刺放出部分腹腔积液，降低腹压、减轻腹胀、暂时缓解呼吸困难等症状，使腹壁松软易于做腹部及盆腔检查。

4.腹腔穿刺同时注入化学药物行腹腔化疗。

5.腹腔穿刺注入二氧化碳气体，做气腹X线造影，使盆腔器官清晰显影。

（三）禁忌证

1.疑有腹腔内严重粘连、肠梗阻者。

2.疑为巨大卵巢囊肿者。

3.大量腹腔积液伴有严重电解质紊乱者禁大量放腹腔积液。

4.精神异常或不能配合者。

5.中、晚期妊娠。

6.弥散性血管内凝血。

(四) 操作前准备

无菌孔巾1块，7号穿刺针1个，20mL注射器1个，止血钳1把，连接导管1根，标本瓶1个，0.5%聚维酮碘液，0.5%利多卡因注射液，消毒棉球若干，纱布4块，无菌手套2副，胶布若干，束腹带1个。

(五) 操作步骤

1.经腹超声引导下穿刺，常先充盈膀胱，确定肿块部位，然后排空膀胱，再进行穿刺。如为经阴道超声指引下穿刺，则在术前排空膀胱。

2.腹腔积液量较多及囊内穿刺时，患者取仰卧位；液量较少时，取半卧位或侧斜卧位。

3.穿刺点一般选择在脐与左髂前上棘连线中外1/3交界处；囊内穿刺点宜在囊性感明显部位。

4.常规消毒穿刺区皮肤，铺无菌孔巾，术者须戴无菌手套。

5.穿刺一般不需麻醉，对于精神过于紧张者，0.5%利多卡因行局部麻醉，深达腹膜。

6.将7号穿刺针从选定点垂直刺入腹腔，穿透腹膜时针头阻力消失。助手用消毒止血钳协助固定针头，术者拔除针芯，见有液体流出，用注射器抽出适量液体送检。细胞学检验需100~200mL腹腔积液，其他检查仅需10~20mL液体。若需释放腹腔积液，则将导管连接穿刺针，导管另一端连接器皿。根据患者病情和诊治需要确定放液量及导管放置时间。若为查明盆腔内有无肿瘤存在，可将液体放至腹壁变松软易于检查为止。

7.细针穿刺活检，常用特制的穿刺针，在超声引导下穿入肿块组织，抽取少量组织，送组织学检查。

8.操作结束，拔出穿刺针。局部再次消毒，覆盖无菌纱布并固定。若针眼有腹腔积液溢出可稍加压迫。

(六) 结果判定

1.血液

(1) 新鲜血液：放置后迅速凝固，为血管刺伤，应改变穿刺针方向，或重新穿刺。

(2) 陈旧性暗红色血液：放置10分钟以上不凝固，表明有腹腔内出血。多见于异位妊娠、卵巢黄体破裂或其他脏器破裂如脾破裂等。

(3) 小血块或不凝固陈旧性血液：多见于陈旧性宫外孕。

(4) 巧克力色黏稠液体：镜下见不成形碎片，多为卵巢子宫内膜异位囊肿破裂。

2.脓液　呈黄色、黄绿色、淡巧克力色，质稀薄或浓稠，有臭味，提示盆腔或腹腔内有化脓性病变或脓肿破裂。脓液应行细胞学涂片、细菌培养、药物敏感试验。

3.炎性渗出物　呈粉红色、淡黄色混浊液体，提示盆腔及腹腔内有炎症。应行细胞学涂片、细菌培养、药物敏感试验。

4.腹腔积液　有血性、浆液性、黏液性等。应送常规化验，包括比重、总细胞数、红细胞数、白细胞数、蛋白定量、浆膜黏蛋白试验（Rivalta test）及细胞学检查。必要时检查抗酸杆菌、结核杆菌培养及动物接种。肉眼血性腹腔积液，多疑为恶性肿瘤，应行脱落细胞检查。

（七）护理要点

1.术前注意患者生命体征，测量腹围、检查腹部体征。

2.严格无菌操作，以免腹腔感染。

3.大量放液时，针头必须固定好，以免针头移动损伤肠管。放液速度不宜过快，每小时放液量不应超过1 000mL，一次放液量不应超过4 000mL；严密观察患者血压、脉搏、呼吸等生命体征，随时控制放液量及放液速度。若患者出现休克征象，应立即停止放腹腔积液。放液过程中需用腹带束腹，并逐渐缩紧腹带，以防腹压骤降、内脏血管扩张而引起休克。

4.向腹腔内注入药物应慎重，很多药物不宜腹腔内注入。行腹腔化疗时，应注意过敏反应等。

5.术后卧床休息8～12小时，必要时给予抗生素预防感染。

九、输卵管通畅检查

输卵管通畅检查的主要目的是检查输卵管是否畅通，了解宫腔和输卵管腔的形态及输卵管的阻塞部位。常用方法有输卵管通液术、子宫输卵管造影术。

▶▶▶ 输卵管通液术

（一）操作目的

检查输卵管是否通畅，同时具有一定的治疗功效。

（二）适应证

1.不孕症，男方精液正常，疑有输卵管阻塞者。

2.检验和评价输卵管绝育术、输卵管再通术或输卵管成形术的效果。

3.对输卵管黏膜轻度粘连有疏通作用。

（三）禁忌证

1.急性、亚急性生殖器炎症或盆腔炎性疾病。

2.月经期或有不规则阴道流血。

3.可疑妊娠。

4.严重的全身性疾病，如心、肺功能异常等，不能耐受手术。

5.体温高于37.5℃。

（四）操作前准备

1.物品准备　阴道窥器1个，通液器1个，弯盘1个，长弯钳1把，卵圆钳1把，宫颈钳1把，子宫探针1根，宫颈扩张器1套，压力表1个，纱布若干，治疗巾、孔巾各1张，棉签、棉球若干、氧气、抢救用品等。20mL注射器1支，生理盐水20mL或抗生素溶液（庆大霉素8万U、地塞米松5mg、透明质酸酶15 000U、0.9%氯化钠液20mL）。

2.患者准备　①月经干净后3~7天，术前3天禁止性生活。②术前半小时肌内注射阿托品0.5mg解痉。③术前排空膀胱。

（五）操作步骤

1.患者排尿后取膀胱截石位，消毒外阴及阴道，铺无菌巾。

2.合诊检查了解子宫大小、方位、质地、活动度、形态及与周围脏器的关系，两侧附件有无异常。

3.安放窥器，暴露宫颈，消毒阴道及宫颈，用宫颈钳钳夹宫颈前唇，沿宫腔方向置入通液器，并使其与宫颈外口紧密相贴。用Y形管将通液器、压力表与注射器相连，压力表高于Y形管水平，以免液体进入压力表。

4.将通液器内注满生理盐水或抗生素溶液，缓慢推注，压力不超过160mmHg。观察阻力大小、有无液体反流及患者有无下腹疼痛等。

5.术毕取出宫颈导管，再次消毒宫颈、阴道，取出阴道窥器。

（六）结果判定

1.输卵管通畅　顺利推注20mL生理盐水无阻力，压力维持在60mmHg以下，或开始稍有阻力，随后阻力消失，无液体回流，患者也无不适感，提示输卵管通畅。

2.输卵管阻塞　勉强注入5mL生理盐水即感到阻力，压力表见压力持续上升而无下降，患者感下腹胀痛，停止推注后液体又回流至注射器内，表明输卵管阻塞。

3.输卵管通而不畅　注射液体有阻力，再经加压注入又能推进，说明有轻度粘连且已被分离，患者感轻微腹痛。

（七）护理要点

1.所用无菌生理盐水或抗生素溶液温度以接近体温为宜，以免液体过冷引起输卵管痉挛。

2.注入液体时必须使宫颈导管紧贴宫颈外口，以防止液体外漏导致注入液体压力不足。

3.术后2周禁止盆浴及性生活，酌情给予抗生素预防感染。

▶▶ 子宫输卵管造影术

（一）操作目的

通过造影剂的注入，检查输卵管是否通畅，了解宫腔和输卵管形态及输卵管阻塞部位。

（二）适应证

1.了解输卵管是否通畅及其形态、阻塞部位。

2.了解宫腔形态，确定有无子宫畸形及类型，有无宫腔粘连、子宫黏膜下肌瘤、子宫内膜息肉及异物等。

3.内生殖器结核非活动期。

4.不明原因的习惯性流产，了解宫颈内口是否松弛，宫颈及子宫有无畸形。

（三）禁忌证

1. 急性、亚急性生殖器炎症或盆腔炎性疾病。
2. 严重的全身性疾病，不能耐受手术。
3. 妊娠期、月经期。
4. 产后、流产、刮宫术后6周内。
5. 碘过敏者禁用子宫输卵管碘油造影。

（四）操作前准备

1. 物品准备　阴道窥器1个，通液器1个，弯盘1个，长弯钳1把，卵圆钳1把，宫颈钳1把，子宫探针1根，宫颈扩张器1套，纱布6块，治疗巾、孔巾各1张，棉签、棉球若干，氧气，抢救用品，10mL注射器1支，40%碘化钠造影剂1支等。

2. 患者准备　①月经干净3~7天，术前3天禁止性生活。②做碘过敏试验，试验阴性者方可进行子宫输卵管碘油造影。③术前半小时肌内注射阿托品0.5mg，以减少输卵管痉挛。④术前排空膀胱，便秘者术前行清洁灌肠，以使子宫保持在正常位置，避免出现外压假象。

（五）操作步骤

1. 前三步同输卵管通液术。
2. 在通液器内注满40%碘化油液体后缓慢推注，在X线透视下观察碘化油流经输卵管及宫腔情况并摄片，24小时后再摄盆腔平片，观察腹腔内有无游离碘化油。若用76%泛影葡胺造影，应在注射后立即摄片，10~20分钟后再次摄片，观察腹腔内有无泛影葡胺液。

（六）结果判定

1. 正常子宫、输卵管　传统的子宫于输卵管造影时可见宫腔呈倒三角形，双侧输卵管显影，形态柔软，24小时后摄片见盆腔内散在造影剂分布。超声下子宫输卵管造影时可实时监控，见造影剂充盈宫腔，从双侧输卵管流出并包绕同侧卵巢。

2. 宫腔异常　患子宫内膜结核时，子宫失去原有的倒三角形态，内膜呈锯齿状不平；患子宫黏膜下肌瘤时可见宫腔充盈缺损；子宫畸形时有相应显示。

3. 输卵管异常　输卵管结核显示输卵管形态不规则、僵直或呈串珠状，有时可见钙化点；输卵管积水见输卵管远端呈气囊状扩张；输卵管发育异常显示输卵管过长或过短、缺失、异常扩张、有憩室等。传统的子宫输卵管造影时，24小时后盆腔X线摄片未见盆腔内散在造影剂，说明输卵管不通；超声下子宫输卵管造影时未见造影剂从双侧输卵管流出，盆腔内未见造影剂，提示输卵管不通。

（七）注意事项

1. 碘化油充盈宫颈导管或超声造影剂充盈尿管时必须排尽空气，以免空气进入宫腔造成充盈缺损，引起误诊。
2. 宫颈导管或尿管与宫颈外口必须紧贴，以防造影剂流入阴道内。
3. 宫颈导管不要插入太深，以免损伤子宫或引起子宫穿孔。

4.注入造影剂时用力不可过大，推注不可过快，防止损伤输卵管。

5.透视下发现造影剂进入异常通道，同时患者出现咳嗽，应警惕发生油栓，立即停止操作，取头低脚高位，严密观察。

6.造影后2周禁止盆浴及性生活，可酌情给予抗生素预防感染。

7.有时因输卵管痉挛造成输卵管不通的假象，必要时再次进行造影检查。

第二节　围产期常用护理操作技术

一、产前、产时、产后护理操作技术

▶▶▶ 宫高腹围测量

（一）操作目的

1.宫高和腹围可间接反映子宫大小。

2.初步判断孕周，间接了解胎儿生长发育状况，估计胎儿体重。

3.有助于动态观察胎儿发育，及时发现胎儿宫内发育迟缓、巨大儿或羊水过多等妊娠异常，使其有可能通过及时治疗得到纠正。

（二）操作前准备

1.用物准备　检查床、皮尺。

2.孕妇　排空膀胱，取仰卧屈膝位。

3.操作者　着装规范，洗手，冬天检查前手预热。操作前评估孕妇情况，核实孕周。

（三）操作步骤

1.备齐用物到孕妇床边，核对孕妇及腕带上信息。

2.向孕妇解释检查目的与内容，取得配合。注意保护孕妇隐私，必要时用幕帘或屏风遮挡。

3.协助孕妇取仰卧屈膝位，头部稍垫高，暴露腹部，双腿略曲稍分开，腹肌放松。

4.操作者站立于孕妇右侧，摸清宫底高度，用皮尺一端放在耻骨联合上缘，另一端贴腹壁沿子宫弧度到子宫底最高点，读出厘米数为所测得的宫高数，以厘米（cm）为单位记录。

5.用皮尺以脐水平绕腹部一周，读出厘米数为所测得的腹围数，以厘米（cm）为单位记录。

6.协助孕妇起床，整理衣裤。

7.洗手，做记录。

（四）护理要点

1.注意保护孕妇隐私及保暖，测量数字要准确。

2.注意观察腹形大小。如腹部过大、宫底高度大于应有的妊娠月份，考虑双胎妊娠、巨大儿、羊水过多的可能；腹部过小、宫底高度过低者，应考虑胎儿宫内发育迟缓或孕周推算错误的可能性；腹部两侧向外膨出且宫底位置较低者，子宫横轴直径较纵轴长，多为肩先露；尖腹或悬垂腹，伴有骨盆狭窄的可能。

3.正常情况下，宫底高度在妊娠满36周时最高，至妊娠足月时略有下降。

▶▶▶ 四部触诊

（一）操作目的

评估子宫大小、胎产式、胎先露、胎方位及胎先露是否衔接。

（二）操作前准备

1.物品准备　一次性臀垫。

2.孕妇准备　排空膀胱后进入产科检查室。

3.操作者准备　着装规范，洗手，冬天检查前手预热。操作前评估孕妇情况，核实孕周。

（三）操作步骤

1.孕妇平卧于产科检查床。检查者站在孕妇右侧并面对孕妇，双手置于子宫底部，了解子宫外形并摸清子宫底高度，估计胎儿大小与妊娠月份是否相符。然后以双手指腹相对轻推，判断子宫底部的胎儿部分。如为胎头则硬而圆且有浮球感，在推动头部时胎体不随之移动；如为臀部则软而宽且形状不规则，推动臀部时胎体可随之移动。

2.检查者两手分别置于孕妇腹部左右两侧，一手固定，另一手轻柔深按检查，两手交替，分辨胎背及胎儿四肢的位置。如胎背则平坦饱满，进一步确定胎背向前、侧方或向后。若为可变性的高低不平部位则是胎儿的肢体，可感觉到胎儿肢体活动。

3.检查者右手置于孕妇耻骨联合上方，拇指与其余四指分开，握住胎先露部，进一步查清是胎头或胎臀，并左右推动以确定是否衔接，如可以自由左右移动，表示尚未衔接，如固定不动表示已衔接。

4.检查者面对孕妇的足部，两手分别置于胎先露部两侧，向骨盆入口方向向下深压，再次判断先露部的诊断是否正确，并确定先露部入盆的程度。若难以确定胎先露是胎头或胎臀时，进行肛诊以协助诊断。

▶▶▶ 骨盆测量

（一）操作目的

评估骨盆大小及形状，判断胎儿能否经阴道分娩。

（二）适应证

1.骨盆外测量　首次产前检查常规进行骨盆外测量，以间接了解骨盆的大小及形态。

2.骨盆内测量　孕24~36周时，评估骨盆大小及形状，判断胎儿能否经阴道分娩。

（三）操作前准备

1. 物品准备　骨盆测量器、消毒手套、润滑油。
2. 孕妇准备　排空膀胱后进入产科检查。

（四）操作步骤

1. 骨盆外测量

（1）髂棘间径：孕妇取伸腿仰卧位，测量两髂前上棘外缘的距离，正常值为23～26cm。

（2）髂嵴间径：孕妇取伸腿仰卧位，测量两髂嵴外缘最宽的距离，正常值为25～28cm。

（3）骶耻外径：孕妇取左侧卧位，右腿伸直，左腿屈曲，测量第5腰椎棘突下至耻骨联合上缘中点的距离，正常值为18～20cm。

（4）坐骨结节间径：孕妇取仰卧位，两腿屈曲，双手抱膝，测量两坐骨结节内侧缘的距离，正常值为8.5～9.5cm。

（5）耻骨弓角度：使孕妇保持以上体位，用两拇指尖斜着对拢，放于耻骨联合下缘，左右两拇指平放在耻骨降支的上面，测量两拇指尖的角度，正常值为90°，小于80°为异常。

2. 骨盆内测量

（1）对角径：孕妇取膀胱截石位，检查者戴消毒手套并涂润滑油，测量耻骨联合下缘至骶岬上缘中点的距离，正常值为12.5～13cm，此值减去1.5～2cm为骨盆入口前后径长度，又称真结合径。

（2）坐骨棘间径：孕妇保持以上体位，检查者测量两坐骨棘间的距离，正常值约为10cm。

（3）坐骨切迹宽度：孕妇保持以上体位，检查者测量坐骨棘与骶骨下部间的距离，即骶棘韧带宽度，将阴道内的示指置于韧带上移动，若能容纳三横指（5.5～6cm）为正常，否则属中骨盆狭窄。

（五）注意事项

1. 掌握骨盆各径线正常值及代表意义，严格按照骨标志测量，同时结合胎儿大小判断是否头盆相称。
2. 正确使用骨盆测量仪，操作流畅、准确。
3. 操作中注意保护孕妇隐私，体现对孕妇的体贴和关心。

▶▶ 观察宫缩

（一）操作目的

评估子宫收缩的强度、持续时间、间歇时间，判断产力。

（二）操作前准备

1. 物品准备　胎心电子监护仪、耦合剂、固定探头绑带。
2. 孕妇　排空膀胱，取舒适体位。
3. 操作者　着装规范，洗手，冬天检查前手预热。操作前评估孕妇情况，如孕周、孕期检查资料、产程进展等。

（三）操作步骤

1. 携用物至孕妇床旁，核对姓名及腕带信息。

2. 向孕妇解释操作目的，取得配合。注意保护隐私，必要时拉好幕帘或使用屏风遮挡。

3. 协助孕妇取舒适体位，冬季注意保暖。

4. 触诊观察法　助产士将手掌放于孕妇的腹壁近宫底部下三指处，感受宫缩时子宫的变化。宫缩时宫体部隆起变硬、间歇期松弛变软。触诊应观察3次以上的宫缩。

5. 胎儿电子监护法

（1）将监护仪上的宫缩探头固定在孕妇腹壁近宫底部下三指处。

（2）将监护仪上的宫缩描记指针归零。

（3）连续描记40分钟。

6. 准确记录宫缩强度、持续时间与间歇时间、胎心率等，监护完毕分析图形并请医生签字。

7. 协助孕妇整理衣裤。

8. 洗手，做记录。

（四）护理要点

1. 尽量避免仰卧位。

2. 宫缩探头上勿涂耦合剂，避免损伤胎心电子监护仪。

3. 固定带松紧适宜，注意探头是否有脱离现象。

▶▶ 产时会阴消毒

（一）操作目的

会阴清洁与消毒在产科临床应用是为了避免沿产道上行感染，严格无菌操作，常在接产、阴道内诊检查、人工破膜、阴道手术等操作之前进行。

（二）操作前准备

1. 物品准备　治疗盘1个，内有盛38～41℃温水500mL的容器2个、无菌镊子罐1个、无菌镊子4把、无菌敷料罐2个（分别内盛10%～20%肥皂水纱布、碘附原液纱布）、无菌接生巾1块、一次性冲洗垫1个。

2. 人员准备　操作者着装规范、洗手、戴帽子和口罩。

（三）操作步骤

1. 向产妇解释操作内容、目的以取得配合。嘱产妇仰卧位，两腿屈曲分开，充分暴露外阴部。

2. 将产床调节成床尾稍向下倾斜，并将产妇腰下的衣服向上拉，以免冲洗时打湿产妇的衣服。臀下放一次性冲洗垫。

3. 用镊子夹取肥皂水纱布一块，先擦洗阴阜、左右腹股沟、左右大腿内侧上1/3，再擦洗会阴体、两侧臀部，擦洗时稍用力，然后弃掉纱布。

4.再取肥皂水纱布一块，按下列顺序擦洗阴裂、左右小阴唇、左右大阴唇、会阴体、该处稍用力，反复擦洗，最后擦肛门，弃掉纱布及镊子，此过程需要2分钟30秒。

5.用温水由外至内缓慢冲净皂迹，约需1分钟。冲洗前，操作者应将少量的水倒在手腕部测温，待温度合适后，再给产妇冲洗。

6.将上述3～5三步重复一遍。

7.用无菌镊子夹取碘附原液纱布一块，消毒外阴一遍，按下列顺序：阴裂、左右侧小阴唇、左右侧大阴唇、阴阜、腹股沟、大腿内上1/3、会阴体、肛门。注意不要超出肥皂擦洗清洁范围，弃掉镊子。

8.撤出臀下一次性会阴垫，垫好无菌接生巾。

（四）护理要点

1.注意为产妇保暖和遮挡，配制水温在38～41℃或以产妇感觉舒适为宜。

2.所有冲洗用品均为灭菌消毒物品，每日更换一次，并注明开启时间和日期，严格无菌操作。

3.冲洗过程中要注意观察产程进展，发现异常及时向医生汇报，遵医嘱给予相应处理。

4.如为接产前会阴冲洗，应预留出足够的时间，避免清洁、消毒不充分而造成感染。

▶▶▶ 按摩子宫

（一）操作目的

刺激产后子宫收缩，预防和减少产后出血。

（二）适应证

胎儿娩出后子宫收缩欠佳的产妇。

（三）操作前准备

1.物品准备　无菌手套1双。

2.产妇　排空膀胱，取仰卧膀胱截石位。

（四）操作步骤

1.向产妇解释操作目的，取得产妇配合。

2.按摩子宫　有以下三种方式。

（1）单手按摩：操作者一手置于产妇腹部，拇指在子宫前壁，其余四指在子宫后壁，握住子宫底部，均匀而有节奏地按摩子宫，促进子宫收缩，是最常用的方法。

（2）双手按摩：操作者一手在产妇耻骨联合上缘按压下腹中部，将子宫底向上托起，另一手握住宫体，使其高出盆腔，在子宫底部有节律地按摩子宫。同时，双手配合，间断地用力挤压子宫，使积存在子宫腔内的血块及时排出。

（3）双合按摩：①常规消毒产妇会阴部，铺无菌巾，戴无菌手套。②操作者一手进入产妇阴道，握拳置于阴道前穹隆，顶住子宫前壁，另一手在腹部按压子宫后壁，使宫体前屈，两手相对紧压并均匀有节律地按摩子宫，不仅可刺激子宫收缩，还可以压迫子宫血窦，减少出血。③至子宫恢复有效收缩、出血减少时停止。

3. 正确评估阴道流血量、颜色及性状。

4. 洗手，记录。

（五）注意事项

1. 按摩子宫的手法应正确，用力均匀，同时应严密观察产妇的生命体征、子宫收缩、阴道出血情况。

2. 按摩子宫前，应协助产妇排空膀胱，必要时行导尿术。

3. 按摩持续时间视子宫收缩情况而定。

4. 按摩之前应明确子宫收缩不良及产后出血的原因，不可盲目按压，以致延误病情处理。

二、接生技术

（一）操作目的

适时保护会阴，避免产妇会阴发生严重裂伤，并使胎儿按照分娩机制安全娩出。

（二）操作前准备

1. 物品准备　产包（无菌敷料包和无菌器械包）、新生儿复苏器械与用物（复苏气囊、大小面罩、各种型号气管插管、新生儿低压吸引器、吸痰管、新生儿喉镜、脐静脉插管用物、胎粪吸引管、肾上腺素1mg/mL 1支、生理盐水10mL/支1支、100mL生理盐水1袋（瓶）、各种规格的空针各1支、氧气备用状态、新生儿辐射暖台提前打开预热。

2. 产妇准备　排空膀胱，取舒适体位。

3. 操作者准备　着装规范，戴口罩，外科洗手，了解产前评估、产程进展、胎儿情况和产妇合作程度。另外，至少安排一名巡台人员。

（三）操作步骤

以半仰卧位接产为例。

1. 向产妇解释相关内容以取得产妇配合。

2. 协助产妇选择舒适体位，指导产妇用腹压配合宫缩按自主意愿屏气用力，及时给予产妇正性回馈以增强产妇信心。

3. 当初产妇宫口开全、经产妇宫口开大3～4cm时，应做好接产的准备工作（如调整产床角度，产时外阴清洁、消毒）。接产人员按无菌操作常规刷手消毒，助手协助打开产包，接生者铺好产台准备接生。

4. 接产者外科洗手，穿无菌手术衣，戴无菌手套，摆好用物。

5. 接产者协助胎头俯屈：接产者在胎头拨露接近着冠时，右手持一接生巾，内垫纱布，适度保护会阴（无须过早将手放在会阴体部，压迫时间长可导致组织水肿，更易造成裂伤），左手在子宫收缩时协助胎头俯屈，用力适度，使胎头以最小径线（枕下前囟径），在宫缩间歇时缓慢地通过阴道口，目的是避免会阴严重裂伤。

6. 胎头娩出（仰伸）后，右手仍应适度保护会阴，不要急于娩出胎肩，先用左手自新生儿鼻根部向下挤压，挤出新生儿口鼻黏液和羊水，接产者挤压时应用力适度，避免新生儿面部或舌青淤。

7. 协助胎头外旋转，使胎儿双肩径转至与骨盆出口前后径相一致。

8. 左手轻轻将胎儿颈部向下向外轻压，使胎儿前肩自耻骨弓下先娩出，继之再托胎颈向上向外，使后肩从会阴体前缘缓慢娩出。

9. 当双肩娩出后，右手方可松开，并将保护会阴的接生巾压向产妇臀下，防止污染的接生巾污染其他用物，接生者换右手托胎肩左手托胎臀，协助下肢娩出。

10. 胎儿娩出后，将新生儿轻柔侧放在产台上，再次用手从新生儿的胸骨至口、鼻挤出残存的羊水。胎儿娩出后，如无窒息，则擦干保暖，放在产妇胸腹部进行皮肤接触，待脐带血管停止搏动后，在距脐带根部10~15cm处，用两把止血钳夹住，在两钳之间剪断脐带（第一次断脐）。如新生儿发生窒息，按照新生儿复苏流程进行抢救。

11. 助手记录胎儿娩出时间，接产者等待和协助胎盘娩出。

12. 将集血器垫于产妇臀下以计量出血。

（四）护理要点

1. 助产士要了解产程进展和胎儿枕位情况。

2. 胎头拨露阶段，助产士要严密观察，不可离开产妇；助产士的手不可进入阴道进行扩张或过早地将手按压在会阴体上（可能造成产道水肿、血肿、产妇不舒适、会阴体水肿）。

3. 胎头大径即将娩出时，应做到缓慢娩出，避免急速娩出时会阴来不及很好的扩张而撕裂。

4. 娩前肩应等待宫缩，宫缩时协助产妇轻轻用力，助产士轻轻向下牵拉胎头使前肩顺势娩出，同时右手保护会阴，避免强行娩肩造成锁骨骨折和会阴撕裂。

5. 遇到产妇失控时，助产士应冷静，做到能控制胎头娩出速度，减少会阴撕裂。

6. 产妇使用硬膜外镇痛时，助产士根据宫口开全时间、产妇想要用力的自我感觉等指导产妇正确用力。

三、孕期监护技术

▶▶ 听诊胎心

（一）操作目的

了解胎心音节律、频率，监测胎儿在子宫内情况。

（二）适应证

妊娠12周以后。

（三）操作前准备

1. 物品准备　胎心音听诊器或胎心音多普勒仪、耦合剂、秒表、纸巾。

2. 孕妇　排空膀胱，取仰卧位屈膝位。

3. 操作者　着装规范、洗手，冬天应将手预热。评估孕妇情况，如孕周、孕期检查资料、产程进展等。

（四）操作步骤

1. 携用物至床旁，核对孕妇腕带上信息。

2. 向孕妇解释操作目的，取得配合。保护孕妇隐私，必要时拉好幕帘或屏风遮挡。

3. 协助孕妇取仰卧屈膝位，头部稍垫高，暴露腹部，双腿放平，腹肌放松。

4. 用四步触诊法确定胎背位置，靠近胎背上方腹壁处听诊1分钟（正常值为110～160次/分，节律整齐）。

5. 听诊完毕，用纸巾擦净孕妇腹部及探头上的耦合剂。

6. 协助孕妇整理衣物，告诉孕妇胎心率数值。

7. 洗手，及时做好记录。

（五）护理要点

1. 听诊部位选择　妊娠24周前，胎心音听诊部位多在脐下正中或稍偏左、偏右；妊娠24周后听诊部位为：①枕先露：听诊部位在脐左（右）下方。②臀先露：听诊部位在脐左（右）上方。③肩先露：听诊部位在脐周围。

2. 保持环境安静，注意保护隐私，冬季注意保暖。

3. 听诊时应注意胎心音的节律及速率，应与子宫杂音、腹主动脉音及脐带杂音相鉴别。

4. 告知产妇胎心音的正常值范围，测得胎心＞160次/分或＜110次/分，应立即报告医生及时处理。

5. 若有宫缩，应在宫缩间歇时听诊。

▶▶ 胎心监护

（一）操作目的

通过胎心基线率水平、胎心基线变异、周期性胎心改变来综合判断胎儿储备能力，评估胎儿宫内安危情况。

（二）操作前准备

1. 物品准备　胎心监护仪，耦合剂，腹带，纸巾。

2. 孕妇　排空膀胱，取舒适体位。

3. 操作者　着装规范，洗手。操作前评估，如孕周、宫高、腹围、孕妇自理能力、理解情况和合作程度、局部皮肤情况、胎方位/胎动情况（如临产，还要评估产程进展等）。

（三）操作步骤

1. 携用物至床旁，核对孕妇姓名及腕带信息。

2. 向孕妇解释操作目的，取得合作。

3. 协助孕妇取合适的体位（半卧位、低半卧位或侧卧位、坐位）。

4. 接通电源，打开监护仪开关，核对时间。

5. 适当暴露孕妇腹部，注意保暖和保护孕妇隐私，触诊确定胎背位置。

6. 涂耦合剂，用胎心探头找到胎心最强处，固定。

7. 如为无应激反应，将胎动计数按钮交给孕妇，嘱其自觉胎动时按动按钮。

8. 如为宫缩应激试验，将宫缩压力探头置于子宫底部并固定。

9. 在无宫缩时将宫缩压力调整到基线起始状态。

10. 打开描记开关，观察胎心显示，以及胎心、宫缩曲线描记情况。

11. 监测20分钟，视胎心、胎动及监测情况决定是否延长监测时间。

12. 监测完毕，取下监护探头。擦净孕妇腹部的耦合剂，协助孕妇取舒适卧位。

13. 取下监护记录纸，关闭监护仪开关，拔去电源，胎心监护仪归位放置。

14. 洗手、分析记录。

15. 告知孕妇监护结果。

（四）注意事项

1. 监测前检查监护仪运行是否正常，时间是否准确。

2. 操作时注意孕妇保暖和保护隐私。

3. 教会孕妇自觉胎动时手按胎动计数按钮的方法，注意孕妇是否及时记录胎动。

4. 监护过程中应关注胎心率的变化，注意仪器走纸是否正常，图纸描记线是否连续。

5. 注意孕妇有无不适主诉，有无翻身，探头是否脱落及腹带松紧如何等。

（五）胎儿监护判读

1. 胎心基线率水平

（1）正常胎心基线范围：110~160次/分。

（2）胎儿心动过速：胎心基线>160次/分，持续≥10分钟。

（3）胎儿心动过缓：胎心基线<110次/分，持续≥10分钟。

2. 基线变异

（1）变异缺失：指振幅波动消失。

（2）缩小变异：指振幅波动≤5次/分。

（3）正常变异：指振幅波动6~25次/分。

（4）显著变异：指振幅波动>25次/分。

3. 三种典型图形

（1）早期减速：几乎与宫缩同时开始，下降幅度<50次/分，胎心率最低点在宫缩的高峰，持续时间短，恢复快。一般发生在第一产程后期，宫缩时胎头受压引起。

（2）晚期减速：多在宫缩高峰后开始出现，下降缓慢，幅度<50次/分，持续时间长，恢复缓慢。一般认为是胎盘功能不良、胎儿缺氧的表现。

（3）变异减速：胎心率变异形态不规则，减速与宫缩无恒定关系，持续时间长短不一，下降幅度>70次/分，恢复迅速。一般认为与宫缩时脐带受压、兴奋迷走神经有关。

第三节　产科常见手术的护理配合

一、人工破膜术的护理配合

（一）操作目的
用人工方法使胎膜破裂，引起前列腺素和缩宫素释放，诱发宫缩。

（二）操作前准备
人工破膜包（消毒巾、弯盘、50mL量杯、干纱球、液状石蜡棉球、敷料钳1把、鼠齿钳1把、手套、扩阴器）、冲洗壶、皂球、消毒液纱球、干纱球、血管钳、温开水。检查无菌物品名称、有效期，外包布有无破损和潮湿。

（三）操作步骤
1. 核对孕妇腕带信息及医嘱。
2. 向孕妇及其家属说明操作目的，以取得配合。嘱孕妇解尿。保护隐私，必要时使用幕帘或屏风遮挡。
3. 协助孕妇上产床，取膀胱截石位，测量血压和胎心。
4. 进行产科外阴消毒，垫消毒巾于臀部。
5. 打开人工破膜包，为医生破膜做好准备工作。
6. 破膜时观察宫缩情况（手触及宫底部，了解宫缩情况），若有宫缩及时告知医生，在宫缩间歇进行人工破膜。
7. 破膜后与医生共同观察羊水色、量及性状，立即听胎心并做好记录。
8. 更换垫于臀部的消毒巾，协助孕妇取舒适体位。
9. 如在破膜的过程中发现脐带脱垂、羊水Ⅱ度以上，配合医生做好急救准备。
10. 告知孕妇羊水及胎心情况，给予健康指导。

（四）护理要点
1. 进行人工破膜时，严格无菌操作。
2. 破膜必须在宫缩间歇时进行，避免羊水急速流出引起脐带脱垂或胎盘早剥。
3. 如在破膜过程中发现脐带脱垂、羊水严重粪染，则配合医生做好急救准备。
4. 破膜后如羊水流出不多，可用手指扩大胎膜破口或将胎先露部稍向上推，有利于羊水流出。
5. 破膜前后要听胎心，破膜后观察羊水性状和胎心变化。
6. 破膜后，按胎膜早破进行护理。

（五）可能引起的并发症及处理
1. 脐带脱垂　立即协助孕妇取头低臀高位，将先露部上推，缓解或减轻脐带受压，严密监测胎心，配合医生做好手术准备。

2.胎盘早剥　立即开放静脉通路，迅速补充血容量，改善血液循环，根据孕妇病情轻重、胎儿宫内状况、产程进展、胎产式等情况，决定终止妊娠的方式。

3.感染　监测体温、心率变化，宫缩、阴道流液性状、血白细胞计数及胎儿宫内情况；促进舒适，保持外阴清洁，遵医嘱使用抗生素。

4.羊水栓塞　积极改善呼吸循环功能，防止DIC，抢救休克，待好转后迅速结束分娩。

二、产钳术的护理配合

（一）操作目的

1.缩短第二产程或减少产妇在第二产程过度用力。

2.臀位或剖宫产术中胎头娩出困难者，以及持续性枕后位时，帮助娩出胎头。

（二）操作前准备

1.物品准备　产钳、无菌植物油（用于润滑产钳）、新生儿复苏用品。

2.人员准备　需高一级产科医生、助产士、新生儿科医生、麻醉科医师到场。

（三）操作步骤

以正枕前位低位产钳为例。

1.放置产钳　操作者左手以执笔式握持左钳柄，右手四指放入阴道左侧胎头与阴道壁之间，左手持产钳沿右手掌面将左叶产钳放入手掌与胎头之间，使左钳叶置于胎头左侧面，一边推进一边将钳柄变为水平位方向，助手将钳柄握持固定。右手握右叶钳柄，方法相同，左手四指伸入胎头与阴道壁之间，引导右钳叶滑行至胎头右侧方，达左钳叶对应的位置。

2.扣合　如两钳放置适当，则锁扣很容易扣合，锁柄自然扣合。如扣合困难或不能扣合，则产钳放置位置不当，应寻找原因，进行调整，以移动右叶来适应左叶，直至扣合为止。

3.检查　查明产钳与胎头之间无产道软组织或脐带夹入。

4.牵引　宫缩时双手握住钳柄顺应骨盆轴方向向外，向下缓慢牵拉。当胎头拨露时，逐渐将钳柄向上移动，使胎头逐渐仰伸而娩出。

5.取下产钳　当胎头双顶径露出阴道口时，即可取下产钳。按照放置产钳的相反顺序先取出右叶产钳，再取出左叶产钳，然后娩出胎体。

（四）注意事项

1.术前需查清胎位，才能正确放置产钳，如放置不正确，则可能引起胎儿损伤或母体软组织损伤。

2.牵拉产钳时用力要均匀，速度不要过快，也不能将钳柄左右摇晃。当胎头额部露出时应停止用力，正确取出产钳。

3.助手应与术者严密配合，保护好会阴，以免造成严重的会阴撕裂伤。

4.胎盘娩出后，应仔细检查子宫颈、阴道及会阴等处有无裂伤。

5.立即请儿科医生检查新生儿情况。

(五) 并发症

1. 产道裂伤　产钳助产易发生软产道撕裂伤，如会阴裂伤、宫颈裂伤，严重时可发生Ⅲ度及以上裂伤。常与会阴切口过小、未按产道轴方向行牵引、产钳牵引速度过快有关。因此，行产钳助产后应常规行软产道检查。

2. 阴道壁血肿　因裂伤出血所致，向上可达阔韧带及腹膜后，向下可达会阴深部。

3. 新生儿头皮血肿　较常见，发生率高达1%～12%。应注意观察有无贫血或黄疸等。

4. 新生儿窒息　低位产钳和出口产钳助产时发生新生儿窒息率与正常分娩比较无明显差异，但中位产钳助产娩出的新生儿发生窒息的概率较正常分娩的新生儿高。

三、人工剥离胎盘术的护理配合

接生者用手剥离并取出子宫腔内胎盘组织的手术，称为人工剥离胎盘术。

(一) 操作目的

协助娩出胎盘，减少产后出血，促进子宫复旧。

(二) 适应证

1. 胎儿经阴道娩出后，30分钟胎盘仍未娩出者。

2. 胎儿娩出后不到30分钟，但阴道流血已达200mL者。

3. 既往有胎盘粘连史，或此次为全麻下阴道手术分娩者，可在胎儿娩出后即行徒手剥离术。

(三) 禁忌证

植入性胎盘。

(四) 操作前准备

1. 物品准备　无菌导尿管1根、无菌手套1副、血管钳2把。

2. 患者准备

(1) 膀胱截石位，消毒外阴及外露脐带，撤换无菌巾，导尿。

(2) 肌内注射哌替啶100mg静脉麻醉或气管内全身麻醉，个别亦可不给麻醉，但须对患者交代清楚，以取得配合。

(3) 输液，缩宫素10u缓慢静脉注射、肌内注射，或经腹壁注入宫底肌肉。

3. 操作者准备　术者更换无菌手套及手术衣，或在原手术衣外戴无菌袖套。

(五) 操作步骤

1. 术者一手牵脐带，另一手涂润滑剂，五指合拢成圆锥状，沿脐带进入阴道及宫腔，摸清胎盘附着位置。

2. 一手经腹壁下压宫底，宫腔内的手掌展开，四指并拢，手背紧贴宫壁，以手指尖和桡侧缘向上左右划动，将胎盘自宫壁剥离。开始时手指和胎盘间有一层柔滑的胎膜相隔，以后胎膜被撑破，手指直接与胎盘母面和宫壁接触，一般剥离无困难。若遇阻力，应内外两手配合仔细剥离，遇少许索状粘连带时可用手指断开。粘连面广而紧，不能用手剥离者，可能为胎盘粘连或植入，应立即停止手术。加强宫缩，若出血不多，可暂观察，给予缩宫素；若出血多，开腹处理。

3. 若胎盘附着前壁，则手掌朝前壁贴宫壁剥离胎盘。

4. 估计大部分已剥离，可一手再牵拉脐带，帮助查明并分离剩余部分，然后将胎盘握于手中，边旋转边向下牵引而出。注意勿用强力牵引以免胎盘或胎膜部分残留。

5. 检查胎盘和胎膜有无缺损，并伸手进入宫腔检查，清除残留组织，亦可用卵圆钳在手指引导下夹取，或用大钝刮匙刮除。注意检查子宫有无破损。

（六）护理要点

1. 术前向产妇及其家属讲解人工剥离胎盘术的目的及方法，解答疑问，取得其积极配合。
2. 产妇取膀胱截结石位，固定好腿架。
3. 立即建立静脉通道并保持通畅，及时应用缩宫素，配血并做好输血准备。
4. 密切观察产妇阴道流血情况，监测生命体征。
5. 协助术者检查取出的胎盘、胎膜是否完整。
6. 注意观察有无子宫破裂、宫腔感染的并发症，按医嘱应用抗生素。

四、剖宫产术的护理配合

（一）操作目的

剖宫产术是经腹壁切开子宫取出已达成熟的成活胎儿及其附属物的手术。主要术式有子宫下段剖宫产术、子宫体部剖宫产术和腹膜外剖宫产术。子宫下段剖宫产术是目前应用最广的剖宫产术，也是比较理想的术式，手术易于掌握，并发症少。

（二）适应证

剖宫产指征掌握恰当与否，是衡量产科水平的重要标志。指征是指不能经阴道分娩或不宜经阴道分娩的病理和生理状态。

1. 胎儿窘迫　指妊娠晚期因合并症或并发症所致的急、慢性胎儿窘迫和分娩期急性胎儿窘迫，短期内不能经阴道分娩。
2. 头盆不称　绝对头盆不称或相对头盆不称经充分阴道试产失败。
3. 瘢痕子宫　2次及以上剖宫产手术后再次妊娠者；既往子宫肌瘤切除术穿透宫腔者。
4. 胎位异常　胎儿横位，初产足月单胎臀位（估计胎儿出生体重≥3 500g者）及足先露。
5. 前置胎盘及前置血管。
6. 双胎或多胎妊娠　第一胎儿非头位；复杂性双胎妊娠；连体双胎及以上的多胎妊娠。
7. 脐带脱垂　胎儿有存活可能，评估结果认为不能迅速经阴道分娩，应行急诊剖宫产术以尽快挽救胎儿。
8. 胎盘早剥。
9. 孕妇存在严重合并症和并发症　如合并心脏病、呼吸系统疾病、重度子痫前期或子痫、急性妊娠期脂肪肝、血小板减少及重型妊娠期肝内胆汁淤积症等，不能承受阴道分娩者。

10. 妊娠巨大儿者　妊娠期糖尿病孕妇，估计胎儿出生体重≥4 250g者。

11. 孕妇要求剖宫产。

12. 产道畸形　高位阴道完全横膈、人工阴道成行术后等。

13. 外阴疾病　如外阴或阴道发生严重静脉曲张者。

14. 生殖道严重的感染性疾病　如严重的淋病、尖锐湿疣等。

15. 妊娠合并肿瘤　如妊娠合并子宫颈癌、巨大的子宫颈肌瘤、子宫下段肌瘤等。

（三）禁忌证

无特殊原因的死胎及胎儿畸形，不应行剖宫产术终止妊娠。

（四）操作前准备

剖宫产手术包1个，内有25cm不锈钢盆1个，弯盘1个，卵圆钳6把，1号、7号刀柄各1把，解剖镊2把，小无齿镊2把，大无齿镊1把，18cm弯血管钳6把，10cm、12cm、14cm直血管钳各4把，艾力斯钳6把，巾钳4把，持针器3把，剪刀2把，吸引器头1个，阑尾拉钩2个，腹腔双头拉钩2个，刀片3个，双层剖腹单1块，手术衣6件，治疗巾10块，纱布垫4块，纱布20块，手套10副，1、4、7、10号丝线团各1个，铬制肠线2管或可吸收缝线若干根。

（五）操作步骤

消毒手术野、铺巾。下腹正中切口或下腹横切口，打开腹壁及腹膜腔，弧形切开子宫下段的膀胱腹膜反折，分离并下推膀胱，暴露子宫下段。在子宫下段前壁正中做一小横切口，用两示指向左右两侧钝性撕开延长切口约10cm，刺破胎膜，取出胎儿及胎盘胎膜。缝合子宫切口及腹膜反折，清理腹腔，清点敷料及器械无误，缝合腹壁各层直至皮肤。此术式切口愈合好，术后并发症少，临床广泛应用。

（六）护理要点

1. 术前准备　术前记录胎心变化，做好新生儿保暖和抢救工作准备，如氧气、急救药品等。其他同腹部手术术前准备。

2. 术中配合　需助产士携带新生儿衣被、抢救器械、药品于手术室候产，完成接生后，及时协助医生抢救新生儿。其余同腹部手术术中配合。

3. 术后护理　在腹部手术后常规护理及产褥期妇女的护理基础上，还应注意以下情况。

（1）观察产妇子宫收缩及阴道流血状况，若宫缩乏力者应按医嘱给予缩宫素，促进子宫复旧。

（2）产后24小时产妇取半卧位，以利恶露排出。鼓励做深呼吸、勤翻身并尽早下床活动。

（3）留置导尿管24小时，拔管后注意评估能否自行排尿。

（4）做好外阴、切口及乳房护理。保持外阴清洁，做好会阴擦洗；观察切口情况，保证敷料干燥清洁；保持乳头清洁，按需哺乳。

（5）根据肠道功能恢复状况指导产妇进食。

（6）产妇出院后保持外阴部清洁；告知产妇，剖宫产至少避孕2年；指导母乳喂养；教会产妇做产后保健操；摄取营养丰富、高热量、高蛋白质、高纤维素的食物；产后6周内禁止性生活，产后42天到医院做产后健康检查。

五、镇痛分娩的护理配合

（一）操作目的

分娩镇痛的目的是有效缓解疼痛，同时可能有利于增加子宫血流，减少产妇因过度换气而引起的不良影响。包括非药物镇痛和药物镇痛，目前药物镇痛应用最广泛的是硬膜外麻醉镇痛。下文以硬膜外麻醉镇痛为例。

（二）适应证

1. 产妇自愿。
2. 经产科医生评估可行阴道分娩试产者（包括瘢痕子宫、妊娠期高血压及子痫前期等）。

（三）禁忌证

1. 产妇拒绝。
2. 经产科医生评估不可进行阴道分娩者。
3. 椎管内阻滞禁忌，如颅内高压、凝血功能异常、穿刺部位及全身性感染等；产妇在穿刺时不能配合影响穿刺操作的情况；严重低血容量、神经系统疾病、产科异常情况（如脐带脱垂、持续性宫缩乏力或宫缩异常、前置胎盘、头盆不称及骨盆异常等）。

（四）操作前准备

1. 物品准备　局麻药（利多卡因、罗哌卡因、丁哌卡因、氯普鲁卡因等），阿片类药物（芬太尼、舒芬太尼等），生理盐水100mL，肾上腺素，消毒液，椎管内镇痛穿刺包1个，镇痛泵1个，胎心监护仪，新生儿抢救复苏设备。
2. 患者准备

（1）产妇进入产房后避免摄入固体食物，可饮用高能量、无渣饮料，以免在紧急情况实施全麻手术时发生反流误吸。

（2）开放静脉通路，保障出现异常情况能及时用药处理。

（五）操作步骤

1. 协助产妇调整体位为侧卧或半坐位，给氧，监测产妇生命体征、宫缩、胎心等。
2. 消毒穿刺部位，选择L_2~L_3或L_3~L_4间隙，严格按椎管内穿刺操作规范进行硬膜外穿刺，向头端置入硬膜外导管。
3. 经硬膜外导管注入试验剂量（含1∶20万肾上腺素的1.5%利多卡因）3mL，观察3~5分钟，排除导管置入血管或蛛网膜下腔。
4. 若无异常现象，注入首剂量，持续进行生命体征监测。
5. 测量镇痛平面（维持在T_{10}水平）、进行疼痛（VAS）和运动神经阻滞（Bromage）评分。
6. 助产士常规观察产妇宫缩、胎心改变，及产程管理。

7. 镇痛维持阶段建议使用PCEA镇痛泵，根据疼痛程度调整镇痛泵的设置或调整药物的浓度。

8. 观察并处理分娩镇痛过程中的异常情况，填写分娩镇痛记录单。

9. 分娩结束观察2小时，产妇无异常情况离开产房时，拔除硬膜外导管返回病房。

（六）护理要点

1. 应注意观察子宫收缩，督促排尿，定时阴道检查，观察体温、宫口扩张和胎儿下降情况。

2. 椎管内分娩镇痛后至少卧床30分钟，必须监测胎心率、血压、心率、氧饱和度。

3. 当宫口开至8cm，建议产妇关闭镇痛泵以便尽快恢复本体感觉（排便感），或以最小剂量保持第二产程无痛状态，使产道松弛。

4. 实施硬膜外麻醉时，第二产程初产妇最长不应超过4小时，经产妇不应超过3小时。

六、新生儿气管插管的护理配合

（一）操作目的

建立人工呼吸，解除通气障碍。

（二）适应证

1. 羊水胎粪污染、新生儿无活力时，通过气管导管吸引胎粪。

2. 气囊面罩正压人工呼吸数分钟不能改善通气或气囊面罩正压人工呼吸无效者。

3. 有利于人工呼吸和胸外按压更好的配合。

4. 静脉通道未建立前，通过气管导管给予肾上腺素。

5. 极不成熟的早产儿。

6. 气管内给药，如肺表面活性物质。

7. 怀疑膈疝。

（三）操作前准备

1. 消毒气管插管物品（咽喉镜、2.5mm或3mm气管导管和导芯），将镜片连接到咽喉镜把柄上，检查灯泡的亮度。金属导芯插入气管导管，不超过导管端。导管前段涂润滑油。

2. 吸引装置（负压吸引器、吸球、8号或10号吸痰管、8号鼻饲管），吸引器调节负压为<13.3kPa（100mmHg）。

3. 给氧设备，如氧气（90%~100%浓度）、面罩和复苏气囊，复苏气囊连接氧气，氧流量调节到5~10L/min。

4. 其他物品包括听诊器、口垫、胶布和剪刀。

（四）操作步骤

1. 准备好器械，站在新生儿头侧，摆好新生儿体位，固定头部，稳定新生儿头部在鼻吸气位，整个过程中应常压给氧。

2. 插管者插入喉镜后，给插管者递送导管；如插管者需要，压环状软骨。

3. 置入气管导管后，连接气管导管与胎粪吸引管及吸引器，吸引胎粪。必要时重复插管和吸引，直至不再发现胎粪或患儿的心率显示需要正压人工通气。

4. 连接气管导管与复苏装置，连接二氧化碳监测器。

5. 听诊心率，评估是否有改善；注意二氧化碳监测器颜色的改变。

6. 听诊呼吸音，观察胸廓运动。

7. 确认插管成功后，固定导管。

（五）护理要点

1. 两次插管的尝试之间，给予正压人工呼吸。

2. 吸引时动作轻柔，导管内吸引时间不要超过3～5秒。

第四节　新生儿护理操作技术

一、新生儿剪脐术

（一）操作目的

1. 防止新生儿失血。

2. 新生儿个体独立的标志。

3. 保持脐部清洁干燥，防止感染，促进愈合。

（二）适应证

正常健康新生儿。

（三）操作前准备

1. 物品准备　脐带处理包，内置血管钳2把，气门芯2枚或结扎线2根或脐带夹1枚，断脐剪刀1把。

2. 人员准备

（1）新生儿：新生儿娩出后需立即复苏时，新生儿出生后2～3分钟或脐带搏动消失。

（2）操作者：着装规范，洗手，戴手套。

（四）操作步骤

1. 评估新生儿状况　出生后立即用几秒的时间快速评估四项指标：①足月吗？②羊水清吗？③有哭声或呼吸吗？④肌张力好吗？按新生儿初步复苏流程处理。

2. 决定断脐时间　WHO建议在正常情况下大约3分钟结扎断脐；如果新生儿窒息需要复苏，则应于生后立即剪断脐带。

3. 结扎脐带

（1）气门芯结扎法：用2把血管钳钳夹脐带，两钳相距2～3cm，将套有2个气门芯的血管钳置于脐根部1~1.5cm处；在两钳之间紧靠套有气门芯的血管钳外端剪断脐带，沿钳端将2个气门芯依次套在脐轮稍上方处，松钳。

（2）脐带夹结扎法：操作步骤同气门芯结扎法，以脐带夹替代套有气门芯的血管钳，保留在脐带上。

（3）棉线结扎法：用2把血管钳钳夹脐带，两钳相距2~3cm，从中间剪断，在距脐根0.5cm处用无菌粗线结扎第一道，再在结扎线外1~1.5cm处结扎第二道，在第二道结扎线外0.5cm处剪断脐带，挤出残余血液。

（五）护理要点

1. 提倡晚结扎脐带，在新生儿出生的最初几分钟里，脐带是生命线，正常新生儿应在大声啼哭后或脐带停止搏动后处理脐带。

2. 严格无菌操作，WHO提倡在严格无菌操作的情况下无需对脐带断端及其周围进行消毒，不包扎脐带断端，保持脐带断端暴露、清洁和干燥，有利于脐带尽早脱落。

3. 操作过程中密切观察新生儿的面色及反应。

二、新生儿脐部护理

（一）操作目的

保持脐部清洁干燥，防止感染，促进愈合。

（二）适应证

脐带未脱落或脐部未完全愈合的新生儿。

（三）操作前准备

1. 物品准备　无菌消毒棉签，75%乙醇消毒液。

2. 人员准备　修剪指甲，卷袖过肘，洗手。

3. 环境准备　室温调节至26~28℃。

（四）操作步骤

1. 解开新生儿襁褓，协助取仰卧位。

2. 暴露脐部，查看有无红肿、渗血、渗液，有无异常气味。

3. 取无菌棉签蘸干脐窝处水渍（沐浴后）。若脐部有分泌物，以75%乙醇消毒脐窝及周围组织即可。

4. 为新生儿穿好襁褓，必要时更衣、换尿布。

（五）护理要点

1. 不主张包裹脐带断端，保持脐部清洁与干燥即可。

2. 尿湿后注意清洗，沐浴后及时护理，防止脐部感染。

3. 对已发生脐炎的患儿通过护理促进愈合。

三、新生儿更换尿布

（一）操作目的
观察大便色、质、量，保持婴儿臀部清洁、干燥，预防红臀发生。

（二）适应证
新生儿解尿排便后。

（三）操作前准备
一次性尿不湿1块，湿纸巾1包，小毛巾，护臀膏。

（四）操作步骤
1. 解开新生儿下半身衣服。解开污湿尿布，轻提两足。
2. 用湿纸巾擦净会阴及臀部（必要时臀部涂护臀膏）。弃去污尿布。
3. 以左手将新生儿的两足轻轻提起，右手将一次性尿布塞在臀部后方，将尿布由两腿之间覆盖住前部，用一次性尿布后侧的双侧粘贴胶固定尿布前片。松紧适宜，上缘外翻，暴露脐部。
4. 整理好新生儿衣物。

（五）护理要点
1. 尿布不可包扎过紧，以免影响局部血液循环。
2. 更换尿布时不可单手提拉婴儿足部。
3. 注意观察尿液和大便的情况，有无红臀等情况。
4. 动作轻柔，注意保暖。

四、新生儿沐浴

（一）操作目的
清洁皮肤，预防皮肤感染；促进血液循环，帮助皮肤排泄和散热；增强对皮肤的感觉刺激，促进感、知觉发展；评估新生儿全身状况。

（二）适应证
对于正常健康新生儿，只要条件允许，出生后第2日就需要每天沐浴1次。

（三）禁忌证
皮肤破损或脐部有感染的新生儿，可选择局部擦洗。早产或经阴道助产分娩的新生儿，出生后3天禁止洗头。

（四）操作前准备
1. 物品准备　①沐浴类：沐浴装置1套、无刺激沐浴液。②棉布类：清洁婴儿服、尿布、包被、大小毛巾、浴巾。③护理类：指甲剪、护臀霜、消毒棉签、无菌纱布、一次性护脐贴（或脐纱、胶布）、75%乙醇、3%过氧化氢、液状石蜡、无菌镊子。④其他：新生儿磅秤、记录纸、笔。

2.环境准备　调节室温至26～28℃，水温38～42℃，关闭门窗，浴台铺好台垫。

3.新生儿准备　沐浴于喂奶前半小时或喂奶后1小时进行，以防呕吐和溢奶。

4.操作者准备　修剪指甲，卷袖过肘，系好围裙，洗手。

（五）操作步骤

1.操作者将新生儿放至操作台，核实胸牌及腕带。解开包裹，脱去衣物及尿布。用大毛巾包住新生儿的躯干及四肢以免着凉。

2.将小毛巾打湿、拧干，由内眦向外眦擦拭眼睛，更换小毛巾部位以同法擦另一眼，然后依次擦耳郭、外耳道，最后洗脸（额、鼻翼、面、下颌），禁用肥皂，用棉签擦拭鼻孔。

3.操作者以左臂托住新生儿背部，左手托住其头部，将新生儿下肢夹在左腋下，稳妥固定新生儿并使新生儿面朝上、头略向下洗头。

4.洗头时左手拇指与中指分别将小儿双耳郭折向前方，轻轻按住，堵住外耳道口，防止水流入耳内，右手用小毛巾沾水将头发洗净、拭干。

5.将包裹新生儿的大毛巾去掉，轻轻将新生儿放入水中取坐姿，温水温润其身体，取沐浴液依次清洗颈部→前胸→左腋窝→左上臂→左手掌→右腋窝→右上臂→右手掌（帮助新生儿转体，用右手从小儿前方握住小儿左肩及腋窝处，使其头颈部俯于操作者右前臂）→背部（帮助婴儿转体）→腹股沟→下肢→会阴→臀部，温水冲净泡沫。女婴自前向后清洗外阴，男婴包皮内应清洗干净。洗净皮肤皱褶处，如颈部、腋下、腹股沟、手指及足趾缝等。操作中一只手始终不能离开新生儿。

6.清洗完毕后，双手托住新生儿身体放置于干净的大毛巾中拭干。

7.用75%乙醇消毒脐带残端及周围；脐带残端已干燥脱落者，消毒后裸露，脐带脱落后仍需护理2～3天。臀部涂护臀霜，颈下、腋窝、腹股沟涂爽身粉。

8.垫好尿布，穿上干净衣服，称重并记录。

（六）注意事项

1.新生儿沐浴前应测量体温，体温未稳定前不宜沐浴。

2.水温适宜，勿使水、泡沫进入婴儿眼、口、鼻及耳内。

3.操作人员应动作轻柔敏捷，确保新生儿安全，注意保暖，预防受凉和损伤。

4.头顶部的皮脂结痂不可用力清洗，涂液状石蜡浸润后再予以洗净。

5.沐浴过程中注意观察婴儿面色及反应。

6.清洗腹部时避免沾湿脐部。

五、新生儿游泳

（一）操作目的

新生儿游泳能增强体质，促进新陈代谢。

（二）适应证

出生24小时后的健康新生儿。

（三）禁忌证

1. 宫内有窒息史，Apgar评分<8分，NBNA<36分的新生儿。
2. 患有新生儿疾病需接受治疗者。
3. 小于34周的早产儿，体重<2 000g的低体重儿。
4. 脐部感染的新生儿。
5. 先心病、脑积水、癫痫、心功能不良的新生儿。

（四）操作前准备

1. 物品准备　游泳池、38℃温水、游泳颈圈、护脐贴、衣服、毛巾、75%乙醇、医用消毒棉签。
2. 环境准备　调节室温至28℃。
3. 新生儿准备　喂奶后0.5～1小时。

（五）操作步骤

1. 游泳前认真查对婴儿手圈和胸牌上的床号、性别和母亲姓名。
2. 贴上防水护脐贴。
3. 从前往后将游泳圈套入新生儿颈部，扣好保险安全扣，并用一只手托住新生儿头部向后仰，另一只手托住臀部，慢慢将其放入水中。全程需在专业医疗护理人员的陪护下，让新生儿在水中自由运动10分钟。
4. 待新生儿游泳结束后，取下新生儿颈部的游泳圈，用毛巾擦干新生儿身体。
5. 用75%乙醇对新生儿脐部消毒，保持脐部干燥。

（六）护理要点

1. 注意游泳颈圈型号是否匹配、是否漏气、是否扣牢保险扣，新生儿下颌部是否垫托在预设位置。
2. 密切观察新生儿的面色、呼吸、反应等状况，一旦出现异常，立即终止游泳。

六、新生儿抚触

新生儿抚触是通过抚触者双手对新生儿皮肤各部位进行有次序地抚摸，通过对新生儿皮肤温度、压力及感觉的刺激而产生一系列的生理效应，促进新生儿的生长发育及智力发展。

（一）操作目的

促进新生儿胃肠道的消化吸收功能；促进神经系统发育，增强应激能力；促进血液循环和皮肤代谢；加快免疫系统的发育，提高机体的免疫力；增加母婴情感交流，促进亲子关系。

（二）适应证

正常足月新生儿。

（三）禁忌证

颅内出血、皮下出血、窒息抢救等异常疾病状态时；因疲劳、饥渴而情绪烦躁时；全身皮疹、脓疱疹等。

（四）操作前准备

1. 物品准备　抚触台、室温计、婴儿润肤油、大毛巾、尿布、替换衣物。
2. 环境准备　室温28~30℃，温暖安静，可配柔和的背景音乐。
3. 新生儿准备　清醒，沐浴后，两次喂奶间进行。
4. 操作者准备　修剪指甲，洗手。

（五）操作步骤

1. 铺大毛巾于抚触台上，核对新生儿信息，脱去衣服，检查全身情况，更换尿布。
2. 倒适量婴儿润肤油于操作者掌心，依头部→胸部→腹部→四肢及手足→背部及臀部顺序轻轻抚触新生儿全身，每个部位动作重复4~6次。

（1）头部：用双手拇指指腹从前额中心沿眉骨向两侧滑动，从下颌中央往外上滑动，让上下唇形成微笑状；双手指腹从前额发际向脑后滑动，终止于耳后乳突处，并用中指轻轻按压。

（2）胸部：两手分别从胸部的外下方向对侧上方交叉推进，至两侧肩部，在胸部划成一个大的交叉，避开新生儿乳头。

（3）腹部：按顺时针方向按摩，依次从新生儿右下腹至上腹向左下腹移动，呈顺时针方向画半圆，避开新生儿脐部。

（4）四肢及手足：操作者双手抓住新生儿一侧上肢，自上臂向手腕轻轻捏挤，并揉搓大肌肉群及关节；拇指指腹从新生儿手掌部依次推向指端，并轻轻提拉各手指关节；对侧做法相同。双手抓住新生儿一侧下肢，自股根部至踝部轻轻捏挤并揉搓；拇指指腹由足跟推向脚趾，捏提各足趾关节。

（5）背部及臀部：新生儿呈俯卧位，头偏向一侧。以脊椎为中分线，双手平放在新生儿脊柱两侧，往相反方向重复移动双手；从背部上端开始向下移向臀部；最后由枕部向下滑动移至腰骶部及臀部。

（六）注意事项

1. 根据新生儿状态决定抚触时间，一般为每次10~15分钟，每日2~3次。
2. 抚触宜在两次哺乳间进行，避免在新生儿饥饿或进食后1小时内抚触。
3. 抚触动作到位，开始轻柔、逐渐增加压力以便婴儿能适应。
4. 抚触过程中密切观察新生儿反应，如出现哭闹、肌张力提高、兴奋性增加、肤色改变、呕吐等异常现象，应停止抚触。
5. 抚触时与新生儿进行语言及目光交流。

七、新生儿预防接种

预防接种是指根据疾病预防控制规划，利用疫苗，按照国家规定的免疫程序，由合格的接种技术人员，给适宜的接种对象进行接种，提高人群免疫水平，以达到预防和控制针对传染病发生和流行的目的。目前国家免疫规划确定，新生儿出生后接种第一针重组乙型肝炎疫苗（以下称乙肝疫苗，HepB）及皮内注射用卡介苗（以下称卡介苗，BCG）。

▶▶新生儿乙肝疫苗接种

（一）操作目的

接种乙肝疫苗的基本目的是预防导致慢性肝脏疾病的乙肝病毒感染。通过预防慢性乙肝感染，可以减少病毒携带者的数量，从而减少新感染。

（二）适应证

1. 正常新生儿，体重≥2 500g。
2. 母亲HBsAg阳性，新生儿体重≥2 000g。

（三）禁忌证

1. 先天畸形或严重内脏功能障碍者。
2. 出现窒息、呼吸困难、严重黄疸、昏迷等严重病情时，由儿科医生判断是否接种或暂缓接种。

（四）操作前准备

1. 物品准备　75%乙醇、无菌干棉球或棉签、治疗盘、1∶1 000肾上腺素、自毁型注射器回收用安全盒及污物桶等。
2. 人员准备　接种工作人员穿戴工作衣、帽、口罩，双手要洗净。

（五）操作步骤

1. 接种前要向新生儿监护人告知本次接种疫苗的有关内容。
2. 抽吸药液，将抽吸好的疫苗放入无菌盘内。
3. 接种部位为上臂外侧三角肌中部。用消毒棉签蘸75%乙醇，螺旋式由内向外消毒接种部位皮肤，直径大于5cm；避开瘢痕、炎症、结节等。
4. 再次核对姓名和药物，左手绷紧皮肤，右手呈执笔式执注射器，中指固定针管，与皮肤呈90°角快速刺入针头的2/3，抽动活塞无回血，缓慢注射疫苗（若有回血，应更换接种部位，重新注射）。接种后快速拔出针头，用消毒干棉球稍加按压针眼部位。

（六）护理要点

1. 乙肝疫苗第1剂在新生儿出生后24小时内尽早接种。
2. 接种前方可吸取疫苗，疫苗开启超过30分钟未用完应予废弃。
3. 注射前先核对疫苗品种、剂量、批号及有效期，如标签不清、已过效期、冻结或安瓿破裂者一律不得使用。
4. 注射前必须将安瓿内的疫苗摇匀，使其变成透明乳白色。
5. 注射过程中应做好自我防护，避免被针头误伤，防止疫苗溅入眼睛。

▶▶ 新生儿卡介苗接种

（一）操作目的

预防结核，增强新生儿免疫力。

（二）适应症

正常新生儿，体重≥2 500g。

（三）禁忌证

1. 新生儿体重<2 500g，Apgar评分<8分，有明显先天性畸形的新生儿，体温>37.5℃者暂缓接种。

2. 患有结核病、急性传染病、肾脏病、心脏病。

3. 患有湿疹或其他皮肤病者。

4. 免疫缺陷症者（前一胎因接种卡介苗死亡）。

（四）操作前准备

1. 物品准备　75%乙醇、无菌干棉球或棉签、治疗盘、1∶1 000肾上腺素、自毁型注射器回收用安全盒及污物桶等。

2. 人员准备　接种工作人员穿戴工作衣、帽、口罩，双手要洗净。

（五）操作步骤

1. 接种前要向新生儿监护人告知本次接种疫苗的有关内容。

2. 铺无菌盘，消毒安瓿，用1mL一次性注射器或一次性蓝芯注射器配4.5号针头吸取一人份疫苗，将抽吸好的疫苗放入无菌盘内。

3. 接种部位为左上臂三角肌下缘，皮肤常规消毒。

4. 消毒后，左手绷紧注射部位皮肤，右手持注射器，示指固定针管，针头斜面向上，与皮肤呈100°~150°刺入皮内。再用左手拇指固定针管，但不要接触针头部分，然后注入疫苗，使注射部位形成一个圆形皮丘，针管顺时针方向旋转180°后，拔出针头。勿按摩注射部位。

（六）护理要点

1. 菌苗应存放在专用冰箱内，并由专人记录每日冰箱温度，保持在2~8℃。存放于移动冷藏设备时，由专人定时监测设备温度。菌苗取出后立即接种，一般在室温下不得超过30分钟，以免影响阳转率。

2. 卡介苗接种操作应避免在阳光直接照射下进行。

3. 接种前必须先摇匀菌苗，如遇不能摇散的颗粒，应废弃不用。

4. 注意菌苗的批号、有效期，如遇标签不清、安瓿破裂一律不用。

5. 注射过程中防止被针头误伤，防止疫苗溅入眼睛。

6. 接种操作时应固定针头，避免针头滑出或刺入皮下。

7. 有特殊情况需暂缓接种卡介苗时（应向产妇说明，嘱适当时间到结核病防治所补种），发给未种证明。

八、新生儿疾病筛查

新生儿疾病筛查是指在新生儿期对严重危害新生儿健康的先天性、遗传性疾病施行专项检查，提供早期诊断和治疗的母婴保健技术。全国新生儿疾病筛查病种包括先天性甲状腺功能减低症、苯丙酮尿症等新生儿遗传代谢病和听力障碍。

（一）操作目的

新生儿疾病筛查是提高出生人口素质，减少出生缺陷的预防措施之一。

（二）适应证

1. 出生72小时后，7天之内，并充分哺乳。
2. 对于各种原因（早产儿、低体重儿、正在治疗疾病的新生儿、提前出院者等）未采血者，采血时间一般不超过出生后20天。

（三）操作前准备

灭菌手套1副、一次性采血针、采血卡及支架、棉签、弯盘、75%乙醇、锐器盒、胶布。

（四）操作步骤

1. 血片采集人员清洗双手并佩戴无菌、无滑石粉的手套。
2. 按摩或热敷新生儿足跟，并用75%乙醇消毒皮肤。
3. 待乙醇完全挥发后，使用一次性采血针刺足跟内侧或外侧，深度小于3mm，用干棉球拭去第1滴血，从第2滴血开始取样。
4. 将滤纸片接触血滴，切勿触及足跟皮肤，使血液自然渗透至滤纸背面，避免重复滴血，至少采集3个血斑。
5. 手持消毒干棉球轻压采血部位止血。
6. 将血片悬空平置，自然晾干呈深褐色。避免阳光及紫外线照射、烘烤、挥发性化学物质污染等。
7. 及时将检查合格的滤纸干血片置于密封袋内，密闭保存在2~8℃冰箱中，有条件者可0℃以下保存。
8. 所有血片应当按照血源性传染病标本对待，对特殊传染病标本，如艾滋病等应当做标识并单独包装。

（五）注意事项

1. 血片采集的滤纸应当与试剂盒标准品、质控品血片所用滤纸一致。
2. 采血针必须一人一针。
3. 合格滤纸干血片应当为：至少有3个血斑，且每个血斑直径大于8mm；血滴自然渗透，滤纸正反面血斑一致；血斑无污染；血斑无渗血环。
4. 滤纸干血片应当在采集后及时递送，最迟不宜超过5个工作日。
5. 应有完整的血片采集信息记录。

九、新生儿听力筛查

（一）操作目的

新生儿听力筛查是早期发现新生儿听力障碍，开展早期诊断和早期干预的有效措施，是减少听力障碍对语言发育和其他神经精神发育的影响，促进儿童健康发展的有力保障。

（二）适应证

1. 正常出生新生儿，出生后48小时至出院前完成初筛。
2. 未通过者及漏筛者于42天内均应当进行双耳复筛。

（三）操作前准备

1. 物品准备　筛查型耳声发射仪和（或）自动听性脑干反应仪。
2. 环境准备　通风良好，环境噪声≤45dB（A）的专用房间。

（四）操作步骤

1. 清洁外耳道。
2. 受检儿处于安静状态。
3. 严格按技术操作要求，采用筛查型耳声发射仪或自动听性脑干反应仪进行测试。

（五）注意事项

1. 新生儿重症监护病房（NICU）婴儿出院前应进行自动听性脑干反应（AABR）筛查，未通过者直接转诊至听力障碍诊治机构。
2. 具有听力损失高危因素的新生儿，即使通过听力筛查，仍应当在3年内每年至少随访1次，在随访过程中怀疑有听力损失时，应当及时到听力障碍诊治机构就诊。

十、新生儿复苏

（一）操作目的

帮助新生儿迅速完成生理过渡。

（二）适应证

新生儿出生无活力。有活力的定义是规则呼吸或哭声响亮、肌张力好及心率＞100次/分。以上三项中有一项不好者为无活力。

（三）操作前准备

1. 人员准备　至少有一名熟练掌握新生儿复苏技术的人员在场。
2. 物品准备

（1）保暖设备：新生儿辐射暖台，提前打开预热（足月儿温度调节到28～30℃；早产儿调节到32～35℃）；关闭门窗，室温调节到26～28℃。

（2）给氧设备：安装氧气湿化瓶、氧流量调节到5L/min，连接吸氧管；检查复苏气囊，根据孕周选择合适的面罩（足月儿选择大面罩，早产儿选择小面罩），同时检查气囊安全阀是否在工作状态；T组合复苏器、空氧混合仪。

(3) 吸引装置：新生儿低压吸引器，最高压力不超过100mmHg；吸痰管或吸耳球；胎粪吸引管；各种型号的气管插管；喉镜（1号叶片、0号叶片、灯泡、电池等）。

(4) 药品：肾上腺素1支、生理盐水10mL1支；生理盐水100mL1瓶（袋）。

(5) 其他：各种型号的空针、听诊器、胶布、消毒治疗巾（或毛巾）2块、脉搏血氧饱和仪。

（四）操作步骤

1. 新生儿娩出前，提前预热新生儿辐射暖台，调节到合适温度。

2. 复苏人员做好物品准备。

3. 新生儿娩出后，迅速第一次断脐，将新生儿仰卧放在新生儿辐射台上，同时用3～5秒做初步评估（孕周、羊水性状、呼吸或哭声、肌张力）。

4. 羊水清时，立即完成初步复苏步骤。①使用肩垫将新生儿置于鼻吸气位，头部轻度仰伸。②用吸痰管或洗耳球吸净口鼻黏液（先吸口，后吸鼻）。③彻底、迅速擦干新生儿全身的羊水和血迹，撤掉湿巾，重新摆正新生儿体位。④如果新生儿此时仍没有呼吸或哭声，给予触觉刺激诱发呼吸。

5. 羊水粪染时，应先评估新生儿是否有活力，没活力应立即气管插管下吸引气道，继续完成初步复苏步骤中的其他操作。

(1) 评估新生儿的呼吸和心率。

1) 如果新生儿仍没有呼吸或喘息，或心率＜100次/分时，给予正压通气（气囊正压通气或T组合复苏器正压通气）。同时，助手应将脉搏血氧饱和度仪探头安置在新生儿右上肢上。操作者大声计数，控制正压通气频率在40～60次/分；如给足月儿复苏，开始复苏的90秒可使用空气复苏；如为早产儿复苏，起始氧浓度为30%～40%。复苏操作持续30秒，停下来评估心率。

2) 心率60～100次/分时给予矫正通气，操作步骤为摆正体位、使新生儿口张开、清理气道分泌物、重新密闭面罩，适当调节正压通气的压力。

3) 矫正通气步骤后，再次正压通气30秒；心率＜60次/分时，给予气管插管下正压通气+胸外按压。

(2) 胸外按压与正压通气相配合进行：首先为新生儿气管插管，助手将100%浓度的氧气连接到复苏气囊上，并帮助气管插管与复苏气囊连接。一人负责正压通气，一人负责胸外按压，按压部位为胸骨下1/3，深度为胸骨前后胸径的1/3。负责胸外按压的人大声计数，两人默契配合，操作持续45～60秒，停止操作。

(3) 再次评估心率。

1) 心率＜60次/分，继续正压通气和胸外按压。

2) 第二名助手配制1:10 000的肾上腺素，按照估计的新生儿体重，抽吸肾上腺素到计算的剂量（气管导管内给药按照0.5m/kg计算），从气管插管内快速给药，挤压气囊2次，帮助药物弥散。

3）之后继续胸外按压和正压通气。

4）如果使用脉搏血氧饱和度仪，助手应注意观察仪器显示的脉搏和血氧饱和度数值，及时报告操作者。如果没有脉搏血氧饱和度仪，每操作30秒即评价一次心率，根据心率的数值进行下一步的复苏操作。

6.如复苏效果不好，新生儿脉搏细弱，皮肤苍白，应考虑新生儿是否有低血容量情况存在（结合病史）。如果新生儿存在低血容量，应脐静脉置管给予扩容，扩容溶液首选生理盐水，按照10mL/kg计算，5~10分钟慢慢静脉推入。

（五）注意事项

1.物品准备时，应测试正压通气气囊安全阀是否在工作状态。

2.初步复苏步骤中应使用肩垫保持新生儿体位为鼻吸气位；擦干时注意头部也要擦干。

3.清理气道时应先吸口、后吸鼻。

4.给予触觉刺激时，要做到轻拍，轻弹足底或快速摩擦背部和躯体两侧1~2次。

5.脉搏血氧饱和度仪探头应安置在新生儿右侧上肢，测量导管前血氧饱和度数值。

6.正压通气时，操作者要大声计数，保证通气的频率，同时注意新生儿胸廓有起伏，保证有效的通气。

7.胸外按压要与正压通气相配合，必须两人操作，同时胸外按压操作人大声计数。

8.给予肾上腺素时，第一次通过气管插管内给药，如果需要第二次给药应从脐静脉给予。

9.给予扩容治疗时，应使用足够大的空针，静脉推注应在5~10分钟完成。

10.早产儿复苏开始时应从30%~40%浓度氧开始，复苏效果不好时应给予高浓度氧。

本章小结

本章主要介绍了妇产科常用检查、诊断及治疗技术的适应证、禁忌证、操作前评估、操作中配合及护理要点，其中生殖道细胞学检查、宫颈活组织检查、常用穿刺检查、诊断性刮宫术的学习重点是术后注意事项及检查结果的临床意义，会阴切开术、胎头吸引术、产钳术、剖宫产术、人工剥离胎盘术的学习重点是术中配合和术后护理，常用内镜检查及输卵管通畅检查的学习重点是术中、术后并发症的发生及处理。

参考文献

[1] 谢幸，孔北华，段涛.妇产科学[M].9版.北京：人民卫生出版社，2018.

[2] 徐丛剑，华克勤.实用妇产科学[M].4版.北京：人民卫生出版社，2018.

[3] 安力彬，陆虹.妇产科护理学[M].7版.北京：人民卫生出版社，2022.

[4] 魏碧蓉.助产学[M].2版.北京：人民卫生出版社，2019.

[5] 李淑文，王丽君.母婴护理[M].2版.北京：人民卫生出版社，2020.

[6] 单伟颖，柳韦华.母婴护理[M].2版.北京：中国医药科技出版社，2022.

[7] 刘兴会，漆洪波.难产[M].2版.北京：人民卫生出版社，2021.

[8] 刘兴会，贺晶，漆洪波.助产[M].北京：人民卫生出版社，2018.

[9] 薇姬·查普曼，凯茜·查尔斯.分娩与助产实践[M].4版.程蔚蔚，主译.上海：世界图书出版公司，2020.

[10] Lowdermilk DL, Perry SE, Cashion K, t al. Maternity & women's health care, 12th[M]. New York: Elsevier, 2020.

[11] World Health Organization. Pregnancy, childbirth, postpartum and newborn care: a guide for essential practice[M]. Geneva: World Health Organization, 2015.

[12] 付晶，苟丽文.凶险性前置胎盘处理决策[J].中国妇产科临床杂志，2019，20（3）：285-286.

[13] 中国新生儿复苏项目专家组.中国新生儿复苏指南（2021年修订）[J].中国围产医学杂志，2022，25（1）：4-12.